XV Congrès International de Médecine

Lisbonne —19-26 Avril 1906

Section VI

PÉDIATRIE

1.ᵉʳ FASCICULE

LISBONNE
IMPRIMERIE ADOLPHO DE MENDONÇA
1906

XV Congrès International de Médecine

LISBONNE, 19-26 AVRIL 1906

VI

XV Congrès International de Médecine

LISBONNE, 19-26 AVRIL 1906

Section VI

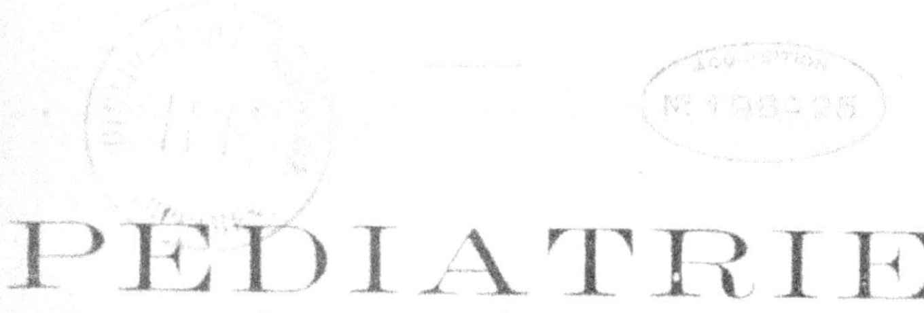

PÉDIATRIE

LISBONNE

IMPRIMERIE ADOLPHO DE MENDONÇA

1906

Organisation de la section

Présidents d'honneur

A) SOUS-SECTION DE MÉDECINE

MM.

GREGORIO ARÁOZ ALFARO, professeur à la Faculté de médecine de Buenos Ayres.

LEOPOLD BAUMEL, professeur de clinique des maladies des enfants à l'Université de Montpellier.

SPIRIDION A. CARAVASSILIS, professeur agrégé à l'Université d'Athènes.

L. EMMETT HOLT, professeur à la Columbia University in the City of New York.

P. HAUSHALTER, professeur agrégé à la Faculté de médecine de Nancy.

ALBERT JOSIAS, membre de l'Académie de médecine de Paris, médecin de l'Hôpital Bretonneau à Paris.

JULIO CARDOSO, directeur clinique du Dispensaire de la Reine D. Amélie, Foz do Douro.

F. W. WARFVINGE, ancien médecin en chef et directeur de l'Hôpital Sabbatsberg à Stockholm.

A. MARTÍNEZ VARGAS, professeur à la Faculté de médecine de Barcelone.

MOSSÉ, professeur de clinique médicale à l'Université de Toulouse.

RICHARD PETERS, professeur agrégé, chef de clinique, St. Pétersbourg

HENRI DE ROTHSCHILD, Paris.

HENRY L. K. SHAW, Albany.

JONKHEER TEIXEIRA DE MATTOS, Rotterdam.

J. W. TROITZKY, professeur de pédiatrie à l'Université de Kharkow.

B) SOUS-SECTION DE CHIRURGIE

MM.

AUGUSTE BROCA, professeur agrégé, chirurgien de l'Hôpital des Enfants Malades, Paris.

JEAN-FRANÇOIS CALOT, chirurgien en chef de l'Hôpital Rothschild, de l'Hôpital Cazin-Perrochaud et du Dispensaire de Berck..

ALESSANDRO CODIVILLA, professeur de l'Université, directeur de l'Institut orthopédique Rizzoli, Bologne.

JOACHIMSTHAL, professeur à la Faculté de médecine de Berlin.

E. KIRMISSON, professeur à la Faculté de médecine de Paris.

THOMAS H. OPENSHAW, C.M.G., M.S., F.R.C.S., surgeon London Hospital.

RICHARD PETERS, professeur agrégé, chef de clinique, St. Petersbourg.

PRINCETEAU, professeur agrégé à la Faculté de médecine, chirurgien en chef de l'Hôpital des Enfants, Bordeaux.

P. REDARD, ancien chef de clinique chirurgicale de la Faculté de médecine, chirurgien en chef du Dispensaire Furtado-Heine, Paris.

ROQUE MACOUZET, professeur à la Faculté de médecine de México.

FERNANDO CALATRAVEÑO, directeur de la «Revista de Sanidad Civil», de Madrid.

Comité d'organisation de la Section

Président	M. Dias d'Almeida (VIa — Médecine).
Vice-Président	M. Carlos Lima (VIb — Chirurgie).
Secrétaires responsables	M. José d'Almeida (VIa — Médecine);
	M. Salazar de Souza (VIb — Chirurgie).
Secrétaires adjoints	M. J. Madeira Pinto (VIa — Médecine);
	M. José Julio Leite Lage (VIb — Chirurgie).
Membres	MM. Teixeira Diniz; Joaquim Evaristo; Correia Dias; Lopes Cardoso.

Rapports officiels

a) Sous-section de Médecine

1. — Affections spastiques de l'enfance : classification et pathogénie.
    Rapporteurs : MM. Haushalter et Collin, Nancy ; Georges Marinesco,
    Bucarest ; G. F. Still, Londres.
2. — Méningites cérébro-spinales ; etiologie, traitement, etc.
    Rapporteurs : MM. Jules Comby, Paris ; Carlos França, Lisbonne.
3. — Lutte sociale contre le rachitisme ; lait, lactaires, etc.
    Rapporteurs : MM. J. E. Moraes Sarmento, Lisbonne ; Gregorio Araoz
    Alfaro, Buenos Ayres ; Manuel Tolosa Latour, Madrid.

b) Sous-section de Chirurgie

4. — La chirurgie orthopédique dans les affections d'origine nerveuse, spastiques et
    paralytiques.
    Rapporteurs : MM. Albert Hoffa, Berlin ; Paul Rédard, Paris ; Salazar de
    Souza, Lisbonne.
4a. — Expériences personnelles dans le traitement de la paralysie spinale infantile.
    Rapporteur : M. Oscar Vulpius, Heidelberg.
5. — Luxation congénitale de la hanche.
    Rapporteurs : MM. E. Kirmisson, Paris ; Adolf Lorenz, Vienne ; Carlos
    Lima, Porto.
6. — Traitement de la Tuberculose abdominale.
    Rapporteurs : MM. Auguste Broca, Paris ; Rudolf Neurath, Vienne.

Sujets recommandés

1. — Les dangers du lait.
2. — Incontinence nocturne d'urine.
3. — Hystérie, épilepsie et neurasthénie infantiles.
4. — Dentition et infections.
5. — Surmenage dans l'école.
6. — Le contage et l'école.
7. — Hydrocéphalies.
8. — Tumeurs malignes congénitales ; leur opérabilité.
9. — Anesthésie générale et anesthésie locale chez les enfants.
10. — La descendance des anciens colons des climats tropicaux et son influence sur
    le développement physique des races européennes.
11. — Influence mutuelle du vaccin et des dermatoses.

SECTION DE PÉDIATRIE

Rapports officiels

THÈME I. MÉNINGITES CÉRÉBRO-SPINALES : ÉTIOLOGIE,
TRAITEMENT, ETC.

(Méningites cérébro-spinales)

Par M. CARLOS FRANÇA (Lisbonne)

Les infections méningées laissent rarement de se propager
aux méninges spinales et cela s'explique par la continuité des espaces sous-arachnoïdiens cérébraux et médullaires, et par le mouvement constant de flux et reflux du liquide céphalo-rachidien.

On comprend que n'importe quelle bactérie puisse, une fois
localisée dans les méninges, donner lieu à une méningite, mais,
il y a des bactéries qui provoquent plus fréquemment que d'autres une réaction inflammatoire dans les méninges molles.

De toutes les classifications des méningites seulement celles
qui ont pour base leur agent étiologique peuvent avoir quelque
utilité. A ce nombre appartient la classification suivante, due à Osler et que nous avons adoptée avec de légères modifications.

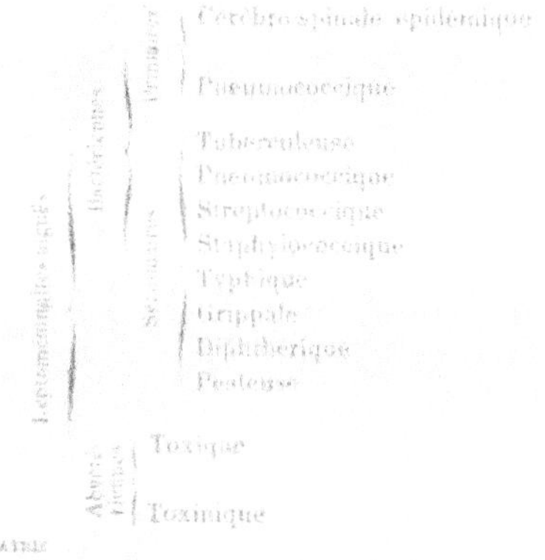

De toutes ces formes la première seulement, la méningite épidémique constitue une entité morbide parfaitement définie ayant une symptomatologie, une anatomie pathologique et un agent spécifique que lui sont propres. Toutes les autres formes sont des localisations méningées soit de bactéries banales, soit de bactéries agents d'autres maladies.

Dans les formes secondaires des méningites la propagation des bactéries jusqu'aux enveloppes du système nerveux suit ordinairement la voie sanguine.

La voie lymphatique est fréquemment celle que les microbes suivent pour atteindre les méninges et c'est elle qui doit être incriminée dans la genèse des méningites primaires.

La circulation du liquide céphalo-rachidien, les relations intimes entre les espaces sous-arachnoïdiens et les gaines lymphatiques péri-nerveuses expliquent la relative facilité avec laquelle les infections méningées se produisent. A côté des formes bactériennes on doit considérer les amicrobiennes de Concetti.

Dans la plupart des cas ces formes de méningite apparaissent au cours de toxi-infections intestinales graves et alors la ponction lombaire donne issue à un liquide clair, plus ou moins modifié dans sa composition, mais qui à un examen bactériologique scrupuleux se montre stérile.

Les méninges peuvent, sans doute, être irritées par des agents toxiques de nature chimique et donner origine à des méningites non bactériennes dont la symptomatologie ne s'éloigne guère de celle des méningites bactériennes.

Quel que soit l'agent microbien qui se localise dans les méninges, il provoque toujours des manifestations réactionnelles qui se traduisent extérieurement par une symptomatologie qui ne varie pas essentiellement avec l'agent du processus inflammatoire. Il y a certainement de légères différences entre les diverses méningites, mais le tableau est, dans ses traits généraux, le même, qu'il s'agisse d'une méningite tuberculeuse, d'une méningite épidémique, d'une méningite pneumococcique ou d'une méningite streptococcique.

Partant de ce principe nous décrirons minutieusement dans notre rapport la méningite épidémique et à propos de chaque symptôme nous dirons ce qu'il y a sur son existence dans les autres espèces de méningites. En procédant ainsi nous évitons d'ennuyeuses redites et notre exposition aura pour base la méningite que nous connaissons le mieux, parce que nous avons eu l'occa-

sion de l'étudier dans une grande épidémie qui a sévi dans
notre pays.

*

* *

Dans tous les cas de méningite épidémique que nous avons
étudiés, l'invasion fut brusque. Presque toujours l'individu était
atteint subitement au milieu de ses occupations par les symptômes
initiaux de la maladie: céphalalgie intense, vomissements presque
toujours bilieux, vertiges ou perte de connaissance. Parfois les
frissons et les douleurs dans un des membres inférieurs appartiennent à l'invasion de la maladie, et chez les enfants en bas âge ce
sont les convulsions qui ordinairement apparaissent les premières.

Le début brusque est aussi la règle dans d'autres méningites
(pneumococciques, staphylococciques, streptococciques, grippales,
etc.), comme on reconnaît en lisant les nombreuses observations
publiées.

Dans un cas de méningite streptococcique que nous avons observé, les symptômes sont apparus subitement à la suite d'une
amygdalite dont l'aspect clinique était celui d'une angine streptococcique.

Chez un enfant de quatre ans ayant un foyer pneumonique
dans le poumon gauche, les symptômes de méningite se sont mon-
trés deux jours après, et l'examen du liquide céphalo-rachidien
a démontré que cette méningite était de nature pneumococcique.

Le début de ces méningites diffère notablement de celui de la
méningite tuberculeuse, qui ordinairement a une longue période
prodromique pendant laquelle se manifestent les troubles les plus
variés, surtout ceux de nature psychique.

Les individus atteints de méningite épidémique occupent
habituellement le décubitus latéral; la tête est en extension forcée.
Presque toujours les cuisses se présentent fléchies sur l'abdomen, de telle façon que l'axe de la cuisse qui est au-dessus croise
en angle presque droit celle de la jambe qui est en contact avec
le lit. Dans la méningite tuberculeuse, la flexion des jambes sur
les cuisses, et de celles-ci sur l'abdomen rétracté est ordinairement
beaucoup plus accentuée, de façon à réaliser l'attitude dite *en
chien de fusil*.

Dans la méningite épidémique les éruptions cutanées sont assez fréquentes. La plus commune est l'herpès qui occupe habituel-

lement la face, de préférence les commissures labiales et le bord
des narines.

Dans l'épidémie que nous avons étudiée l'herpès s'est montré
dans 44,6 % des cas. Councilman, Mallory et Wright l'ont rencontré
dans 31,5 % des cas. L'herpès survient d'ordinaire entre le troisième et le septième jour de la maladie et ce n'est qu'exceptionnellement qu'on le voit apparaître plus tard. Dans un de nos cas
il est survenu au quatorzième jour.

L'herpès s'étend parfois sur une large surface, ses vésicules
sont confluentes et forment de larges plaques. Chez un malade
l'herpès occupait toute la face, sauf le menton; chez un autre il
existait au menton et s'étendait à toute la région sus-hyoïdienne.
Bien des fois il y a pendant l'évolution de la maladie diverses
poussées d'herpès, dont la dernière apparaît généralement du septième au dixième jour.

La fréquence de l'herpès est assez variable dans chaque épidémie; pendant une même épidémie il y a des périodes d'une plus
grande fréquence des éruptions herpétiques.

Au contraire des autres herpès symptomatiques qui sont toujours para-muqueux, celui de la méningite épidémique peut se rencontrer sur tous les points de la face et même sur le tronc et les
membres. Nous avons observé sept fois de l'herpès sous-mental,
deux fois de l'herpès rétro-auriculaire, quatre fois sur la nuque,
trois fois à l'avant-bras, trois fois aux régions trochantériennes,
deux fois sur les fesses, une fois au dos et finalement une fois au
genou.

Il n'y a aucun rapport entre la gravité de la maladie et l'existence, l'intensité et l'époque de l'apparition de l'herpès.

L'herpès qui est si fréquent dans la méningite épidémique
ne se montre presque jamais dans la méningite tuberculeuse. L'herpès peut ainsi devenir un signe de valeur pour le diagnostic différentiel entre la méningite épidémique et la méningite tuberculeuse.

Outre l'herpès, il se montre au cours de la méningite épidémique, des érythèmes qui, dans la plupart des cas, sont morbillifor-
mes, généralisés sur tout le corps, de courte durée et pouvant apparaître plus d'une fois pendant l'évolution de la maladie.

Dans des cas graves de méningite purulente on trouve fréquemment des pétéchies qui ordinairement occupent la face et les
membres.

C'est généralement dans la cavité axillaire qu'elles apparaissent et dans la plupart des cas c'est dans les premières 24

heures qui suivent l'invasion de la maladie, qu'elles se manifestent.

Nous avons vu parfois des ecchymoses ayant quelques centimètres de diamètre. Dans un cas il y avait, outre des pétéchies sur tout le corps, des phlyctènes hémorrhagiques aux mains et aux membres inférieurs, dont quelques-unes avaient trois centimètres de diamètre. Dans certains cas très graves on a trouvé au niveau des genoux et des régions trochantériennes des plaques où il y avait de petites pétéchies et dénudation du derme. Cette lésion qui donne l'impression que le malade a été traîné sur le sable, se rencontre souvent. Nous n'avons vu ces lésions cutanées que dans la méningite épidémique.

Les troubles psychiques sont assez fréquents dans toutes les méningites. Dans la méningite épidémique nous avons observé le délire 55,7 fois sur cent cas. Le délire apparaît dès les premiers jours de la maladie et disparaît peu de temps après. Ce qu'ordinairement on observe, c'est un délire tranquille, loquace, professionnel. Le délire déambulatoire est assez fréquent. Le délire est souvent accompagné d'agitation. Un de nos malades a eu un délire furieux. Ces troubles psychiques sont liés à une localisation corticale du processus méningitique. Les hallucinations auditives et visuelles sont observées avec une certaine fréquence dans la méningite épidémique.

Le délire et les hallucinations cèdent la place, peu de jours après, à une torpeur très accentuée. Il arrive parfois que ces troubles psychiques laissent un reliquat plus ou moins durable. Une amnésie plus ou moins prononcée persiste parfois pendant quelque temps après la guérison de la méningite.

On observe fréquemment des convulsions. Chez les enfants très jeunes les convulsions généralisées sont assez souvent le premier symptôme qui nous indique que les méninges sont atteintes soit par le diplococcus intracellularis, soit par le bacille de la tuberculose.

Les convulsions localisées se manifestent pendant l'évolution et à la fin de la maladie et sont plus fréquentes dans la méningite tuberculeuse. Comme dans la méningite épidémique il y a souvent une localisation corticale, on observe dans certains cas de vraies attaques d'épilepsie jacksonienne, qui précèdent en général de peu d'heures la terminaison fatale. Dans tous ces cas nous avons rencontré à l'examen nécropsique de l'exsudat purulent localisé dans la région psychomotrice.

Les convulsions qu'on observe dans la période terminale de la maladie, quand celle-ci a une forme traînante, sont certainement dues à la compression de la substance nerveuse par l'hydropisie ventriculaire.

De tous les symptômes de la méningite, la raideur de la nuque est un des plus fréquents. En 133 méningites épidémiques nous l'avons trouvée 96,9 sur 100. La raideur de la nuque n'existait pas chez un malade qui est entré à l'hôpital deux semaines après le début de la maladie; elle manquait chez un autre qui n'a vécu que 48 heures et, finalement, dans deux cas qui n'avaient rien d'extraordinaire. C'est donc un symptôme très important, quoique nous ne puissions pas le considérer avec Koplik comme constant. La raideur est parfois si violente que l'occiput touche presque le dos. Dans les cas où l'extension de la tête est très intense elle provoque une forte dysphagie et rend la respiration difficile. L'extension de la tête se fait ordinairement suivant la ligne médiane; nous l'avons vue cependant se faire vers un côté ou l'autre, mais assez rarement.

L'extension de la tête est spontanément douloureuse et la moindre secousse provoque des douleurs violentes. Chez un grand nombre de malades (40 % de nos cas, 70 % de ceux de Koplik) il y a un opisthotonos parfois si violent qu'il rend presque impossible la ponction lombaire.

Ces contractures des muscles de la nuque et des gouttières vertébrales apparaissent ordinairement le second ou troisième jour de la maladie, et leur durée est très variable. D'après quelques auteurs la raideur de la nuque est beaucoup plus marquée dans la méningite tuberculeuse. A notre avis, elle est, non seulement plus marquée, mais aussi plus fréquente dans la méningite épidémique. Elle manquait complètement dans presque tous nos cas de méningite tuberculeuse. La raideur de la nuque peut ou non exister dans les méningites dues au bacille d'Eberth, au bacille de Pfeiffer, au streptocoque et au pneumocoque. Nous ne l'avons rencontrée ni dans un cas de méningite staphylococcique ni dans un autre de méningite pneumococcique secondaire; au contraire, nous l'avons vue nettement dans un cas de méningite streptococcique. Sur dix cas de méningite pneumococcique, Councilman, Mallory et Wright ont trouvé un léger opisthotonos seulement dans un cas, et sur huit méningites streptococciques ils ont observé une seule fois un opisthotonos très peu accentué.

La raideur de la nuque, qui est un symptôme important, ne

peut donc nous servir pour le diagnostic différentiel entre la méningite épidémique et les autres méningites bactériennes. Toutefois, dans les cas chez lesquels la raideur de la nuque est très intense, on a bien des chances que cela ne soit pas une méningite tuberculeuse.

Parmi les symptômes de la méningite cérébro-spinale le signe de Kernig mérite une mention spéciale à cause de sa fréquence. Nous avons remarqué le signe de Kernig 126 fois sur 140 malades que nous avons observés à l'hôpital et dans la clinique en ville, c'est-à-dire nous l'avons trouvé dans 90 °/₀ des cas. Il est inutile de dire en quoi consiste le signe que le médecin russe Kernig a décrite en 1882; nous dirons seulement comment nous le cherchons d'habitude. Le malade étant en décubitus dorsal, nous appuyons nos mains sur ses genoux, pendant qu'un aide tente de le faire asseoir. Si le signe existe, nos mains sont repoussées par les genoux et le malade ne peut faire une excursion supérieure à 45° avec l'axe du tronc; si l'on force le tronc à faire une excursion plus étendue, il se produit chez le malade une résistance assez vive, accompagnée de douleurs. Si nous cessons d'appuyer avec force sur les genoux du malade, celui-ci s'assied, ses jambes fléchissent d'une façon irréductible, tant que le malade n'est pas couché.

En procédant à la recherche du signe de Kernig de cette façon, nous avons constaté la présence de deux points douloureux, bien localisés, l'un dans la région poplitée, l'autre dans la région sacro-lombaire.

Chez deux malades qui ne présentaient pas le signe de Kernig et qui avaient une forte tension du liquide céphalo-rachidien, l'exploration de ce symptôme provoquait des douleurs dans ces deux points.

Dans deux cas seulement nous avons vu le signe de Kernig uni-latéral.

Ce symptôme apparaît d'ordinaire dans les trois premiers jours de la maladie; nous l'avons vu cependant, et d'une façon exceptionnelle, vers le quinzième jour d'une méningite qui avait évolutionné lentement. Pour ce qui concerne l'époque de sa disparition, elle est très variable et d'ordinaire le signe de Kernig persiste pendant des mois, alors que tous les symptômes de méningite ont disparu. Il y a des cas dans lesquels le signe Kernig cesse peu de jours après pour réapparaître de nouveau à l'occasion d'une exacerbation de la maladie. On le rencontre avec des réflexes rotuliens normaux, émoussés ou même abolis, et il nous semble qu'aucun rapport n'existe entre le Kernig et le réflexe d'Erb-Westphal.

La présence du signe de Kernig est beaucoup moins fréquente dans la méningite tuberculeuse. Koplik l'a trouvé dans 30,7 % des cas de méningite tuberculeuse qu'il a observés; Netter dans 72,5 %.

Dans d'autres méningites cérébro-spinales, y comprises les bactériennes, le signe de Kernig est presque aussi fréquent que dans l'épidémique.

Le signe de Kernig n'est pas absolument pathognomonique de la méningite, puisqu'il peut faire défaut et se trouver au contraire dans d'autres maladies et même, rarement, chez des individus sains. Sa fréquence dans les méningites, surtout dans la méningite épidémique, lui donne toutefois une grande valeur diagnostique, quand il est associé à d'autres éléments.

De tous les signes cliniques qui traduisent une irritation méningée spinale c'est sans doute le Kernig un de ceux qui ont le plus de valeur. En dehors de la méningite, c'est dans la fièvre typhoïde qu'on trouve le plus souvent le signe de Kernig. Dans cette maladie, Netter a noté la présence de ce symptôme dans 11,8 % et Carrière dans 44 % des cas, et sa présence implique un pronostic des plus graves.

Dans la pneumonie (Cippollina et Maragliano), dans les sciatiques (Magri et Abbadie) on peut observer le Kernig même sans phénomènes d'irritation méningée. Nous avons eu l'occasion d'observer le signe de Kernig chez deux pneumoniques et chez un garçon ayant une fracture à la base du crâne; chez tous ces malades, il y avait une grande tension du liquide céphalo-rachidien et des signes d'irritation méningée.

Malgré tout ce qu'on a dit, le signe de Kernig est un «signe d'orientation» selon l'expression de celui qui l'a découvert, et possède une grande importance. Quant à sa physiologie pathologique notre opinion est qu'il s'agit d'une irritation des nerfs de la queue de cheval ou, plus précisément, des racines du sciatique.

En effet, quand on recherche ce signe, comme nous le faisons, on provoque des douleurs dans la région sacro-lombaire et dans le creux poplité (signe de Lasègue), ce qui est l'indice d'une lésion du sciatique. Le signe de Kernig sera, comme le croit Magri, une réaction de défense musculaire contre la douleur. A cette idée on oppose l'expérience d'Abbadie qui, injectant de la cocaïne dans le canal rachidien, a vu persister le signe de Kernig; mais, nous inclinons à admettre, avec Magri et Plessi, que la cocaïne peut ne pas anesthésier les filets nerveux. Ce qui ne peut manquer de nous impressionner, c'est la coexistence vérifiée par nous en 121 cas du signe de Lasègue et de celui de Kernig et leur dissociation en deux cas, chez lesquels le premier de ces signes existait isolément.

Parmi les troubles moteurs dominent les paralysies qui, d'ordinaire précoces, se montrent peu de jours après le début de la maladie. Celles qu'on observe plus fréquemment appartiennent au domaine des nerfs crâniens, mais on observe aussi quelques paralysies dépendant des nerfs rachidiens. Les unes et les autres sont ordinairement persistantes, surtout les premières. En 140 cas de méningite épidémique, dans quatre seulement nous avons observé de la paralysie faciale. De ces cas, qui tous ont été très graves, 3 se sont terminés par la mort, et chez le survivant la paralysie faciale a persisté pendant longtemps.

Dans la méningite tuberculeuse, au contraire, la paralysie faciale est presque constante. D'après Koplik, en 35 cas de méningite tuberculeuse il y a eu paralysie faciale en 19 au commencement, et dans la majorité des restants vers les dernières périodes de la maladie.

Quoique rare dans la méningite épidémique, la paralysie faciale est la plus fréquente des paralysies. Nous avons observé d'autres paralysies, à savoir: deux cas d'hémiplégie; deux de paralysie des cordes vocales; un de paralysie du membre supérieur gauche, et un autre de paralysie du voile du palais. Dans les deux cas d'hémiplégie, les malades sont morts, et à l'autopsie on a trouvé une couche épaisse d'exsudat purulent dans la région psychomotrice. La paralysie de la vessie a été plusieurs fois observée; c'est un symptôme relativement fréquent.

Les paralysies furent rarement constatées dans les cas qui font l'object du remarquable rapport de Councilman, Mallory et Wright. Dans les 111 cas qu'ils ont observés, il y avait: en 2, paralysie faciale unilatérale; chez 1, paralysie de la jambe droite et dans deux cas, hémiplégie.

Dans trois des 29 cas de Leichtenstern il y avait de l'hémiplégie (y compris la faciale) et chez un de ces cas, paralysie des extrémités.

Bien que dans la méningite épidémique les troubles de la

sensibilité soient plus rares que ceux de la motilité, on les observe cependant avec une certaine fréquence. L'anesthésie se manifeste seulement dans des cas très rares; elle existe dès le début de la maladie et disparaît en peu de jours.

L'hyperesthésie est, au contraire, fréquente et parfois elle atteint une telle acuité que le seul contact du linge est difficilement supporté par le malade. Koplik insiste sur le contraste qui existe entre la fréquence de l'hyperesthésie dans la méningite épidémique et sa rareté dans la méningite tuberculeuse. D'après lui, dans la méningite épidémique l'hyperesthésie se montre dans 62 % des cas, par contre elle était absente dans 90 % des cas de méningite tuberculeuse.

Le nombre d'observations de méningites tuberculeuses que nous possédons étant relativement petit, nous ne pouvons rien dire sur ce sujet, et nous nous bornons à relater l'observation de Koplik qui est sans doute très curieuse.

Les réflexes rotuliens se montrent abolis ou diminués dans la plupart des cas de méningites épidémiques. L'abolition ou l'affaiblissement de ces réflexes est ordinairement précoce et suit de près l'invasion de la maladie. Sur 121 méningitiques nous pûmes vérifier que les réflexes rotuliens étaient abolis dans 50 cas, exagérés dans 20, très affaiblis dans 18 et normaux dans 18. Dans les 15 cas restants nous n'avons pas réussi à vérifier leur état, soit à cause de la violence de l'opisthotonos soit parce que le malade était agonisant.

Ces chiffres montrent combien est fréquente l'abolition ou l'affaiblissement des réflexes (64,1 %) et en même temps ils indiquent que leur exagération est fréquemment observée. Il arrive parfois, quand on explore les réflexes rotuliens, qu'on les rencontre normaux et que, répétant plusieurs fois de suite l'observation, ils deviennent de moins en moins intenses, jusqu'à ce qu'ils finissent par disparaître. Cet état d'épuisement des réflexes tendineux, que nous avons maintes fois observé, indique que les réflexes tendent à disparaître.

L'abolition précoce des réflexes rotuliens dans la méningite épidémique a été décrite par quelques auteurs, mais leurs observations sont en très petit nombre. Koplik au contraire affirme que les réflexes existent dans la majorité des cas dès les premiers jours de la maladie.

Le nombre considérable de nos cas nous permet de conclure qu'en effet les réflexes rotuliens disparaissent ou s'affaiblissent précocement et pour cela ils sont un élément d'une certaine valeur pour le diagnostic de l'affection méningée.

Il est rationnel d'admettre que l'abolition des réflexes patellaires est intimement liée à un excès de liquide céphalo-rachidien. Qu'il s'agisse d'une compression directe des éléments nerveux ou d'un trouble ischémique de la moelle lombaire, comme le veut Gachet, il est certain qu'à la suite des ponctions lombaires les réflexes se modifient. Désirant savoir quel est le rapport entre les altérations des réflexes et la gravité des cas, nous trouvons:

		Cas	
	Bénins	Graves	Très graves
Réflexes exagérés ...	7	2	11
affaiblis	4	4	10
abolis	8	14	28
normaux	11	1	6

Ce tableau indique que le rapport des modifications des réflexes rotuliens à la gravité des cas est intime.

Dans les méningites tuberculeuses les réflexes rotuliens se montrent moins souvent altérés et, ordinairement, d'une façon tardive.

Les réflexes cutanés se montrent moins fréquemment altérés que les réflexes tendineux.

Les réflexes abdominaux sont souvent (58 % des cas) altérés et dans la plupart des cas on les trouve abolis. Quelquefois les abdominaux inférieurs seuls se montrent altérés, tandis que les moyens et les inférieurs restent normaux. Les conjonctivaux apparaissent aussi très fréquemment abolis ou très affaiblis. Les cornéens toutefois persistent intacts dans la presque totalité des cas. Les réflexes crémastériens n'étant pas si modifiés que les abdominaux, le sont toutefois dans plusieurs cas. Les réflexes qui sont les moins altérés sont les plantaires et seulement par exception, on les trouve abolis.

Quant au signe de Babinski, nous l'avons vu dans 14,7 % des cas de méningite épidémique, chiffre bien proche de celui donné par Koplik (16 %). Cet auteur est d'opinion que le signe de Babinski a de la valeur dans le diagnostic différentiel de la méningite épidémique et de la méningite tuberculeuse, puisque dans cette dernière il l'a trouvé dans 77 % des cas. Il faut pourtant remarquer que ce signe a seulement de la valeur après l'âge de deux ans.

Les troubles vaso-moteurs se rencontrent fréquemment et parmi eux le plus net, le plus constant est sans nul doute la raie méningitique ou de Trousseau. Dans nos cas nous l'avons toujours observée, variant seulement dans sa durée. Persistante dans la plupart des cas, dans quelques-uns elle avait une durée éphémère. Chez plus d'un malade nous avons trouvé la raie congestive côtoyée par deux zones d'ischémie et chez un malade on trouva une seule raie ischémiée. Nous n'avons rien trouvé qui eût pu nous servir de guide dans l'interprétation de ces modalités de la raie de Trousseau. Les troubles vaso-moteurs se prolongent d'ordinaire jusqu'au terme de la maladie et persistent pendant la convalescence. L'importance de ces troubles pour le diagnostic différentiel des méningites est nulle, parce qu'on les trouve autant dans les méningites tuberculeuses que dans celles causées par d'autres microbes et même dans d'autres maladies.

Au sujet des perturbations oculo-motrices on doit considérer les parésies ou paralysies de l'oculo-moteur externe comme les plus fréquentes. Nous les avons observées dans 21,4 % des 140 méningitiques que nous avons étudiés. Chez deux seulement le strabisme était double. Les cas de paralysie de la troisième paire sont plus rares. Dans nos observations nous n'avons trouvé la paralysie de l'oculo-moteur commun que quatre fois et chez un de ces malades elle coexistait avec la paralysie faciale du côté opposé. Chez un malade de sa clinique le dr. Borges de Sousa a observé une paralysie de toute la troisième paire d'un côté, conjuguée avec la paralysie de la quatrième paire du même côté et ophthalmoplégie intrinsèque accompagnant une légère ptose de l'œil du côté opposé.

On peut observer pendant la méningite épidémique l'otite purulente. Elle est peu fréquente et se manifeste en n'importe quelle période de la maladie. Ce qu'on observe le plus fréquemment dans le commencement de la maladie, c'est un certain degré d'hyperacusie, suivi d'une surdité plus ou moins prononcée qui peut être passagère, mais qui très souvent est persistante. Cette surdité est généralement causée par des lésions de l'oreille interne, par des lésions labyrinthiques. Il faut, toutefois, ne pas oublier que très souvent l'otite n'est pas une complication, mais la cause des méningites. Quoique l'otite moyenne puisse survenir au cours des méningites, d'ordinaire, quand elle existe, elle a été le point de départ de l'infection méningée. D'après les données de V. Uchermann, la surdi-mutité en Norvège serait fréquemment causée par la méningite cérébro-spinale épidémique, dans 14,6 % des cas.

Le coryza et la rhinite se trouvent parmi les symptômes de la méningite épidémique. Richter a rencontré le coryza au commencement de tous ses cas ; Strümpel a observé dans beaucoup de cas le catarrhe nasal, et Weigert soutient que dans la méningite le nez est la porte d'entrée des agents infectieux. Dans les cas de Councilman, Mallory et Wright le coryza aigu est mentionné une fois à peine. La sécrétion nasale de 19 cas fut examinée bactériologiquement par Councilman et ses colloborateurs, ils ont trouvé 10 fois des diplocoques identiques au M. m., mais ils n'ont pas réussi à les isoler. Lingelsheim, pendant la dernière épidémie dans la Silésie prussienne, rencontra dans la muqueuse naso-pharyngienne le M. m. dans 23 % de 365 cas de méningite et dans 9 % de 282 personnes en santé.

Weichselbaum et Ghon sur 19 cas de rhinite rencontrèrent 18 fois dans la sécrétion nasale et dans le pharynx des coques qui correspondent morphologiquement au M. m. De ces récentes recherches de Weichselbaum et Ghon on doit conclure que dans la sécrétion nasale de méningitiques ayant une rhinite, et même chez des personnes saines, sans aucun signe d'inflammation nasale, on peut rencontrer le M. m. En effet ils ont trouvé dans la sécrétion nasale de trois personnes, parmi 24 qui avaient été en contact avec un méningitique, un diplocoque qui par sa morphologie et les cultures était sans aucun doute le M. m.

Mac Ewen a décrit, en différentes formes de méningite des enfants, un signe qui consiste dans l'existence d'un son tympanique au niveau du pariétal et du frontal correspondant avec l'extrémité antérieure du ventricule. Pour observer ce signe, le malade doit être assis et avoir la tête inclinée de côté. Nous n'avons jamais recherché ce signe, mais nous avons cru devoir le décrire, parce qu'il pourra venir quelquefois en aide de la diagnose différentielle de la méningite tuberculeuse et de l'épidémique. Koplik, qui l'a cherché en 17 cas de méningite tuberculeuse, l'a trouvé 11 fois. Dans la méningite épidémique, au contraire, ce signe est beaucoup moins fréquent, et ce même auteur ne l'a trouvé que deux fois sur treize cas qu'il a étudiés. Ce signe a quelque valeur dans les cas aigus, vu que dans les chroniques il est presque constant même dans les méningites épidémiques.

La courbe de la température ne présente rien de caractéristique dans la méningite épidémique. Au début de la maladie la température atteint généralement un degré élevé, très souvent 40° et au-dessus, et d'ordinaire elle ne descend à la normale durant la phase aiguë de la maladie. La descente à la normale coïncide presque toujours avec l'amélioration de l'état du malade, et il persiste alors un type de fièvre intermittente qui parfois se maintient pendant longtemps. En tout cas, la règle est une grande irrégularité.

Il n'y a aucune relation entre l'hyperthermie et la gravité du cas; on trouve des cas très graves avec des températures relativement peu élevées, et au contraire, des formes bénignes avec une notable hyperthermie. Dans des cas de méningite avec un exsudat purulent dans le canal rachidien, nous avons souvent observé non seulement de l'apyrexie, mais de l'hypothermie. Parfois cette température peu élevée persiste tant qu'il y a du pus et s'élève dès que le liquide céphalo-rachidien cesse d'être purulent. Dans ces cas la simple ponction ou le lavage du canal rachidien avec du sérum physiologique déterminent une élévation de température. Cette ascension est surtout notable dans les cas auxquels on injecte dans le canal rachidien quelques centimètres cubes d'une solution de lysol. En cas de guérison la température descend en lyse. D'ordinaire la mort survient en hyperthermie et il n'est pas rare que la température, qui depuis longtemps était descendue à la normale, atteigne un maximum très élevé à l'approche de la mort. Le fait est que dans la méningite épidémique et dans les autres méningites bactériennes, surtout à leur début, la température atteint ordinairement un degré que l'on voit rarement dans la méningite tuberculeuse. Une température élevée, dès le début de la maladie, doit éloigner le diagnostic de méningite tuberculeuse.

Le pouls dans la méningite épidémique se montre ordinairement altéré dans sa fréquence et rarement dans son rythme. Dans certains cas il y a une notable bradycardie; chez un de nos malades on a observé pendant quelques jours 40 à 48 pulsations par minute. Cependant ce qui prédomine c'est la tachycardie, qui parfois atteint un chiffre très élevé. Dans un grand nombre de cas, dans lesquels nous avons observé bradycardie initiale, il y a eu quelques jours après une tachycardie très accentuée. Ainsi le cas dont nous avons déjà parlé et dans lequel la lenteur du pouls fut nette et constante pendant les 11 premiers jours de la maladie, a présenté, après, une tachycardie des plus accentuées. Dans plusieurs cas la tachycardie se maintient au delà de la convalescence.

D'ordinaire dans les cas de bradycardie la ponction lombaire est suivie d'une accélération des pulsations, qui peu de temps après reviennent au nombre primitif. Ce qui impressionne toujours, c'est le notable désaccord entre la fréquence du pouls et la température, l'existence de la nommée fièvre dissociée. Cette désharmonie provient dans la plupart des cas de la coexistence de la bradycardie avec une température élevée au commencement de la maladie, et, après, de la tachycardie avec apyrexie.

Les altérations du rythme sont rares.

Chez la plupart des malades les tons cardiaques ne sont pas modifiés. Dans les cas de plus grande gravité la tachycardie coexiste avec l'embryocardie. On a trouvé quelquefois des myocardites et des péricardites.

Dans la méningite tuberculeuse il y a d'ordinaire accélération des pulsations dans le commencement de la maladie, et après, à partir du 4-ème ou 5-ème jour, il y a une notable bradycardie.

On trouve presque toujours de l'arythmie dans la méningite tuberculeuse.

Dans la méningite épidémique le sang présente toujours leucocytose aux dépens des polynucléaires.

Les observations de Flexner et Barker, et surtout celles d'Osler et de Koplik démontrent combien la polynucléose est fréquente dans cette méningite. La concordance des chiffres donnés par ces auteurs rend leurs conclusions encore plus intéressantes.

Nous présentons les résultats de Koplik qui ont eu pour base un plus grand nombre d'observations.

Koplik a examiné le sang dans tous les cas de méningite épidémique qu'il a étudiés et l'énumération des leucocytes fut toujours faite chaque trois jours. Le nombre de leucocytes variait de 20,000 à 55,000 par millimètre cube, et dans 55 % des cas il était supérieur à 25,000.

Ces chiffres que Koplik a obtenus chez les enfants, se rapprochent plus ou moins de ceux qu'Osler a trouvé chez les adultes observés par lui. Dans les méningites tuberculeuses chez les enfants, Koplik n'a pas toujours trouvé leucopénie, au contraire, dans 40 % des cas il y avait de 20,000 à 25,000 leucocytes par millimètre cube et au-dessous de 20,000 dans 60 %. Dans un seul cas de méningite tuberculeuse le nombre des leucocytes fut supérieur à 25,000. Chez les adultes Osler a vu que la leucocytose manquait seulement dans trois des cas qu'il a étudiés, et le nombre plus élevé qu'il a observé (24333) se rapproche tellement de ce que Koplik a obtenu chez les enfants que nous pouvons conclure qu'un nombre très élevé de leucocytes est une exception dans la méningite tuberculeuse.

La leucocytose est donc la règle aussi bien dans la méningite épidémique que dans la méningite tuberculeuse, tout en étant plus accentuée dans la première. Toutes les fois que le nombre des leucocytes est supérieur à 25.000, on peut conclura, avec de grandes probabilités, qu'il s'agit d'une méningite non tuberculeuse.

Parmi les polynucléaires les éosinophiles seuls ne contribuent pas à l'augmentation du nombre des leucocytes. Le chiffre des leucocytes ne peut pas, comme l'a observé Koplik, servir à établir un pronostic.

La respiration présente des altérations dans sa fréquence et souvent dans son rythme, soit dans la méningite tuberculeuse, soit dans la méningite épidémique ou dans toute autre méningite. Qu'elle soit épidémique ou tuberculeuse il y a presque toujours une accélération des mouvements respiratoires. Les altérations du rythme sont plus rares, quoique dans certains cas elles soient remarquables. Chez un enfant de 18 mois étant resté huit jours à l'hôpital, on a observé qu'après trois inspirations il restait dix secondes sans respirer, avait trois autres inspirations et ainsi de suite. La respiration du type de Cheyne-Stokes apparaît dans quelques cas de méningite les plus graves.

Dans la méningite épidémique on trouve que la bronchite est une complication fréquente. Nous avons aussi observé très souvent la broncho-pneumonie qui aggrave extraordinairement le pronostic. Le processus broncho-pneumonique évolutionne dans la méningite d'une façon insidieuse; seulement une dyspnée intense peut le faire soupçonner. D'ordinaire il y a absence de quelques symptômes subjectifs et parfois toute l'évolution de la broncho-pneumonie se fait en apyrexie. Il faut ausculter à plusieurs reprises le méningitique pour découvrir la broncho-pneumonie. Les pleurésies ne sont pas rares dans l'évolution de la méningite épidémique.

Les vomissements appartiennent aux symptômes d'invasion cardinaux des méningites quelque soit leur agent.

Les vomissements appartiennent aux symptômes d'invasion, et se conservent généralement dans les quatre premiers jours de la maladie, pour revenir toutes les fois qu'il y a une exacerbation. Parfois uniquement alimentaires, ils sont presque toujours bilieux.

La constipation, qui est presque constante au début de la maladie, précède quelquefois de quelques jours les vomissements. Elle est si opiniâtre qu'elle résiste même aux purgatifs les plus énergiques, et subsiste d'ordinaire durant toute la maladie. Très rarement elle peut être remplacée par la diarrhée.

Les troubles de la nutrition sont très graves dans la méningite. L'amaigrissement atteint un degré qui rarement est observé dans d'autres maladies infectieuses et il est très rapide. Dans un cas de méningite épidémique le malade a perdu 5 kilogr. en neuf jours. Cette émaciation si profonde survient dans tous les cas de méningite, mais elle est plus accentuée dans l'épidémique, et principalement chez les malades auxquels on ne fait pas la ponction lombaire. Ceci indique qu'elle doit être attribuée à la compression de l'encéphale par l'exsudat méningitique, ce qui du reste est en harmonie avec les résultats expérimentaux de Roncalli. Cet auteur a vu que la compression du cerveau produit «il progressivo dimagramento degli animali che terminava in vero ischeletrimento». Roncalli a encore vu que cet amaigrissement était excessivement rapide et qu'il commençait peu de jours après la compression.

Les urines dans les premiers jours de la maladie sont en général diminuées et reviennent à l'état normal quand le malade entre en convalescence. L'albumine existe presque toujours et parfois en grande quantité; seulement dans les cas très légers elle peut ne pas exister. Outre l'albumine on trouve aussi assez souvent l'acétone, l'urobiline et leur chromogène. La diasoréaction qui manque dans la méningite épidémique (Nissen) existe fréquemment dans la méningite tuberculeuse.

Sécrété par l'épithélium que revêtent les plexus choroïdes et les ventricules latéraux, ainsi que l'ont établi les recherches de Pettit et Girard, le liquide céphalo-rachidien est, à l'état normal, clair, d'une parfaite limpidité, et sa quantité oscille entre 100 et 150 gr. Sa densité est comprise entre 1003 et 1004 (Achard et Loeper). Le liquide céphalo-rachidien se reproduit avec une grande rapidité, et sa pression est sujette à de larges variations, dans les différents états pathologiques. Son point cryoscopique est de 0,50 à 0,56 (Achard, Loeper et Laubry), c'est-à-dire il est isotonique par rapport au sérum sanguin. La réaction du liquide céphalo-rachidien est alcaline; il est incoagulable par la chaleur et sous son action il devient légèrement opalescent. Il contient une faible quantité de sérumglobuline (de 1,10 Robin à 1,38 ‰ Méhu) et de 0,40 à 0,50 centigrammes de glucose par 1000 (Sicard et Rousseau-Langwell). La proportion des chlorures est de 6 gr. par litre. Ce qui caractérise principalement l'état chimique du liquide céphalo-rachidien c'est la forte proportion d'eau et de chlorures, spécialement du chlorure de sodium, et l'absence de sérine et de fibrinogène. Finalement le liquide céphalo-rachidien est absolument dépourvu d'éléments cellulaires; tout au plus, après une centrifugation de beaucoup de centimètres cubes on arrive à découvrir quelques rares lymphocyies ou des cellules endothéiales. Dans la méningite épidémique la quantité du liquide céphalo-rachidien augmente beaucoup et son aspect est extrêmement variable. Limpide dans quelques cas, il est, dans la plupart, opalescent, trouble, floconneux ou purulent. Au cours de la méningite nous avons vu fréquemment le liquide rachidien coloré en jaune ou orangé. Seulement chez des individus ayant des méningites purulentes nous avons observé cette xanthochromie, laquelle est essez variable, depuis le jaune d'or jusqu'à l'orangé. La xanthochromie survient généralement dans les jours qui suivent la disparation du pus dans le canal rachidien et se prolonge quelquefois longtemps. Dans quelques cas nous l'avons vue apparaître dans le commencement de la convalescence. Dans la méningite tuberculeuse le liquide céphalo-rachidien est presque toujours limpide; rarement il se montre légèrement trouble, en général dans les dernières phases de la maladie. Koplik a vu qu'en 72 % des cas de méningite tuberculeuse le liquide était limpide et plus ou moins trouble chez les restants. Dans tous les cas de méningite tuberculeuse que nous avons observés, le liquide était parfaitement limpide. Chez les méningites abactériennes le liquide était aussi limpide. La quantité de liquide et, par conséquent, sa tension augmentent extraordinairement dans les méningites quel que soit leur agent étiologique. La densité augmente aussi dans les méningites. Le point cryoscopique dans les méningites tuberculeuses et non tuberculeuses est si variable qu'il ne peut fournir aucun élément de diagnostic. Dans les méningites la composition chimique du liquide céphalo-rachidien subit quelques modifications. Les albumines, la sérine y comprise, augmentent de beaucoup quelle que soit la méningite, et les chlorures semblent diminuer dans les tuberculeuses. Dans toutes les méningites il y a hypoglycose (Sicard et Rousseau-Langwelt). Le fibrinogène existe dans le liquide céphalo-rachidien toutes les fois qu'il y a inflammation méningée; on peut dire que tout liquide céphalo-rachidien, même limpide, qui laisse déposer en son sein un coagulum de fibrine, doit être considéré comme un liquide pathologique (Sicard). Ce précipité de fibrine est ténu, mince, transparent et flotte au sein du liquide dans les cas de méningite tuberculeuse;

dans les autres méningites bactériennes il est au contraire d'une consistance plus ferme, d'un aspect plus opaque, et il est plus abondant et adhère aux parois du tube.

Contrastant avec l'excessive pauvreté du liquide céphalo-rachidien normal en éléments anatomiques, il y a dans les méningites une leucocytose presque toujours abondante. Ce qu'il y a de plus intéressant dans cette leucocytose est certainement la variété des éléments cellulaires, puisque, selon les cas, une ou autre espèce de leucocytes se montre de préférence.

Dans la méningite épidémique le liquide céphalo-rachidien est initialement riche en leucocytes polynucléaires et c'est la polynucléose qui domine pendant la phase aiguë du processus méningitique. Plus tard, si la maladie se prolonge, il n'est pas rare de voir une modification dans les caractères histologiques du liquide. Les globules à noyau polymorphe deviennent plus rares et cèdent la place aux lymphocytes et mononucléaires. Chaque fois que, dans ce dernier cas, une exacerbation du processus morbide se produit, les polynucléaires augmentent de nouveau. Ce fait qui a été établi par de nombreux observateurs, nous l'avons toujours vérifié en des cas que nous avons étudiés au point de vue du cytodiagnostic. Councilman, Mallory et Wright ont aussi observé la polynucléose initiale dans le liquide de 55 méningitiques. Dans d'autres méningites aiguës observées par nous c'était aussi la polynucléose qui dominait. Dans une méningite pneumococcique, une autre staphylococcique et une troisième streptococcique, on observait presque exclusivement des polynucléaires.

Le résultat de l'examen cytologique du liquide céphalo-rachidien dans les méningites tuberculeuses est tout à fait différent. Dans celles-ci c'est la lymphocytose qui prédomine et de forme à caractériser leur formule histologique. Les polynucléaires existent ici en nombre très réduit.

Dans certains cas c'est la polynucléose qui domine, mais cette inversion de la formule leucocytaire est exceptionnelle.

D'après Concetti la polynucléose se rencontrerait dans les cas où le sédiment possédait de nombreux bacilles de Koch, et la lymphocytose, au contraire, dans ceux où ces bacilles n'existaient pas dans le sédiment. La lymphocytose serait l'expression d'une irritation de nature toxique, et la polynucléose l'expression d'une irritation provoquée par des bactéries.

Outre les lymphocytes on a observé (Milian), dans le liquide de méningites tuberculeuses, des *Plasmazellen*. L'apparition de ces éléments qui se voient seulement dans les tissus au cours d'inflammations chroniques (paralysie générale, maladie du sommeil, syphilis, etc.) a certainement une grande valeur.

Dans les cas de méningites tuberculeuses et dans ceux de méningites toxiques que nous avons observés, des lymphocytes furent trouvés presque exclusivement.

La cytoscopie n'a pas de valeur absolue en vue de la distinction de la méningite tuberculeuse des autres espèces de méningite, puisque la formule leucocytaire peut subir dans certains cas une inversion; la polynucléose est cependant la règle dans les méningites aiguës bactériennes, comme la lymphocytose est la formule habituelle de la méningite tuberculeuse.

La cytologie, dont les bases ont été jetées par Wentworth dans la méningite tuberculeuse, et par Councilman, Mallory et Wright dans la méningite épidémique, peut dans un grand nombre de cas être très utile au diagnostic des méningites.

*

*   *

Au point de vue bactériologique nous avons étudié 271 cas de méningite épidémique et dans chacun d'eux nous avons isolé le *micrococcus intracellularis meningitidis de Weichselbaum*. Il est curieux de noter que dans une épidémie aussi extense [1] que celle que nous avons étudiée, nous avons rencontré seulement trois fois des méningites causées par d'autres microbes; une fois le pneumocoque, une fois le streptocoque et une fois le staphilocoque. Dans tous les autres cas de méningite épidémique nous avons isolé le diplocoque de Weichselbaum typique, en parfait accord avec la description qu'en ont faite Albrecht et Ghon.

Nous n'avons jamais rencontré de microorganisme présentant les caractères dites de Jaeger et Heubner. Ce que nous allons dire sur la bactériologie de la méningite épidémique est un bref résumé de ce que nous avons publié avec le dr. Annibal Bettencourt dans la *Zeitschrift für Hygiene und Infektionskrankheiten*, 1904.

Dans les préparations directes du liquide céphalo-rachidien de méningitiques on rencontre, dans l'intérieur et en dehors des leucocytes, des diplocoques de la forme des grains de café, c'est-à-dire, ayant les faces rapprochées et aplaties. Parfois les éléments

---

[1] D'après les données de notre ami le dr. Silva Carvalho il y eut plus de 3000 cas.

de chaque paire sont inégaux. Il y a presque toujours une petite
auréole claire entourant le diplocoque. La disposition en tétrade
n'est pas rare. Quand par hasard différentes paires sont disposées
côte-à-côte, la ligne qui sépare les éléments de chaque paire constitue l'axe longitudinal de la figure. Les formes indiquant une
division dans une seule direction de l'espace et qui sont la caractéristique morphologique des bactéries du groupe des streptocoques, n'existent jamais. Dans ces préparations directes on trouve
fréquemment des formes involutives, mal colorées, déformées ou
augmentées de volume. Dans tous nos cas nous avons toujours
rencontré des microcoques dans l'intérieur des globules blancs et
parfois, dans des cas pauvres en bactéries, il n'en existait aucun
en dehors des leucocytes. Il y eut cependant des cas dans lesquels
abondaient les formes extra-cellulaires. Quelquefois les leucocytes
contiennent seulement un ou deux diplocoques, dans ce cas dispo-
sés en tétrades ; d'autres sont complètement remplis de microbes.
Parfois les diplocoques existent dans l'intérieur même du noyau.
La quantité de diplocoques dans le liquide céphalo-rachidien est
très variable ; les microbes sont parfois très rares, même dans des
liquides purulents.

Dans les cultures on rencontre essentiellement des diplocoques
et tétracoques et l'on ne rencontre pas de chaînes.

Intéressante et caractéristique est l'apparition précoce de formes d'involution dans les différents milieux de culture. Ces formes
involutives se trouvent déjà au bout de 24 heures.

Le diplocoque de Weichselbaum se colore facilement avec les
couleurs usuelles d'aniline et se décolore par la méthode de Gram
et ses dérivés, Nicolle et Claudius. Le diplocoque de Weichselbaum se développe dans le bouillon, le troublant uniformément,
et dans la plupart des cas on observe la formation d'une pellicule
à la surface. Cette pellicule apparaît au bout de 48 heures. Dans
les vieilles cultures il y a à la surface une pellicule, le bouillon
est transparent et au fond il y a un sédiment blanchâtre et visqueux. Dans des plaques de gélose-ascite ou de gélose simple apparaissent au bout de 24 heures des colonies ayant 1 à 1 ½ millimètre de diamètre, translucides, d'un blanc grisâtre et de contours
légèrement sinueux. La partie centrale plus opaque va s'élargis-
sant graduellement. Après deux ou trois jours les colonies ont 4
à 5 millimètres et dans la zone opaque, qui s'est élargie, il y a
des dépôts foncés qui à l'examen microscopique se trouvent être
des cristaux.

Ces formations cristallines, qui constituent un élément vraiment caractéristique, furent reconnues par l'illustre minéralogiste portugais Alfredo Bensaude comme appartenant au système rhomboïdal. Nous n'avons jamais obtenu des cultures en gélatine à une température de 18° à 22° C. même avec des microbes cultivés depuis longtemps (70 générations et plus). Ce fait dépend exclusivement de la température. La réaction du milieu nutritif est très importante ; nous avons vu que le microbe poussait plus abondamment dans le bouillon auquel on n'avait ajouté que 1/5 à 2/5 de la quantité de solution normale de carbonate de sodium nécessaire pour obtenir sa neutralisation complète.

Le diplocoque de Weichselbaum possède un faible pouvoir pathogénique envers les animaux. La résistance du méningocoque au dessèchement, à la lumière solaire, à la chaleur, est très petite si l'on en juge par nos expériences. Au contraire, la résistance au froid est beaucoup plus grande. La résistance aux antiseptiques est très petite comme cela ressort de nos recherches.

Il nous reste à exposer le résultat de nos expériences sur les propriétés agglutinantes du sérum d'individus attaqués de méningite. Nous avons observé à ce point de vue le sérum provenant de six malades et de quinze individus guéris, et dont la guérison datait de huit à quatorze mois. Du sérum des malades (quelques-uns au 4-ème jour de la maladie) tous agglutinaient le méningocoque. Des guéris, 10 présentaient des propriétés agglutinantes ; chez un l'agglutination existait dans les grandes dilutions ; dans un cas guéri depuis 14 mois il y avait une nette agglutination à 1 : 1000. Le sérum sanguin des individus attaqués de méningite épidémique a donc la propriété d'agglutiner l'agent spécifique de la maladie, le *diplococcus meningitidis*, et cette propriété peut persister chez les guéris plus d'un an après le début de la maladie. Ni le sérum des malades, ni celui des animaux injectés avec le diplocoque de Weichselbaum agglutine le coque de Jaeger.

L'examen bactériologique du liquide céphalo-rachidien a une grande importance dans la méningite tuberculeuse.

Les opinions se partagent sur la présence du bacille de Koch dans le liquide obtenu par la ponction lombaire. Cette différence d'opinions s'explique par les résultats si différents obtenus par ceux qui ont étudié ce sujet. Heubner, Monti et Marfan ont rencontré les bacilles exceptionnellement ; Stadelmann les a trouvés en 22 % des cas ; Carrière sur 26 cas a vu dix fois le bacille. Percheron qui a procédé à cette recherche sur 16 malades n'a pu

déceler le bacille que 7 fois. Lenhartz l'a trouvé 21 fois sur 46,
Kohtz dans la moitié des cas, Pfaundler dans 70 %, Fürbringer
dans 70 %, Bernheim et Moser 44 fois sur 60, Slawik et Manicatide 16 fois sur 19, et finalement Lichtheim et Whereas dans presque tous les cas.

Comme Pfaundler, Koplik est d'opinion que la découverte du
bacille de Koch dans le liquide céphalo-rachidien dépend beaucoup de la patience et de la technique. La technique était-elle
imparfaite, ne centrifuguait-il pas soigneusement, Koplik ne
trouvait pas de bacilles de la tuberculose dans le liquide céphalo-rachidien. Après avoir étudié attentivement ce sujet, Koplik
trouva 13 fois le bacille de Koch dans 14 cas de méningite tuberculeuse qu'il examina au point de vue bactériologique en 1903.

Koplik pense qu'on peut trouver le bacille de Koch dans le
liquide céphalo-rachidien dans tous les cas de méningite tuberculeuse, dès qu'il soit cherché avec soin. Chez quelques enfants
presque au terme de la maladie il n'a pas rencontré de bacille,
mais il en existait un grand nombre aussitôt après la mort. Nous
avons toujours vérifié ce fait. Il explique ce fait par la mobilité du
liquide céphalo-rachidien qui opère une distribution égale des bacilles. Quand la mort survient, la cessation des mouvements du
liquide céphalo-rachidien produit une sédimentation, et pour ce
motif on rencontre les bacilles dans la partie inférieure du canal.

Les inoculations intra-péritonéales dans la cobaye donnent des
résultats très sûrs, mais ils ont l'inconvénient d'être trop retardés.
Widal et Le Sourd, Slawick et Manicatide, Viura et Carreras ont
toujours réussi à démontrer, par les inoculations, la présence du
bacille de Koch dans le liquide céphalo-rachidien. Les cultures
en n'importe quel milieu, même chez les plus favorables, sont
toujours très tardives.

Dans les méningites pneumococciques l'examen direct, les
cultures dans les milieux habituels et les inoculations sous-cutanées dans la souris, permettent d'établir avec l'assurance la plus
absolue le diagnostic. Dans le cas de méningite pneumococcique
que nous avons observé, l'examen direct a montré l'existence de
diplocoques de Fraenkel en quantité extraordinaire, avec une forme
complètement caractéristique et tous extra-cellulaires. Les cultures dans le milieu de Kieffer furent abondantes et les souris ino-
culées sont mortes avec une septicémie pneumococcique. Les autres agents des méningites cérébro-spinales se diagnostiquent facilement par les méthodes de la technique usuelle.

Dans une méningite streptococcique que nous avons étudiée, les préparations directes du liquide céphalo-rachidien ont révélé l'existence de nombreux streptocoques, de chaînes assez longues, dont la plupart extra-cellulaires et quelques-unes dans l'intérieur des leucocytes. Les semences ont donné des cultures de streptocoques fortement pathogéniques. Dans une méningite grippale J. Langer a rencontré des bacilles de Pfeiffer dans l'intérieur des leucocytes.

Le nombre des bactéries existantes dans les cas de méningites streptococcique, pneumococcique et staphylococcique, et surtout chez les deux premières, était extraordinairement grand en comparaison avec le nombre de bactéries qui existent dans les méningites épidémiques. Dans les cas même chez lesquels le diplocoque de Weichselbaum est plus abondant, leur nombre est relativement petit, comparé à la quantité de bactéries qui existent dans d'autres méningites. Les formes intra-cellulaires qui sont la règle dans la méningite épidémique, sont exceptionnelles dans les méningites non causées par le diplocoque de Weichselbaum.

*

*　　*

Les lésions des centres nerveux dans la méningite épidémique ont une uniformité qui permet une description générale.

D'ordinaire, quand on ouvre la cavité crânienne, on voit la dure-mère en forte tension, et sans rien de remarquable. Seulement dans un cas nous avons vu des pétéchies dans le voisinage de la faux du cerveau. Le cerveau est d'ordinaire fortement congestionné et parfois avec de larges hémorrhagies sous-arachnoïdiennes, et dans sa convexité en 39,2 % des cas il y a un abondant exsudat qui tantôt occupe tous les sillons dessinant les circonvolutions, tantôt forme de vraies nappes de pus. Généralement cet exsudat occupe la région psycho-motrice et la scissure de Sylvius. Les lésions de la base du cerveau sont cependant les plus fréquentes et quelquefois les seules qui existent. Dans la base l'exsudat purulent se trouve accumulé dans les confluents sous-arachnoïdiens et spécialement dans l'antérieur et dans l'inférieur, et parfois il va revêtir la face intérieure du bulbe. Cette localisation dans la base est la règle, et même dans les formes traînantes ; c'est là qu'on trouve d'anciens exsudats, tandis que la convexité a dans ces cas un aspect normal.

En deux cas, on trouvait dans toute la substance blanche et en des points limités de la substance grise de multiples foyers hémorrhagiques à contours réguliers et ayant des dimensions comprises entre 1 et 3 millimètres. Il s'agissait de foyers d'encéphalite hémorrhagique. Dans des coupes du cerveau on trouve fréquemment (17,8 % des cas) dans toute la substance blanche agglomérés de petites pétéchies constituant de larges plaques. Quelquefois ces pétéchies sont entourées d'une zone jaune paille. Dans aucune autre maladie infectieuse, y comprise la peste, nous n'avons trouvé de lésions hémorrhagiques si intenses. Les ventricules dont les parois ont quelquefois un pointillé pétéchial, et presque toujours forte injection vasculaire, se trouvent généralement dilatés et pleins de liquide trouble. Dans les prolongements occipitaux des ventricules et parfois dans les sphénoïdaux existent des concrétions de pus verdâtre et épais. Les plexus choroïdiens sont presque toujours fortement congestionnés. Dans les noyaux de la base il y a presque toujours un notable pointillé congestif. Dans le cervelet on observe presque toujours le vermis supérieur couvert d'exsudat purulent qui plus rarement envahit le vermis inférieur et les lobes latéraux.

Westenhöffer a, dans 29 autopsies, constaté 10 fois la sinusite sphénoïdale, 7 fois la sinusite maxillaire et une fois seulement la sinusite ethmoïdale.

Quand on ouvre le canal rachidien, on voit l'arachnoïde distendue par un exsudat dont la nature varie depuis le liquide limpide jusqu'au pus verdâtre épais. Cet exsudat purulent qui enveloppe en gouttières la moitié postérieure de la moelle, peut atteindre, en de certains cas, une grande épaisseur, surtout dans la région lombo-sacrée. Dans quelques cadavres on trouve toute la moelle épinière revêtue d'exsudat purulent.

La péricardite purulente est rare, et ce qui domine comme lésion péricardique ce sont les pétéchies qui d'ordinaire occupent le péricarde viscéral (28,5 % des cas), dans la face postérieure du cœur et presque toujours dans les oreillettes. Dans l'endocarde les lésions sont peu intenses; elles consistent dans sa pâleur et dans son dépoli et parfois dans l'épaississement de ses valvules. Dans les muscles papillaires de la valvule mitrale on rencontre souvent (26,7 %) de petites pétéchies qui d'ordinaire siègent dans le lacerta le plus grand de la mitrale. Du côté de l'appareil respiratoire nous devons mentionner la broncho-pneumonie lobulaire en noyau isolé qui de préférence habite le poumon droit. Ce sont de petits nodules disséminés par tout le lobe inférieur et dans la base du supérieur. Le tissu pulmonaire qui entoure ces nodules ne présente ordinairement aucune altération macroscopique. Par-fois ces nodules confluent et forment des foyers de broncho-pneu-monie du pseudo-lobaire. Dans les cas les plus graves il y a de multiples hémorrhagies dans le parenchyme pulmonaire, dont quel-ques-unes de grandes dimensions. La rate est presque toujours de dimension et consistance normales et a son appareil lymphatique très hypertrophié. On observe cette hypertrophie chez les indivi-dus dont la maladie s'est prolongée au-delà de la première semaine. Dans presque tous les cas l'on voit des lésions de néphrite hémor-rhagique et c'est surtout dans le bassinet qu'on trouve le plus souvent de nombreuses pétéchies. Dans la vessie il y a fréquem-ment des hémorrhagies sous-muqueuses. C'est cependant à l'es-tomac qu'on trouve plus souvent des lésions hémorrhagiques. En 55 % des cas on trouve dans l'estomac une agglomération de fi-nes pétéchies qui, localisées dans la grande courbure, s'éten-dent jusqu'au pylore. Ces hémorrhagies ne se prolongent jamais jusqu'à la séreuse comme il arrive pour la peste. Le foie en 71,4 % des cas présente des plaques jaunâtres, des plaques de nécrose.

Dans les méningites cérébro-spinales causées par le pneumo-coque, par le streptocoque, par le bacille de Pfeiffer, par le bacille d'Eberth, etc., les lésions cérébro-médullaires sont sensiblement pa-reilles à celles qui s'observent dans la méningite épidémique, en ex-ceptant la plus grande rareté des lésions hémorrhagiques. Les lé-sions dans toutes ces méningites sont surtout basilaires, quoique parfois il y ait une nappe de pus sur la convexité cérébrale. Les lé-sions des autres organes de l'organisme sont, en règle, insignifian-tes, ou celles appartenantes à la maladie dont le microbe est la cau-se. Dans un cas de méningite streptococcique il y avait de notable à peine un fin pointillé hémorrhagique dans l'estomac, dans des zo-nes très limitées. Chez un individu mort de méningite staphylo-coccique il y avait, outre de multiples abcès, pleurésie purulente bilatérale, péricardite purulente et endocardite végétante.

Dans la méningite tuberculeuse prédominent aussi les exsu-dats dans la base. Les confluents sous-arachnoïdiens sont disten-dus par un liquide séro-purulent plus ou moins épais. Un exsudat fibrineux enveloppe les vaisseaux et les nerfs et remplit les sillons du cerveau. Les ventricules cérébraux sont excessivement dilatés. La lésion caractéristique de la méningite tuberculeuse est la gra-nulation tuberculeuse que parfois on voit difficilement. Les lieu de prédilection des granulations tuberculeuses sont: la base du cerveau autour de l'hexagone de Willis, les fentes de Sylvius, la convexité des hémisphères et leur face interne et après le cervelet, la protubérance, le bulbe et finalement, dans quelques cas, la pie-mère spinale. Les granulations tuberculeuses occupent les gaines lymphatiques. Les lésions de la pie-mère consistent dans une congestion plus ou moins intense et, parfois, dans des suffusions sanguines. D'ordinaire, la pie-mère est recouverte par un exsudat fibrino-purulent qui est constitué soit par un liquide visqueux séro-purulent, soit par des masses gélatiniformes. Les altérations de l'encéphale consistent principalement en des ramollissements. Les ventricules sont dans ces méningites, comme dans d'autres, distendus par le liquide; les plexus choroïdes rouges et turgescents, et contenant parfois des granulations tuberculeuses. La membrane épendymaire est épaissie, rougeâtre, granuleuse et en elle existent des tubercules superficiels ou profonds (Ophüls, Walbaum). Dans certains cas l'hydrocéphalie ventriculaire est si intense que les circonvolutions sont complétement effacées.

Comme la méningite tuberculeuse est ordinairement secondaire, on trouve presque toujours, dans l'autopsie, des lésions bacillaires dans d'autres organes. En beaucoup de cas, la plupart des viscères sont criblés de granulations, dans d'autres, au contraire, les lésions des autres organes sont insignifiantes. La tuberculose des ganglions *trachéo-bronchiques* est parmi les lésions qu'on trouve le plus souvent dans les méningites tuberculeuses, la plus fréquente et quelquefois la seule lésion tuberculeuse ancienne. En 78 autopsies de méningites tuberculeuses ou de tuberculoses miliaires on a rencontré 74 fois, c'est-à-dire en 95 %, la tuberculose des ganglions trachéo-bronchiques (Haushalter et Fronhinsholz). Dans les cas de méningite tuberculeuse dont nous avons fait l'autopsie, nous avons toujours vérifié la constance de la lésion des ganglions péri-bronchiques. La caséification qui précède l'évolution aiguë reste latente en beaucoup de cas et la méningite survient au cours d'une bonne santé apparente.

*

*   *

Dans la méningite épidémique on peut distinguer différents types cliniques. Le plus commun est celui dans lequel la maladie débute subitement par les symptômes déjà décrits — céphalalgie,

vomissements, fièvre et parfois des convulsions. Après, vers le
second jour, surviennent la raideur de la nuque ou opisthotonos, signe de Kernig, photophobie et délire. Ces symptômes se maintiennent pendant quelques jours, après lesquels il y a une rémission
de la température et de quelques-uns des symptômes. Le malade
se conserve pendant deux ou trois semaines avec des exacerbations
de la céphalalgie et thermiques répétées, jusqu'à ce que la température baisse en lyse et alors commence une convalescence forcément longue à cause des dégâts produits par la méningite. Il y
a une forme maligne, d'invasion brutale, d'ordinaire avec des altérations hémorrhagiques de la peau, et dans laquelle l'état
général s'aggrave rapidement. Dans cette forme apparaissent de
graves perturbations de la respiration et de la circulation; le malade tombe en coma et meurt 24 à 36 heures après le début de
la maladie.

Il y a, finalement, des formes chroniques, des formes à rechutes, dans lesquelles le malade semble être entré dans une franche convalescence et dans lesquelles la maladie se prolonge encore durant plusieurs mois, avec des multiples phases d'accalmie
et d'exacerbation. Pendant tout ce temps, le diplocoque de
Weichselbaum persiste dans le liquide céphalo-rachidien. Dans
un de ces cas nous avons pu isoler du liquide céphalo-rachidien,
pendant sept mois, le diplocoque, et dans un autre nous l'avons
pu déceler pendant cinq mois. Outre ces formes de méningite il
y a, décrites par différents auteurs, une forme légère et une forme
abortive. Ces dernières formes ont été certainement très rares dans
l'épidémie de Lisbonne.

Dans la méningite tuberculeuse l'aspect clinique varie aussi
beaucoup selon les cas. Ainsi, chez les nourrissons il manque fréquemment la période prodromique et, au contraire, on observe un
début brusque par des convulsions ou par une hémiplégie, auxquelles se suit un état demi-comateux qui termine par la mort,
de deux à cinq jours après. Chez les adultes et chez les jeunes
gens, la maladie débute quelquefois par un seul symptôme qui,
parfois, se maintient pendant très longtemps sans que d'autres
symptômes viennent s'y joindre de façon à permettre d'établir le
diagnostic. Dans ces cas, quand les symptômes restants viennent
compléter le tableau de l'affection, celle-ci marche généralement
vite. La symptomatologie de la méningite tuberculeuse, plus que
celle de n'importe quelle autre méningite bactérienne, est soumise
à des variations qui parfois rendent son diagnostic difficile.

Si la marche de la maladie permet parfois d'établir le diagnostic différentiel entre la méningite tuberculeuse et les autres méningites bactériennes ou abactériennes, dans la presque totalité des cas ce diagnostic est impossible sans recourir à la ponction lombaire. La réaction méningée cérébro-spinale se traduit par une symptomatologie qui est sensiblement la même quel que soit l'agent qui infecte les méninges. Seule la ponction lombaire nous permet d'affirmer scientifiquement quelle est l'espèce de méningite à laquelle nous avons à faire.

Si le secours du laboratoire est souvent indispensable pour résoudre des questions médicales de grande importance, pour aucune il ne l'est autant que pour celle-ci. Seulement l'examen microscopique du liquide céphalo-rachidien nous permet de savoir de quelle méningite cérébro-spinale il s'agit.

*
*   *

Le traitement pour ainsi dire classique de la méningite est celui qu'Aufrecht préconisa en 1892.

Il consiste dans l'application de bains à 40°, de 10 minutes de durée, quatre à cinq fois par jour dans les cas de moyenne intensité, et toutes les trois heures dans les plus graves. D'après l'opinion de ceux qui ont eu recours à son emploi, ce traitement calme les douleurs et diminue les contractures et la température. Dans la plupart des cas j'ai vu que le traitement des bains est extrêmement douloureux pour les malades, quoique j'aie reconnu qu'ils produisent une notable sédation. Récemment von Leyden s'est aussi élevé contre leur emploi.

La contracture douloureuse des muscles de la nuque rend la balnéation un vrai supplice. La ponction lombaire, au contraire, est très bien supportée et produit une amélioration visible.

Employée pour la première fois par Quincke en 1890, la ponction lombaire consiste dans la perforation du grand cul-de-sac sous-arachnoïdien de la queue de cheval, dans le but de donner issue au liquide céphalo-rachidien. Cette intervention, d'une grande simplicité dans la plupart des cas, mais exigeant toutefois une certaine adresse, rend d'énormes services au diagnostic et au traitement de la méningite, surtout de la méningite épidémique. Pour faire la ponction lombaire, nous nous servons d'une aiguille de platine de 0,05 de longueur et ayant un quart de millimètre de diamètre. Le calibre de l'aiguille doit être assez réduit pour obvier aux graves symptômes de décompression.

La plupart des auteurs, quand il s'agit de l'attitude à donner au malade, condamnent la position assise et préfèrent le décubitus latéral. Dans mon service à l'hôpital de la Reine D. Amélia, je procédais presque toujours à la ponction en attitude assise, et je la pratiquais en décubitus latéral seulement quand le malade, à cause de son état de faiblesse, ne pouvait supporter aucune autre position. Dans cette dernière position le malade est placé au bord du lit en décubitus latéral, avec les jambes pliées fortement, afin d'obtenir un écartement des lames vertébrales; mais dans cette position il devient beaucoup plus difficile de faire une déplétion appréciable du canal rachidien, parce que la pression du liquide est beaucoup moindre. La position assise est toutefois difficile à cause de la violence du signe de Kernig.

Pour obtenir une bonne position nous asseyons le malade sur le bord du lit avec les jambes pendantes, ou bien, et c'est ce que nous préférons, nous le faisons asseoir les jambes fléchies et croisées. En procédant de cette façon, on a une parfaite immobilisation du malade et une forte inclinaison du tronc, ce qui donne un écartement maximum des vertèbres lombaires.

Un aide doit maintenir le malade par les épaules, de façon à exagérer la courbure de la colonne vertébrale. Les points de repère pour la ponction lombaire sont les épines iliaques postéro-inférieures et les crêtes iliaques. La ligne bi-iliaque croise le quatrième espace lombaire, et la ligne de réunion des deux épines iliaques passe par la cinquième vertèbre lombaire. Chez les individus excessivement gras, il est assez difficile d'apercevoir les apophyses épineuses, dans ce cas le procédé de Juvara m'a toujours donné de bons résultats. Ayant déterminé la situation de l'apophyse de la quatrième vertèbre lombaire, on applique immédiatement au-dessous et transversalement un des bords d'une lame à bords émoussés. Le bord de cette lame, en déprimant les tissus, se place entre les deux apophyses épineuses et marque en même temps la situation de l'espace interlaminaire. Soit que nous nous servions ou non de l'artifice de Juvara, la ponction est pratiquée en introduisant l'aiguille à un centimètre en dehors et un peu au-dessous de l'apophyse, au-dessous de laquelle on veut faire la ponction. L'aiguille doit être dirigée un peu obliquement en haut et en dedans, vers la ligne médiane. Il arrive parfois que l'aiguille, quoiqu'elle ait pénétré dans le canal, ne donne issue à aucun liquide. En lui imprimant un petit mouvement de rotation ou en la retirant un peu on obtient la sortie du liquide céphalo-rachidien. A peine l'aiguille effleure de sa pointe l'espace sous-arachnoïdien, le liquide céphalo-rachidien en tension exagérée jaillit sous une grande pression. Dans plusieurs cas nous l'avons vu sortir en jet.

Après la ponction lombaire, il y a une exacerbation de la céphalalgie, mais après quelques heures, si l'on a extrait la quantité nécessaire, c'est-à-dire lorsque la pression a nettement diminué, le malade se sent mieux et peut enfin dormir. Il n'est pas rare de voir un sommeil réparateur succéder à la ponction chez un malade qui ne pouvait dormir depuis trois ou quatre jours.

Les applications de glace, les analgésiques et les émissions sanguines sont des moyens qui, selon moi, doivent être exclus de la thérapeutique de la méningite épidémique, non seulement parce que dans la majorité des cas ils sont de faibles agents de médication symptomatique, mais aussi parce que leur emploi peut être la cause de sérieux inconvénients. Le silence relatif qu'on notait à l'hôpital de la Reine D. Amelia où les malades étaient ponctionnés avec la plus grande régularité, contrastait avec les gémissements, les plaintes et les cris lancinants qu'on entend ordinairement sans interruption dans une infirmerie de méningitiques. N'est-ce donc pas naturel qu'une déplétion d'un canal rachidien, dont le liquide est en excessive quantité, produise une amélioration immédiate du malade ?

La ponction lombaire agit d'abord en diminuant la tension du liquide rachidien, et ensuite en soustrayant un grand nombre de microbes et leurs produits toxiques. C'est donc un traitement rationnel des méningites épidémiques. Si la plupart des auteurs n'ont pas cet enthousiasme pour la ponction lombaire, c'est qu'ils ne l'ont pas employée comme il convient de le faire.

Pour que la ponction ait de l'utilité thérapeutique, il faut extraire une grande quantité de liquide et intervenir dès que les symptômes nous indiquent que la tension du liquide céphalo-rachidien est exagérée. En procédant ainsi, c'est-à-dire en faisant journellement la ponction, ou ayant recours à elle plusieurs fois par jour dans les premiers temps de la maladie, on obtient des résultats très encourageants. Le liquide céphalo-rachidien est rapidement sécrété par les plexus choroïdiens et, dans quelques cas, il arrive qu'après quelques heures une nouvelle ponction est nécessaire.

Il n'est pas possible d'indiquer la quantité de liquide qu'on doit extraire, car elle varie évidemment selon les cas. Nous procédons toujours de façon à laisser couler le liquide jusqu'à ce qu'il en sorte goutte à goutte. Chez quelques enfants nous sommes arrivés à extraire, dans une seule séance, et sans le moindre accident, quatre-vingts centimètres cubes. Dans la majorité des cas, cependant, on n'arrive pas à soustraire une aussi grande quantité, et d'ordinaire il suffit d'en extraire 40 à 50 centimètres cubes. A péine les premiers vingt centimètres de liquide sont-ils sortis, que de violents maux de tête frontaux apparaissent qui cependant n'impliquent en aucune façon la terminaison de l'opération. Nous n'avons recours à l'aspiration que si de gros flocons de pus viennent obstruer l'aiguille et empêcher la sortie du liquide. Quand on a recours à ce procédé, la céphalalgie apparait aussitôt que les premiers 10 centimètres de liquide sont sortis. Dans les cas très graves il faut quelquefois faire journellement la ponction pendant les 10 premiers jours de maladie; dans certains cas bénins une ou deux ponctions, faites à quelques jours d'intervalle, suffisent pour obtenir la guérison.

Ayant vu que le traitement par les ponctions n'était pas aussi efficace dans les méningites purulentes, nous avons employé dans quelques cas le lavage du canal rachidien avec du sérum physiologique.

Comme le montre l'anatomie pathologique, c'est dans la queue de cheval et dans la partie inférieure de la région lombaire que l'exsudat purulent s'accumule et pour cela le lavage de cette région est indiqué. Pour le pratiquer, nous introduisons une aiguille entre la douzième vertèbre dorsale et la première lombaire, et une seconde aiguille dans l'espace lombo-sacré de Chipault. Injectant par l'aiguille supérieure le sérum, on voit sortir par l'inférieure d'abord du pus et ensuite du liquide de plus en plus clair.

Ce procédé est sans doute à conseiller dans les cas de méningite purulente.

Outre l'action mécanique du lavage, il est possible que le sérum physiologique provoque une plus grande affluence de leucocytes, ce qui serait certainement avantageux dans la lutte contre le diplocoque de Weichselbaum.

La méningite épidémique étant une maladie dont l'agent se trouve cantonné dans les méninges et qui ordinairement (*) ne don-

---

(*) Dans notre étude bactériologique, faite en collaboration avec A. Bettencourt, nous avons rencontré dans le sang, trois fois, le M. m... et le cas de Weichselbaum et Gohn d'une endocardite par le M. m. dépose également en faveur d'une infection sanguine.

ne pas d'infection sanguine, il était rationnel d'essayer son traitement par l'introduction d'antiseptiques dans les espaces sous-arachnoïdiens.

Convaincus que ce moyen serait le chemin à suivre dans la thérapeutique de la méningite, il nous restait à choisir une substance douée d'un grand pouvoir antiseptique et d'une faible toxicité.

La composition du liquide céphalo-rachidien nous faisait rejeter le bichlorure de mercure. Nos expériences ont été faites avec le lysol et l'oxycyanure de mercure. Les premiers résultats obtenus par ce traitement ont été présentés à la Société des sciences médicales de Lisbonne dans la séance du 10 Avril 1902. Il est possible que d'autres substances donnent de meilleurs résultats, mais le petit nombre de cas ne nous a pas permis d'en essayer d'autres sous peine de ne pouvoir rien conclure.

Voici de quelle manière nous traitons nos malades: Après avoir extrait par ponction lombaire 25 à 50 centimètres cubes de liquide, nous injectons dans le canal rachidien une solution de lysol à 1/100. L'injection provoque quelquefois de légères douleurs qui disparaissent en peu de temps. La quantité de lysol que nous injectons varie selon l'âge du malade: 12 à 18 centimètres cubes chez les adultes, 3 à 9 c. c. chez les enfants. Quand l'état du malade est très grave, nous faisons des injections quotidiennes jusqu'à ce que le liquide se montre stérile, ce qu'on obtient rapidement dans la plupart des cas. Le seul phénomène qu'on observe à la suite des injections de lysol, c'est l'apparition d'une teinte jaunâtre de la paume des mains et de la plante des pieds, suivie d'une forte desquamation. Cette coloration apparaît 8 ou 10 jours après les premières injections.

Quand nous avions affaire à une méningite purulente avec production de pus consistant, l'injection antiseptique était précédée d'un lavage avec du sérum physiologique. Ce traitement de la méningite est, nous semble-t-il, rationnel. Le liquide céphalo-rachidien circule de sorte que le lysol, introduit dans la région lombaire, doit rapidement baigner tout le système nerveux.

D'après les expériences de Sicard, si l'on introduit une émulsion de fines granulations d'encre de Chine dans le canal rachidien, on voit que peu de temps après ces granulations montent tout le long de la moelle par sa face postérieure, vont jusqu'à la base du crâne, pénètrent dans les ventricules cérébraux et ne gagnent qu'en dernier lieu l'écorce cérébrale.

La base est la première partie de l'encéphale baignée par le liquide, et c'est là précisément que les lésions sont plus intenses. On comprend donc combien doivent être efficaces les injections antiseptiques dans le canal rachidien au point de vue du traitement de la méningite épidémique. L'amaigrissement est ordinairement peu notable chez les malades traités par ma méthode, et pas un seul des guéris n'a présenté des escarres. Quelques-uns ont eu comme unique lésion trophique une croissance exagérée des poils. Plusieurs malades traités par les injections de lysol avaient une forte néphrite dont la guérison ne fut aucunement troublée par ces injections. Une femme enceinte, traitée par les injections, n'a pas avorté et un enfant très robuste est né à terme. À la suite des injections elle avait toujours des contractions douloureuses de l'utérus.

Les principaux avantages que présente notre traitement et qui nous ont le plus frappés, sont les suivants:

a) la disparition des rechutes si fréquentes dans les méningites,

b) le raccourcissement notable de la durée de la maladie,

c) la disparition rapide des diplocoques qui dans des cas traités simplement par ponction lombaire peuvent persister pendant plusieurs mois dans le canal rachidien (7 mois dans un cas),

d) l'amaigrissement peu accentué des malades et l'absence de troubles trophiques importants,

e) la rareté d'altérations mentales, de paralysies et de toute autre lésion des organes des sens, reliquat fréquent des méningites.

*

*   *

En faisant la statistique des cas traités par nous à l'hôpital D. Amelia et à la clinique en ville, nous avons obtenu les résultats suivants:

Des 47 malades traités par la ponction lombaire ou par celle-ci et les lavages du canal rachidien, 30 sont morts. De ces 47 malades, 16 avaient une méningite purulente; des cas à liquide purulent 4 seulement ont guéri. En 58 cas traités par ma méthode des injections de lysol, il y eut seulement 17 morts. Des 58 malades, 31 avaient une méningite purulente et de ceux-ci 15 sont guéris. Des 17 qui sont morts, 3 étaient atteints de broncho-pneumonie.

Les résultats obtenus seraient peut-être encore meilleurs si nous avions employé depuis le commencement les doses de lysol dont nous nous sommes servis plus tard.

Les injections d'oxycyanure de mercure n'ont été pratiquées que dans un très petit nombre de cas. J'injectais en solution un milligramme d'oxycyanure dans le canal rachidien. Nous avons délaissé l'emploi des injections de ce sel, non seulement parce qu'elles étaient trop douloureuses, mais aussi parce que les résultats obtenus ont été bien inférieurs à ceux que nous donnent les injections de lysol. La statistique suivante montre les résultats obtenus par les traitements dont nous avons fait usage chez nos malades :

	Cas	Décès	Mortalité %
Ponction lombaire	47	30	63,8
Injections d'oxycyanure	6	4	66,6
Injections de lysol	58	17	29,3

Dans deux cas qui ne figurent pas dans la statistique du traitement par le lysol, il y avait en même temps une méningite tuberculeuse, ainsi que l'autopsie l'a démontré.

Nous devons faire remarquer que cette épidémie (1902 à 1903) fut caractérisée par la grande gravité des cas et que la statistique comprend seulement les cas confirmés par l'examen bactériologique (1).

Les bains chauds, les applications de glace sur la tête, les analgésiques, etc., ne furent employés dans aucun des cas traités par les méthodes décrites plus haut. Dans les cas plus graves nous nous sommes servis des injections hypodermiques d'éther, dans le but de stimuler la cellule hépatique si fréquemment lésée dans la méningite. Les lavements froids étaient aussi employés journellement. Le calomel en dose purgative était très souvent prescrit. Quand il y avait de l'albumine dans les urines, l'application de ventouses dans la région rénale et l'usage de lactose *plena manu*, la faisaient disparaître rapidement. L'alimentation exige la plus grande attention, mais doit être abondante. Quand il y avait

---

(1) Après avoir publié dans la *Deutsche medizinische Wochenschrift* le tout le résumé de notre traitement, nous avons reçu de prof. Paul Jacob ses travaux sur *l'infusion durale* et une lettre dans laquelle ce savant appelait notre attention sur ses publications. En effet, ces travaux qui nous étaient inconnus, et dans lesquels se trouve l'étude expérimentale du traitement par l'infusion de substances antiseptiques dans le canal rachidien, démontrent que le prof. Jacob eut depuis 1902 la même idée que nous, sans toutefois l'avoir mise en pratique dans la méningite.

une profonde adynamie, nous faisions des injections d'huile camphrée.

Dans les cas graves, lorsque les symptômes violents étaient atténués, nous donnions des bains chauds, qui dans les premiers jours de la maladie sont d'une application très difficile.

Dans la méningite tuberculeuse, le seul traitement avantageux est la ponction lombaire. Je n'ai jamais vu aucun cas de guérison, mais Freyhan en décrit un dont le liquide céphalo-rachidien contenait des bacilles de Koch et dans lequel la ponction lombaire fut couronnée de succès.

Quoique la ponction lombaire ne soit pas employée dans le but de guérir, elle soulage le malade et diminue d'une telle façon son martyre qu'on ne doit jamais manquer d'y recourir.

Dans quelques méningites tuberculeuses j'ai employé les injections antiseptiques dans le canal rachidien, mais sans obtenir aucun résultat favorable. Dans les autres méningites bactériennes la ponction lombaire, suivie d'injections d'antiseptiques dans le canal rachidien, doit donner de bons résultats. Le docteur B. Oppenheimer de New York m'a communiqué un cas de guérison de méningite à streptocoques traitée par les injections de lysol.

Quand nous avons à faire à une méningite toxique, la ponction lombaire employée toutes les fois qu'il y a des signes de compression donne d'excellents résultats. On obtient non seulement la guérison, mais on évite aussi l'hydrocéphalie qui est assez souvent une complication tardive de ces sortes de méningites.

Pour le traitement de la méningite cérébro-spinale purulente d'origine otitique il s'impose, avant tout, de soigner la lésion auriculaire. En procédant de cette façon, quelques auteurs ont obtenu des cas de guérison véritablement brillants.

Lermoyez et Bellin ont publié deux cas dans lesquels l'évidement de l'oreille suivi de l'élimination des séquestres du labyrinthe et de ponction lombaire ont déterminé la guérison. D'après ces auteurs, on doit laisser se faire spontanément l'élimination des séquestres du labyrinthe carié.

CONCLUSIONS

1.º — Il y a autant d'espèces de méningite cérébro-spinale que de microbes susceptibles de se localiser dans les méninges.

2.º — La symptomatologie des différentes méningites ne varie pas avec leur agent étiologique de manière à permettre par elle seule un diagnostic d'espèce.

3.º — De toutes les méningites cérébro-spinales, seulement celle qui est causée par le *diplococcus intra-cellularis meningitidis* constitue une entité morbide parfaitement définie — la méningite cérébro-spinale épidémique ou méningite de Weichselbaum.

4.º — L'examen seul du liquide céphalo-rachidien, au point de vue chimique, cytologique et bactériologique permet de déterminer l'espèce de la méningite.

5.º — Le traitement actuellement le plus rationnel des méningites cérébro-spinales bactériennes, la tuberculeuse exceptée, c'est la ponction lombaire, suivie d'injections antiseptiques dans le canal rachidien.

6.º — La ponction lombaire est le traitement curatif à employer dans les cas de méningites abactériennes et, au moins, comme palliatif dans les méningites tuberculeuses.

7.º — L'opération de Quincke, qui a initié l'étude scientifique des méningites, est et sera son grand élément de diagnostic, de pronostic et de traitement.

THEME I — AFFECTIONS SPASTIQUES DE L'ENFANCE: CLASSIFICATION ET PATHOGÉNIE

(Clinical observations on the Cerebral Palsies of Children with special reference to aetiology)

Par M. GEORGE F. STILL (London)

Assist. Phys. for Diseases of Children, King's Coll. Hospital, etc.

The relative frequency of the various forms of cerebral palsy in childhood is probably fairly shown by the following statistics of a hundred, as far as possible consecutive, cases under my own observation:

51 were infantile hemiplegia, 26 were spastic paraplegia, 22 were spastic diplegia, 1 was spastic monoplegia.

As to sex my own figures show in all forms a predominance of boys: of the 100 cases, 61 were boys, 39 were girls; the incidence in the different forms was as follows:

	Boys	Girls
Infantile hemiplegia	32	19
Spastic paraplegia	14	12
Spastic diplegia	14	8
Spastic monoplegia	1	0

Infantile hemiplegia differs from the paraplegic and diplegic forms of cerebral palsy in being usually of post-natal origin; but there are many cases in which no date of onset can be assigned, the weakness and spasticity were only noticed when the infant became old enough for its defective movements to attract attention: I venture to think that in some of these cases there is no more reason for assuming the condition to be of post-natal origin than there is for assuming under similar circumstances that a case of spastic diplegia or paraplegia is of congenital origin. This point was investigated in 49 of my cases of infantile hemiplegia, in 33 of these a more or less definite time of onset was assigned, in 16 the date of onset was entirely unknown, the weakness was discovered so to speak accidentally when the infant was some months old.

The age at onset in the 33 cases is shown in the following table:

Infantile Hemiplegia

Age at onset	Number of cases
congenital	2
under six months	4
6 mos. — 1 yr.	4
1 — 1 ½ yr.	6
1 ½ — 2 yr.	6
2 — 3 yr.	6
3 — 4 yrs.	4
6 yrs.	1

Of the sixteen cases with no definite date of onset, one was known to have been paralysed before it was three months old, the remaining fifteen were first discovered to be abnormal about the end of the first year or a little later when the child's backwardness especially in walking drew attention to the hemiplegia. In eight of these cases convulsions had occurred at some period of infancy and may have marked the onset of the palsy although it was not noticed at the time, but in the remaining eight cases there had never been a convulsion, and, except in one case in which some acute febrile illness had occurred at the age of five months, there seemed to be no ground whatever for assuming that the paralysis was of post-natal origin. Out of 49 cases therefore two were certainly congenital, and at least seven others were possibly if not probably, congenital.

I lay some stress on this point for some writers have drawn

a sharp distinction between infantile hemiplegia on the one hand as an acquired palsy, and spastic diplegia on the other hand as congenital or birth palsies. It is at least possible that a much larger proportion than is usually supposed of the cases of infantile hemiplegia may be congenital.

The number of cases showing no evidence of post-natal onset would be even larger if convulsions were to be considered as the result of past damage or disease in the brain, rather than as marking if not causing the onset of the paralyses. Whilst however it seems unjustifiable to assume that the paralysis dates from the convulsions in an infant who is discovered several months after their occurrence to be hemiplegic, I think that the congenital origin of the palsy in such cases is certainly made more doubtful by the history of convulsions; for it is an undoubted fact that of the cases which become paralysed at some definite date a large proportion (22 of 32 cases in my series) begin with convulsions.

The exact relation of these initial convulsions to the hemiplegia is uncertain. It is generally held that both the convulsions and the paralyses are the result of some vascular cerebral lesion inflammatory or otherwise, but I am by no means inclined to accept this view for all cases. Often there is a history that months before the onset of the palsy the child had suffered once or several times with convulsions which differed in no way from ordinary infantile convulsions, and, like the majority of these, left no trace whatever of their occurrence; then the child had an unusually severe attack of convulsions and was left paralysed on one side: for example, Henry E. had had occasional infantile convulsions since the age of two months; at the age of 14 months, he had a severe bout of convulsions lasting 24 hours, which left him with permanent hemiplegia. With such a case may be compared the occasional occurrence of temporary hemiplegia after an infantile convulsion: sometimes the hemiplegia lasts a few hours, sometimes a few days; for instance, Florence F., aged 2 years, had had three convulsions two months previously which appeared to be ordinary infantile convulsions and left no ill effects, but now after another convulsion the left arm and leg were found to be paralysed; the paralyses remained very marked for 3 hours after the convulsion and then passed off so completely that four days later no effect whatever of the convulsion was to be found.

Had the paralyses remained permanent in this case we should have called it infantile hemiplegia.

If it be asked how an infantile convulsion could cause hemiplegia, one might answer that in severe convulsions there is venous congestion which may well originate some vascular lesion in the brain, just as a severe paroxysm of whooping cough undoubtedly sometimes does, and it may well be that with rupture or thrombosis only of very minute vessels a transient paralysis occurs, whereas with more extensive hæmorrhage or thrombosis a permanent paralysis results.

It is allowed that a severe attack of convulsions may leave a child idiotic; and if the occurrence of such an «eclamptic idiocy» be admitted — and my own observations lead me to think that although quite exceptional, imbecility as a result of infantile convulsions does occur — then it seems only reasonable to suppose that the storm which wrecks the mental function in one case, may wreck the motor function in another.

That intense venous congestion may damage the brain permanently is shown, I think, by the occurrence of idiocy after severe asphyxia at birth: I have seen so many cases in which this sequence occurred that I have no doubt in my own mind of the causal relation of asphyxia to idiocy; if this be so, one would expect that motor disturbance might result from the same cause. I have noted this point specially in 19 cases of infantile hemiplegia; 4 of these gave a history of instrumental birth, but only one was said to have had severe asphyxia at birth; this child had convulsions for twenty-four hours after birth, but had no more up to the time when I first saw him at the age of three years. It was noticed only when he began to crawl that there was weakness of the left side; no date of onset was assigned for the hemiplegia, which seems most naturally referred to the asphyxia or to the convulsions immediately following the asphyxia. The possibility of traumatism from the use of forceps cannot be excluded in such a case, but my own observations lead me to regard damage to the brain from forceps as much less frequent than damage from asphyxia.

It might be expected that with so general a condition as asphyxia any damage to the brain would be more likely to be diffuse than localised; and that therefore such a cause would figure more largely in cases of generalised motor and mental impairment such as occurs in spastic diplegia, than in the cases of infantile hemiplegia. My own figures are too small to carry much weight but so far as they go they show that this is so. In 17 cases of spastic diplegia and 13 cases of spastic paraplegia in which I have noted this point, 11

were known to have suffered with more or less asphyxia; and in
6 of these the asphyxia was known to have been severe: the asphyxia occurred in 17 cases of spastic diplegia, in 4 cases of spastic paraplegia. On similar grounds it might be expected that convulsions would also be followed by generalised affection rather
than hemiplegia; sometimes this is so, but a localised lesion seems
to be commoner as a result of convulsions.

The frequency of premature birth was particularly noticeable
in my series of cases of spastic paraplegia, of whom at least 11
out of 25 were premature. A large proportion also were firstborn
children — 9 out of 21 cases of spastic paraplegia, and 5 out of
22 cases of spastic diplegia; both these affections would seem to
occur much more often in the earlier children than in those born
later in a large family, therein contrasting with such a condition
as mongolian imbecility, in which the later or last children of large
families are specially apt to suffer. The incidence on firstborn children seems to support the view that birth injuries whether from
traumatism or asphyxia are a factor in cerebral palsies; it is
however noteworthy that several of the firstborn children were
also premature, and no doubt on this account less likely to have
met with injury from difficult labour; but premature labour does
not necessarily mean easy birth, two at least of the premature
infants were delivered instrumentally and two others were known
to have suffered with asphyxia at birth.

Amongst the various causes to which the cerebral palsies of
childhood have been attributed considerable stress has been laid
upon syphilis. The practical difficulties in determining whether
the parents have had syphilis are so great that I am unable to
offer any reliable statistics on this point, but so far as inherited
syphilis in the child is concerned, my own figures show that this
plays but a small part. Of 51 cases of infantile hemiplegia none
showed evidence of syphilis, but in two this relation of miscarriages to the birth of the infant raised a suspicion of syphilis in
the mother. Of 26 cases of spastic paraplegia only one shewed
undoubted congenital syphilis, but another shewed Parrot, nodes
on the skull, which some would consider evidence of syphilis,
and in two others a history of miscarriages suggested maternal
syphilis. Of 22 cases of spastic diplegia one shewed evidence of
congenital syphilis. Ophthalmoscopic examination was made in
many of these cases, but not in all, in two of the cases mentioned patches of choroiditis were the only evidence of syphilis;

and as fundus changes may be the only evidence it is possible that the proportion of cases shewing syphilis may be slight greater than appears from these figures, but certainly it is not high.

The mode of onset in some cases of cerebral palsy beginning after birth, with a short period of malaise and pyrexia preceding the appearance of convulsions and paralysis, has suggested the possibility of some infective cause; and the nature of the lesion — in many cases apparently an encephalitis either of recent or remote date — has suggested that the disease is identical in its pathology with infantile paralysis (acute anterior poliomyelitis). A further point which might be urged in favour of this identity is the age incidence, which is very similar in these two conditions. About 90 per cent of cases of acute anterior poliomyelitis begin under 3 years of age, and 50 per cent during the second year of life, according to my own statistics; of cases of infantile hemiplegia beginning after birth about 80 per cent begin within the first three years of life, and about 40 per cent in the second year. Moreover in both conditions the paralysis is apt to occur during or shortly after one or other of the specific fevers. With regard to infantile hemiplegia it has been stated that this association is noticeable in about one third of the cases (J. Taylor); but my own series of 51 cases shewed it only in five — a proportion which corresponds remarkably closely with that observed in acute anterior poliomyelitis, in which, according to my own figures, about 10 per cent of cases occur during or shortly after one of the specific fevers. The five cases referred to, were (I) fourteen days after measles convulsions occurred with loss of conciousness for three days, the child was then found to be paralysed on the left side; (II) during diphtheritic paralysis the child became paralysed sunddenly on the right side without convulsions; (III) convulsions occurred seven weeks after measles, left hemiplegia remained after the convulsions; (IV) during a paroxysm of whooping cough a convulsion occurred and the child remained paralysed on the right side; (V) during convalescence from scarlet fever a boy aged 3½ who had suffered with convulsions occasionally since two years old, had a convulsion which left permanent hemiplegia.

It is well known that one specific fever is often followed after a short interval by another; it seems in fact as if one infection predisposed to another so that sometimes a child will pass through two, three, or even four specific fevers within a few months; there may even be a special affinity between particular infections as seen in the frequency with which whooping cough follows after measles, or acute rheumatism after scarlet fever. The tendency of infantile hemiplegia and also of acute anterior poliomyelitis to occur during or just after specific fevers gives therefore some support to the view that both are due to some specific infection; and as already pointed out there are reasons for suspecting that both may be due to the same specific infection.

Plausible as such a theory may appear there is much that might be urged against it. The facts with regard to the association of infantile hemiplegia with specific fevers are susceptible of other interpretations: cardiac dilatation, enfeeblement of cardiac action, degenerative changes in vessel walls are all recognised results of specific fevers and might well favour the occurrence of embolism or thrombosis: in the case mentioned where hemiplegia occurred during diphtheritic paralysis, I found subsequently localised softening in the internal capsule, a condition almost certainly the result of embolism or thrombosis: and again in cases where hemiplegia occurs during whooping cough, the lesion is explained most naturally as the result of venous congestion perhaps with haemorrhage as has been found in some cases at autopsy.

Further, for two of the points which form perhaps the strongest arguments in favour of the specific nature of acute anterior poliomyelitis there is no parellel in infantile hemiplegia: these two points are seasonal incidence and epidemic occurrence. About 60 per cent of the cases of acute anterior poliomyelitis in this country begin during the months July, August and September; infantile hemiplegia, when its onset can be dated, appears to begin with almost equal frequency at any time of the year.

Acute anterior poliomyelitis has several times occurred in epidemics; if infantile hemiplegia be due to the same specific infection, it might be expected that it would at least occur with special frequency when such an epidemic was rife. I have been unable to find any record of such an occurrence, nor have I myself observed any special prevalence of infantile hemiplegia when acute anterior poliomyelitis has seemed to be specially prevalent in London. Dr. James Taylor has mentioned an instance in which one of two children in a family developed infantile paralysis at the same time that the other developed infantile hemiplegia, but I know of no other similar occurrence.

Whilst therefore the cerebral lesion in some cases of infan-

tile hemiplegia appears to be similar to the cord lesion of acute
anterior poliomyelitis, the evidence of any specific infection in the
cerebral cases seems even less conclusive than in the spinal cord
affection, and until bacteriological investigation shall have furnish-
ed us with more exact knowledge of the pathogeny of these two
conditions, there seems to be no sufficient ground for regarding
infantile hemiplegia as having any nearer kinship to infantile
paralysis (acute anterior poliomyelitis) than an occasional resem-
blance in its morbid anatomy.

THÈME 6 — TRAITEMENT DE LA TUBERCULOSE ABDOMINALE

(Traitement chirurgical de la péritonite tuberculeuse)

Par le Dr. M. A. BROCA (Paris)

(Prof. agrégé, chirurgien de l'Hôpital des Enfants-Malades)

La tâche qui m'incombe, parmi les rapporteurs chargés d'étudier devant vous la tuberculose abdominale, est de vous exposer
où en est le traitement chirurgical de la péritonite tuberculeuse ;
et ce rapport vient à son heure, à un moment où la question a
depuis peu changé de face.

Car si, il y a cinq ou six ans encore, nous avions eu à discuter
ce sujet, nul doute que la presque unanimité des médecins comme
des chirurgiens, ne se fût en principe prononcée en faveur d'une
thérapeutique à peu près exclusivement chirurgicale. C'est ce qui se
passa à l'avant-dernière réunion de la Société de chirurgie en
1900, à Paris.

Quelques-uns, toutefois, faisaient déjà des réserves : et ceux-
là ont eu gain de cause, ont réussi à rendre aux médecins, au moins
en partie, un domaine qu'ils semblaient avoir perdu pour toujours.
J'estime qu'en cela il y a une grande part de vérité, et ce que
j'aurai à dire, chemin faisant, de ma pratique personnelle, prouvera
que je n'ai jamais été, même il y a quinze ans, un opérateur ou-
trancier. Je n'en serai que plus à l'aise pour soutenir que la réaction actuelle dépasse le but, et qu'après avoir abusé de la chirurgie, on a maintenant tendance à abuser de la médecine.

A jouer ainsi le rôle d'arbitre entre deux partis également extrêmes, on risque, sans doute, de ne pas contenter grand monde,
mais là me paraît, dans l'espèce, être la vérité.

I

Je ne vous ferai pas l'injure de vous rappeler, tant la chose est devenue de connaissance banale, comment a pris naissance le traitement chirurgical de la péritonite tuberculeuse, à la suite d'erreurs de diagnostic, dont la plus célèbre est celle de Spencer Wells, opérant, en 1862, une ascite tuberculeuse enkystée, prise pour un kyste de l'ovaire. Ces erreurs — dont l'ère n'est pas close — nous ont appris que l'on pouvait obtenir ainsi des succès tout à fait inattendus, et que même les patients, opératoirement guéris, pouvaient bénéficier d'une longue survie, avec disparition des accidents abdominaux. Ce fut le cas pour la malade de Spencer Wells ; en 1887, Kümmel (¹) la comptait, dans un relevé statistique, comme vivante et bien portante.

A cette époque, le débat était ouvert depuis trois ans : en 1884 König, à propos de trois cas personnels, avait déclaré qu'en principe le traitement de la péritonite tuberculeuse devait être chirurgical. Et si, pendant quelques années encore, les erreurs de diagnostic continuèrent à être le principal aliment des statisticiens, vite commencèrent les laparatomies systématiques, en sorte qu'en dix ans, de 1884 à 1893 — et surtout à partir de 1887 — les faits se multiplièrent : les relevés de Maurange (1889) portent sur 71 cas ; ceux de König (1890), sur 131 ; ceux d'Aldibert (1892), sur 322 ; ceux de Rœrsch (1893), sur 358 (²).

Je m'en tiens là pour énumérer ces travaux de compilation, thèses ou mémoires, dont, pendant quelques années, fut riche la littérature médicale de chaque pays : de tous, les résultats furent à peu près concordants pour nous renseigner sur les deux choses

(¹) Kümmel (Réun. de la Soc. all. de chir., 1887). *Arch. f. klin. Chir.*, Berlin, 1888, t. XXXVII, pag. 39.

(²) Pour ne pas répéter une bibliographie connue, je renvoie sur ce point aux travaux suivants : Maurange, *Th. de doct.*, Paris, 1888-89, n° 377 ; Aldibert, *Th. de doct.*, Paris, 1891-92, n° 139 ; Rœrsch, *Revue de chirurgie*, Paris, 1893, n° 7, p. 529 ; Maurange, *la Péritonite tuberculeuse*. Encyclopédie des aide-mémoire, Paris, G. Masson, 1897. On trouvera dans ces publications françaises une bibliographie étrangère très complète, jusqu'en 1897. Les thèses françaises à l'aide desquelles pourra être établie la bibliographie depuis cette date sont citées au cours de ce rapport.

Pour compléter cette documentation, j'énumérerai quelques travaux étrangers, pour la plupart allemands. Cohn, *Am. of Gynec.*, 1897, p. 802 ; Hildebrand, *Mitth. a. d. Grenzgeb. d. Med. u. Chir.*, 1899, t. V, fasc. 2, p. 344 ; Frank, *ibid.*, 1900, t. VI, p. 97 ; Larsen, *Hosp. tid.*, Copenhague, 1900, p. 1142 ; Pantsevsteuer, *Deut. Zeit. f. Chir.*, 1902, t. LXIII, p. 105 ; Vallin Andrew, *Arch. f. klin. Chir.*, Berlin, 1903, t. LXX, p. 112 ; Rœrsch, *ibid.*, t. LXIX, fasc. 4, p. 858. On pourra encore consulter les thèses suivantes des Universités allemandes : M. Rappaport, Leipzig, 1900 ; K. Lenk, Leipzig, 1901 ; Barth, Leipzig, 1901 (résultats éloignés) ; J.-V. Kersten, Königsberg, 1902 ; C. Gutbrunner, Munich, 1902 ; R. Mohrmann, Göttingue, 1902 ; M. Samuilow, Berlin, 1903.

que nous avions alors à juger, la gravité opératoire de la laparotomie et l'avenir des malades ayant subi sans dommage immédiat le contact du chirurgien.

A prendre en bloc les relevés de Kœrsch, nous y trouvons 83 morts, soit en chiffres ronds 23 p. 100. Mais il est juste d'expliquer un peu ces chiffres, car si 32 des opérés ont succombé à la péritonite aiguë, au collapsus, 51 autres ont été emportés plus ou moins tard, par les progrès naturels du mal, au bout de quelques semaines ou de quelques mois, sans s'être rétablis assez pour quitter l'hôpital. Peut-être pourra-t-on craindre que chez quelques-uns d'entre eux la laparotomie n'ait hâté la marche de la péritonite tuberculeuse ; mais même s'il en fut ainsi, chose impossible à prouver, on ne saurait parler, à vrai dire, de mortalité opératoire, et celle-ci doit être supputée à un peu moins de 9 p. 100.

Ce n'est pas beaucoup, pour une affection grave par elle-même ; et encore est-ce accru par une hardiesse trop grande des chirurgiens qui, au début, se sont parfois laissés aller à opérer le «tout venant», y compris des malades cachectisés ou atteints de tuberculose aiguë ; la léthalité devient minime si l'on n'opère qu'en posant les indications que je vais énumérer dans la suite de ce rapport, et, pour mon compte personnel, je n'ai perdu aucun malade par accident post-opératoire.

De la mortalité opératoire on ne peut donc tirer argument, et l'unique question est d'établir ce que deviennent les survivants de la première heure : y a-t-il des guérisons définitives et quelle est leur proportion ?

Y a-t-il des guérisons définitives ? Les constatations cliniques et anatomiques nous permettent d'être affirmatifs. Les malades sont nombreux, que l'on a observés à longue échéance et, quoi qu'on en ait pu dire — j'y reviendrai — une statistique clinique est à cet égard de valeur réelle. Certes, toute objection tomberait bien mieux si toujours avaient été pratiqués les examens histologique et bactériologique des tissus morbides, des liquides exsudés, et nous devons reconnaître que ces renseignements irréfutables font souvent défaut ; mais ils nous sont fournis assez souvent pour que soit incontestable la possibilité de la cure dans des cas où la tuberculose est scientifiquement hors de doute ; et notre instruction clinique est suffisante pour que nous dressions une statistique assez exacte, surtout depuis que les chirurgiens, ouvrant largement le ventre, ont vérifié *de visu* l'aspect des lésions péritonéales. Les relevés médicaux, d'ailleurs, sont privés, naturellement, de

ce dernier ordre de preuves, comme de l'histologie, et d'autre part
les cas étudiés bactériologiquement y sont encore plus rares, parce
que seuls y conviennent ceux où l'on peut obtenir par ponction
du liquide ascitique.

Si donc des erreurs de diagnostic faussent les statistiques des
chirurgiens ; si donc des péritonites chroniques non tuberculeuses
viennent, comme on l'a prétendu, les améliorer, l'argument vaut,
et plus encore, pour les statistiques médicales où l'on n'a même
pas eu le contrôle de l'œil nu.

Et les chirurgiens, dans leurs assertions, ont encore l'avantage par les cas où ils ont vu, plus ou moins longtemps après une
laparotomie curatrice, le péritoine de leurs malades. L'autopsie à
date éloignée, après mort accidentelle, est, comme pour eux, au
pouvoir des médecins, quoique, dans les mémoires médicaux que
j'ai consultés, je n'aie pas lu d'observations analogues à celles où
l'autopsie fut pratiquée par Hirschberg au bout de huit mois, par
Ahlfeld au bout d'un an et demi ; je passe sous silence une autopsie
plus précoce où Picqué n'a constaté qu'une diminution considérable des lésions, et je ne signale que celles où le péritoine a été
trouvé sain.

Mais les faits propres aux chirurgiens sont ceux où le ventre
du malade, vivant et bien portant, a été ouvert de nouveau, à
échéance plus ou moins lointaine, soit pour une éventration consécutive à la première laparotomie, soit pour un autre motif (1).
Ainsi Clarke pratiqua l'ovariotomie à une de ses opérées dix-huit
mois plus tard ; des éventrations furent recousues par Richelot,
Poncet, Knaggs, etc. ; et au bout de 1 an, 2 ans, 5 ans et demi
la séreuse apparut lisse, un peu épaissie et congestionnée, mais
sans granulations, sans masses fibro-caséeuses, sans ascite, sans
adhérences, toutes lésions vues cependant lors de l'intervention
première. Parmi ces faits, je signalerai en particulier ceux de Poncet, de Richelot : celui de Poncet, parce qu'un examen histologique
et bactériologique de Courmont le rend particulièrement clair, celui
de Richelot parce que, après une laparotomie pour ascite pratiquée
par Richelot, une seconde incision avait conduit Labbé sur des
lésions qui ressemblaient alors à de la carcinose diffuse, et qu'enfin tout était guéri quand fut opérée l'éventration consécutive. On
trouvera d'assez nombreux faits de cette nature réunis dans la

---

(1) SPENCER WELLS, *Transactions of the Clin. Soc. of London*, 1883, t. XXVI, p. 13.

thèse de Beaussenat (Lyon, 1892-93) et dans un mémoire de Jordan (1).

Je n'ignore pas qu'à ces vérifications chirurgicales certains médecins ont objecté qu'on ne voit pas tout le ventre, tous les replis et recoins du péritoine. Il y a mauvaise grâce à réfuter de pareilles pauvretés, quand on songe qu'elles nous viennent de gens réduits, pour toute exploration, pour toute vérification, à la palpation du ventre ; et je me hâte d'ajouter que la grande majorité des médecins ne dit rien de semblable.

J'ai seulement voulu faire voir que nos statistiques sont plus encore à l'abri des erreurs que celles des médecins, soit par le diagnostic initial, soit par l'étude de l'évolution à longue échéance. Dès lors nous sommes en droit de faire fonds sur les résultats éloignés qu'elles nous enseignent, et d'admettre que 35 p. 100 environ des malades opératoirement guéris sont en bonne santé après deux ans ou plus ; ou, si l'on préfère, environ 30 p. 100 des opérés, comptés en bloc. Les statistiques les plus récentes nous conduisent à la même conclusion ; et si celle de Wyder, en 1900, est un peu meilleure, avec 11 survies de 1 à 10 ans sur 23 opérés, en voici une autre de Guelliot (2) qui, en 1904, publia ses 9 cas personnels avec 1 mort au quatrième jour (tuberculose aiguë), 1 mort au bout de 1 mois, 7 guérisons opératoires avec 3 morts par tuberculose intestinale (1 cas) et pulmonaire (2 cas), après 3 mois à 2 ans, 3 survies avec belle santé au bout de 18 mois, 7 ans et 10 ans.

Dans cela, il y aura encore un déchet certain, car à toute époque la phthisie menace ces réchappés, en sorte que nous aurions tort d'exagérer notre puissance d'action. Mais toutes les tuberculoses locales en sont là, et pour celles qui, par elles-mêmes, peuvent être mortelles, un tiers de succès définitifs, autant que ce mot soit dans l'espèce applicable, est déjà une proportion fort encourageante ; surtout si, envisageant la question d'un autre point de vue, on porte à l'actif de la chirurgie les opérés qui meurent au bout d'un temps variable, par tuberculose pulmonaire, sans que rien d'anormal soit survenu dans le péritoine resté guéri.

Et pendant ce temps, que nous donnait la médecine ? Omettons le pronostic fatal porté à l'époque où, après la remarquable description de Grisolle, on ne connaissait guère cliniquement que

---

(1) Jordan, Beitr. z. klin. Chir., 1898, t. XIII, fasc. 3, p. 360. Voyez un cas plus récent de Max Nassauer, Münch. med. Woch., 1898, n° 16, p. 482.

(2) Guelliot, Un. méd. du Nord-Est. Reims, 16 janvier 1904, p. 454.

les formes les plus graves; passons sur les faits épars de guérison relatés dans divers travaux, par exemple en 1885 dans l'importante thèse de Boulland [1], et prenons la statistique intégrale des cas soignés à Lyon par Perroud, de 1875 à 1886, telle que nous la trouvons en 1890 dans la thèse de Pic [2]. A cette époque, justement celle où le traitement chirurgical a pris naissance, puis essor, voici la mortalité :

Forme granulique	100	p. 100
— ulcéreuse	70	—
— sèche	58	—
— suppurée	82,37	—
— fibreuse sèche	1,28	—
— ascitique	1,05	

Faisons abstraction, pour le moment, des diverses formes — dont ce tableau nous montre cependant le pronostic si variable — que nous aurons à passer en revue pour établir les indications propres à chacune d'elles, et opposons bloc à bloc: nous avons une mortalité globale de 50 p. 100, mais cela signifie seulement que 50 p. 100 des malades ne sont pas morts à l'hôpital; cela correspond donc aux 23 p. 100 de la statistique globale de Roersch. Et que sont devenus les 50 p. 100 de privilégiés ?

14 p. 100 n'ont pu être revus;

32 p. 100 ne furent qu'améliorés;

4 p. 100 seulement ont bénéficié d'une guérison définitive, toutes réserves faites, comme pour les cas chirurgicaux, sur la possibilité, même très tardive, d'une atteinte pulmonaire.

De bloc à bloc l'avantage était donc, de beaucoup et de toutes parts, au bloc chirurgical, et l'on ne saurait être surpris que vers 1892, la plupart des chirurgiens, même les plus sensés et les plus modérés, considérassent que presque toutes les péritonites tuberculeuses fussent du ressort chirurgical; et encore en 1900, nous trouvons cette opinion à peu près exprimée par des hommes aussi pondérés que Duplay [3], que Kocher [4].

A cette époque, toutefois, a commencé une réaction évidente, et en partie justifiée, dont nous voyons les effets en mai 1902, à la

[1] Boulland, Th. de doct., Paris, 1884-85, n° 172.
[2] Pic, Th. de doct., Lyon, 1890, n° 149.
[3] S. Duplay, Clin. chir. de l'Hôtel-Dieu, Paris, 1900, p. 352.
[4] G. Latzel, Deut. Zeit. f. Chir., Leipzig 1900, t. LIX, p. 261. Publie la statistique de Kocher. Cependant, sur 30 cas, 8 (dont 4 opérés une seule fois) ne furent pas opérés.

réunion annuelle, à Boston, de la Société américaine de pédiatrie; et tandis que Caillé, soutenant ses conclusions de 1900 [1], est resté opérateur, Koplik a déclaré que les résultats des deux méthodes se valaient, Jacobi et Miller affirmant qu'il était préférable de ne pas opérer.

Je prends cette discussion comme exemple parce qu'elle résume les trois tendances qui se sont manifestées, parce qu'elle nous montre combien en 5 ou 6 ans, la thérapeutique médicale a regagné de terrain; dans tous les pays en même temps, l'évolution a été la même.

Regagné, le mot n'est pas juste, car les chirurgiens s'étaient installés sur une lande inculte, s'étaient attaqués à des patients jusqu'alors considérés comme incurables, ou à peu près. Mais quand, examinant scientifiquement les faits, on s'est demandé quel était le mode d'action de la laparotomie, on a été incapable de le préciser; en sorte que les médecins, sceptiques, se sont de leur côté mis à l'œuvre, persuadés qu'ils réussiraient aussi bien.

II

Chez les malades opérés par suite d'erreur de diagnostic, la plupart du temps le chirurgien n'avait fait que recoudre le ventre après exploration inutile; et les succès furent aussi nombreux, aussi durables que ceux des opérateurs qui, connaissant la nature de la lésion, cherchèrent à assainir la séreuse malade par des lavages aseptiques ou antiseptiques — tous les antiseptiques faibles y ont passé — ou par un saupoudrage à l'iodoforme. Si bien que presque tous les chirurgiens en sont venus à préconiser la laparotomie simple, sans aucun topique solide ou liquide, à évacuer le liquide ascitique, s'en rapportant, pour le surplus, à l'irritation par l'air, la lumière, le trauma. Et comment agit tout cela: irritation substitutive à évolution fibreuse? Congestion vasculaire et phagocytose? Exsudation de sérosité fraîche fortement bactéricide? Dans toutes ces inconnues, il y avait de quoi donner du courage aux médecins: d'abord ils se sont armés de leur instrument favori, le trocart, pour vider les ascites et injecter des substances modificatrices — eau simple ou boriquée, air, eau oxygénée, naphtol

[1] Caillé, Arch. of. pediatrics. New York, juin 1901, t. XVII, p.

camphré; plus près de nous, ils ont fait appel aux rayons X (1).

Et ils ont obtenu des succès autrefois inconnus, analogues à ceux des chirurgiens.

Mais on n'a pas tardé à se rendre compte que ces moyens physiques étaient, en somme, accessoires, et il semble bien — ainsi que pour les chirurgiens, il est vrai — qu'une part considérable d'efficacité revienne au cours de ces traitements à la médecine proprement dite et à l'hygiène.

Car des médications pharmaceutiques on aurait tort d'abuser, et par exemple je crois douteux que, malgré les efforts de Thomas (de Genève), les lavements créosotés trouvent ici une indication spéciale. Mais l'avantage fut grand de donner à ces malades le repos et l'aération nécessaires, de traiter soit leur diarrhée, soit leur constipation, de leur prescrire une alimentation à la fois substantielle et possible à digérer, à les diriger, après amélioration obtenue à l'hôpital, sur des stations climatériques ou maritimes, à la campagne, à Salies de Béarn. Autrefois, on jetait le manche après la cognée, on négligeait ces malades réputés incurables, qu'on ne recevait même pas à l'hôpital sans protester contre l'encombrement des salles. Ils ont bénéficié de l'attention dont on les a jugés dignes.

Pour eux, le séjour à l'hôpital, malgré toutes ses défectuosités, est déjà souvent un progrès. Ils sont souvent atteints à cause de la dénutrition due à une habitation sans lumière et sans air, à une alimentation que la misère rend insuffisante. Et je reconnais que certains succès chirurgicaux s'expliquent par les soins médicaux dont les sujets sont entourés après l'opération. Toujours persuadé de cette vérité, et désireux, en outre, de diminuer le plus possible l'état habituel de déchéance de ces malades au moment où ils se présentent à l'hôpital, jamais je ne les ai opérés, même pas en 1892, avant de leur avoir donné d'abord le repos et la nourriture dont ils avaient tant besoin; et souvent déjà — sans qu'il me soit possible de fixer une proportion statistique — j'en ai vu s'améliorer au point que l'opération devenait inutile.

Ainsi nous avons tous appris, qu'à côté de la forme fatale décrite par Grisolle, il en existait d'autres plus bénignes, curables,

---

(1) Voy. par exemple au IIIe de L. ANSELET et BARBIER, Écho méd. du Nord, Lille, 1898, n° 35, p. 555. Fille de quatre ans sept mois, présentant le ventre tuberculeux par l'olet, le 11 janvier, pollicites, lavements créosotés. Malgré cette aggravation, guérison indurée. À partir du 7 mars, radiothérapie, tout autre traitement étant cessé; la seconde en avril, semble guérie en mai, les séances ayant été continuées jusqu'en juillet (Observation publiée en décembre).

parfois même assez facilement. Le type de celles-là est l'ascite
jadis dite essentielle, sur laquelle j'aurai à revenir, mais elle n'est
pas seule, chez l'enfant surtout dont j'ai personnellement plus
grande expérience. En 1897, dans sa thèse inaugurale, Lévi-Siru-
gue a étudié expérimentalement ces formes curables et leur processus de guérison spontanée.

Mais il n'avait pas été nécessaire d'attendre jusque-là : dès
1891, un chirurgien, Lindner, avait dit à ses collègues de la Réunion libre des chirurgiens de Berlin, qu'avant de porter un jugement absolu, il fallait se souvenir des formes spontanément curables. Et de fait, on n'a pas tardé à voir guérir des malades qui
avaient refusé la laparotomie proposée. Peu à peu, ces idées ont
fait leur chemin et, dans tous les pays, les médecins ont eu tendance à affirmer qu'une péritonite tuberculeuse avait plus de
chances de guérir entre leurs mains qu'entre celles des chirurgiens.

En France (¹), Sevestre, Comby, Méry, Haushalter, ont publié
ou fait publier des observations par leurs élèves : Alleaume,
Grange, A. Martin, E. Goepfert, surtout en faveur du séjour au
bord de la mer. En Allemagne, Rose a donné un relevé de 52 cas
soignés médicalement par Naunyn avec un tiers de guérisons (²).
En Amérique, Guthrie (³), sur 41 cas a compté : 14 opérés avec
7 morts ; 27 non opérés avec 4 morts seulement que, d'après l'autopsie, la laparotomie n'aurait pu prévenir. Et cette statistique a
converti Sutherland, jusqu'alors partisan de l'opération.

Parti presque de 0, le pourcentage des guérisons s'est élevé,
par le perfectionnement des soins médicaux, à 50 p. 100 d'abord,
et même il semble pouvoir, d'après certaines statistiques toutes
récentes, être coté à 80, à 85 p. 100, c'est-à-dire au même taux que
pour les cas chirurgicaux.

Mais de tous ces raisonnements en bloc la signification est
mince ; dans toutes les séries, la proportion des malades suivis
trop peu ou pas du tout est assez haute pour vicier les résultats,
et par exemple si je prends la thèse récente de Martin, élève de
Méry, je n'y trouve pas d'observation probante à longue échéance,
même parmi celles des malades soignés à Berck. Aux chirurgiens

---

(¹) On trouvera les éléments de cette bibliographie dans les *Thèses de doctorat de Paris* :
Alleaume, 1899-900, n° 40 ; Grange, 1900-1901, n° 219 ; A. Martin, 1903-1904, n° 325 dans le mémoire
de E. Goepfert ; *Arch. de méd. des enf.*, Paris, 1901, pp. 457 et 513.

(²) Rose, *Mitth. a. d. Grenzgeb. d. Med. u. Chir.*, 1901, t. VIII, p. 11.

(³) Guthrie, *Arch. of pediatrics*, New-York, avril, 1903, p. 241.

on demande, pour être convaincu, des années de survie, c'est à
peine si on se contente de trois ans ; et pour leur propre compte
les médecins alignent des malades suivis pendant six et même trois
mois. Encore, parmi ces malades, en trouve-t-on qui ont d'abord
subi la laparotomie et ont été traités médicalement à cause d'une
récidive ; et l'on se refuse, dans leur bilan, à établir la part qui
peut appartenir à la chirurgie.

Or, avec les observations à court terme, on n'arrive à rien de
sérieux. Je me souviens, par exemple, d'une fille de 8 ans, que je
reçus dans mon service pour une ascite tuberculeuse ; je la mis
en observation, et vite le liquide se résorba, après quoi je sentis
des masses noueuses, probablement épiploïques. Peu à peu tout
s'arrangea et il n'y avait presque plus rien dans le ventre lorsque
trois mois plus tard, l'enfant partit pour Berck ; et elle en revint
six mois après, tout à fait guérie semblait-il ; vaine illusion, car
au bout d'un an on me la ramenait cachectique, avec des lésions
pulmonaires avancées et un gros ventre incurable. Pendant six
mois, j'aurais pu croire au succès.

Voilà pourquoi j'estime que, sur certains points, les assertions des médecins sont à contrôler. Nous devons accorder qu'il
y a dix ans on a trop opéré, les médecins étant d'ailleurs les premiers à se déclarer alors impuissants. Mais il est erroné d'affirmer, comme certains tendent à le faire, que les chirurgiens n'ont
plus rien à voir ici, hors certaines complications rares. La
vérité, je le répète, est entre les deux extrêmes et nous devons
chercher les indications respectives de deux méthodes qui, en
réalité, se complètent et ne s'excluent point.

III

Si nous voulons poser des indications générales de pronostic
et de traitement, en médecine comme en chirurgie, notre premier
soin doit être de distinguer deux ordres de faits : ceux où le péritoine est seul pris ; ceux au contraire, où existent en même temps
des lésions généralisées, ou plutôt disséminées, aiguës, subaiguës
ou chroniques.

Ce diagnostic est assez facile, par l'examen du poumon, dans
les formes subaiguës ou chroniques. Il est plus malaisé, parfois,
pour les aiguës, lorsque la symptomatologie abdominale est prédominante, presque exclusive même, en sorte qu'on a pu se demander s'il n'y a pas des granulies limitées au péritoine.

D'une manière générale, nous devons répondre par la négative : car les quelques tentatives chirurgicales risquées dans ces conditions ont été suivies de mort rapide : on en trouvera, par exemple, deux dans les relevés d'Aldibert (¹).

Ce n'est pas à dire, cependant, que la fièvre persistante soit l'indice absolu d'une granulie fatale, mais sur les malades fébricitants et atteints d'ascite une observation attentive et relativement prolongée sera indispensable pour déterminer si le péritoine seul est en cause.

En juin de 1900, par exemple, chez un garçon que je soignais depuis assez longtemps déjà pour deux points d'ostéite tuberculeuse, j'ai vu se former une ascite, avec fièvre vive le soir, entre 39° et 40°, à rémission matinale complète : et seulement lorsque j'eus constaté que cela durait depuis un mois environ, sans autres accidents granuliques, je me décidai à opérer ; ce qui fit tout de suite tomber la fièvre et procura une guérison complète des lésions abdominales. En novembre 1903, malheureusement, l'enfant succomba à un mal de Pott, le ventre, d'ailleurs, étant resté hors de cause.

Voici donc un cas où — mettant à part maintenant la discussion clinique sur une granulie possible — il m'a paru utile d'opérer, quoique le sujet ait déjà souffert d'une lésion tuberculeuse, quoique, par conséquent, on ne pût pas parler, au sens absolu du terme, d'une tuberculose tout à fait limitée au péritoine. Et si l'on parcourt les observations, on en trouve quelques autres analogues, ce qui prouve seulement une fois de plus que plusieurs tuberculoses chirurgicales, c'est-à-dire externes, peuvent s'associer ou se succéder sans que pour cela le cas soit opératoirement désespéré.

Aux lésions pulmonaires seules (²) s'applique donc, en réalité, la loi d'abstention, si la péritonite accompagne une tuberculose généralisée, et encore faut-il faire ici une réserve, en posant la question comme Ollier l'a posée pour les tuberculoses ostéo-articulaires. Car on ne peut admettre, avec Spaeth, par exemple,

---

(¹) Voyez plus loin les opinions de Borcharevink sur les ascites avec fièvre.

(²) Il va sans dire qu'il ne s'agit que de lésions assez avancées pour être cliniquement connues, et que je ne soulève pas la question de savoir en quelle proportion existe dans d'autres organes, dans le poumon et la plèvre en particulier ou dans les ganglions trachéo-bronchiques, un foyer qui pourrait avoir été la porte d'entrée de l'inoculation. D'après Biedert, par exemple (Arch. f. path. An. u. Phys., Berlin, 1892, t. CXXVII, fasc. 1, p. 121), sur 120 cas le péritoine serait infecté 100 fois à la suite d'un ancien foyer pulmonaire réveillé ; l'auteur n'a pas trouvé un seul cas probant de métastase péritonéale à la suite d'une autre tuberculose chirurgicale. Il y avait 6 fois lésion exclusivement pleuro-péritonéale ; 2 fois exclusivement péritonéale. Jamais l'intestin n'a pu être mis en cause.

que toute altération du poumon soit une contre-indication opératoire. Ainsi Chrobak — dont la statistique est publiée par V. von Machthorn ([1]) — sur 19 femmes opérées en compte 11 qui avaient à ce moment des lésions pulmonaires ; toutes ont guéri opératoirement, 6 n'ont pas été suivies à longue échéance, 2 survivent depuis plus de deux ans, 3 seulement sont mortes phthisiques plus tard.

Il semble, quoique les faits ne soient pas nettement observés sur ce point, que l'on doive distinguer deux ordres de cas, selon que les lésions pulmonaires sont préalables et graves ou secondaires et légères ; ces dernières ne seraient pas une contre-indication, seraient au contraire améliorées par la guérison de la péritonite.

Et déjà Grisolle a fait voir que les malades atteints de péritonite tuberculeuse ont volontiers, pendant longtemps, les poumons intacts, ou à peu près. Comme nous disons aujourd'hui, c'est une forme relativement fréquente de tuberculose locale.

Expression grossièrement approximative, sans doute, car depuis longtemps Godelier a posé en loi qu'avec le péritoine sont toujours compromises une ou les deux plèvres ; et la forme pleuro-péritonéale de la péritonite tuberculeuse a donné naissance, plus près de nous, aux travaux de Cornet, de ses élèves Boulland (1885), Lasserre (1894). De là des discussions, sans intérêt chirurgical, pour savoir où est le point d'origine, à la plèvre ou au péritoine. De là, aussi, un fait clinique des plus importants en pratique, des frottements pleuraux à une base ou aux deux étant un argument capital en faveur de la tuberculose lorsque la nature d'une ascite est douteuse ; fait beaucoup plus intéressant chez l'adulte, où souvent interviennent le foie et le cœur, que chez l'enfant où, dans le doute, on doit en principe admettre que l'ascite est tuberculeuse. Mais ces frottements pleuraux ne signifient point que la tuberculose péritonéale ne soit pas locale au sens chirurgical du terme.

Je n'insisterai pas davantage sur cette discussion, toujours la même quelle que soit la tuberculose chirurgicale étudiée, et j'arrive aux indications locales, propres à chaque cas, telles que nous les pouvons tirer de nos connaissances sur l'évolution anatomo-pathologique de la tuberculose péritonéale.

---

[1] V[ASSEUR] [illegible] MACHTHORN. Wien. klin. Woch., 1897, n° 9, p. 280.

IV

Deux mots, d'abord, sur cette évolution, sur l'ensemble des altérations spécifiques et non spécifiques qui caractérisent la tuberculose péritonéale, c'est-à-dire sur le tubercule lui-même et sur la réaction inflammatoire qu'il provoque autour de lui.

Cette réaction inflammatoire, avec formation de tissu fibreux et épanchement de liquide ascitique, est à vrai dire une défense de l'organisme contre le bacille. Elle est d'ordinaire fort peu marquée autour des granulations grises, de forme miliaire, enchâssées à profondeur variable dans la séreuse qui en est criblée; et dans ces cas, qui sont presque toujours de la granulie, la rougeur du péritoine à l'œil nu est nulle ou à peu près, l'épanchement ascitique est rare.

Y a-t-il de ces cas sans réaction inflammatoire défensive où le péritoine seul soit touché? *Nous* ne sommes guère en état de le dire. Car chez les malades opérés nous intervenons précisément en raison de ces phénomènes de réaction, soit pour *évacuer* du liquide, soit pour sectionner une bride qui cause de l'occlusion intestinale. Dans ces conditions, il nous arrive de voir un péritoine pariétal et viscéral blanc et lisse parsemé de petites granulations dures et grises, sans inflammation appréciable à l'œil nu. Il en était ainsi, par exemple, chez un garçon que j'ai opéré d'occlusion par bride, sans ascite; mais la bride à elle seule est d'ordre réactionnel, inflammatoire.

La plupart du temps, il est vrai, la réaction est plus accentuée, en même temps que, avec une intensité des plus variables, le tubercule, spécifique, marche plus ou moins vite vers la caséification.

Dans certaines formes sèches — et capables de le rester jusqu'au bout — le péritoine est dépoli, poisseux à la surface, congestionné parfois jusqu'à l'ecchymose, recouvert de quelques exsudats fibrineux. L'opération, alors, est rarement indiquée, sauf dans le cas un peu spécial où les lésions occupent le canal péritonéovaginal et, constatées au cours d'une opération pour cure radicale de hernie, ont pu ainsi être étudiées histologiquement après ablation du sac (¹).

(¹) J'ai fait publier 14 cas de cette espèce par mon élève R. Petit, *Revue de la tub.*, Paris, 1908, p. 219. On trouvera dans ce mémoire une description histologique de ces formes; plusieurs observations avec guérison à longue échéance; quelques faits d'inoculation péritonéale d'origine épididymaire. Pour des cas de ce genre avec ascite, voy. A. Broca, *Journ. de méd. et chir. prat.*, 10 février 1902, p. 94.

L'anatomie pathologique est à peu près la même dans la plupart des péritonites avec ascite, la paroi séreuse étant épaissie, rouge, tomenteuse, visqueuse et glissante, douce à toucher comme du velours, sans que l'on puisse voir ou sentir sur le péritoine pariétal de granulations tuberculeuses, celles-ci apparaissant toutefois sur les parois intestinales.

Nous assistons là aux degrés initiaux de la variété fibro-caséeuse, où les fongosités plus ou moins dégénérées occupent tout le péritoine pariétal et viscéral, où se forment, par réaction inflammatoire, des adhérences, des fausses membranes plus ou moins épaisses, plus ou moins solides, plus ou moins infiltrées elles-mêmes de granulations, de masses caséeuses, de petit abcès; d'où, entre elles et les viscères, des loges contenant plus ou moins de liquide séreux, purulent ou hémorragique. Et cela nous mène aux abcès froids, aux ascites enkystées, épaississements du grand épiploon, aux agglutinations intestinales, aux adénopathies mésentériques de la forme fibro-caséeuse classique, avancée.

Au milieu de tout cela, que deviennent les viscères sous-jacents? sont-ils malades, et s'ils le sont, est-ce primitivement ou secondairement? quel est, d'autre part, le rôle de leurs altérations dans la symptomatologie? Questions qui, il est vrai, n'ont pour le chirurgien qu'un intérêt accessoire, car il nous suffit de savoir, indépendamment de toute idée pathogénique, si les viscères sont en assez bon état pour que le patient supporte une laparotomie; si, d'autre part, ils ne sont pas atteints de lésions qui, pour leur propre compte, exigent un traitement chirurgical.

Aussi ferons-nous bon marché de certaines discussions avant tout théoriques, par exemple sur le rôle — peu probable d'ailleurs — d'altérations cirrhotiques du foie dans la genèse de l'ascite, au lieu d'invoquer l'irritation péritonéale; sur l'origine de la tuberculose séreuse dans des lésions intestinales auxquelles König, par exemple, semble avoir cru à tort. Dans les cas où la cachexie n'est pas telle que toute opération soit inadmissible, les viscères ont coutume d'être en bon état, et nous nous contentons de cette donnée.

Quant à certaines lésions localisées, originell... que le chirurgien aura parfois à traiter par l'exérèse, celles-là doivent nous arrêter un instant, et nous avons besoin de connaître, aussi bien en clinique qu'en anatomie pathologique, les péritonites limitées, fibreuses ou caséeuses, sèches ou ascitiques, qui se développent autour du cæcum ou des organes génitaux internes devenus tu-

berculeux. De cela nous allons nous occuper dans un instant, à
propos des indications chirurgicales qui en résultent. Un mot,
cependant, sur les lésions génitales, pas très rares, et expli-
quant la fréquence plus grande de cas opérés dans le sexe féminin.

Sur ce point, toutes les statistiques chirurgicales sont en effet
concordantes ; les femmes y sont 70 p. 100 au moins, avec prédominance surtout chez l'adulte. Cela ne veut pas dire qu'il y ait
une semblable fréquence d'origine par tuberculose tubo-ovarienne,
et il est bizarre que le pourcentage relatif des deux sexes soit tout
à fait différent dans les relevés d'autopsies faites à l'hôpital sur des
sujets non opérés (¹).

Le motif en est que cette forme tubo-ovarienne est, cliniquement et anatomiquement, une de celles qui se prêtent le mieux à
la chirurgie. Et aussi en ce que chez la femme surtout et dans cette
forme ont lieu des erreurs de diagnostic au bout desquelles est une
opération.

Ces faits ne s'observent guère que chez la femme adulte, quoique certains auteurs, par exemple Péron, Dueñas, Haushalter,
Constensoux (²) aient étudié anatomiquement des cas de tuberculose tubo-ovarienne chez des petites filles. Mais il faut ajouter que
chez l'enfant masculin ne sont pas tout à fait exceptionnelles —
j'en ai vu et publié plusieurs cas — des propagations péritonéales
de lésions épididymaires à la faveur d'un canal péritonéo-vaginal
anormalement persistant. Si je signale ces faits au passage, je suis
loin de leur accorder une importance numérique qu'ils n'ont pas,
et je vais dire dans un instant, que l'ascite, souvent génitale probablement, est plus fréquente chez les filles que chez les garçons ;
mais au total il est à retenir que dans les statistiques opératoires
relatives à des enfants, les deux sexes sont à peu près également
représentés.

De ce rapide résumé ressort qu'il y a une variabilité grande
des lésions, de leur localisation, de leur aspect clinique ; d'où des
formes spéciales, limitées, d'autant plus intéressantes pour le chi-

---

(¹) Voyez en particulier le relevé de König en 1890 sur 181 cas opérés : il compte 110 femmes
tandis que sur le registre d'autopsies de Gastinque il y a 109 hommes contre 76 femmes.

(²) Cités par R. Coffignon, loc. cit., p. 284. Cf. Potherat, Périt. tuberc. et annexites, J. de méd.
de Bordeaux, 20 sept. 1897, p. 609. Pitres, Soc. des méd. de Lyon, 4 mars 1903; Lyon méd., t. C₁
p. 759. Voyez pour l'enfant 3 cas opérés par Nannini Mohrb., J. Kinderheilk. 1897, t. XLIV, fasc. 3-4,
p. 310 chez un garçon orchite droite et 2 filles.

rurgien, qu'à elles surtout appartiennent de fréquentes erreurs de diagnostic.

Si nous joignons à cela qu'au cours des formes les plus diverses une complication — l'occlusion intestinale, pour n'en donner qu'un exemple, — peut fournir une indication opératoire absolue, on voit combien le sujet est complexe pour déterminer ce qui revient au chirurgien dans chaque complication des deux grandes formes ascitique et fibro-caséeuse auxquelles se peuvent rattacher les cas particuliers.

Et d'abord, l'ascite.

V

En 1838, Wolf décrivit, chez les enfants, une forme particulière d'hydropisie ascite, à laquelle, peu après, Cruveilhier imposa le nom d'ascite essentielle des jeunes filles; et l'on a renoncé à cette dénomination pour deux motifs, d'abord parce que l'on a reconnu qu'il s'agissait d'une forme de tuberculose, ensuite parce que la maladie, prédominante sans doute chez la fille, existe chez le garçon.

Après un début en général aigu, avec fièvre entre 38° et 39°, après quelques troubles abdominaux vagues, coliques, nausées, parfois vomissements, le ventre se ballonne, puis il s'y accumule un épanchement ascitique libre, à accroissement lent; et la quantité du liquide continue à augmenter après cessation des troubles fonctionnels.

Puis deux cas sont possibles: ou bien la résorption a lieu sans trace cliniquement appréciable de lésion abdominale, et c'est alors qu'on parlait autrefois d'ascite essentielle; ou bien, après cloisonnement et résorption partielle du liquide, une banale péritonite fibro-caséeuse évolue; même quand cela n'a pas lieu, la coexistence à peu près constante, aux deux bases, d'une pleurésie légère, sèche ou avec un peu d'épanchement, est depuis longtemps, aux yeux de presque tous, un argument en faveur de la tuberculose.

Depuis longtemps, donc, les cliniciens ont reconnu que certaines de ces ascites marquaient le début d'une péritonite tuberculeuse, et de nos jours les opérateurs, ouvrant le ventre aux malades, ont vu: 1.° que les lésions péritonéales étaient toujours celles de la tuberculose sèche, plus ou moins confluente; 2.° que la fréquence plus grande chez les petites filles tenait à la possibilité de lésions originelles sur la trompe et l'ovaire ([1]). Cette origine, d'ailleurs, est loin d'être la seule.

Les premiers examens histologiques, rendus possibles par le prélèvevement de pièces au moment des opérations, eurent ce résultat, à première vue paradoxal, d'infirmer, aux yeux de quelques auteurs, les conclusions, à cette époque classiques, sur la nature tuberculeuse de l'ascite des jeunes sujets. Dans ces granulations qui ressemblaient tant, à l'œil nu, à de la tuberculose, Henoch ([2]), en 1891, ne trouva que du tissu fibreux, sans bacilles ni cellules géantes, et il partit de là pour proclamer que bon nombre de guérisons chirurgicalement obtenues concernaient des péritonites chroniques simples ; il fut suivi par Filatow et, en 1898 encore, par Riedel ([3]).

Malgré cette tentative pour réhabiliter la péritonite chronique simple, on peut dire qu'aujourd'hui l'ascite essentielle a eu le sort de la pleurésie essentielle. Par les inoculations au cobaye, les cultures, le cyto-diagnostic, nous avons eu des preuves qui, jointes à celles des cliniciens, sont plus probantes que certains examens histologiques négatifs : car nous savons que l'absence de bacilles et même de cellules géantes n'est pas rare dans certaines préparations de tuberculoses lentes, fibreuses, des membranes séreuses ([4]).

L'ascite devient ainsi ce qu'est dans la pleurésie l'épanchement : un mode de réaction inflammatoire autour de lésions bacillaires ; et nous ne serons pas surpris que, comme pour la pleurésie, la résorption du liquide soit fréquente. D'autant que l'histoire des pleurésies séreuses, des hydarthroses tuberculeuses, concorde avec celle de ces prétendues ascites «essentielles», pour nous enseigner que l'épanchement se forme surtout quand la tuberculose atteint les membranes séreuses d'un sujet relativement bien armé pour la résistance.

Nul étonnement donc que, après une laparotomie dans l'espèce sans difficulté, les chirurgiens aient enregistré de nombreuses guérisons immédiates et même définitives ; mais nulle surprise aussi que les médecins se soient vite souvenus que souvent, autrefois,

([1]) BOULY, Bull. et mém. de la Soc. de chir., Paris, oct. 1893, p. 348, et Sem. Gynécol., 1896, p. 369. On trouvera une bibliographie très complète de la question dans la thèse de LEMER, Paris, 1903-1904, n° 78.

([2]) HENOCH, Soc. méd. Berlin, 16 nov., 1891 ; Berl. kl. Woch., 1891, p. 37.

([3]) RIEDEL, Rev. de la Soc. all. de chir., 1898 ; Arch. f. klin. Chir., t. LVII, p. 648.

([4]) Sur ce sujet, voyez les thèses de Perou (Paris, 1895-1896, n° 70), Lévi-Strogne (Paris, 1897-1898, n° 194), de Le Damany (Paris, 1897-1898, n° 66).

l'ascite des jeunes filles guérissait toute seule et qu'ils aient cherché à favoriser cette évolution par les petits moyens dont ils disposent, plutôt que de livrer leurs patients au bras chirurgical.

En quoi je vais dire qu'ils ont eu en bonne part raison, mais après les avoir mis en garde contre l'emploi du trocart.

Il y a une quinzaine d'années, en effet, pour agir d'abord par soustraction de liquide, on a ponctionné ces ascites, et par la canule on a injecté une substance modificatrice : de vrais lavages ont été faits par Debove (1) à l'eau boriquée, par Riva, Caubet et Havlac à l'eau stérilisée, par Sarda (2) à l'eau oxygénée ; des insufflations de plusieurs litres d'air stérilisé ont été recommandées par Mosetig-Moorhof, puis par Folet (de Lille) (3) ; des injections de naphtol camphré ont été préconisées, à dose de 5 à 10 grammes, par Rendu, Catrin, Spillmann, Grancher (4).

Ce dernier topique me paraît dangereux, malgré l'opinion des auteurs que je viens de citer : Netter a publié un cas de mort, et dès la première communication de Rendu, P. Le Gendre avait mis ses collègues en garde contre la toxicité de ce produit injecté aux animaux dans la plèvre ou le péritoine (5).

Mais si les autres substances modificatrices ne sont pas nuisibles je les crois inutiles, après ponction aussi bien qu'après laparotomie, et personne n'a prouvé qu'elles fussent plus efficaces que la ponction simple. Ce que je crois dangereux, c'est l'emploi de l'aveugle trocart dans un ventre où l'on n'est jamais sûr qu'il n'y ait pas quelque anse fixée par une adhérence de diagnostic impossible. S'il est indiqué, à un moment donné de compléter une cure en asséchant le péritoine, ouvrez le ventre, ne le ponctionnez pas.

Ma conclusion est donc que, dans les formes ascitiques, nous

---

(1) Debove, Soc. Méd. des hôp., Paris, 10 oct. 1890, p. 704.

(2) Sarda, Th. de doct., Toulouse, 1900-1901, n° 387.

(3) Rendu, Soc. méd. des hôp., Paris, 17 oct., 1901, p. 658, et 4 mars, 1894, p. 122 ; Catrin, ibid., 1893, p. 333 ; Spillmann, ibid., 1894, p. 311 ; Grancher, Th. de doct., Paris, 1893-94, n° 1 ; Grancher, Rev. intern. de méd. et chir., Paris, 1898, p. 201, garçon de 11 ans chez lequel le liquide s'était reproduit après une laparotomie.

(4) P. Le Gendre, Soc. méd. des hôp., Paris, 27 oct. 1893, p. 561.

(5) Von Mosetig-Moorhof, Wien. med. Presse, 1893, n° 27, p. 1051. Homme de 20 ans, ponction et injection d'air, pour ascite récidivée 6 semaines après une laparotomie ; 6 semaines plus tard, ponction ; 6 semaines plus tard, injection d'air ayant harcelée dans une solution phéniquée. L'auteur a fait un premier essai en 1891, sur un garçon de 7 ans, opéré pour lésions épididymaires ; insufflation du péritoine par le canal inguinal. Foter, Méd. de méd., Paris, 18 nov., 1894 (insertion au procès-verbal) ; voyez la thèse de son élève Lenoir, Lille, 1899-90 n° 115. Cf. les recherches expérimentales de Loisel (Congr. de la tub., 1898 p. 776) et la thèse de Bazin, Bordeaux, 1903-96, n° 71.

ne nous presserons pas d'opérer : d'abord parce qu'à la période initiale, fébrile, il ne faut pas s'exposer à laparotomiser pour une granulie subaiguë ; ensuite parce qu'à la période d'état la cure médicale est loin d'être rare ; enfin parce que des recherches expérimentales, résumées plus loin, prouvent que la précocité de l'incision n'est pas une condition de succès. Aux moyens habituellement mis en œuvre contre la tuberculose, et que j'ai énumérés plus haut, on a ajouté ici, comme susceptibles d'une action locale, les onctions sur le ventre avec l'onguent napolitain, avec le savon noir [1], les badigeonnages de collodion par dessus une couche de teinture d'iode ; le massage, proscrit par Pribram, est cependant adopté par Weinstein, par D. Durnlé [2].

Quoi qu'on en ait dit, toutefois, même dans cette forme il persiste des indications opératoires. Nous pouvons négliger les complications urgentes, comme cette oligurie avec phénomènes urémiques qui contraignit Schwarz [3] à évacuer sans tarder une volumineuse ascite chez une femme. Histoire tout à fait exceptionnelle. Mais il y a des malades chez lesquels, la santé restant assez bonne, l'épanchement ne se résorbe pas ; j'ai cité plus haut un fait personnel où pendant un bon mois j'observai, avant d'agir, un épanchement stationnaire, avec fièvre à exacerbations vespérales ; j'ai laparotomisé, il y a peu de temps, un garçon attentivement soigné depuis sept ans et chez lequel, après une amélioration au début très rapide, il persistait une médiocre ascite oscillante que mon ami Marfan ne prit de tarir.

Pour établir, dans cette forme, le parallèle entre les deux méthodes, Borchgreyink [4] nous a fait connaître deux séries de 22 cas, une médicale et une chirurgicale, et il nous dit que de la première 8 malades seulement ont guéri (35,4 p. 100) et 18 de la seconde (81 p. 100). C'est une proportion qui paraîtra, au premier abord, tout à fait surprenante. Mais on remarquera que l'auteur est le premier à distinguer, chez les malades opérés, deux catégories, avec et sans fièvre ; et que sur 11 fébricitants, 8 ont succombé. Quant aux malades survivants, l'examen histologique de fragments péritonéaux réséqués a montré que déjà les lésions étaient

[1] Peuxx, signale dès 1997 cette pratique, que certains auteurs rapportent à Baginsky, 1891.
[2] Pribram, Prag. med. Woch., 1897, p. 800. Weinstein, Wien. med. Blätter, 1897, n° 31. D. Durnlé, La Pédiatrie, juin 1900, p. 177.
[3] Schwarz, Bull. et mém. de la Soc. de chir., Paris, 18 juin 1890, p. 478. Chirurgie d'urgence à jours après la laparotomie, reproduction de l'ascite sans phénomènes rénaux ; ponction, guérison.
[4] Borchgreyink, Bibth. f. d. Grenzgeb. d. Med. u. Chir., Iéna, 1900, t. VI, p. 481.

à une période avancée de guérison. D'où la conclusion — comme je l'ai dit plus haut — qu'on se méfiera des ascites avec fièvre; mais non point qu'on n'a pas rendu service aux opérés guéris.

Les recherches expérimentales nous prouvent, en effet, que l'action régressive de la laparotomie ne se produit pas sur les lésions très jeunes, mais qu'elle est nette sur les tubercules nettement formés sans être encore caséeux. Elle est alors susceptible soit d'empêcher la caséification, soit d'abréger la cure; et souvent il est bon de faire entrer en ligne de compte le temps et l'argent nécessaires au traitement. Par évacuation franche de l'ascite on peut gagner plusieurs mois et comme le dit fort justement Bérard (de Lyon) (1) on s'en souviendra quand la résorption sera lente, chez les ouvriers pour lesquels l'importance est grande de gagner du temps.

Mais surtout, dans les cas traînants, on doit se rappeler que la forme fibro-caséeuse débute presque toujours — sinon toujours — par une ascite, et que bien probablement l'action de la laparotomie est grande, pour faire évoluer définitivement dans le sens fibreux des lésions qui, sans elle, passeraient à la caséification. Quand l'ascite dite essentielle guérit médicalement, toutes les observations nous prouvent que le liquide s'y résorbe vite, une résorption lente est une probabilité pour une forme fibro-caséeuse ultérieure, et c'est à ce moment que la laparotomie est indiquée.

Malgré les apparences de la statistique, ancienne déjà, d'Aldibert, on peut affirmer que dans cette forme la laparotomie n'a pas de gravité par elle-même. Elle doit consister en une simple incision (2), petite, sans lavage du péritoine, avec réunion sans drainage. Tous les malades que j'ai soignés ainsi ont guéri, le seul inconvénient étant la possibilité d'une ulcération fongueuse sur la ligne de cicatrice. Sur les 3 décès opératoires comptés par Aldibert (sur 65 cas), je concède qu'il en est un, par péritonite septique, qui peut appartenir, par malheur, à une opération ainsi conduite; mais les deux autres, par perforation intestinale, impliquent soit une maladresse insigne, soit l'existence de lésions adhésives, fibro-caséeuses, dont maintenant je vais m'occuper.

---

(1) Bérard, Rev. de Méd. Paris, 1892, p. 339.

(2) Maigret dans [illegible] (d'Alger) soutient que la laparotomie sus-ombilicale est très préférable, étant plus facile et exposant moins à l'éventration (Ass. des Soc., Paris, 1891, n° [illegible], p. 74[illegible]), à peu près tous les chirurgiens font l'incision sous-ombilicale, d'autant mieux que seule elle permet l'examen des trompes et ovaires.

VI

Grisolle nous a laissé de cette forme fréquente et grave une description restée classique. D'ordinaire, après une ascite, dont le liquide diminue puis s'enkyste, le ventre reste gros, sillonné de grosses veines apparentes sous une peau lisse, sèche et tendue, inégale au palper, avec des masses dures et noueuses, des «gâteaux» épiploïques surtout ayant vers l'ombilic leur siège de prédilection, marquant à la percussion leur place par des zones alternantes et sinueuses de sonorité et de matité, zones que rendent, en outre, variables les changements dans le météorisme des anses adhérentes et dans l'abondance du liquide exsudé. Ces sujets sont gravement menacés; ils mangent et digèrent mal, sont alternativement pris de constipation et de diarrhée, constipation capable de dégénérer en occlusion chronique, diarrhée qui, à la fin, s'installe chez les cachectiques. Fièvre hectique, poussées subaiguës successives, vomissements, phthisie ultime, rien ne manque, tandis que, se développant de plus en plus, le ventre, énorme, fait contraste avec le reste du corps amaigri.

Que peuvent contre cette évolution, dans bien des cas, médecins ou chirurgiens? Pas grand'chose, souvent même rien. Les chirurgiens dès l'abord l'ont reconnu, et quoique depuis quelques années on lise çà et là des statistiques médicales où sont guéris, même dans cette forme, tous les malades ou presque tous, je crains qu'il n'y ait en cela une illusion, due en partie, je le répète, à une observation de durée insuffisante. Oui, opérés ou non, certains de ces malades *peuvent* guérir par passage à la forme fibro-adhésive, mais ce n'est pas la règle comme pour la forme ascitique.

Dans quels cas cela devient-il chirurgical? Parfois, assez près du début, quand persiste une ascite notable, mais c'est exceptionnel. Un peu plus souvent, quoique rarement encore, lorsque se collectent entre les adhérences des poches séreuses ou purulentes qu'il importe d'évacuer ou de drainer pour mettre fin soit à des troubles de compression locale, soit à des accidents fébriles. Malgré quelques guérisons consécutives à la rupture d'une poche suppurée dans l'intestin, je ne crois pas que ce soit bon à attendre: mieux vaut drainer un abcès quand on le diagnostique.

Pour ces abcès froids et mieux encore pour les poches d'ascite enkystée, on songera peut-être à la ponction: méthode dangereuse, car on ne sait jamais au juste où sont les anses intestinales. Chez une femme qui subit trois laparatomies, Montaz constata une fois que, malgré une matité nette à gauche, il y avait là une anse intestinale adhérente; du liquide se reproduisit encore, et Montaz conseilla de ponctionner en recommandant de le faire à droite: la malade succomba à une piqûre de l'intestin.

Ces formes généralisées à poches enkystées, de diagnostic presque toujours évident, nous conduisent aux formes localisées, bien plus souvent chirurgicales, soit dans les mêmes conditions que les cas précédents, soit en raison d'assez fréquentes fautes de diagnostic. Confusions commises par les plus instruits d'entre nous, en présence d'une tumeur abdominale localisée, sans symptomatologie propre, chez un sujet dont le poumon est sain.

Les enkystements bien limités, induisant en erreur le chirurgien, sont observés n'importe où dans le ventre. Par exemple, Schwartz (¹) a raconté l'histoire d'une femme de 29 ans, chez laquelle une tumeur du flanc droit, partout recouverte d'intestin sonore, lui en imposa pour un kyste de mésentère; c'était une agglomération intestinale, sans liquide, et après libération prudente des principales adhérences la malade guérit.

On trouverait sans trop de peine, dans la littérature, des faits analogues, trop individuels pour se prêter à une synthèse instructive. De même, je ne ferai que nommer les abcès froids péritonéaux périspléniques ou périhépatiques, quoiqu'ils aient donné lieu à quelques opérations utiles; et j'en viens à certaines formes enkystées relativement fréquentes, que le chirurgien a besoin de connaître en détails, sans avoir toutefois la prétention d'être mis, par cette connaissance, à l'abri des méprises.

J'ai parlé de formes enkystées et non, à vrai dire, de formes localisées, car, en ouvrant le ventre à ces malades, on apprend qu'en réalité les lésions sont presque toujours bien plus étendues qu'on ne le croyait, souvent mêmes diffuses. Mais en certains points de prédilection se constituent des lésions d'ordre chirurgical.

Et c'est, en somme, la plupart du temps d'une forme généralisée, en un point prédominante, qu'il s'agit dans ces «phlegmons péri-ombilicaux» dont les relations avec la péritonite tuberculeuse sont connues depuis assez longtemps déjà. Ces «phlegmons», véritables poches enkystées d'abcès froids péritonéaux, ou collections plus aiguës dues à une perforation intestinale au milieu d'adhérences, ont tendance à s'ouvrir d'eux-mêmes à l'ombilic, d'où une

(¹) Schwartz, Semaine méd., Paris, 1892, p. 23.

fistule tantôt seulement purulente, tantôt stercoro-purulente ; et dans ce dernier cas, la communication avec l'intestin est soit primitive, soit secondaire. Par elle, on a pu voir sortir des ascarides lombricoïdes.

Cette ouverture ombilicale, plus fréquente chez l'enfant, n'appartient pas à la seule péritonite tuberculeuse, mais aussi à la péritonite à pneumocoques, dont nous savons aujourd'hui poser assez exactement le diagnostic. Quelquefois, cependant, en présence d'une fistule constituée, bien limitée, sans grande poche sousjacente, sans gros gâteaux infiltrés autour, nous ne pourrons nous prononcer ; et je me souviens d'une fille chez laquelle, la fistule ayant guéri par dilatation à la laminaire, mon diagnostic est resté en suspens, tout en penchant davantage vers la tuberculose [1].

Cette guérison fut à peu près spontanée, la dilatation ayant eu pour but, avant tout, de me permettre une exploration complète, pour rechercher s'il n'y avait pas une poche profonde à débrider ou à drainer. Et quelques succès de ce genre, même après fistule stercorale, ont été publiés.

Pour ma part, j'ai vu succomber, opérés ou non, tous les enfants à fistule stercorale, et presque tous ceux à fistule non stercorale. Malgré ce pronostic grave, on tentera d'assurer un drainage complet, en débridant la poche fistuleuse ; je conseille même de ne pas attendre l'ouverture spontanée et de pratiquer la laparotomie lorsqu'une collection sous-ombilicale se dessine [2]. D'autant plus que la seule lésion simulante, la péritonite enkystée à pneumocoques, est de celles qui guérissent presque à coup sûr si l'on n'attend pas trop pour opérer.

Ces erreurs, à tout prendre, ne sont pas très fréquentes, et la plupart du temps le chirurgien agit en connaissance de cause. Il n'en est pas de même pour les formes péri-cæcales et surtout péri-viennes.

VII

Rien de bien particulier pour le clinicien lorsque dans la fosse iliaque droite s'amasse lentement une tumeur solide ou liquide enkystée ; les conditions cliniques, le diagnostic avec kystes ou

---

[1] A. Broca, *Leçons clin. de chirurgie infantile*, Paris, 1900, t. I, p. 471, 482.
[2] Une observation de Laxay (*Jahrb. f. Kinderheilk.*, 1901, t. LIII, p. 370) est intéressante en ce qu'avec cet abcès existait une arrière qui par être logée à part, sans communication avec la poche purulente.

cancers, se présentent à nous comme il vient d'être dit pour les autres localisations abdominales, comme il va être dit pour les localisations pelviennes. En dehors d'autres manifestations tuberculeuses externes ou viscérales, en dehors d'altérations appréciables en d'autres régions d'un ventre souffrant depuis longtemps, le diagnostic sera souvent erroné, d'où laparotomie exploratrice ; s'il est porté exactement, on ouvre les collections liquides qui persistent malgré un traitement médical attentif.

Le point à retenir concerne les opérations pratiquées chez des malades crus atteints d'appendicite et en réalité de péritonite tuberculeuse, jusqu'à ce moment latente et se révélant plus ou moins brusquement, parfois même de façon suraiguë. Non point que l'intérêt clinique soit alors bien grand, car Moizard a fait remarquer justement que la similitude est parfaite ; en sorte que seuls quelques commémoratifs suspects peuvent, assez rarement, éveiller des doutes dans notre esprit (1). Non point, davantage, que je veuille préciser les relations entre cette localisation péritonéale et la tuberculose préalable du cæcum ou de l'appendice (2) ; ce qui a trait aux indications possibles de la résection iléo-cæcale, de l'entéro-anastomose, de l'exclusion intestinale, ne rentre pas dans les limites de ce rapport.

Mais assez souvent le chirurgien, ayant ouvert la fosse iliaque droite, à chaud, ou plus souvent après refroidissement, s'en est tenu là, avec ou sans drainage selon l'état des parties, et il n'a pas touché à l'intestin, malade, mais trop adhérent pour être libéré sans danger. Or diverses observations, dont quelques unes déjà anciennes, dues par exemple à Spencer Wells, A. Thomson, Annandale, Nové-Josserand, nous prouvent qu'après cela l'infiltration bacillaire est susceptible de rétrocession progressive ; et par là ces faits méritent d'être signalés, parce qu'ils nous renseignent sur ce que peuvent devenir, après laparotomie, certaines péritonites fibro-caséeuses.

Dans ma pratique, je compte quatre cas de ce genre ; tous les quatre ont guéri opératoirement : une fois, sans drainage, chez une malade perdue ensuite de vue ; trois fois après drainage. De ces derniers malades deux, un garçon et une fille, ont succombé ensuite lentement, aux progrès d'une tuberculose fibro-caséeuse non en-

---

(1) Consultez sur ce point : [illegible] ; Rousseau, Paris, 1900-1901, n° 247 ; Sorel, Lyon, 1900-1901, n° [illegible] ; [illegible].

(2) [illegible], Paris, 1900-1901, n° [illegible].

rayée; chez la fille s'est produite, tardivement, une fistule stercorale. Mais ma troisième malade depuis 18 mois est bien portante, avec un ventre souple où l'on ne sent pas de tumeur.

Chez elle, jeune fille de 22 ans, le début fut très aigu et je fus consulté après une détente consécutive à l'évacuation par l'intestin d'un assez gros abcès dont la masse indurée faisait saillie dans le rectum. J'opérai, après refroidissement complet de cette prétendue appendicite. La laparotomie, avec libération très ménagée de quelques adhérences autour du cæcum, a mis fin à des troubles dyspeptiques avec coliques qui persistaient depuis la crise, en même temps que disparaissait une induration attribuée auparavant par moi à une inflammation chronique de l'épiploon.

Les allures cliniques furent donc celles d'une appendicite à forme pelvienne, mais j'ignore tout à fait si, derrière les adhérences, il y avait quelque chose à l'intestin ou aux annexes utérines. J'ai cru sage de n'y pas aller voir. Dans un autre cas, au contraire, l'opération entreprise pour appendicite chronique, me conduisit sur des lésions génitales très nettes et je fis la castration.

J'ai déjà mentionné ces lésions comme cause relativement fréquente de l'ascite libre, sans adhérences, de la prétendue ascite essentielle de jeunes filles. Il est question maintenant d'une autre forme, où autour des annexes tuberculeuses se collectent dans le bassin ou dans la fosse iliaque des poches enkystées, séreuses ou purulentes.

D'où, pour les poches séreuses enkystées, la longue théorie des erreurs de diagnostic entre la péritonite tuberculeuse et les kystes ou tumeurs solides ovariques (1) ou para-ovariques, plus rarement entre elle et la grossesse extra-utérine (Fehling) et les fibromes de l'utérus. J'ai cependant observé une femme de 65 ans, soignée depuis une vingtaine d'années pour un prétendu myome utérin, vue par moi avec une volumineuse ascite développée depuis quelques mois autour d'une tumeur grosse comme une tête, occupant la fosse iliaque droite et que je pris pour un kyste ovarien, non pour un fibrome, parce qu'elle me parut rénitente et fluctuante; or, j'arrivai, après laparotomie, dans une poche d'ascite enkystée, à paroi très dure, englobant trompe et ovaire tuberculeux.

---

(1) Le cytodiagnostic peut nous fournir des éléments importants de diagnostic; les lymphocytes de l'ascite tuberculeuse ne ressemblent en rien aux grosses cellules caractéristiques des kystes ovariques (voy. Ferraux et Menus, Soc. de biol., 27 avril 1901, p. ...; Boveri, La Pédiatrie, nov. 1901, p. ...).

La disposition anatomique était exactement la même chez la jeune fille que je croyais atteinte d'appendicite chronique, mais il n'y avait pas, autour de l'ascite enkystée, d'épanchement péritonéal libre. L'histoire de cette malade est intéressante en ce que j'appris après coup qu'à l'âge de 11 ans elle avait eu une ascite guérie par ponction, dont elle avait perdu le souvenir, mais que sa sœur me raconta. Puis à 21 ans, au milieu d'une bonne santé apparente, elle fut soignée dans le Jura pour une atteinte péritonéale aiguë, qualifiée d'appendicite, et je confirmai ce diagnostic quand je trouvai, trois mois plus tard, une fosse iliaque légèrement empâtée et douloureuse à la pression, chez une fille pâle, dyspeptique, amaigrie.

Les formes pelviennes suppurées, outre l'appendicite à laquelle j'ai fait allusion, prêtent à des confusions diverses, par exemple, avec des salpingites plus ou moins aiguës, avec des kystes de l'ovaire à pédicule tordu. Erreurs non préjudiciables, au reste, car en tout état de cause, la laparotomie convient, et même si l'on était sûr que l'abcès fût tuberculeux, l'imprudence serait grande à lui laisser le temps de s'ouvrir dans le vagin, le rectum, la vessie, malgré le succès, par moi relaté plus haut, d'une évacuation spontanée par le rectum.

Ces formes pelviennes ou génitales, suppurées ou non, sont les principales parmi celles où les laparotomies, après erreur de diagnostic, nous ont appris que nous devons agir chirurgicalement, de parti pris, après le diagnostic correct. Et d'une manière générale nous devons alors extirper les annexes malades (¹) d'un seul ou des deux côtés, pourvu que la libération des adhérences n'expose pas à trop de dangers du côté de l'intestin. Encore la régularisation de l'hystérectomie abdominale a-t-elle, dans ces conditions, accru la fréquence des extirpations possibles (²).

Quand la castration paraît dangereuse, on peut y renoncer sans trop de crainte, et je n'ai qu'à répéter ce que j'ai dit ici à

(¹) Aux faits cités plus haut on peut ajouter [...] N. [...], Medit. chir., tom. t. XXXV, n° [...] p. [...]. Femme de 35 ans, ablation bilatérale guérison; [...]. Réforme médicale, 1898, n° 91, p. [...]. Femme de 33 ans, tumeur suppurée, ablation partielle, guérison; [...]. Soc. anat.-méd. de Lyon, 3 février 1921, Lyon méd., XCV[...], p. 228. Femme opérée par Durand, bilatérale; [...] Chavernac, d'après Presse méd., Paris, 17 [...] 1898.

(²) Kroug, Allg. med. cent.-Zeitung, 17 avril 1901, n° 31, p. 349. Femme opérée avec succès par [...]. F. von Winckel a dit, au Congrès international de Moscou, en 1897, que la résection des annexes n'est utile que si elles sont facilement accessibles. Je crois que l'on doit aller un peu plus loin. Chez une malade de Chaput, la tradition a pu pour [...] une ablation très douloureuse incomplète.

propos de certaines tuberculoses iléo-cœcales : on a vu des collections tubo-ovariennes se résorber peu à peu, jusqu'à complète disparition même, soit après laparatomie simple, soit après ablation incomplète. Ce n'est toutefois qu'un pis aller, car l'organe malade, laissé en place, a parfois été l'origine d'une récidive.

C'est un motif de plus pour recourir, en principe, à la laparotomie abdominale et non, comme l'ont conseillé, en 1898, Löhlein et Condamin (de Lyon), puis plus récemment Baumgart (1901) à l'incision vaginale (¹), plus déclive prétendent ces auteurs, plus respectueuse des adhérences supérieures, par conséquent exposant moins aux déchirures de l'intestin et aux inoculations de la grande cavité péritonéale. En fait, de la statistique de Baumgart résulte que des deux procédés la mortalité est à peu près la même (28,5 et 29,4 p. 100), et je ne vois pas, dès lors, ce qui plaide en faveur des opérations vaginales (²).

VIII

Sous quelque angle qu'on les examine, ces faits sont très disparates, et même bon nombre d'entre eux sont, malgré l'étiquette, des péritonites fibreuses ou fibro-caséeuses généralisées—ou presque—avec une simple prédominance locale qui leur imprime un cachet particulier. D'autres de ces formes généralisées, où la laparotomie est indiscutablement utile, souvent même urgente, sont celles où se produisent des accidents d'occlusion intestinale (³).

Dans quelques cas, la laparotomie — qui d'ailleurs même alors a pu être utile — n'a permis de voir aucun obstacle, et certaines de ces occlusions semblent être paralytiques. D'habitude elles sont mécaniques, dues soit à des brides limitées qui agissent par striction ou par couture, soit à des adhérences qui agglutinent les anses en paquet (⁴). Bérard (de Lyon) a signalé, à côté de cela, quelques faits rares d'invagination. Les brides sont plus fréquentes dans

---

(¹) Löhlein, *Therap. Wochenschr.*, 1898, n° 38, p. [illegible] ; Baumgart, *th. de doct.*, Lyon, 1898-99, n° 40 ; Baumgart, *Deut. med. Woch.*, Leipzig, 1901, n° 2 et 3, fig. 19 et 20.

(²) Voyez une hystérectomie vaginale pratiquée dans un cas avec abcès rétro-utérin par [illegible] et Bouquié, *Rev. mens. de gyn., obst. et péd.*, Bordeaux, 1900, p. 40. Cf. thèses inaugurales de H. Bau[...], Lyon, 1906-1907 ; de A. Koer, Greifswald, 1903.

(³) Lucas, *Gaz. des hôp.*, Paris, 7 déc. 1891, p. [illegible] ; Bonnamour, *th. de doct.*, Paris 1900-1901, n° 119 ; Hurrion, *th. de doct.*, Lyon, 1898-99, n° 115 ; Kirmisson, *Bull. méd.*, 1901, p. [illegible] ; Pollosson, *Nord méd.*, Lille, 1902, p. 28 ; Bonnamour, *rev. méd-chir. du Centre*, 1901, p. 35[...].

(⁴) Guinard a présenté à la Société de Chirurgie de Paris (25 juin 1898, p. 698) un garçon guéri par laparotomie d'une occlusion par étranglement d'une anse d'intestin à travers une maille du grand épiploon grillagé.

la forme miliaire sèche; elles peuvent être le reliquat d'une péritonite tuberculeuse autrefois opérée, le reste du péritoine étant redevenu sain [1].

À ces deux ordres de lésions, bride ou agglutination en masse, répondent à peu près deux variétés cliniques: étranglement brusque, aigu; obstruction lente, chronique, plus fréquente que la précédente, et conduisant par degrés insensibles de la constipation avec débâcles à l'arrêt complet des matières. Et cela répond, en outre, à une autre division: les occlusions chroniques sont précédées d'une péritonite tuberculeuse en général connue à l'avance; les aiguës, au contraire, ont coutume d'éclater au milieu d'une santé en apparence parfaite et sont, comme les fausses appendicites, révélatrices d'une péritonite tuberculeuse latente.

Si quelques occlusions chroniques, degrés extrêmes de la constipation, peuvent céder aux moyens dits médicaux [2], la plupart y résistent; quant aux aiguës, la laparotomie y est, sans discussion, la seule chance de salut. Pour ces dernières, l'opération est relativement facile et bénigne; elle consiste à couper une bride. Dans les agglutinations, au contraire, le pronostic est bien plus sombre, car l'opération est laborieuse et grave par elle-même, pour libérer, dans la mesure du possible, des anses accolées et friables, couper une ou plusieurs brides, évacuer des poches liquides. Sur quatre malades de cette espèce, j'ai vu succomber, au troisième jour — après avoir été à la selle — une fille chez laquelle éclatèrent brusquement, au bout de 48 heures, des accidents suraigus de péritonite par section complète secondaire d'une anse grêle préalablement serrée par une bride [3]; un garçon est mort au bout de 8 jours, après rétablissement partiel et intermittent du cours des matières, mais avec reprise finale de l'occlusion; deux enfin ont guéri et ont été revus bien portants au bout de deux et trois ans.

IX

Quel enseignement tirer des cas où nous avons opéré, soit en raison de fautes de diagnostic, soit en raison d'accidents qui nous

[1] Routier, *Bull. et mém. de la Soc. de Chir.*, Paris, déc. 189., p. ... Femme opérée antérieurement par G. Marchant.

[2] Par exemple, une observation de Coglie..., *Arch. de méd. et pharm. milit.*, Paris, 189., p. 53.

[3] P. Arnoux, *Clin. hebd. de méd. et chir.*, Paris, 1898, p. 19.

ont forcé la main ? qu'avec de la prudence l'opération est relativement peu grave ; que, de plus, parmi ces malades, assez bon nombre ont bénéficié sinon d'une guérison totale, au moins d'une amélioration considérable. Je viens de citer trois malades que probablement je n'aurais pas opérés si je n'y avais été conduit chez l'une par un diagnostic erroné d'appendicite pelvienne, chez deux autres par une occlusion urgente. Or, ces trois malades sont en bonne santé.

D'où il est permis de conclure que — rarement sans doute — lorsque le traitement médical est inefficace et lorsque l'on constate que viscères et état général sont respectés, on est en droit d'opérer certaines péritonites fibreuses et fibro-caséeuses.

Le chirurgien devra être d'une grande douceur ; pour chercher les petites collections ascitiques, pour libérer les adhérences, il portera à l'intestin une attention extrême. Le plus souvent le drainage sera indiqué.

Parmi les accidents post-opératoires, je signalerai les fistules stercorales par perforation secondaire de l'intestin, sans doute ulcéré à l'avance. Quelques-uns des malades ont néanmoins guéri, et même définitivement.

X

Quelle que soit la forme de péritonite opérée — et en cela médecine et chirurgie peuvent se donner la main — les récidives après guérison ou amélioration apparentes ne sont pas rares ; et tandis qu'autour de ces faits les médecins mènent assez grand bruit lorsqu'ils ont réussi, sans nouvel acte opératoire, à enrayer de nouveau le mal, les chirurgiens en font connaître d'autres où ils ont obtenu le résultat cherché à l'aide d'une seconde laparotomie, parfois même à l'aide de plusieurs laparotomies successives, à intervalles variant de quelques jours à quelques mois : de 7 jours à 23 mois parmi 20 faits réunis en 1900 par Galvagni (d'Athènes). Je rappellerai que dans une observation de Richelot mentionnée plus haut à propos des cures constatées anatomiquement au moment d'une opération pour éventration, il s'agit précisément d'une laparotomie itérative, dont le résultat définitif et favorable se trouve ainsi démontré ; et il est à remarquer que la première incision, pour péritonite ascitique, avait été suivie d'une évolution telle, qu'à l'œil nu, Léon Labbé avait redouté une carcinose diffuse et avait recousu le ventre sans autre forme de procès. Dans la statistique doit citée de Chrobak, sur 19 cas, 5 récidives ainsi opérées au bout de 3 à 7 mois donnèrent 2 guérisons définitives et 1 mort 5 mois après, par phthisie, sans retour de péritonite.

Certains auteurs — et la statistique de Chrobak le prouve — systématisent volontiers cette pratique; et ceux qui opèrent sans trop attendre ont parfois noté qu'au moment de la seconde intervention les tubercules vus lors de la première étaient déjà en voie de résorption. La première opération n'a donc pas été inutile, et l'on demande à la seconde de donner un nouveau coup de fouet aux défenseurs du péritoine inoculé par le bacille de Koch ([1]).

Les expérimentateurs nous ont fourni, jusqu'à un certain point, l'explication de ces phénomènes, et sans entrer dans le détail d'études encore par endroits discordantes, je dois exposer quelques faits directement applicables à la chirurgie.

De la plupart des séries où, après inoculation, les animaux (chiens, lapins ou cobayes) ont été les uns opérés et les autres abandonnés à eux-mêmes, il semble résulter que la laparotomie améliore, en moyenne, le pronostic de la tuberculose péritonéale expérimentale. Saltykow ([2]), sans contester la valeur des observations humaines, n'y voit pas grande différence sur deux séries de lapins, l'une de 16 non opérés, l'autre de 14 opérés; mais Nannotti et Baccocchi constatent que les animaux non opérés meurent, que les chiens opérés guérissent dans la proportion de 7 sur 9, et que les lapins meurent beaucoup moins vite. Les bacilles dégénérés perdent leur virulence, et le péritoine peut même reprendre un aspect normal.

Ces recherches expérimentales nous donnent, en outre, quelques renseignements sur l'époque où la laparotomie est opportune, et il est naturel, en principe, qu'il ne faille pas trop attendre. Il convient, cependant, de ne pas trop se hâter, et voici ce que nous apprend Galli ([3]).

Pour cet auteur, outre la mise en œuvre des défenses de l'organisme — inflammation substitutive, phagocytose, action bactéricide des sérosités ([4]), — la laparotomie a, sur les cellules épithélioïdes, même sans augmentation du tissu conjonctif, une action dégénérative spéciale. Ces cellules deviennent hydropiques et leu-

([1]) GOUVANISH, d'Athènes, Congrès intern. de méd., Paris, 1900, sect. de chir.; p. 640; PENSON, th. de doct., Paris, 1900-1901, n° 63; LEMAINE, th. de doct., Paris, 1899-1900, n° 167.
([2]) SALTYKOW, Arch. de méd. expér., Paris, 1908, p. 373.
([3]) GALLI, Arch. f. klin. Chir., Berlin, 1902, t. LXI, pp. 348 et 794.
([4]) Voy. sur ce point spécial une revue de GARNIER, Rev. de la tub., Paris, 1902, p. 227.

tement se dissocient, pourvu qu'elles en soient encore à la première période de leur évolution, avant la seconde période que caractérise la caséification, mais pourvu, aussi, qu'elles ne soient pas trop jeunes. Le seul tubercule fibreux se laisserait donc influencer, à condition d'être déjà bien développé, comme si, à un moment donné, il hésitait entre la sclérose curative et la caséification, et si la laparotomie le poussait alors dans le sens favorable.

L'expérimentation confirme donc ce que nous a enseigné la clinique : n'opérer ni trop tôt ni trop tard, demander au médecin l'entrée de jeu, mais en cas d'échec prier le chirurgien de rétablir la partie avant qu'elle ne soit désespérée. Quant aux résultats possibles de la laparotomie itérative, ils s'expliquent par ce fait que la deuxième opération améliore les tubercules encore trop jeunes pour avoir été modifiés par la première ; celle-ci ayant pourtant eu l'utilité de ne pas laisser aller trop loin les premières lésions mûres. Toutes les poussées ne sont pas contemporaines, toutes les lésions, dans chacune, ne vont point d'un pas égal : à cela précisément s'adaptent les laparotomies successives.

* * *

La conclusion qui se dégage à la fin de cet exposé me paraît bien être celle que j'ai mise en vedette : malgré les efforts faits dans ce sens depuis quelques années, il ne semble pas qu'au cours de la péritonite tuberculeuse le chirurgien ait pour unique rôle de parer à quelques complications spéciales ou de commettre des erreurs de diagnostic.

Certes, ceux qui ont pensé, il y a 15 ans, que toute péritonite tuberculeuse reconnue serait justiciable de la laparotomie, ceux-là ont eu tort. Mais certainement aussi se trompent ceux qui croient à l'efficacité à peu près constante de la médecine seule et, dans les diverses formes anatomiques, la chirurgie conserve des indications.

On trouvera peut-être que, dans ce rapport, je ne formule pas avec précision quelles sont ces indications, auxquelles je persiste à croire. C'est qu'il s'agit là, à mon sens, d'une étude clinique propre à chaque malade, pour apprécier à quel moment, dans un cas déterminé, le chirurgien doit remplacer le médecin. Ceux qui répondent : jamais, ont aussi tort que ceux qui répondaient : toujours, il y a 15 ans. Mais encore est-il exact qu'à ceux-là nous sommes redevables des connaissances cliniques et anatomo-pathologiques sans lesquelles nous serions encore dans l'ornière de la médecine ancienne.

THÈME : **AFFECTIONS SPASTIQUES DE L'ENFANCE: CLASSIFICATION ET PATHOGÉNIE**

Par MM. P. HAUSHALTER, Prof. agr. à la Faculté de NANCY,
et R. COLLIN, Prosecteur

Du groupe des *affections spasmodiques de l'enfance* caractérisées par la contracture persistante et involontaire de certains muscles s'éliminent par le fait même celles où manquent les signes essentiels de la contracture spasmodique, par exemple celles où s'observent seulement des *convulsions toniques* à localisation variée, qui sont essentiellement *transitoires*; celles où l'on constate des raccourcissements musculaires par adaptation comme dans les *myopathies*, des rétractions fibreuses immobilisant les membres dans des positions analogues à celles qu'amène la contracture, comme dans la *paralysie infantile*. S'éliminent également les affections comme la *myotonie congénitale* d'Erb (*maladie de* THOMSEN) consistant en une durée prolongée des contractions commandées par la volonté, la *paramyotonie congénitale* d'EULENBURG, caractérisée par des contractions brusques involontaires, sans déplacement; l'affection familiale récemment décrite par Madame NAGEOTTE-WIBOUCHEWITCH sous le nom de *raideur juvénile généralisée*, consistant en une raideur musculaire sans contracture, survenant au moment de la plus grande croissance et semblant résulter d'une dysharmonie entre l'accroissement du muscle et celui de l'os.

Nous ne comprendrons pas au nombre des états spasmodiques infantiles les faits où la contracture, d'une durée limitée, ressortit à des *intoxications transitoires*, qui d'ailleurs n'affectent pas l'enfant d'une façon spéciale (tétanos, tétanie, empoisonnement par la strychnine, etc...), pas plus que ceux où la raideur spasmodique est symptomatique d'une *affection aiguë des méninges*.

On doit réserver, semble-t-il, le nom d'affections spasmodiques infantiles aux maladies propres au jeune âge dans lesquelles le fait dominant est le caractère spastique des troubles moteurs persistants et qui doivent un caractère particulier aux conditions spéciales, au jeune âge. Ainsi s'excluent encore les paralysies spasmodiques dues à une compression de la moelle par des tumeurs de nature diverse, le mal de POTT, les contractures de nature hystérique avec leurs localisations de types variés.

Les affections spasmodiques de l'enfant, comme celles de l'adulte, sont liées à une altération de la voie pyramidale; mais chez l'enfant, cette altération survient souvent à une époque où le développement de la voie motrice n'est pas terminé: la clinique montre que la plupart des affections spasmodiques de l'enfance remontent à une période antérieure à la quatrième année (¹), et rigoureusement, elles ne doivent être considérées comme «infantiles» que jusqu'à cette époque.

La classification des affections spasmodiques infantiles, conçues dans le sens indiqué, peut être *clinique* ou *pathogénique: clinique*, elle admettra des variétés suivant la répartition de la contracture, les symptômes surajoutés, suivant les conditions étiologiques susceptibles d'influencer les modalités, suivant l'évolution, etc. Une classification *pathogénique* se baserait sur la connaissance des lésions qui se trouvent à la clef des affections spasmodiques, du mécanisme par lequel ces lésions amènent la rigidité; elle suppose bien assises les notions relatives à la physiologie de la contracture en général; elle ne peut reposer que sur des faits bien établis, bien analysés, bien distribués.

Division clinique des affections spasmodiques infantiles

L'*hémiplégie spasmodique infantile* réalise un type bien distinct, survenant assez fréquemment dans les quatre premières années de la vie, amené par des facteurs étiologiques divers agissant sur un hémisphère cérébral; l'hémiplégie s'accompagne rapidement, mais non fatalement, de contracture spasmodique plus ou moins accentuée, quelquefois excessive, prédominant au membre supérieur, sans nécessairement respecter la face, réalisant souvent avec exagération les déformations banales de la contracture post-hémiplégique classique. L'*hémiatrophie musculaire et osseuse*, qui l'accompagne presque toujours, donne au tableau clinique de l'hémiplégie spasmodisque infantile un de ses caractères les plus saillants.

L'*hémiathétose* ou l'*hémichorée* est un symptôme qui se surajoute quelquefois à l'hémiplégie spasmodique, dans les cas où la

---

(¹) Époque où la voie motrice peut être considérée comme définitivement achevée.

contracture est compatible avec une mobilité plus ou moins marquée des articulations. L'hémiplégie spasmodique infantile est accompagnée presque constamment de *troubles épileptiques* et de *troubles intellectuels* pouvant aller de la débilité mentale à l'idiotie la plus complète. Après avoir progressé quelque temps, la paralysie spasmodique devient stationnaire; elle est irrémédiable.

Dans quelques cas, la paralysie spasmodique prédomine tellement dans un membre ou dans un segment de membre, et demeure si atténuée dans le reste de la moitié du corps hémiplégique qu'il semble qu'on ait affaire à de véritables *monoplégies avec contracture*; cette monoplégie peut être *brachiale* ou *crurale*, et la topographie de la paralysie et du spasme est la même que dans l'hémiplégie commune; dans un membre même, la paralysie spasmodique peut être *segmentaire*; elle peut être *faciale* avec les caractères de la paralysie faciale spasmodique d'origine cérébrale.

A côté de l'hémiplégie proprement dite, unilatérale, existe un type *d'hémiplégie spasmodique bilatérale*, offrant des deux côtés du corps les caractères essentiels attribués à l'hémiplégie spasmodique infantile: paralysie spasmodique prédominant aux membres supérieurs, atrophie musculaire et osseuse, troubles intellectuels, épilepsie, incurabilité; des mouvements choréo-athétoïdes peuvent compliquer atte diplégie.

Souvent, dans les diplégies spasmodiques, compliquées de troubles intellectuels et d'épilepsie et reconnaissant une origine cérébrale incontestable, la raideur plus ou moins généralisée aux membres, aux muscles dorso-lombaires, à la face, aux muscles de l'œil, ne revêt pas l'aspect de l'hémiplégie double: la contracture prédomine notablement aux membres inférieurs qui sont accolés en adduction, la pointe du pied généralement dirigée en dedans; les membres supérieurs sont rigides mais plus ou moins libres de leurs mouvements, qui peuvent revêtir un caractère athétoïde; c'est la diplégie cérébrale à prédominance ou à *forme paraplégique*.

A côté des diplégies avec contracture se placent certaines formes *d'athétose double* et de *chorée congénitale*, accompagnées de raideur musculaire, de troubles intellectuels, souvent d'épilepsie, et dans lesquelles la paralysie spasmodique est plus ou moins masquée par les mouvements anormaux; comme les diplégies spasmodiques des groupes précédents, ces états choréo-athétosiques demeurent stationnaires et irrémédiables.

Un type bien distinct parmi les affections spasmodiques infantiles est constitué par celui dans lequel *la rigidité musculaire réa-*

lise à elle seule tout le tableau clinique ; il n'existe point de paralysie, l'impotence des membres vient de la raideur musculaire ; il n'existe point de troubles intellectuels, ni de convulsions.

La rigidité peut être *généralisée*, occupant les muscles de la face, des yeux, du tronc, des membres, prédominant toujours aux membres inférieurs où elle amène une attitude fixe avec rotation en dedans; adduction forcée, équinisme; elle peut être nettement limitée aux membres inférieurs, constituant le *type paraplégique pur*; il semble même qu'elle puisse dans certains cas se cantonner aux muscles du mollet, réalisant certaines formes de *pieds bots spasmodiques bilatéraux* (Oddo). L'affection est toujours congénitale. Entre la forme généralisée et la forme paraplégique pure peut se rencontrer une série de termes de transition; il existe aussi des *formes frustes*, atténuées ou incomplètes dans lesquelles la rigidité musculaire est peu marquée ou difficile à démasquer. Dans la rigidité spasmodique pure, il existe une tendance progressive et naturelle vers l'amélioration, aboutissant quelquefois aux limites de la guérison.

Un groupe très naturel est réalisé par les *formes familiales des affections spasmodiques infantiles*.

Cliniquement, on distingue dans ce groupe plusieurs catégories: l'une est caractérisée par une rigidité limitée aux membres inférieurs avec intégrité des membres supérieurs, du tronc et de la face: c'est le *tabes spasmodique familial*; dans une autre, certains symptômes s'ajoutent un spasme, tremblement intentionnel, troubles de la parole (bradylalie), troubles oculaires (strabisme, nystagmus); dans une troisième, outre le spasme s'observent une démarche tabéto-spasmodique, des mouvements ou des secousses choréiformes, de l'irritabilité motrice. Les troubles intellectuels sont habituels, l'épilepsie s'observe assez souvent. L'un des caractères essentiels est la nature familiale de l'affection, débutant à un âge variable, toujours le même pour une même famille, l'aspect de la maladie ne changeant pas généralement dans une même famille; la maladie débute ordinairement après un an, quelquefois dans la jeunesse et même plus tard; un autre caractère essentiel, c'est que l'évolution est toujours fatalement progressive.

Il est incontestable que les différents groupes d'affections spasmodiques que nous venons d'énumérer répondent à des réalités cliniques.

La *diplégie spasmodique familiale* avec son étiologie spéciale, son début relativement tardif, son évolution progressive, se distingue nettement des autres groupes.

La *rigidité spasmodique pure*, paraplégique ou généralisée, dépourvue de paralysie, de troubles intellectuels, de convulsions, avec son début congénital, sa tendance régressive est cliniquement bien différenciée; elle répond à la forme spinale de la maladie décrite par Little et qui porte son nom. Elle est spéciale aux enfants nés avant terme : sa cause est, dit-on, l'agénésie du faisceau pyramidal résultant de cette naissance prématurée, surprenant ce faisceau à une phase très imparfaite de son développement (BRISSAUD, VAN GEHUCHTEN, GRASSET, CROCQ); la rigidité serait même d'autant plus généralisée que la naissance est plus précoce, et partant, le faisceau moins développé. Une preuve de la lésion pyramidale résiderait dans l'existence du signe des orteils (signe de BABINSKI) (¹) et dans l'absence du réflexe cutané, la cryptorchidie observée dans quelques cas serait même l'effet de l'absence du réflexe crémastérien (VAN GEHUCHTEN) (²). L'action de la naissance prématurée sur le cordon pyramidal peut d'ailleurs être renforcée par des conditions diverses d'ordre toxique, infectieux, ou héréditaires, en particulier par la syphilis, disent plusieurs auteurs; ainsi s'explique que beaucoup des prématurés rigides sont de plus des débiles.

Un groupe naturel aussi est réalisé par les *diplégies cérébrales spasmodiques compliquées* de paralysies, de convulsions, de choréo-athétose, de psychopathies, *sans tendance à la régression* ou à la progression continue, se développant à la suite d'un *accouchement laborieux* qui amène dans l'écorce cérébrale des altérations d'ordre mécanique ou circulatoire, ou résultant de *lésions et de malformations cérébrales diverses*.

Toutes ces formes, hémiplégie et diplégie cérébrales spasmodiques développées dans les premiers temps de l'existence, athétose double, rigidité généralisée d'origine obstétricale, rigidité des enfants nés avant terme, types familiaux, doivent d'après certaines opinions, demeurer bien distinctes, elles n'ont de caractère commun que la contracture et l'on ne saurait pour cette seule raison

---

(¹) D'après Crocq (XIᵉ *Congrès des aliénistes et neurologistes* 1901) l'extension des orteils produite par l'excitation légère de la plante du pied est la règle jusqu'à l'âge de 6 à 12 mois, puis elle fait place progressivement à la flexion. Par conséquent, le réflexe de Babinski n'a aucune signification pathologique chez l'enfant nouveau-né.

(²) Dans le cas de microgyrie que nous avons publié cette année, il existait une cryptorchidie unilatérale avec une *double lésion pyramidale*.

les confondre dans un même groupe; par leur étiologie, leur symptomatologie, leur évolution propre, elles réalisent des maladies séparées.

La *rigidité spasmodique des enfants nés avant terme*, en particulier, est enfermée dans un cadre bien défini où il n'entre que des faits homogènes; c'est à cette affection que plusieurs auteurs réservent exclusivement le nom de *maladie de Little*, bien que Little, dans sa description ait eu surtout en vue une forme cérébro-spinale avec troubles intellectuels, convulsions, choréo-athétose; la maladie de Little, suivant cette conception moderne, doit être radicalement distinguée des autres diplégies spasmodiques de l'enfance.

Selon d'autres opinions s'appuyant sur divers arguments, les affections spasmodiques infantiles dont il a été question répondent bien à des aspects cliniques, à des points de repère; mais entre elles, il n'est pas possible de tracer des frontières immuables.

On admet cependant qu'une exception doit être faite pour les formes familiales des diplégies spasmodiques. Dans ces états, on rencontre bien des cas qui simulent la sclérose en plaques, d'autres qui confinent à la maladie de Friedreich, d'autres à l'hérédo-ataxie cérébelleuse; il est certain aussi que sans vouloir confondre la rigidité spasmodique familiale, la maladie de Friedreich, l'hérédo-ataxie cérébelleuse, on peut sans artifice, pour arriver de l'une à l'autre, trouver une série de termes de transition dont le classement dans un des types est malaisé; on peut imaginer que les processus dégénératifs de certains systèmes de l'axe nerveux se produisant à des étapes diverses de l'existence et liés à une malformation congénitale, héréditaire ou familiale de ces systèmes, peuvent en frappant distinctement ou concomitamment plusieurs systèmes réaliser les types purs ou les formes de transition.

Mais, types purs ou formes de transition, ces affections présentent toujours les caractères qui ont été assignés aux maladies familiales du système nerveux. Cependant, sur ce point, il ne faut pas être trop absolu; il existe des faits d'affections spasmodiques infantiles reproduisant cliniquement un des types attribués à la forme familiale sans que la forme familiale existe; l'un de nous en a rapporté un exemple.

A un autre point de vue, la naissance prématurée considérée comme condition étiologique de la forme de rigidité pure où la tendance régressive serait la règle a été observée par SCHULTZE dans des formes familiales dont un des caractères fondamentaux est l'évolution progressive.

Quant aux états pathologiques désignés sous le nom d'hémiplégie ou de diplégie spasmodiques, d'athétose congénitale, de rigidité spasmodique, de maladie de Little, ils seraient, non pas des espèces morbides, mais «simplement des types qui réalisent d'une certaine façon l'association de quelques symptômes parmi lesquels dominent la contracture et la paralysie motrice» (RAYMOND). Ce sont avec des nuances les opinions exprimées dans les travaux de FREUD, MASSALONGO, ROSENTHAL, LANNOIS, HARTEMANN, CESTAN, CANEL, qui réunissent sous le nom de syndrome de Little tous ces types morbides. Pour BRISSAUD, au contraire, les diplégies postérieures à la naissance devraient être distraites de ce syndrome, parce qu'elles manquent des moments étiologiques indiqués par Little, congénitalité et origine obstétricale.

Il existe des combinaisons multiples et en proportions variées de divers symptômes, contractures, paralysies, mouvements athétoïdes, convulsions, troubles trophiques, troubles intellectuels, réalisant des modalités qu'il est difficile de classer et qui constituent des formes de passage. Entre le type de l'hémiplégie double, par exemple, qui conserve les caractères de l'hémiplégie spasmodique (prédominance aux membres supérieurs, troubles intellectuels, convulsions, troubles trophiques) d'une part, et d'autre part le type de la rigidité généralisée à prédominance paraplégique (troubles intellectuels, convulsions, mouvements athétoïdes dans les membres supérieurs) on observe cliniquement des séries de transition. Et combien il est difficile, bien souvent, de décider si une raideur diplégique doit être étiquetée hémiplégie double ou rigidité généralisée! On peut observer même des associations d'hémiplégie unilatérale à des cas de rigidité à forme paraplégique; on a vu une paralysie du bras ou de la face combinée avec une paraplégie spasmodique.

Le facteur étiologique ne peut aider d'une façon absolue à établir des limites. L'hémiplégie double, la diplégie cérébrale serait rarement congénitale; mais nombre d'autopsies au contraire font foi qu'elle résulte très souvent de lésions antérieures à la naissance; beaucoup de diplégies qu'on rattache à des lésions cérébrales attribuées à des infections accidentelles de la première enfance ressortissent en réalité à des altérations remontant à la vie intra-utérine, et dont les signes demeurent latents ou méconnus durant les premiers mois de l'existence.

La rigidité généralisée avec prédominance aux membres inférieurs, maladresse athétoïde des membres supérieurs, troubles intellectuels, convulsions, se voit souvent après une naissance laborieuse ou asphyxique; mais il est incontestable aussi que le même syndrome peut être réalisé par des lésions cérébrales développées pendant la vie intra-utérine ou même après la naissance.

D'autre part, la naissance asphyxique, quand elle est provoquée par des lésions capables d'amener la rigidité, ne produit pas fatalement la forme généralisée et peut quelquefois développer la rigidité, paraplégique; enfin les troubles intellectuels peuvent manquer chez des enfants atteints de rigidité d'origine dystocique.

A un autre point de vue, étant donné la rareté des affections spasmodiques à la suite des accouchements laborieux et la fréquence des accouchements laborieux, il est légitime, sans nier les rapports qui peuvent exister entre la naissance asphyxique et la rigidité de se demander si d'autres facteurs ne s'ajoutent pas aux circonstances de l'accouchement, si ces facteurs ne sont pas les mêmes qui interviennent pour déterminer la naissance avant terme et favoriser le développement de certaines affections spasmodiques.

Entre la choréo-athétose accompagnée de raideur musculaire plus ou moins marquée, et la diplégie spasmodique ou la rigidité généralisée accompagnée de mouvements athétoïdes, il existe toutes les transitions: logiquement, l'athétose double peut donc être rangée dans le groupe des affections spasmodiques de l'enfance.

Mais, affirment plusieurs observateurs avec MARIE, BRISSAUD, VAN GEHUCHTEN, si le groupe comprenant les diplégies cérébrales, la rigidité d'origine obstétricale, l'athétose double, peut être maintenu, s'il est possible pour les formes précédemment énoncées d'admettre des fusions, il n'est pas permis de confondre dans ce groupe et avec ces formes la rigidité spasmodique sans paralysie, sans troubles intellectuels, avec tendance à la guérison, en un mot, la *rigidité des enfants nés avant terme*, celle qui est d'autant plus généralisée que l'enfant vient au monde à une époque plus éloignée du terme normal.

On objecte à cette distinction absolue la difficulté de juger chez un enfant rigide le degré de la paralysie, la possibilité bien démontrée de troubles intellectuels chez des enfants rigides nés avant terme, la non concordance absolue entre le moment de la naissance et la généralisation de la contracture. Ces objections s'adressent moins aux rapports qui unissent la naissance avant terme et la rigidité qu'à l'influence que l'on attribue à la naissance prématurée sur le mécanisme de la contracture. On ne peut nier, il est vrai, que parmi les enfants atteints d'affection spasmodique, un grand nombre sont nés avant terme, que les rigides venus au monde avant l'heure présentent souvent une forme particulière de la maladie. Il faut cependant reconnaître que la naissance prématurée, même chez les débiles, est bien loin d'amener toujours la rigidité ; de plus, la raideur chez les enfants nés avant terme ne répond pas fatalement au type de la rigidité pure, avec tendance à la guérison, et entre la forme de rigidité habituelle aux prématurés et les autres formes plus complexes, il existe des termes de passage : il faut probablement en induire que la naissance avant terme n'est pas une condition suffisante pour réaliser la rigidité qui demande pour se produire le concours d'autres circonstances.

En d'autres termes, il ne semble pas exister un rapport constant et invariable entre tel facteur étiologique invoqué et telle forme clinique des affections spasmodiques infantiles : l'étiologie, d'après les partisans de la théorie unieiste, ne saurait donc autoriser à diviser le groupe des rigidités spastiques de l'enfance en plusieurs espèces morbides distinctes.

Pour décider en dernier ressort, si, dans ce groupe complexe d'affections, il est légitime de distinguer autre chose que des types cliniques dont la réalité n'est contestée par personne, mais précisément des espèces ayant droit à la classification; s'il y a lieu de séparer en particulier un type morbide caractérisé par l'accouchement avant terme comme étiologie, l'existence de contractures comme seul symptôme, la tendance régressive comme évolution, des faits où la contracture est déterminée par une lésion encéphalique congénitale ou obstétricale; si parmi ces faits encore il y a des espèces nouvelles a fixer; il faut déterminer si a un groupe clinique donné, auquel on attribue une étiologie spéciale, correspondent, dans le système nerveux, des altérations susceptibles d'être réalisées pas l'étiologie incriminée et susceptibles d'éclairer l'interprétation des symptômes et leur évolution. Une classification idéale devrait résulter de la concordance des renseignements fournis par la clinique, la connaissance des causes, l'anatomie pathologique.

Afin de pouvoir établir ultérieurement si cette concordance existe, il est nécessaire de rechercher d'abord, s'il existe des lésions spéciales, caractéristiques d'un type clinique donné — et si, d'autre part, certains facteurs étiologiques bien définis, tels que l'accouchement laborieux, l'asphyxie à la naissance, s'accompagnent fatalement de modifications pathologiques du système nerveux toujours semblables à elles-mêmes.

En un mot, pour résoudre, ou au moins pour poser avec quelque solidité, le problème nosologique des rigidités spasmodiques infantiles, il nous faut étudier ici les données anatomiques que nous possédons sur ce sujet, données indispensables à tout édifice nosologique ou pathogénique (¹).

Anatomie pathologique

Dans toute affection organique du système nerveux, la *lésion initiale* d'une région déterminée du névraxe s'accompagne au bout d'un certain temps de *lésions* à distance ou *secondaires*. Ce fait est exprimé par la loi de WALLER: Un tube nerveux dégénère lorsqu'il est séparé de son centre trophique.

«Chez l'homme arrivé à son complet développement, dit DEJERINE, le résultat de lésions portant sur les centres trophiques encéphalo-médullaires ou sur le trajet des fibres nerveuses se traduit uniquement par un processus de dégénérescence — disparition du cylindraxe et de la myéline avec sclérose consécutive; —dans les cas de lésion congénitale ou survenue dans le bas âge, le processus de dégénérescence est accompagné d'un arrêt de développement d'autant plus prononcé que l'apparition de la lésion aura été plus précoce.»

Conformément à ces données générales, nous étudierons successivement dans ce chapitre d'anatomie pathologique les *lésions primaires ou initiales* des centres nerveux, et les *lésions secondaires* consécutives aux précédentes.

Remarquons dès maintenant que, dans les affections spasmodiques infantiles, les lésions primaires sont extrêmement variées dans leur expression anatomique, tandis que les lésions secondaires se ramènent facilement à quelques types très simples.

Disons encore que les faits que nous grouperons dans le paragraphe des lésions primaires sont, plus exactement, la forme anatomique actuelle des lésions primaires réelles — processus sur la nature desquels il est souvent impossible de se prononcer, du

---

(¹) Le chapitre d'anatomie pathologique est celui des plus véritables aussi bien au point de vue d'une classification des rigidités infantiles que de leur explication pathogénique. Aussi n'y a-t-il aucun inconvénient à le placer ici avant toute introduction à l'étude de la physiologie pathologique de la contracture des enfants rigides.

moins si l'on s'enferme dans les limites étroites de l'anatomie pathologique. En fait, les véritables lésions initiales nous échappent la plupart du temps à l'autopsie, et ce sont leurs cicatrices que nous décrivons.

Dans les rigidités spasmodiques infantiles, c'est *l'encéphale* qui est le siège des processus morbides primaires, dans l'immense majorité des cas. On ne connaît à l'heure actuelle que deux faits où la *moelle épinière* fut touchée en premier lieu.

Les *lésions secondaires* portent constamment sur le *faisceau pyramidal*, et accessoirement sur d'autres systèmes de fibres, le corps calleux par exemple.

Nous avons pu réunir cinquante-six observations suivies d'autopsie depuis 1885 jusqu'aujourd'hui, et nous avons cherché méthodiquement à extraire de chacune d'elles un certain nombre de faits que nous avons groupés en des tableaux annexés à ce chapitre.

Pour rendre plus saisissante la topographie des lésions et permettre d'en constater immédiatement l'unité anatomique ou la diversité, nous avons adopté pour les centres nerveux la division embryologique communément employée par les anatomistes.

Télencéphale ou cerveau antérieur comprenant	les hémisphères cérébraux les lobes olfactifs les corps striés le septum lucidum le trigone cérébral le corps calleux la corne d'Ammon, etc.
Sa cavité constitue les.	ventricules latéraux.
Diencéphale ou cerveau intermédiaire comprenant	les couches optiques le chiasma l'infundibulum les éminences mamillaires la glande pituitaire la glande pinéale.
Sa cavité constitue le.	3e ventricule.
Mésencéphale ou cerveau moyen comprenant	les tubercules quadrijumeaux les pédoncules cérébraux les corps genouillés.
Sa cavité constitue.	l'aqueduc de Sylvius,
Métencéphale ou cerveau postérieur comprenant	le cervelet la protubérance annulaire.
Sa cavité constitue.	la partie sup du 4e ventricule.
Myélencéphale ou arrière-cerveau comprenant	le bulbe rachidien.

Sa cavité constitue.................... le 4e ventricule.
Moelle épinière..................... avec canal de l'épendyme.

Cette division nous a été très précieuse; à elle seule, elle met en évidence un certain nombre de faits intéressants.

LÉSIONS PRIMAIRES DES CENTRES NERVEUX

Pour la clarté de l'exposition, nous avons dû réunir les observations en un certain nombre de groupes.

La classification que nous adoptons est certainement artificielle sous quelque rapport, et les progrès de l'anatomie pathologique en modifieront la forme. Les compartiments dans lesquels nous avons placé les faits communiquent les uns avec les autres et plusieurs d'entre eux mériteraient certainement d'être réunis. L'abus que l'on a fait de quelques mots oblige parfois à classer sous des rubriques différentes des faits identiques; c'est ainsi que certains cas étiquetés microgyrie pourraient figurer aisément au chapitre sclérose cérébrale ou inversement.

Par ordre de fréquence, voici quelles sont les lésions primaires du névraxe:

1. Sclérose et atrophie cérébrale.
2. Meningo-encéphalite
3. Porencéphalie
4. Hydrocéphalie
5. Microgyrie
6. Ramollissement cérébral
7. Altérations histologiques de la voie pyramidale sans lésions macroscopiques
8. Lésions en foyer de la moelle.

Nous plaçons ici, dans l'ordre indiqué, les tableaux qui résument les traits essentiels de nos observations anatomo-cliniques et permettent une comparaison facile des différents cas *(pag. 88 à 107)*.

Avant d'aborder l'étude anatomo-pathologique des rigidités spasmodiques infantiles, quelques remarques préalables sont nécessaires.

Il est évident d'abord que l'emploi d'une technique perfectionnée rend les observations publiées en ces dernières années beaucoup plus précises et plus instructives que celles qui remontent seulement à quinze ou vingt ans.

Malheureusement, les méthodes anatomo-pathologiques n'ont pas été mises à contribution par les auteurs d'une façon assez uniforme. Si le procédé de Weigert-Pal a été utilisé par un grand nombre de chercheurs, beaucoup de procédés de coloration tout aussi précieux ont été laissés de côté ou ont été employés un peu au hasard, de sorte que les résultats obtenus ne sont pas toujours comparables. Enfin la marche suivie dans les autopsies pour la fixation et l'étude des objets recueillis est trop variable suivant les auteurs.

Il y aurait un grand intérêt scientifique à ce qu'une entente entre les diverses personnes chargées d'un service des maladies nerveuses fixât définitivement la marche à suivre dans la série des recherches anatomiques et histologiques. Pareille méthode présenterait certainement de grands avantages, notamment celui de permettre au bout de quelques années une comparaison et une interprétation des résultats obtenus. Il est évident que l'on utiliserait exclusivement des méthodes éprouvées et que les procédés nouveaux ne seraient employés que le jour où l'on serait assuré de leur déterminisme.

Signalons aussi la nécessité de plus en plus manifeste de faire dans tous les cas, y compris ceux où l'examen macroscopique n'a rien révélé, des examens histologiques complets des centres nerveux. Il y aurait même souvent avantage à employer la méthode des coupes sériées qui a donné à Dejerine des résultats si intéressants[5].

Topographie des lésions primaires encéphaliques

La division embryologique des centres nerveux que nous avons adoptée montre que dans tous les cas où la lésion primaire est encéphalique, le cerveau proprement dit, le télencéphale est atteint. Les autres parties de l'encéphale, indépendamment de la voie motrice principale, présentent des altérations beaucoup plus rares. Le tableau ci-dessous *(pag. 108)* indique la fréquence des lésions par région de l'encéphale: les altérations des *fibres* pyramidales (capsule blanche interne, pédoncules, pyramides bulbaires) sont secondaires puisqu'elles résultent d'une altération primordiale de l'écorce, aussi les avons-nous passées sous silence.

---

[5] Comme suite à ces remarques techniques, voir plus loin la façon dont un certain procédé de coloration dû à Donaggio permet d'envisager certains cas spéciaux de rigidités infantiles.

Sclérose et [...] cérébrales

Noms d'auteurs	Étiologie	Début des [premiers] symptômes	LÉSIONS CORTICALES					LÉSIONS MÉDULLAIRES				
			Circonvolutions, Méninges	Cornes	Cornes	[illegible]	Faisceaux pyramidaux [direct]	Cornes [...]	Autres [...]	Cornes [...]	
DEBOVE ET MARIE, Arch. de Phys[iol.], 1885, 2 cas anatomiques	»	Sans [...] Hémiplégie spasmodique généralisée. Exagération des réflexes tendineux. Épilepsie	Atrophie en masse légère de l'hémisphère droit, aussi bien de la corticalité que des noyaux centraux. Diminution du nombre des cellules nerveuses. Lésions vasculaires dans la substance grise du lobe frontal	[illegible]	Atrophie [légère] [...] Hémisphère [...]	»	Weigert. Pal. Cortinum	»	Pas de dégénération descendante	»	»
SARAH MAC NUTT, Amer. Journ. of the med. science, 1885	Accouchement laborieux [...] congénital	Rigidité généralisée	Atrophie des circonvolutions, surtout dans les deux hémisphères du lobule paracentral et des parties voisines des circonvolutions limitant avec sclérose superficielle, reste d'une hémorrhagie méningée	[illegible]	Dégénérescence [des] [...] [...]	»	Dégénérescence	»	[illegible]	»	»
PELIZAEUS et SOLLIER, Bulletin Soc. Anat. Paris, 1848	»	»	Athétose double. Atrophie de l'hémisphère gauche, portant surtout sur les circonvolutions situées en arrière de F, HG = 500 gr, HD = 540 gr.	[illegible]	Lésions [...] [...] [...] et de la [...] [...]	»	[illegible]	»	[illegible]	»	»
HOMÉN [...], 1890	»	»	Athétose double. Sclérose cérébrale légère et [...] mince	[illegible]	[illegible]	»	[illegible]	»	[illegible]	»	»
HINSCH — Vortrag über Kinderkrankh., 1892	»	»	Rigidité généralisée. Atrophie de F, et F₂ des deux côtés. L'atrophie intéressant la partie [corticale] de la substance [...] diffuse, le corps calleux, le fornix	[illegible]	[illegible]	»	[illegible]	»	[illegible]	»	»
ASTON, Wien. Klin. Wochenschr., 1890	Naissance normale. Accouchement facile, mais atrophie accompagnée de l'expulsion d'un bras mort de la taille d'un foetus de trois mois	Congénital	Rigidité généralisée. Exagération des réflexes tendineux. Idiotie	Atrophie des deux hémisphères cérébraux et particulièrement des lobes frontaux, pariétaux et occipitaux, aussi que de l'insula. Atrophie du corps calleux. Petitesse anormale de toutes les branches des carotides et de la carotide interne en particulier	[illegible] et [...] mort	Atrophie complète des pyramides	»	»	Agénésie complète	»	Infarctus	»
BLASCHKO, Zeitschrift für Heilk., 1896	[Naissance] normale	[...] mois	Paraplégie spasmodique	Sclérose atrophique portant sur l'hémisphère droit	[illegible]	[illegible]	»	Weigert	»	Pas de dégénérescence descendante	»	»

Scléroses et atrébrales (Suite)

Noms. Prénoms	Étiologie	Début	Signes cliniques		LÉSIONS CÉRÉBRALES				LÉSIONS MÉDULLAIRES				
				Cerveau extérieur	Méninges	Cerveau intérieur	Anat. pathologique	Technique	Faisc. pyr. direct	F. pyr. croisé	Cornes latér.	C. Burdach post.	

Sclérose et atrophies cérébrales (Suite)

Méningo-encéphalite

Méningite (Suite)

Noms d'auteurs	Étiologie	Début	État psychique	LÉSIONS ENCÉPHALIQUES				LÉSIONS MÉDULLAIRES					
				Écorce cérébrale	Pie-mère	Noyau central	Substance cérébrale	Technique	Fibre pyramidale	Le pont cérébral	Noyaux bulbaires	Cervelet etc.	

Folie

Porenc. *(Suite)*

Hydrocéphalie

Altérations histologiques du cerveau sans lésions macroscopiques

Altérations histologiques du cerveau sans lésions macroscopiques (Suite)

Ramollissement cérébral

Nom de l'auteur	Étiologie	Début	Point atteint	LÉSIONS ENCÉPHALIQUES				Technique		LÉSIONS MÉDULLAIRES				
				Cortex moteur	[illegible]	[illegible]	Antécédents	[illegible]	[illegible]	[illegible]	[illegible]	[illegible]		
Knauss — [illegible] ver des Naturforscher et Mediciner [illegible] Nürnberg, 1892	»	[illegible]	[illegible]	[illegible]	»	»	»	»	»	[illegible]	[illegible]	»		»
[illegible] Zeitschrift für Heil kunde, 1896	»	[illegible]	[illegible]	[illegible]	»	»	»	»	»	[illegible]	»	»		»

Lésions primitives de la moelle

| [illegible] C. R. Soc. de [illegible] Biologie, 1897 | [illegible] | [illegible] | [illegible] | [illegible] | » | » | » | Weigert | » | [illegible] | » | | | » |
| [illegible] Rev. Neurologique, 26 Juin 1892 | [illegible] | [illegible] | [illegible] | [illegible] | » | » | » | Weigert | » | [illegible] | » | | | » |

Aucune lésion ou macroscopique microscopique du nevraxe

Lesteurs (Suite)

Noms d'auteurs	Étiologie	Durée	Faits cliniques	Lésions corticales		Localisation	Altérations vasculaires		Ramollissement	Péri-encéphalite	Autres lésions	Remarques	

Nombre d'autopsies avec lésions encéphaliques	Lésions du cerveau antérieur	Lésions du cerv. intermed.	Lésions du cerveau moyen	Lésions du cerveau post.		Lésions de l'arrière-cerveau
				Cervelet	Protubé-rance	
52	51	1	»	10	3	»

Donc sur 52 cas de lésions encéphaliques, 51 fois le cerveau antérieur est en cause, une fois seulement le cerveau intermédiaire est également atteint (atrophie de la bandelette optique), 10 fois le cervelet et 3 fois la protubérance (atrophie ou hémiatrophie) sont touchés en même temps que le télencéphale. Il résulte de ces données ce fait évident que dans l'immense majorité des cas, *le facteur primordial de la contracture spasmodique est une lésion du cerveau antérieur, du télencéphale.*

Si l'on entre plus avant dans l'analyse des autopsies, on peut étudier les lésions *en surface* et *en profondeur.* En surface, l'étendue des lésions est extrêmement variable. Il existe tous les intermédiaires entre une altération limitée au lobule paracentral par exemple et une lésion atteignant tout un lobe ou même plusieurs lobes de l'un ou des deux hémisphères.

Même variabilité en ce qui concerne la profondeur des lésions : la gamme des altérations cérébrales va d'une simple modification pathologique de la structure des cellules nerveuses à la sclérose cérébrale et à la porencéphalie la plus grave. Il est rare cependant que les noyaux centraux soient intéressés, et les phénomènes pathologiques se limitent le plus souvent au manteau cérébral. Sept fois cependant, nous avons trouvé signalées des lésions des ganglions de la base, toujours avec une atrophie hémisphérique en masse ou une porencéphalie. Dans deux cas, on mentionne simplement une atrophie des noyaux centraux. Sur les cinq cas restants, l'insula est mentionnée deux fois, l'avant-mur quatre fois, le noyau lenticulaire trois fois, le noyau caudé deux fois, la couche optique quatre fois.

Sclérose et atrophie cérébrale

Nous réunissons sous cette double rubrique un ensemble de cas mal délimités les uns vis-à-vis des autres, la sclérose étant souvent qualifiée d'atrophique par les auteurs, et l'atrophie céré-

brale marchant souvent de pair avec une sclérose névroglique très
accentuée.

Il importerait au plus haut point de ne jamais employer ces
deux termes qu'en connaissance de cause, le mot atrophie impli-
quant seulement une constatation macroscopique grossière, pouvant
se mesurer par la balance, le mot sclérose désignant au contraire
une constatation microscopique et constituant une interprétation
d'un état macroscopique de l'encéphale qui peut être l'atrophie.

Classiquement, la sclérose des centres nerveux peut être définie une *hyperplasie névroglique* (ACHARD). Toutefois, la sclérose
névroglique s'accompagne habituellement de *lésions des parois
vasculaires*; d'où la distinction entre la *sclérose névroglique pure*
(DÉJERINE), où il est impossible de déceler une lésion conjonctive
périvasculaire, et la *sclérose mixte* la plus commune.

«Le tissu sclérosé examiné à l'état frais présente une coloration grise ou rosée et une certaine translucidité. Sa consistance est
toujours augmentée. La sclérose s'accompagne habituellement
d'une réduction de volume des régions où elle s'est développée. Sur
les coupes, les points scléreux forment des taches qui, à un faible
grossissement tranchent par leur coloration sur le tissu normal.
L'aspect varie suivant la méthode employée. Avec le carmin, les
taches prennent une coloration plus rouge; par contre, avec l'héma-
toxyline de Weigert, elles sont d'autant plus claires qu'elles contiennent moins de fibres à myéline. Quand les fibrilles névrogli-
ques sont grosses, il n'est pas toujours facile de les distinguer
avec certitude des cylindraxes minces et dénudés. À cet égard, la
méthode de coloration indiquée par Weigert est appelée à rendre
de véritables services.»

Voici la liste chronologique des auteurs qui ont signalé ces
altérations dans les affections spastiques de l'enfance:

```
        1885—MARIE ET JENDRASSIK .....................  2 cas
        1885—SARAH MAC NUTT ..........................  1 cas
        1888—DÉJERINE ET SOLLIER .....................  1 cas
        1888—BOURNEVILLE .............................  1 cas
        1890—HENOCH ..................................  1 cas
        1890—ANTON ...................................  1 cas
        1896—GANGHOFNER ..............................  2 cas
        1897—HAUSHALTER ET THIRY .....................  1 cas
        1899—CESTAN ..................................  4 cas
        1901—HEVEROCH ................................  1 cas
        1901—HAUSHALTER ..............................  1 cas
        1901—C. L. DANA ..............................  1 cas
```

MARIE ET JENDRASSIK rapportent les deux cas d'hémiatrophie cérébrale qui font l'objet de leur travail à la sclérose lobaire. L'examen microscopique des circonvolutions montre en certains points une sclérose extrêmement accusée, ayant presque complètement étouffé les éléments nerveux. Ailleurs la sclérose est moins intense, on retrouve en plus ou moins grand nombre des fibres nerveuses soit isolées, soit en faisceaux.

Nulle part la disparition des cellules nerveuses n'est complète quoiqu'elles soient en général diminuées de nombre et de volume. Les auteurs ajoutent: «Quant à l'altération qui consiste dans la production d'un tissu celluleux à mailles plus ou moins lâches, elle nous semble présenter un intérêt spécial en ce sens qu'elle peut permettre de comprendre la formation des kystes ou de l'état celluleux de la substance cérébrale signalés dans quelques observations; en effet, ces mailles peuvent en s'étirant, en communiquant les unes avec les autres plus largement par la destruction des travées qui les constituent, arriver à produire des dilatations kystiques d'un volume plus ou moins considérable, et sur une de nos coupes, on pouvait très nettement constater ce fait» Marie et Jendrassik ont rencontré également au cours de leur examen histologique des lésions perivasculaires tout à fait spéciales. Autour des vaisseaux, il existe un large espace dépourvu de substance nerveuse et occupé par un tissu conjonctif à mailles assez lâches. Les mailles de ce tissu réticulé renferment d'abondants corps granuleux, les vaisseaux ont un aspect sinueux très accusé. Ces détails histologiques ont permis à Jendrassik et Marie de formuler l'intéressante conclusion suivante:

«De tout ce qui précède, il résulte qu'à notre avis, en tant qu'affection d'origine primitivement vasculaire, la sclérose lobaire serait au point de vue de la pathologie générale fort analogue, sinon même absolument identique à quelques autres lésions des centres nerveux qui, macroscopiquement, en semblent tout à fait distinctes, nous voulons parler de ces scléroses cérébrales avec atrophie, consécutives à des foyers plus ou moins altérés et modifiés de ramollissement, siégeant à n'en pas douter sur le trajet d'une artère et comprenant plus ou moins complètement le territoire de celle-ci. Nous voulons parler aussi des cas de porencéphalie qui, comme l'a très bien vu KUNDRAT, sont eux aussi de nature vasculaires»

Dans l'autopsie de SARAH MAC MUTH, l'atrophie est accompagnée de sclérose cicatricielle, résultant d'une hémorrhagie méningée.

Dans leur travail publié dans le Bulletin de Juin 1888 de la Société Anatomique, DELVANE ET SOLLIER n'interprètent pas leur cas d'atrophie cérébrale en l'absence d'un examen histologique des centres nerveux. Pour la même raison, on ne peut se prononcer au sujet des cas de BOURNEVILLE (sclérose cérébrale légère et disséminée) et d'HÉNOCH (atrophie des circonvolutions frontales).

Une des observations de GANGHOFNER semble bien rentrer dans la discription de la sclérose lobaire atrophique, atteignant l'écorce et la substance blanche sous-jacente et accompagnée de formations kystiques.

Un autre cas de cet auteur tire son intérêt de l'examen histologique. Il porte l'étiquette de sclérose diffuse du cerveau et de la moelle épinière, mais l'examen histologique des circonvolutions rolandiques n'a rien montré de pathologique tandis qu'il existait une prolifération névroglique accusée dans la protubérance annulaire, le bulbe et la moelle.

HAUSHALTER et THIRY ont décrit en 1897 un fait de sclérose atrophique intéressant les zones psychomotrices et l'extrémité terminale des lobes occipitaux. A l'examen microscopique, ces auteurs ont trouvé une sclérose névroglique très accentuée au niveau de la substance grise avec disparition des cellules pyramidales. Sous l'écorce, sclérose névroglique en tourbillons circonscrivant des espaces lacunaires.

Rappelons enfin ici les diverses observations de CESTAN (1899, obs. 25, 33, 38) qui au point de vue anatomo-pathologique par n'ajoutent que peu de chose à la connaissance de la sclérose du cerveau.

Un point particulier de l'observation 25 de cet auteur mérite cependant de retenir l'attention, c'est la diminution de calibre de l'artère sylvienne gauche, côté de l'hémisphère atrophié. Il est permis de rapprocher ce cas de celui rapporté par ANTON, 1890, où il existait une petitesse anormale et frappante de toutes les branches des carotides et de la carotide interne en particulier avec une atypie complète des hémisphères cérébraux. Le point important, dans ces cas, serait de savoir si l'atrésie artérielle est cause ou effet de l'atrophie cérébrale. Anton semble admettre plus volontiers la seconde hypothèse. C'est à cette dernière également que nous nous rallierions le plus volontiers pour expliquer le cas de DANA (1901), où l'atrophie d'un hémisphère s'étendait particulièrement au territoire de distribution de l'artère sylvienne et où les zones de sclérose de l'écorce cérébrale correspondaient aux vaisseaux pie-mériens oblitérés.

Porencéphalie

La porencéphalie est une des causes les plus fréquentes des affections spasmodiques de l'enfance. Nous la trouvons signalée sept fois sur 51 cas, par OTTO (1885), GANGHOFNER (1896), DEJERINE (1897). Elle est mentionnée trois fois par CESTAN (1899). Les travaux de BOURNEVILLE et de KUNDRAT ont fixé la description de cette affection qui est bien connue au point de vue macroscopique, sinon au point de vue histologique. Il s'agit presque toujours, dans le cas qui nous occupe, de porencéphalie vraie, c'est-à-dire congénitale. La porencéphalie vraie est caractérisée anatomiquement par une perte de la substance cérébrale en forme de cône ou de pyramide quadrangulaire dont la base répond à la surface du cerveau et dont le sommet ou porus s'ouvre dans le ventricule latéral. Les parois de cette excavation sont généralement lisses; le fait essentiel, c'est la disposition radiée des circonvolutions qui plongent dans le porus, disposition qui ne se retrouve pas dans la porencéphalie acquise. Les descriptions de GANGHOFNER, de DEJERINE, de CESTAN mettent bien ce point en lumière.

La porencéphalie vraie ou congénitale ne surviendrait guère, d'après Kundrat, avant le cinquième mois et plus généralement le sixième et le septième mois de la vie intra-utérine en raison du développement normal des principales circonvolutions.

Remarquons en passant que la porencéphalie qui constitue une entité anatomique bien définie n'en est pas moins reliée à l'atrophie cérébrale, ou plus exactement à la microgyrie. Kundrat avait déjà remarqué en 1882 que les circonvolutions de l'hémisphère malade sont modifiées soit dans leur forme, soit dans leur disposition, et sont souvent plus petites qu'à l'état normal. Dans une des observations de GANGHOFNER la porencéphalie s'accompagne d'anomalies des circonvolutions et de microgyrie. D'autre part, la porencéphalie coexiste avec des traces de méningo-encéphalite (adhérences pie-mériennes) dans l'observation 28 de Cestan.

Quelle que soit du reste la place que doit occuper la porencéphalie parmi les encéphalopathies infantiles, il est intéressant de constater qu'on peut, la plupart du temps, la rapporter à un trouble intra-utérin de l'évolution ontogénique du cerveau.

Seuls, les cas décrits par SCHULTZE et par HEUBNER sont sur-

venus à la suite d'une embolie extra-utérine et rentrent dans le
cadre de la porencéphalie acquise.

Hydrocéphalie

Un certain degré d'hydrocéphalie est quelquefois noté comme
accompagnement de lésions diverses relevées au cours de ce chapitre. Dans cinq observations seulement, celles de GANGHOFNER
(2 cas), de CESTAN (2 cas), d'HAUSHALTER et THIRY (1897), elle
constitue le fait anatomique dominant.

GANGHOFNER signale purement et simplement l'hydrocéphalie
sans donner de détails circonstanciés.

CESTAN (obs. 30) décrit une hydropsie ventriculaire très prononcée, avec amincissement de la paroi hémisphérique, de la cloison
interventriculaire et du corps calleux; épaississement et adhérences de la pie-mère au niveau de la région rolandique. Pas de
lésions macroscopique ou microscopique des plexus choroïdes.
Dans l'observation 34 du même auteur il s'agit d'une hydrocéphalie intense avec diminution d'épaisseur de la paroi cérébrale
et quelques anomalies des circonvolutions. Il n'est pas rare du
reste que l'hydrocéphalie s'accompagne de phénomènes spasmodiques. Dans le cas suivi d'autopsie étudié par HAUSHALTER et
THIRY, il s'agissait d'une rigidité généralisée.

Quand l'hydrocéphalie a été assez intense pour déterminer
un amincissement notable des parois du cerveau et pour donner
naissance aux phénomènes de spasticité, on peut admettre, quoique cette particularité n'ait pas été relevée par tous les auteurs,
que les cellules pyramidales sont plus ou moins profondément
modifiées. Dans l'autopsie d'Haushalter et Thiry, leur orientation
avait varié de 90°. Dans ces conditions, on s'explique facilement
la dégénérescence ou l'agénésie du faisceau pyramidal.

Microgyrie

Si l'on entend le mot microgyrie au sens étymologique, cette
expression a une compréhension très étendue et s'applique notamment à beaucoup de cas de sclérose atrophique du cerveau. Nous
avons vu précédemment que quelques auteurs, JENDRASSIK et
MARIE, GANGHOFNER, désignent sous ce vocable des cas manifes-
tes de sclérose atrophique du cerveau. Nous pouvons renouveler
ici la réflexion que nous faisions un peu plus haut. Le mot mi-

crogyrie marque une constatation d'ordre macroscopique, il ne préjuge en rien de la structure des circonvolutions. Le mot sclérose au contraire indique un envahissement du tissu nerveux par la névroglie proliférée. Macroscopiquement, il est souvent impossible de différencier des cas inscrits sous l'une ou l'autre de ces rubriques; la microgyrie peut être localisée ou lobaire tout comme la sclérose atrophique, l'aspect des circonvolutions est le même, elles sont grêles et contournées, subdivisées comme au hasard par une quantité de petits plis superficiels, l'écorce paraît ridée comme si elle avait dû se plisser dans une cavité trop petite.

Nous n'avons retenu dans ce paragraphe que deux observations, celle de PELLIZI, 1903, et celle d'HAUSHALTER et COLLIN, 1905.

PELLIZI ne fait aucune mention de prolifération névroglique: il s'agit d'un cas de microgyrie proprement dite, avec naissance avant terme, rigidité et agénésie du faisceau pyramidal.

Notre observation publiée cette année paraît être très voisine de celle de l'auteur italien. Elle concernait un cas de micro-polygyrie avec agénésie du faisceau pyramidal et du corps calleux, malformation remontant par conséquent à une période reculée du développement ontogénétique. Il n'y avait aucune lésion de méningo-encéphalite; seulement il existait une dilatation ventriculaire prononcée, témoin d'une hydrocéphalie intra-utérine. A l'examen microscopique, nous n'avons rien constaté qui ressemblât à de la sclérose, il n'y avait pas de névroglie proliférée, pas d'altérations vasculaires, mais une diminution notable du nombre des éléments nerveux de l'écorce.

PELLIZI qui a fait suivre son observation anatomo-clinique de considérations sur la microgyrie, distingue la microgyrie vraie et l'ulégyrie.

Dans la microgyrie vraie, une circonvolution est subdivisée un grand nombre de fois, l'écorce cérébrale semble avoir subi un plissement exagéré. Toutefois, elle ne présente aucune solution de continuité, et tous ses plis sont pénétrés par les lames de substance médullaire et forment ainsi de véritables circonvolutions en miniature.

Les lésions histologiques dans la microgyrie se réduisent à peu de chose: on trouve seulement de légères altérations des méninges, des vaisseaux et une prolifération de la névroglie.

Dans l'ulégyrie, au contraire, les circonvolutions sont rapetissées dans toute leur étendue, les sillons sont larges et béants, l'écorce présente des solutions de continuité ; à sa surface, on observe des traces de processus inflammatoires (érosions, rugosités, indurations cicatricielles).

La microgyrie est toujours déterminée par des états pathologiques des méninges molles ou de leurs vaisseaux : processus simplement inflammatoires, mais non destructeurs dans la microgyrie vraie, méningo-encéphalites, polyo-encéphalites corticales, méningites suppurées dans l'ulégyrie.

Tous les cas de microgyrie vraie connus actuellement remontent à la vie fœtale. Les lésions secondaires qui accompagnent cette malformation (agénésie du corps calleux par exemple) le démontrent avec une entière évidence.

Au point de vue spécial de la pathogénie des affections spasmodiques infantiles, la microgyrie est très intéressante parce qu'elle est essentiellement une malformation du manteau des hémisphères et qu'elle réalise la suppression fonctionnelle plus ou moins complète de l'écorce cérébrale.

Ramollissement cérébral

Cette forme anatomo-pathologique a trop peu d'importance dans l'histoire des rigidités spasmodiques infantiles pour que nous y consacrions une étude spéciale. Rappelons seulement que BRUNS en 1893 a signalé un cas de ramollissement de la partie moyenne des hémisphères avec thrombose ancienne du sinus longitudinal supérieur. GANGHOFNER (1896) a vu un ramollissement cortical accompagner une encéphalite chronique. L'hémisphère droit et ses ganglions centraux étaient diminués de volume. Il existait une infiltration diffuse de la corticalité avec altérations vasculaires.

Altérations histologiques de l'écorce cérébrale, sans lésions macroscopiques

Cette classe très spéciale d'altérations des centres nerveux et non la moins intéressante au point de vue de la pathogénie de la contracture ne repose encore que sur quatre observations de date relativement récente. La première est celle de MYA ET LEVI (1896). Viennent ensuite celles de SPILLER (1898), de DONAGGIO (1901), d'HAUSHALTER et COLLIN (1905).

L'autopsie de MYA et LEVI est très complète et très instructive. Dans un cerveau macroscopiquement normal, les cellules pyramidales des seules zones rolandiques présentaient une diminution de volume considérable. Les dendrites et leurs ramifications avaient également une longueur moindre que d'habitude.

Dans le cas de Spiller, et en l'absence de toute lésion macroscopique, il existait une diminution nette du nombre des cellules pyramidales géantes, des Riesenzellen. Dans celui de Donaggio, qui est à rapprocher de l'observation de Mya et Levi, il n'y avait pas non plus d'altérations macroscopiques des centres nerveux. L'examen histologique montrait simplement une petitesse anormale des éléments de l'écorce, surtout dans la zone motrice et le peu d'extension des prolongements protoplasmiques.

Dans notre cas, il n'y a également aucune espèce d'altération macroscopique, il n'y a pas d'anomalies des circonvolutions. L'examen histologique des coupes colorées par la méthode de Nissl montre que les cellules ne sont pas diminuées de nombre ni de volume, que leur disposition est normale, mais que leur charge chromatique, toute cause d'erreur étant éliminée, a disparu ou n'a jamais existé. Ces altérations de la cellule nerveuse (chromatolyse ou achromatose) n'ont rien de spécifique; on les trouve mentionnées dans une foule d'états morbides divers, mais elle traduisent toujours un état de souffrance ou d'infériorité de la cellule nerveuse. Dans notre cas, il y avait, selon toute apparence, un rapport entre ces modifications des neurones pyramidaux et l'état spasmodique. Au point de vue pathogénique, il est curieux de constater qu'une lésion aussi légère des éléments nerveux de l'écorce est susceptible de déterminer l'apparition du syndrome paréto-spasmodique.

Aucune modification, ou macroscopique ou microscopique, du cerveau

Les observations qui rentrent dans ce groupe sont de deux sortes:

1) Celles où la cause de la spasticité est une lésion primaire de la moelle (cas de Dejerine).

2) les cas où il n'a rien été constaté de pathologique dans tout l'axe nerveux (obs. de Berghinz 1903 et de Canel 1905).

Nous n'avons pu nous procurer le travail de Berghinz et nous ne pouvons l'interpréter en aucune façon.

Quant au cas de Canel dont nous avons examiné les préparations, il n'est guère possible à notre avis de le considérer comme tout à fait probant. D'une part, l'examen cytologique proprement dit après emploi des techniques appropriées n'a pas pu être complet, d'autre part, même en l'absence de lésions des chromatophiles par exemple, il est impossible de conclure à l'intégrité absolue de la cellule pyramidale, attendu qu'il peut exister des lésions des neurofibrilles, ou comme dans les cas de Mya et Levi et de Donaggio une hypoplasie des dendrites et de leurs ramifications.

Il faut donc se réserver et attendre de nouvelles observations avant de donner droit de cité à ces cas bizarres qui sont du reste exceptionnels.

Lésions primaires de la moelle

Il n'existe dans la science à l'heure actuelle que deux cas de myélite en foyer ayant déterminé des phénomènes spastiques congénitaux. Ils sont dûs tous deux à DEJERINE qui en a donné une description soigneuse.

Dans la première observation publiée en 1897, le foyer de la lésion est situé entre la première et la deuxième paires cervicales, dans la seconde qui date de 1903, il occupe le troisième segment cervical. Dans les deux cas, les détails histologiques sont les mêmes. Il s'agit de plaques de sclérose d'aspect lacunaire, renfermant de nombreux vaisseaux atteints d'endo et de périartérite qui présentent en outre des gaines lymphatiques très dilatées.

L'importance de ces deux cas n'échappe à personne. Il n'est plus permis de douter, à l'heure actuelle, que le syndrome paréto-spasmodique congénital, que le syndrome de Little ou d'autres termes ne puisse reconnaître quelquefois une origine exclusivement spinale.

Au point de vue pathogénique, les autopsies de Dejerine sont également très instructives. Elles démontrent avec évidence que seule la lésion des fibres pyramidales dans la moelle est essentielle pour déterminer l'apparition des phénomènes spastiques et qu'au fond, qu'il s'agisse à l'origine d'une lésion cérébrale ou d'une lésion spinale, ce qui importe dans la production du syndrome paréto-spasmodique, c'est la suppression plus ou moins complète de la voie pyramidale dans sa portion spinale.

Altérations secondaires du faisceau pyramydal

Nous avons vu précédemment que les causes primordiales susceptibles de donner naissance aux rigidités spasmodiques infantiles sont extrêmement variées dans leur expression anatomique. Il n'en est pas de même en ce qui concerne les lésions secondaires des fibres pyramidales.

Théoriquement, ces lésions dans les affections spasmodiques infantiles ne peuvent être que de deux sortes: ou bien la cause morbide initiale est intervenue avant le développement complet des faisceaux pyramidaux et il y a agénésie ou dysgénésie, ou bien elle intervient après le développement de ces mêmes faisceaux et dans ce cas il y a dégénérescence (phénomène analogue à celui qui se produit dans les hémiplégies de l'adulte). On devrait donc, en vertu de ces considérations, s'attendre à ne trouver de sclérose, par exemple, que dans les diplégies survenues plusieurs années après la naissance, alors que le perfectionnement des voies cortico-spinales est complet. Il n'en est pas ainsi, et pour ne citer qu'un fait contraire à ces idées théoriques, nous rappellerons notre cas de microgyrie remontant aux premiers mois de la vie intra-utérine: il existait une tache de sclérose névroglique intense au niveau du faisceau pyramidal.

On ne peut donc, par le seul examen du tractus pyramidal, préjuger en rien de la nature ni de l'époque d'apparition de la lésion cérébrale, et c'est le mérite de Cestan d'avoir bien dégagé ce fait important.

Les principaux types de lésions du faisceau pyramidal chez l'enfant sont la sclérose névroglique, caractérisée par l'augmentation de la densité du tissu glial interfasciculaire; l'agénésie qui consiste en une diminution variable selon les cas du nombre des fibres cortico-spinales; la dysgénésie ou dystrophie: le faisceau pyramidal est développé, mais les cylindraxes sont grêles, la gaine myélinique amaigrie, etc.

La dégénérescence proprement dite est possible, mais ses caractéristiques anatomiques ne sont pas les mêmes que chez l'adulte, au moins dans les premières semaines de la vie, d'où difficulté de la constater avec certitude.

Il ne faut pas oublier en effet que le faisceau pyramidal de l'enfant diffère beaucoup de celui de l'adulte, que sa myélinisation par exemple n'est complète qu'au cinquième mois après la naissance. La méthode de Marchi si précieuse pour l'étude des dégénérescences perd ici toute sa valeur.

Ajoutons que ces diverses lésions élémentaires reconnues par l'analyse anatomo-pathologique restent rarement isolées; le plus souvent, elles se combinent entre elles pour donner naissance à un type intermédiaire.

Il nous faut maintenant envisager les cas où aucune lésion secondaire du faisceau pyramidal n'a été signalée; nous ne pouvons tenir compte ici que des recherches histologiques, toute lésion un peu fine passant forcément inaperçue à l'œil nu.

Nous ne connaissons que sept cas de cette nature dûs à BAILTON, GANGHOFNER, BERGHINZ, CANEL. Cinq fois, il existait des lésions cérébrales importantes (Bailton, Ganghofner) et il est d'autant plus curieux qu'aucune altération n'ait été vue dans la moelle. Dans les cas de Berghinz et de Canel, il y avait intégrité macroscopique et microscopique des centres nerveux.

Ces observations sont assez difficiles à interpréter. Disons immédiatement qu'à elles seules, elles ne peuvent suffire à infirmer le rapport de cause à effet généralement constaté entre le symptôme contracture et une lésion du faisceau pyramidal, d'autant plus que nous savons que le degré de la spasticité n'est pas en rapport avec l'étendue de la lésion (Cestan) et qu'une légère hyperplasie névroglique du faisceau pyramidal peut déterminer la contracture au même titre qu'une sclérose très accentuée.

De plus quelques remarques techniques s'imposent ici: La méthode de Weigert-Pal qui est si précieuse au point de vue topographique pour déceler toute lésion un peu importante des gaines myéliniques ne donne pas de renseignements sur les altérations de la névroglie ni sur celles des cylindraxes. Cestan a examiné un certain nombre de moelles d'apparence tout à fait normale après la coloration de Pal, qui présentaient après emploi du picro-carmin un certain degré d'hyperplasie névroglique. On ne saurait donc conclure après l'usage de la seule méthode de Weigert-Pal à l'intégrité d'un système quelconque de fibres. On peut faire des remarques analogues au sujet de l'emploi du procédé de Marchi; nous avons dit du reste que son application était forcément limitée dans les affections spasmodiques de l'enfance.

DONAGGIO a publié en janvier 1904 une méthode technique qui permet une coloration positive des fibres nerveuses à la phase initiale de la dégénération primaire ou secondaire. Nous renvoyons au travail original de l'auteur pour les détails des manipulations qu'il serait trop long d'exposer ici. Disons seulement qu'à l'inverse de la méthode de Weigert-Pal, le procédé imaginé par Donaggio colore exclusivement les fibres dégénérées et décolore les fibres normales. À notre connaissance, l'ingénieuse technique du savant neurologiste n'a pas encore été appliquée à des cas de rigidité infantiles sans lésion microscopique apparente après l'usage des techniques courantes; cependant les résultats qu'elle a donnés dans un grand nombre de cas [1] de dégénération primaire où les procédés usuels étaient restés impuissants ou insuffisants autorisent à penser qu'elle ne tardera pas à éclaircir un des points les plus obscurs de l'anatomie pathologique des rigidités infantiles.

Le Protoneurone sensitif et les cellules motrices des cornes antérieures dans les cas de rigidité spasmodique.

Avant de terminer cette étude anatomo-pathologique, il nous faut mettre en lumière un point important. Quel est l'état des cellules sensitives qui apportent aux centres nerveux les incitations extérieures et celui des cellules motrices médullaires qui tiennent sous leur dépendance immédiate la contraction musculaire?

Cestan et Babinski, qui les premiers ont étudié la question, n'ont pu déceler aucune modification soit du ganglion spinal, soit des cellules des cornes antérieures et ils concluent que l'apparition de la contracture spastique est liée à «l'intégrité de l'axe réflexe médullaire, neurone sensitif et neurone rachidien.»

Tous les cas qui ont été étudiés à ce point de vue apportent une confirmation au théorème de Babinski et Cestan.

Des rapports entre l'accouchement laborieux et la forme clinique et anatomique des rigidités spasmodiques infantiles

Voyez dans le tableau de la pag. suivante la liste des cas de rigidités infantiles liées à un accouchement laborieux et suivis d'autopsie.

Ce tableau montre clairement que, si la forme clinique des affections spasmodiques dites d'origine obstétricale est souvent la rigidité généralisée, on ne saurait cependant les élever au rang d'espèces morbides, car

1) Au facteur étiologique: accouchement laborieux ne correspond pas une forme anatomique constante.

2) La forme anatomique des rigidités liées à une naissance

---

[1] Donnaggio a pu mettre en évidence des dégénérations primaires dans les cas suivants: intoxication par la toxine diphthérique et par le nitrate d'argent, autointoxication consécutive à l'ablation de la glande parotide, psychose aiguë, épilepsie, psychose alcoolique, délire aigu, paralysie progressive.

Dates	Noms d'auteurs	Forme clinique	Forme anatomo-pathologique
1885	SARAH MACH NETH	Rigidité généralisée	Sclérose atrophique cicatricielle.
1892	RAILTON	Rigidité généralisée	Méningo-encéphalite.
1892	RAILTON	Rigidité légère des 4 membres	Méningo encéphalite.
1896	MYA ET LEVI	Rigidité généralisée	Lésions histologiques des c. pyramidales.
1897	HAUSHALTER ET THIRY	Rigidité généralisée	Hémorrhagie. Lésions cellulaires.
1898	W. G. SPILLER	Paraplégie spasmodique	Diminution de nombre des c. pyramidales.
1899	CESTAN	Paraplégie spasmodique	Hydrocéphalie intense
1899	CESTAN	Rigidité généralisée	Pachyméningite généralisée.
1901	C. L. DANA	Hémiplégie spasmodique	Sclérose atrophique d'un hémisphère.
1902	DUPRÉ ET HEITZ	Diplégie cérébrale	Malformation de l'hémisphère droit avec agénésie du c. calleux.
1903	BERGONZ	Rigidité généralisée	Aucune lésion macroscopique ou microscopique.

laborieuse semble être très souvent indépendante de toute cause
obstétricale. Dans le tableau ci-dessus, seuls les cas de SARAH
MAC NETH et d'HAUSHALTER et THIRY peuvent être attribués avec
certitude à la naissance laborieuse. Les lésions rencontrées dans
les autres cas ne diffèrent en rien de celles qui sont à la base des
divers aspects cliniques des rigidités spasmodiques infantiles.

Les cas de MYA ET LEVI, W. G. SPILLER, DANA, DUPRÉ et
HEITZ, BERGONZ n'ont manifestement aucun rapport avec la naissance laborieuse. Ajoutons qu'il est curieux de constater que c'est
précisément dans le groupe en question que nous trouvons trois
des cas de rigidités liées à des altérations minima du système
nerveux.

*Des rapports entre le facteur étiologique accouchement prématuré
et la forme clinique et anatomique des rigidités infantiles*

Le tableau ci-dessous montre que le facteur étiologique naissance prématurée ne paraît pas avoir de relations avec une forme
clinique ou anatomique quelconque des rigidités spasmodiques infantiles.

Date	Noms d'auteurs	Époque de la grossesse	Début	Forme clinique	Forme anatomo-pathologique
	PUTNAM	7.e mois	»	Athétose double	Fonte caséeuse et ramollissement cérébral.
1899	CESTAN	8.e mois	Congénital	Hémiplégie droite spasmodique. Paraplégie spastique	Atrophie de l'hémisphère gauche. Méningo-encéphalite
1899	CESTAN	7.e mois	8 mois (?)	Spasticité bras gauche. Paraplégie spasmodique plus marquée à gauche.	Porencéphalie droite.
1899	CESTAN	8 mois ½	Congénital	Hémiplégie spasmodique	Atrophie cérébrale
1903	PELLIZI	avant terme	Congénital	Rigidité généralisée	Microgyrie

Utilisation des données
anatomo-pathologiques pour une classification
des rigidités spasmodiques infantiles

De l'étude que nous venons de faire se dégage d'abord avec une entière évidence ce fait que *la nature des lésions qui constituent le substratum anatomique des rigidités spasmodiques infantiles est essentiellement variable*. En d'autres termes, la symptomatologie ne varie pas avec la lésion causale; que l'écorce cérébrale soit touchée par la méningo-encéphalite, la sclérose, la porencéphalie…, il ne sera pas possible de relever cliniquement autre chose que les signes constitutifs du syndrome paréto-spasmodique.

Une classification basée sur la nature des lésions anatomiques n'aurait sa raison d'être que si à chaque groupe de lésions correspondait une forme clinique des rigidités spasmodiques de l'enfance. Pareil rapport n'existe pas. Une simple hypoplasie des cellules pyramidales de l'écorce et des cylindraxes de la voie motrice (cas de MYA et LEVI par exemple) est susceptible d'engendrer la rigidité généralisée au même titre qu'une malformation grossière et étendue des hémisphères cérébraux.

D'autre part, la porencéphalie par exemple ne s'accompagne pas fatalement toujours de la même forme de rigidité. Aussi, au point de vue anatomo-pathologique, aucun des aspects cliniques des affections spasmodiques ne paraît mériter plus qu'un autre le nom de maladie de Little [1].

A l'heure actuelle, c'est dans la *localisation* des lésions rencontrées à l'autopsie qu'il faut chercher les bases d'une classification anatomique des rigidités spasmodiques infantiles.

Jusqu'à 1897, époque de la publication par DEJERINE du premier cas de rigidité congénitale consécutif à une lésion médullaire en foyer, il était légitime de rapporter toujours le syndrome paréto-spasmodique à une lésion primitivement cérébrale, et à l'unité clinique des rigidités spasmodiques il était permis de superposer leur unité anatomique. On ne peut plus douter aujourd'hui que le point de départ de quelques cas de rigidité infantile ne soit une lésion primitivement spinale. Du reste, les faits de syndrome de Little d'origine primitivement médullaire sont beaucoup plus rares que ceux qui reconnaissent une origine cérébrale. Sur les 56 autopsies que nous avons analysées, 52 fois il s'agissait de lésions primitivement encéphaliques et 2 fois seulement de lésions primitivement médullaires. Quant aux deux cas où le névraxe a été trouvé complètement indemne, ils se rattachent probablement en réalité à l'une ou à l'autre de ces deux classes comme nous l'avons expliqué plus haut.

Il n'existe donc à l'heure actuelle que deux formes *anatomiques* des rigidités spasmodiques de l'enfance:

1° *la forme cérébrale*, de beaucoup la plus fréquente,

2° *la forme spinale*, admise sans preuves autrefois par Little et démontrée par Dejerine, rare.

Ces deux formes sont rattachées du reste l'une à l'autre par un lien commun. *Toutes deux*, en effet, *déterminent une modification pathologique* (agénésie, dysgénésie ou dégénérescence) *de la portion spinale du faisceau pyramidal.*

Fait très important, il est à peu près impossible, cliniquement, de faire le diagnostic différentiel de ces deux formes.

Quant à la formule anatomique de l'affection isolée par

---

[1] CHARCOT fait remarquer avec raison contre tout partisan de la théorie dualiste, opposant la maladie de Little aux diplégies cérébrales, donnait de cette maladie de Little une description qui lui était personnelle au point que l'on peut cataloguer trois ou quatre types de la maladie de Little variant avec chaque auteur. Ce terme prête donc à confusion; de plus il n'est pas possible au point de vue anatomo-pathologique. S'il doit être conservé, il est nécessaire qu'une entente générale de tous les neurologistes intervienne pour fixer sa signification exacte et délimiter sa compréhension. Nous estimons avec RAYMOND, CHARCOT, DEJERINE... que le terme de *Syndrome de Little* appliqué aux rigidités spasmodiques de l'enfance correspond bien mieux aux réalités cliniques et anatomo-pathologiques.

BRISSAUD sous le nom de maladie de Little et par VAN GEHUCHTEN sous le nom de *rigidité spasmodique spinale des enfants nés avant terme*, elle reste encore à trouver, puisqu'il n'existe pas à l'heure actuelle d'autopsie de cette maladie; il est du reste à présumer que l'arrêt de développement des fibres pyramidales n'est pas suffisant pour expliquer la contracture; autrement tous les enfants nés à sept mois seraient rigides.

Des données anatomo-pathologiques utilisables pour une explication pathogénique de la contracture des enfants rigides. Evolution des théories relatives a la contracture en général et aux rigidités spasmodiques infantiles en particulier.

Les données anatomo-pathologiques les plus importantes au point de vue de la physiologie pathologique du syndrome de Little sont celles qui concernent la topographie des lésions. En pathologie nerveuse, la symptomatologie est avant tout fonction de la localisation des lésions, et préciser le substratum anatomique d'un symptôme, c'est donner une base solide à l'explication pathogénique de ce symptôme.

En définitive, et d'une manière très générale, la contracture des enfants rigides reconnaît pour cause une altération de la voie motrice principale. La voie motrice principale se compose essentiellement de deux neurones superposés, un *neurone cortical* ou central dont le corps cellulaire est situé dans l'écorce rolandique (grande cellule pyramidale), et dont le prolongement cylindraxile entre en rapport avec la cellule d'origine des nerfs crâniens moteurs ou des fibres motrices des nerfs rachidiens; un *neurone périphérique, bulbaire ou médullaire* (noyau des nerfs crâniens moteurs ou corne antérieure de la moelle) dont le prolongement cylindraxile entre dans la constitution d'un nerf moteur.

L'analyse des autopsies montre que le syndrome de Little est toujours lié:

1) à l'intégrité du neurone moteur périphérique.

2) à la lésion du neurone cortical.

1) Dans tous les cas, les rigidités spasmodiques infantiles s'accompagnent de l'intégrité morphologique de la grande cellule motrice des cornes antérieures de la moelle qui tient sous sa dépendance l'activité musculaire. On peut en dire autant du protoneurone sensitif qui apporte au névraxe les impressions venues de la périphérie. En somme, l'arc réflexe de MARSHALL-HALL est toujours indemne dans les cas de syndrome de Little.

2° Malgré quelques faits en apparence contradictoires, la contracture des enfants est toujours liée à une lésion du neurone cortical. Dans l'immense majorité des cas, la lésion initiale a pour siège l'écorce cérébrale, par conséquent les cellules pyramidales sont atteintes en premier lieu et les cylindraxes sont altérés secondairement. Il n'existe que deux cas dans la littérature (autopsies de Dejerine) où l'altération primordiale se produisit au niveau des cylindraxes des neurones moteurs corticaux (lésion en foyer de la moelle). Mais ces deux cas ont à nos yeux une importance considérable. Ils démontrent en effet que c'est la lésion du faisceau pyramidal *dans la moelle* qui constitue le substratum anatomique essentiel de la contracture dans les rigidités, puisqu'elle a suffi à elle seule, dans les deux exemples parfaitement démonstratifs dûs à Dejerine, à provoquer l'apparition du syndrome paréto-spasmodique.

Dans les rigidités spasmodiques d'origine cérébrale, c'est donc la lésion des cylindraxes des neurones corticaux dans leur trajet médullaire qui est le fait important et nous pouvons résumer tout ce qui précède dans la proposition suivante:

La condition nécessaire et suffisante pour l'apparition du syndrome de Little est une lésion de la portion spinale du faisceau pyramidal.

Cette notion est très importante, car elle concorde avec celle qu'on a du substratum anatomique de la contracture en général. Van Gehuchten a bien mis en lumière ce fait connu depuis déjà longtemps que la lésion du faisceau pyramidal dans sa portion cérébrale ne produit pas les mêmes effets que la lésion médullaire de ce faisceau; que chaque fois que les fibres nerveuses du faisceau que nous appelons *faisceau pyramidal* se trouvent interrompues en un point quelconque de leur trajet depuis *l'écorce cérébrale jusque près du bord inférieur de la protubérance annulaire*, nous observons de la paralysie. Chaque fois que les fibres des faisceaux pyramidaux se trouvent interrompues *dans la moelle épinière*, soit par suite d'un arrêt de développement comme dans la maladie de Little, soit par suite d'une destruction des fibres préexistantes comme dans la sclérose latérale amyotrophique, la sclérose en plaques, nous observons non pas la paralysie, mais la contracture.

La contracture tardive des hémiplégiques qui survient au moment où la dégénérescence descendante du faisceau moteur atteint la moelle, celle qui accompagne les compressions diverses par tumeur, pachyméningite, etc., les myélites transverses, fortifient cette idée que, *dans l'immense majorité des cas, la contracture est liée à une lésion de la portion spinale du faisceau pyramidal* (1).

Il ne nous appartient pas de faire ici un exposé complet des diverses théories qui ont été invoquées pour expliquer la contracture des enfants spasmodiques. Leur histoire et leur critique ont été faites à maintes reprises par van Gehuchten, Cestan, Dejerine, Grasset... Nous voulons seulement, en terminant ce travail, retracer rapidement l'évolution des doctrines de la contracture en général (car les auteurs n'ont ordinairement pas séparé dans leurs essais de physiologie pathologique les rigidités spasmodiques infantiles des autres causes de contracture). Cet aperçu historique nous permettra d'apprécier le chemin qui reste à parcourir pour arriver à une solution complète du problème de la pathogénie de la contracture.

Nous ne citons ici que pour mémoire l'opinion de FOLLIN qui considérait la contracture comme un phénomène essentiellement musculaire, comme une simple rétraction des parties molles, et celle de HITZIG pour qui la contracture était un mouvement associé exagéré, les impulsions motrices du faisceau pyramidal sain passant dans le côté paralysé. Il est à peine besoin de remarquer que la théorie de Follin perd toute sa valeur dès qu'il s'agit d'une diplégie.

STRAUSS, CHARCOT, VULPIAN, BRISSAUD considéraient la contracture permanente comme l'expression de l'hypertonie musculaire, phénomène du même ordre que l'exagération des réflexes. Cette hypertonie musculaire était envisagée comme le résultat de l'irritation de la cellule radiculaire motrice produite par la lésion (dégénérescence ou sclérose) du faisceau pyramidal (Strychnisme de la cellule motrice — CHARCOT). Dans la conception de la maladie de Little selon Brissaud, les éléments des cornes antérieures de la moelle sont excités par une traînée inerte de névroglie qui préexiste au faisceau pyramidal non encore développé.

Van Gehuchten a critiqué longuement cette théorie de la stimulation permanente du neurone périphérique par les fibres du

---

(1) Cette notion qui s'applique à un très grand nombre de faits ne paraît pas cependant avoir la valeur d'une loi générale.

Il est bien difficile d'attribuer à une lésion de la portion spinale du faisceau pyramidal et la contracture précoce de certains hémiplégiques et la contracture qu'on observe dans certains cas de traumatismes crâniens, de tumeurs cérébrales et dans quelques méningites. Cependant, même dans ces cas, il n'est plus permis à l'heure actuelle d'affirmer l'intégrité absolue du faisceau pyramidal sans avoir appliqué la méthode de Descartes.

faisceau pyramidal sclérosées ou dégénérées, mais elle a été reprise dans une certaine mesure par Crocq fils, de Bruxelles, en 1901, pour expliquer certains cas de contracture, comme nous le verrons plus loin.

Les théories réellement modernes de la contracture ont leur racine dans les idées d'Adamkiewicz relatives au tonus. Ce savant admet que le tonus est la résultante de deux forces, l'une inhibitrice transmise par les cordons latéraux, l'autre excitatrice apportée par les cordons postérieurs.

Cette conception a servi de base aux théories d'Anton (1890) de Pierre Marie (1892) et de Freud (1893).

La cellule radiculaire motrice est une machine sous pression toujours apte à fonctionner. Les faisceaux pyramidaux servent de frein à cette machine en transmettant l'action inhibitrice venue des centres supérieurs. S'ils sont détruits, le centre médullaire livré aux seules excitations s'affole et la contracture permanente se produit. «Mais si cela était, dit van Gehuchten, l'interruption des fibres pyramidales en un point quelconque de leur trajet devrait être suivie immédiatement de la contracture de tous les muscles correspondants du côté opposé du corps, absolument comme la section du pneumogastrique est suivie de l'accélération permanente des battements cardiaques. Cette contracture s'observe, il est vrai, quand la lésion intéresse les fibres du faisceau pyramidal dans leur partie spinale, mais elle fait défaut dès que l'interruption des fibres se produit en un point quelconque de son trajet cérébral. En somme, cette théorie applicable aux rigidités spasmodiques de l'enfance ne peut servir à expliquer la contracture post-hémiplégique.

Mya et Levi ont repris en 1896 la manière de voir des auteurs précédents. Ils expliquent la différence symptomatologique qui sépare le syndrome de Little de l'hémiplégie de l'adulte, par l'âge des malades.

«Chez l'enfant nouveau-né, la contracture survient dès que le faisceau pyramidal est lésé, parce que, à cette période de la vie, les cellules radiculaires de la moelle fonctionneraient indépendamment des cellules corticales. Chez l'adulte, au contraire, la contracture est précédée de paralysie flasque parce que les cellules radiculaires, habituées à fonctionner sous la dépendance des cellules motrices de l'écorce, ne récupéreraient que lentement l'indépendance fonctionnelle dont elles jouissaient au moment de la naissance.»

Gilbert (1898) a adopté la manière de voir des auteurs italiens.

JACKSON et plus tard BASTIAN (en 1896) ont fait intervenir dans la pathogénie de la contracture un nouvel élément, l'influence du cervelet. Pour ces auteurs, le tonus musculaire est le résultat de l'antagonisme du cerveau et du cervelet. «L'affaiblissement ou la suspension de l'action cérébrale sur la moelle épinière entraîne l'affaiblissement ou la suspension de l'influence inhibitrice qui régularise généralement et restreint l'écoulement de l'énergie cérébelleuse à travers les pédoncules cérébelleux moyens. L'action du cervelet devient alors prédominante, elle produit l'exagération du tonus musculaire qui est la cause de l'exagération des réflexes et de la contracture. Mais si, par une lésion transversale complète de la moelle, on suspend à la fois l'action du cerveau et l'action du cervelet, le tonus musculaire normal se trouve affaibli et on constate de la paralysie flasque avec exagération des réflexes».

Les diverses théories que nous venons de résumer ont été étudiées et critiquées avec soin par VAN GEHUCHTEN (1896). Dans une série de publications très intéressantes, ce savant, tenant compte des acquisitions nouvelles réalisées dans l'étude des connexions de la moelle épinière avec les centres nerveux supérieurs, a proposé une explication anatomo-physiologique de la contracture qui, si elle ne rend pas compte de tous les faits cliniques, réalise cependant un grand progrès sur les théories antérieures. Considérant que la lésion du faisceau pyramidal dans le cerveau ne produit pas les mêmes effets que la lésion du même faisceau dans la moelle, que la première détermine une paralysie flasque et la seconde des symptômes spasmodiques, van Gehuchten a été logiquement conduit à admettre qu'il existait une différence *anatomique* entre la portion cérébrale et la portion spinale du faisceau pyramidal. Van Gehuchten supposa donc «que la connexion cortico-médullaire devait s'établir normalement par une double voie nerveuse: une voie cortico-spinale et une voie cortico-ponto-cérébello-spinale. Ces deux voies se trouvent intimement fusionnées depuis l'écorce cérébrale jusqu' à la protubérance annulaire, aussi, toute lésion survenue en un point quelconque de ce trajet, supprimant toute connexion entre l'écorce cérébrale et la substance grise de la moelle, amène nécessairement la paralysie flasque. Ces deux voies se séparent l'une de l'autre à la partie inférieure de la protubérance annulaire; la voie cortico-spinale descend dans la moelle pour y constituer les faisceaux pyramidaux directs et croisés; la voie cortico-ponto-cérébello-spinale se rend d'abord vers l'écorce cérébelleuse avant de redescendre dans la moelle où elle est située en dehors des faisceaux pyramidaux. La lésion de ces derniers faisceaux en un point quelconque de leur trajet médullaire n'interrompt donc que la voie cortico-spinale, elle laisse intacte la voie cortico-ponto-cérébello-spinale; de là, absence de paralysie, exagération du tonus musculaire allant jusqu'à la contracture, conservation, dans certaines limites, de la volonté sur les membres contracturés.»

Cette théorie rend bien compte de la contracture dans les rigidités spasmodiques infantiles, puisque nous avons vu que le substratum anatomique de ces dernières est une altération de la portion spinale du faisceau pyramidal. Mais elle est impuissante à expliquer pourquoi la paralysie de l'hémiplégique, qui résulte de la destruction dans le cerveau des deux ordres de fibres cortico-spinales et cortico-ponto-cérébello-spinales, fait place quelques mois après son début à des phénomènes de contracture, — qui ne peuvent se produire dans cette théorie que si la voie indirecte cortico-ponto-cérébello-spinale est intacte.

Pour résoudre cette difficulté, van Gehuchten a été amené à concevoir la contracture du spasmodique et celle de l'hémiplégique comme deux phénomènes d'ordre différent.

Celle du spasmodique succéderait à la destruction des fibres cortico-spinales inhibitrices, avec persistance des fibres indirectes excitatrices, elle serait donc un phénomène spinal. Celle de l'hémiplégique aurait une toute autre pathogénie. S'appuyant sur ce fait que le tonus musculaire est diminué, même chez les vieux hémiplégiques qui présentent de la contracture et de l'exagération des réflexes (BABINSKI), alors qu'il est augmenté chez le spasmodique, van Gehuchten admet:

1) que l'exagération des réflexes et la contracture sont des phénomènes d'ordre différent, n'ayant pas un mécanisme identique.

2) que la contracture des hémiplégiques ne reconnaît pas pour cause l'hypertonicité musculaire, phénomène d'origine spinale, mais constitue un phénomène périphérique. Elle doit être attribuée à ce fait que les muscles fléchisseurs d'un hémiplégique sont moins paralysés que les muscles extenseurs. «Les muscles fléchisseurs étant moins atteints par la paralysie que les extenseurs, tous les efforts que l'hémiplégique fera pour mouvoir son membre paralysé s'épuiseront dans les muscles fléchisseurs; ceux-ci ne rencontrant pas de force antagoniste capable de résister, amènent bientôt le membre dans la position caractéristique».

On tend de plus en plus à l'heure actuelle à admettre avec

van Gehuchten que l'état des réflexes n'est pas forcément lié à l'état du tonus musculaire. Il est des cas où «l'hémiplégie reste toujours flasque bien que les réflexes tendineux soient exagérés et que l'on constate l'existence du phénomène du pied» (DEJERINE). Cependant, dans l'immense majorité des cas, l'exagération des réflexes marche de pair avec la contracture. Quoiqu'il en soit de ce point particulier, la distinction établie par van Gehuchten entre la contracture du spasmodique et celle de l'hémiplégique ne paraît guère justifiée par la clinique. Nous ne pouvons ici, sans sortir de notre sujet, exposer en détail les faits qui s'opposent à l'essai d'explication pathogénique émise par le savant neurologiste. Remarquons toutefois avec Dejerine qu' «admettre que la contracture post-hémiplégique n'est pas de la contracture active, c'est admettre ce qui est encore à démontrer; or, s'il est vrai que l'hémiplégie reste flasque pendant plusieurs jours et qu'elle persiste à l'état flasque dans quelques cas, il est vrai aussi que chez le plus grand nombre des hémiplégiques, la flaccidité fait place à la spasticité».

GRASSET a proposé en 1893, une théorie de la contracture qu'il a développée dans plusieurs ouvrages et qui, malgré son apparence un peu schématique, ne laisse pas d'être impressionnante. Cet auteur donne une explication univoque de la contracture tardive des hémiplégiques, du tabes spasmodique et de la maladie de Little (1), ainsi que du tremblement intentionnel et des phénomènes paréto-spasmodiques de la sclérose en plaques, de la contracture qui accompagne la myélite diffuse ou la compression de la moelle, de certains symptômes de la paralysie générale.

Pour Grasset, *«les contractures permanentes et l'état paréto-spasmodique d'origine médullaire sont en rapport constant avec la lésion de la partie spinale du faisceau pyramidal».*

Remarquons en passant que la conclusion de notre étude anatomo-pathologique sur l'ensemble des rigidités spasmodiques infantiles: *«La condition nécessaire et suffisante pour l'apparition du syndrome de Little est une lésion de la portion spinale du faisceau pyramidal»* s'accorde entièrement avec l'idée que se fait Grasset du substratum anatomique de la contracture en général.

---

(1) «Je réserve, dit Grasset, à l'exemple de Duval et de ses successeurs, le nom de syndrome de Little aux cas de rigidité spasmodique, observée chez des enfants nés au terme, sans phénomènes cérébraux initiaux et anatomiquement due à l'absence de développement des parties de la portion spinale du faisceau pyramidal. — J'éclaire ainsi du groupe non seulement l'hémiplégie spasmodique infantile, mais toutes les diplégies cérébrales de l'enfance».

Pour expliquer aussi facilement la contracture tardive de l'hémiplégique que la maladie de Little, le savant clinicien de Montpellier suppose que le centre supérieur de régulation du tonus siège non pas dans l'écorce cérébrale comme l'admettait van Gehuchten, mais plus bas, dans le mésencéphale. (1)

Dans cette théorie, il existe au moins trois étages de centres, trois systèmes de neurones:

1° Un centre supérieur, cortical, des mouvements volontaires, formé par la substance grise de la région périrolandique qui influe sur le tonus quand nous voulons modifier ce réflexe.

2° Un centre (intermédiaire) situé dans les noyaux de la base et du mésocéphale (pont, noyau rouge, cervelet) qui règle le tonus automatique.

3° Un centre inférieur bulbo-médullaire (centre réflexe simple inférieur) formé au bulbe par les noyaux d'origine des nerfs crâniens moteurs, à la moelle par les cellules des cornes antérieures.

Du centre mésocéphalique comme du centre cortical partent vers le centre médullaire du réflexe tonus (cellule des cornes antérieures de la moelle) des fibres directes par les faisceaux pyramidaux qui portent l'action inhibitrice et des fibres indirectes qui portent l'action excitatrice. L'auteur faisait d'abord passer ces fibres par le faisceau cérébello-spinal descendant. Il admet actuellement, schématiquement du reste, qu'elles passent par le faisceau rubro-spinal descendant de von Monakow.

Quand la lésion a pour siège la portion cérébrale du faisceau pyramidal, il se produit une paralysie motrice, puisque les ordres élaborés par l'écorce ne peuvent parvenir à la moelle, ni par les voies directes, ni par les voies indirectes. Mais le tonus n'est pas touché puisque la lésion siège au-dessus de son centre mésocéphalique qui reste en communication normale avec la cellule motrice médullaire par les deux ordres de fibres inhibitrices et excitatrices. La lésion de la portion cérébrale de la voie motrice n'entraîne donc pas de contractures.

<hr>

(1) Von Monakow place également dans les masses grises du pont le centre des réflexes automatiques de la tonus musculaire. Il admet qu'à la suite d'une lésion de la voie pyramidale, les centres [illegible] qui [illegible] leur indépendance et sont même excités par l'altération cérébrale. De là l'exagération des réflexes et à un degré plus élevé la contracture permanente.

Pour que les faits se passent de la façon indiquée par von Monakow, il faut que les centres [illegible] soient en relation avec le [illegible] croisé et puissent être par des fibres situées en dehors de la voie pyramidale. Cette théorie applicable aux cas où il existe une lésion corticale n'explique pas [illegible] la [illegible] à ces [illegible] spinale et au pont [illegible] les masses grises du pont ne sont pas séparées de l'écorce cérébrale et restent soumises à son influence régulatrice.

Au contraire, si la lésion frappe d'emblée (sclérose en plaques, sclérose latérale amyotrophique, tumeur, compression, gliome) ou secondairement (contracture tardive des hémiplégiques) la portion spinale du faisceau pyramidal, le centre médullaire du réflexe tonus n'est plus en communication avec le centre automatique que par les fibres indirectes excitatrices et l'hypertonie est réalisée.

Cette théorie s'applique à un plus grand nombre de faits qu'aucune autre, elle explique en somme tous les cas de contracture qui reconnaissent comme substratum anatomique une lésion quelconque interrompant plus ou moins complètement les fibres pyramidales dans leur trajet médullaire, elle rend bien compte de la spasmodicité dans les rigidités infantiles.

Mais pas plus que les autres explications, elle n'interprète la contracture précoce des hémiplégiques, la contracture par lésion ou tumeur cérébrale, par méningite. Peut-être après tout, l'apparition des symptômes spasmodiques dans ces derniers cas reconnaît-elle un autre mécanisme.

Dans un remarquable rapport présenté au XI° Congrès des aliénistes et neurologistes à Limoges (1901), J. Crocq (de Bruxelles) a rassemblé un nombre considérable de faits bien établis concernant le tonus musculaire, les réflexes et la contracture. De la lecture de cet important travail se dégage cette idée que la question de la contracture est extrêmement complexe et que les théories les plus ingénieuses sont toujours contradictoires à quelque fait bien démontré. Selon Crocq, le mécanisme de la contracture se ferait différemment suivant la lésion, suivant les différentes espèces animales, suivant les individus (¹) dans une même espèce.

Chez l'homme, les voies longues sont seules chargées de transmettre les courants tonigènes des muscles volontaires: *le centre de ce tonus est exclusivement cortical*. Le rôle des voies courtes semble nul. Chez le nouveau-né, le faisceau pyramidal, bien qu'existant anatomiquement, est encore absent fonctionnellement; le tonus musculaire se produit comme chez les vertébrés inférieurs, par les voies courtes. A mesure que les fibres pyramidales acquièrent leurs fonctions, elles s'entourent de myéline et les centres moteurs médullaires, qui, jusque là, obéissaient aux excita-

---

(¹) Le tonus musculaire varie considérablement suivant les individus; il est difficile en pratique de délimiter exactement le tonus normal, l'hypertonicité, l'hyposthénie et l'atonie.

tions directes des racines postérieures, s'habituent de plus en plus à fonctionner sous l'influence des excitations cérébrales, les voies courtes, qui primitivement constituaient le trajet normal des influx nerveux, perdent progressivement l'habitude de transmettre les incitations, tandis que les voies longues se développent parallèlement et deviennent les voies normales des courants tonigènes.» La contracture peut dépendre de plusieurs facteurs, soit de l'inhibition du tonus des muscles antagonistes, soit des altérations péricellulaires ou péri-cylindraxiles des neurones moteurs centraux ou périphériques qui provoquent l'éréthisme fonctionnel des neurones corticaux et par suite l'exagération de la tonicité musculaire. En ce qui concerne les états paréto-spasmodiques infantiles Crocq distingue deux cas: ou bien le faisceau pyramidal n'est pas complètement développé (naissance avant terme), ou bien il existe une lésion cérébrale bilatérale. Dans le premier cas, les impressions tonigènes au lieu de se frayer un passage à travers les voies longues continuent à parcourir les voies courtes qui deviennent extrêmement perméables, et provoquent la contracture. Dans le second cas, si les zones corticales sont complètement détruites, les voies courtes font leur rééducation et redeviennent facilement hyperperméables. Si les zones matrices ne sont pas complètement détruites, la contracture se produit par «hypertonicité cérébrale irritative».

On a surtout reproché à la théorie de Crocq de considérer trop exclusivement le tonus comme un phénomène cortical.

L'impression dominante que laisse l'étude de tous ces essais d'une explication pathogénique de la contracture est la complexité croissante des théories, leur perfectionnement graduel et leur compréhension de plus en plus grande. Il est certain que l'hypothèse de GRASSET s'applique à un nombre beaucoup plus considérable de faits que des théories plus vieilles seulement d'une dizaine d'années.

En ce qui concerne spécialement les rigidités spasmodiques de l'enfance, plusieurs explications sont très séduisantes et ne soulèvent pas de grosses objections. Malgré tout, il faut les considérer comme provisoires, car ce qui montre à l'évidence qu'elles ne sont pas la traduction intégrale de la réalité, c'est qu'elles ne s'appliquent pas à tous les faits que l'on est en droit de considérer comme appartenant à la même catégorie, cliniquement et anatomiquement du moins. Il est fort probable que l'explication pathogénique de la contracture post-hémiplégique est la même que celle du syndrome de Little, puisque le substratum anatomique est le même; aussi la théorie de Grasset nous apparaît-elle à l'heure actuelle comme la plus voisine de la vérité.

Pour arriver à la solution complète du problème, plusieurs études préjudicielles s'imposent. «Avant de pouvoir expliquer clairement un phénomène pathologique tel que la contracture, remarque DEJERINE, il serait nécessaire d'être mieux renseigné sur la physiologie normale de la moelle. Nous sommes prévenus d'autre part que la physiologie expérimentale ne nous sera que d'un faible secours pour élucider le mécanisme de la contracture... Nous sommes ignorants des phénomènes d'inhibition ou de dynamogénie. Enfin, nous ne tenons compte dans nos raisonnements que des faisceaux exogènes de la moelle sans accorder la moindre part à la substance grise et aux fibres endogènes. Il est impossible, actuellement, de se prononcer en faveur d'une théorie plutôt qu'en faveur de telle autre et il est préférable d'approfondir encore les faits avant de vouloir les interpréter.»

Ajoutons que le problème se complique encore lorsqu'il s'agit des états paréto-spasmodiques infantiles en raison des conditions anatomiques et physiologiques spéciales à l'enfance et qu'une étude systématique et complète de ces conditions devrait précéder toute recherche anatomo-pathologique ou toute tentative d'explication pathogénique.

Ce qui s'impose immédiatement, c'est une utilisation réellement scientifique des matériaux anatomo-pathologiques, et une interprétation rigoureuse des cas où la lésion n'apparaît pas du premier coup, même à un examen histologique. La tâche la plus pressante des neurologistes, c'est en somme de profiter de toutes les autopsies pour fortifier les bases anatomiques de notre connaissance des rigidités infantiles. En agissant de la sorte, ils avanceront certainement le jour où les progrès simultanés de la physiologie médullaire permettront d'édifier une explication définitive de la contracture des enfants spasmodiques et de la contracture en général.

INDEX BIBLIOGRAPHIQUE

Les thèses de ROSENTHAL (Lyon, 1892) et de HARTMANN (Nancy, 1895) renferment toutes les indications bibliographiques antérieures à 1895. Nous nous bornerons donc à citer ici les travaux parus depuis cette époque et à rappeler, parmi les études antérieures, celles qui présentent un intérêt spécial pour les questions traitées dans ce rapport.

1881 — ADAMKIEWICZ. Die normale Muskelfunction betrachtet als das Gleichgewicht
          zweier antagonistischer Innervationen. Zeitschrift f. klin. Medicin.

1884 — SIMON J. De la sclérose cérébrale chez les enfants. Rev. mensuelle des mal.
          de l'enfance. déc. 1883 — janv. 1884.

1885 — SARAH MAC NUTT. Double infantile spastic hemiplegia with report of a case.
          Amer. j. of the med. sciences. Janvier 1885.

1885 — JENDRASSIK et MARIE. De l'atrophie cérébrale. Archives de Physiologie.

1885 — OTTO. Ein Fall von Porencephalie mit Höhle und angeborener spastischer
          Gliederstarre. Archiv für Psych. XVI.

1888 — DÉJERINE et SOLLIER. Premier cas d'autopsie d'athétose double datant de
          la première enfance. Bull. de la Soc. Anat.

1889 — SCHULTZE. Spastische Starre der Unterextremitäten bei 3 Geschwistern.
          Deutsche med. Wochenschrift. p. 287.

1890 — ANTON. Ueber angeborene Erkrankungen des Centralnervensystems. Wien.

1890 — BASTIAN. On the symptomatology of total transverse lesions of the spinal
          cord, with special reference to the condition of the various reflexes.
          Med. chirurg. transactions p. 151-217.

1890 — HENOCH. Die atrophische Cerebrallähmung. Vorlesungen über Kinderkrank-
          heiten.

1892 — GIERLICH. Ueber secundäre Degeneration bei cerebraler Kinderlähmung.
          Archiv. für Psych. Bd XXIII. p. 201.

1892 — MARIE. Leçons sur les maladies de la moelle. Paris. 1892. p. 80.

1892 — OTTO. Zur Kenntniss der Myotonie. Archiv. f. Psych.

1892 — ROSENTHAL. Les diplégies cérébrales infantiles. Thèse. Lyon.

1892 — BAILEY IN. Manchester Patholog. Society.

1893 — BRUNS. Maladie de Little. Congrès des naturalistes et médecins allemands.
          Nürnberg. 2.15 Sept.

1893 — FAZIO et TESTA-VIORATA. Emiparesia spastica dell'infanzia con reperto.
          Riforma medica. Napoli.

1893 — FREUD. Zur Kenntniss der cerebralen Diplegien des Kindesalters. Leipzig
          und Wien.

1893 — WULFF. Der geistigen Entwickelungshemmungen durch Schädigung des
          Kopfes vor, während und gleich nach der Geburt der Kinder. Allg.
          Zeitschrift f. Psychiatrie. t. XLIX. p. 153.

1894 — BRISSAUD. Maladie de Little, tabes spasmodique. Semaine Médicale. 21
          février.

1894 — ERB. Ueber hereditäre spastische Spinalparalyse. Deutsche Zeitschrift
          f. Nervenh. p. 157.

1894 — RAYMOND. Maladies du système nerveux. Leçons de l'Hôpital Lariboisière.

1895 — A. SIRQUES. Contribution à l'étude de la forme familiale de la paraplégie
          spasmodique spinale. Revue Neurologique. n.° 1.

1895 — BRISSAUD. Leçons sur les maladies nerveuses. Paris. P. 109-129.

1895 — MOURATOFF. Contribution à la diplégie cérébrale infantile. Medicinkoe
          Obozrenie. n.° 1. p. 46-59.

1895 — HAUSHALTER. Des affections spasmodiques infantiles. Revue de Médecine.

1895 — HARTMANN. Contribution à l'étude des affections spasmo-paralytiques
          infantiles. Thèse Nancy.

1895 — A. L. KOJEVNIKOFF. Diplégie spastique progressive familiale. Revue de Mé-
          decine. en outre. n.° 1.

1895 — J. DEJERINE et J. SOTTAS. Note sur un cas de paraplégie spasmodique acquise par sclérose des cordons latéraux. *Société de Biologie*, 30 nov.

1896 — GANGHOFNER. Weitere Mittheilungen über cerebrale spastische Lähmungen im Kindesalter. *Zeitschrift für Heilkunde*, p. 305-350.

1896 — MARINESCO. Physiologie du cervelet et ses applications à la neuropathologie. *Semaine Médicale*, p. 214-215.

1896 — VAN GEHUCHTEN. Faisceau pyramidal et maladie de Little. *Journal d'hypnologie et de neurologie de Bruxelles*, 5 juin, n.° 13, p. 256—269.

1896 — MYA et LEVI. Studio clinico e anatomico relativo ad un caso di diplegia spastica congenita (morbo di Little). *Rivista di patologia nervosa e mentale*, vol. I, fasc. II.

1897 — SACHS. Little's disease: Shall we retain the name? *Journal of nervous and mental Diseases*, décembre.

1897 — DEJERINE. Sur deux cas de maladie de Little (rigidité spasmodique congénitale) suivis d'autopsie. *Société de Biologie*, 6 février.

1897 — HAUSHALTER et THIRY. Deux cas de rigidité spasmodique infantile avec autopsie. *Société de Biologie*, 3 juillet.

1897 — VAN GEHUCHTEN. Maladie de Little et rigidité spasmodique spinale des enfants nés avant terme. *Revue Neurologique*, n.° 2.

1897 — VAN GEHUCHTEN. Pathogénie de la rigidité musculaire et de la contracture dans les affections organiques du système nerveux. Rapport présenté au Congrès international de Neurologie, de psychiatrie, etc., de Bruxelles, 14-19 sept.

1897 — VAN GEHUCHTEN. L'exagération des réflexes et la contracture chez le spasmodique et l'hémiplégique. *Journal de Neurologie*, Bruxelles, n.° 4, 5 et 6.

1897 — GEREST. *Thèse*, Lyon.

1897 — MASSALONGO. Le diplegie cerebrali dell'infanzia. Conferenze cliniche italiane. *Il policlinico*, n.° 2.

1897 — BONASERA. Contributo clinico allo studio delle paralisi cerebrali dell'infanzia, sindrome di Little. *Il Pisani*, Palermo.

1897 — LE MEIGNEU. Syndrome de Little. Thèse Paris.

1897 — RAYMOND. Rigidité spasmodique infantile. *Semaine Médicale*, 14 avril.

1897 — J. SOTTAS. Le faisceau pyramidal et la maladie de Little. *Ann. médico-psychologiques*, 8.° série T. V.

1898 — S. FREUD. Les diplégies cérébrales infantiles. *Revue Neurologique*, n.° 8.

1898 — GEREST. Les affections nerveuses et la théorie des neurones. Paris.

1898 — VAN GEHUCHTEN. À propos de la contracture post-hémiplégique. *Revue Neurologique*, n.° 1.

1898 — ODDO. Classification et pathogénie des diplégies spasmodiques de l'enfance. Congrès périodique de gynécologie, d'obstétrique et de pédiatrie. IIe Sess. Marseille.

1898 — P. SIMON. Maladie de Little. *Traité des Maladies de l'enfance*. Grancher, Comby et Marfan. T. IV, p. 604.

1898 — W. G. SPILLER. On arrested development and Little's disease. *The Journal of nervous and mental Diseases*. Fév. p. 80.

1898 — Ad. STRÜMPELL. Ueber die hereditäre spastische Spinalparalyse. *Archiv f. Psych.* t. X et t. XVII.

1898 — M. LOBSTAIN. La paraplégie spasmodique familiale. Thèse Paris. 135 p. 6 fig., 2 pl.

1899 — AMIEUX. Étude clinique sur quelques cas d'affections spasmo-paralytiques datant de l'enfance (mal de Little, rigidité spasmodique, hémiplégie cérébrale infantile double). Thèse Paris n.° 71.

1899 — CESTAN. Le syndrome de Little. Sa valeur nosologique. Sa pathogénie. Thèse Paris.

1899 — GREFFNET. Étude sur la maladie de Little. Thèse Paris.

1899 — TISSIER. Influence de l'accouchement normal sur le développement des troubles cérébraux. Thèse Paris.

1899 — C. PARHON et M. GOLDSTEIN. Contribution à l'étude de la contracture dans l'hémiplégie. Roumanie médicale.

1899 — J. GRASSET. Les contractures et la portion spinale du faisceau pyramidal. Revue Neurologique, n.° 4.

1899 — J. GRASSET. Les contractures et la portion spinale du faisceau pyramidal. Le syndrome pariéto-spasmodique et le cordon latéral. Delors et Martial. Montpellier.

1901 — J. DEJERINE. Sémeiologie du système nerveux. Traité de pathologie générale, publié par Bouchard. Paris.

1901 — J. CROCQ. Physiologie et Pathologie du tonus, des réflexes et de la contracture. Rapport au XIe Congrès des aliénistes et neurologistes. Limoges.

1901 — C. L. DANA. A case of cortical sclerosis, hemiplegia and epilepsy, with autopsy. Journal of nervous and mental diseases, n.° 2.

1901 — A. DONAGGIO. Idiozia e rigidità spastica congenita. Rivista sperimentale di freniatria, vol. XXVII, fasc. 3-4, p. 833.

1901 — GRASSET. Diagnostic des maladies de la moelle (siège des lésions). Actualités médicales, Baillière 2e édit.

1901 — HAUSHALTER, ÉTIENNE, L. SPILLMANN et THIRY. Cliniques médicales iconographiques, Fasc. 11.

1901 — A. HAVERMANN. Hémiatrophie du cerveau. IIIe Congrès des médecins et naturalistes tchèques, à Prague.

1901 — R. PALTAUF. Sillons latéraux dans la moelle d'un porencéphalique. Wien klin, Woch. 17 oct.

1901 — SADOWSKI. Influence des hémisphères cérébraux sur la réflectivité de la moelle. Kronika lek., n.° 22.

1901 — ION TALPLACHTA. Afecturnus spasmoparalidica infantile de origina cerebri. Thèse Bucarest.

1902 — ARAOZ ALFARO. Tabes espasmodico infantil familiar. Revista de la Sociedad médica Argentina.

1902 — COUVELAIRE. Hémorrhagies du système nerveux central des nouveaux-nés dans leurs rapports avec la naissance prématurée et l'accouchement laborieux. Annales de Gynécologie et d'Obstétrique, T. LIX.

1902 — CROCQ (de Bruxelles). Le mécanisme des réflexes et du tonus musculaire. XIIIe Congrès des médecins aliénistes et neurologistes, Grenoble 1-7 août.

1902 — VAN GEHUCHTEN. Cryptorchidie et maladie de Little. Névraxe, vol. III, p. 392.

1902 — E. DUPRE et J. HEITZ. Diplégie cérébrale infantile avec idiotie. Agénésie presque complète de l'hémisphère droit et du corps calleux. Société de Neurologie, 13 Mars.

1902 — RAYMOND et CESTAS. Quelques remarques sur la paraplégie spasmodique
        permanente par tumeur médullaire. *Société de Neurologie*, 6 fév.

1903 — C. BERGHINZ. Étude anatomique sur un cas de maladie de Little. *Rivista
        di clinica psychiatr.* Fasc. 5.

1903 — M. BRISSAUD. Sur la maladie de Little. *Communication à la Société de
        Neurologie*, 2 juillet.

1903 — J. DEJERINE. Sur la rigidité spasmodique congénitale d'origine médullaire
        (Syndrome de Little) par lésion médullaire en foyer développée pendant
        la vie intra-utérine. *Revue Neurologique* n.° 12.

1903 — G. B. PELLIZI. Sulla microgiria. Rigidità spasmodica infantile. Sindroma
        de Little. *Annali di Freniatria e Scienze aff.* Vol. XIII, fasc. 1, p. 1-58.

1903 — MARIE ET GUILLAIN. Faisceau pyramidal dans l'hémiplégie infantile.
        S.té de Neurologie de Paris, 5 mars.

1903 — HAUSHALTER et BICHON. *Revue mensuelle des maladies de l'enfance.*

1904 — A. DONAGGIO. Colorazione positiva delle fibre nervose nella fase iniziale
        della degenerazione primaria e secundaria, sistematica o diffusa, del
        sistema nervoso centrale. *Rivista sperimentale di freniatria,* Vol. XXX,
        fasc. 1.

1904 — BOURNEVILLE et CROUZON. Atrophie cérébelleuse familiale (avec idiotie et
        diplégie spasmodique infantile. *Société de Neurologie.* Paris, 5 mai.

1904 — CATOLA. Contribution à l'étude du faisceau pyramidal dans l'hémiplégie
        cérébrale infantile. *Rivista di Patologia nervosa e mentale,* vol. IX, fasc.
        3, p. 113-119.

1904 — G. CATOLA — Le faisceau pyramidal dans un cas d'hémiplégie cérébrale
        infantile. *S.té de Neurologie de Paris,* 7 janv.

1904 — SCHERER. Maladie de Little. *Rev. v. Neurolog.* n.° 7.

1905 — HAUSHALTER et R. COLLIN — Microgyrie et polygyrie avec agénésie du
        corps calleux et du faisceau pyramidal chez un enfant atteint de rigi-
        dité spasmodique généralisée. *Réunion biologique de Nancy.*

1905 — HAUSHALTER et R. COLLIN. — Lésions histologiques du cerveau et de la
        moelle épinière dans un cas de microgyrie. *Réunion biologique de
        Nancy.*

1905 — CANEL. De la rigidité spasmodique infantile (Syndrome de Little) Thèse
        Nancy.

1905 — HAUSHALTER et R. COLLIN. Modification cytologique des cellules pyrami-
        dales de l'écorce cérébrale dans un cas de paraplégie spasmodique con-
        génitale. *Réunion biologique de Nancy.*

THÈME 3 — **LUXATION CONGÉNITALE DE LA HANCHE**

(Sur le traitement de la luxation congénitale de la hanche)

Par M. le Prof. ADOLPHE LORENZ (Vienne)

Au 12me Congrès international médical de Moscou en 1897,
j'eus l'honneur de parler de la reposition mécanique de la luxation congénitale de la hanche et de démontrer pratiquement le

procédé opératoire dans la salle d'opérations de la clinique du défunt professeur Bobrov, dans la section chirurgicale du Congrès international.

À partir de ce temps, ce procédé fait partie du domaine public de la médecine et tous les chirurgiens admettent que le traitement de choix de la luxation congénitale de la hanche est la réduction non-sanglante par le procédé Lorenz.

La reposition sanglante selon la méthode Hoffa-Lorenz n'est admise que par exception dans les cas où la reposition non-sanglante est devenue impossible, malgré des essais réitérés.

Il est important de constater que durant ces neuf années, la technique exercée par l'auteur du procédé n'a pas changé.

Les modifications proposées sont en partie insuffisantes, en partie contraires au résultat et pour le patient inutiles et incommodes.

Quant à ce qui concerne spécialement la technique de réduction, il est tout à fait indifférent par quelle méthode le succès est obtenu (méthodes à levier ou à extension).

En tout cas, il faut que l'opérateur, s'il veut être sûr du succès, connaisse à fond toutes les méthodes, afin que s'il échouait dans l'une, il puisse recourir à l'autre, ou, le cas se présentant, les combiner l'une avec l'autre.

La méthode d'extension s'emploie de préférence pour les enfants plus âgés. Concernant la réussite ou non-réussite de la réduction, *il ne doit exister aucun doute chez l'opérateur;* un contrôle par le skiagramm est inutile.

Comme position primaire on choisit par précaution l'abduction rectangulaire, même si la stabilité primaire permettait une position moins pénible.

Ce n'est qu'au cas d'une stabilité primaire tout à fait insuffisante que l'on fixe temporairement le fémur dans une légère hyperextension, et dans une abduction négative dépassant 90°.

La rotation est indifférente dans l'abduction rectangulaire, l'articulation du genou étant libre, où il y a une minime rotation en dedans.

Une forte rotation en dedans primaire n'est nécessaire que dans une évidente antéversion du col du fémur et exige une correction ultérieure par l'ostéotomie supracondylienne du fémur d'après Schede.

Cette rotation en dedans primaire n'a pas le but de creuser par la pression la cavité cotyloïde (la rotation en dedans pour rait tout aussi bien augmenter l'antéversion du col du fémur), il s'agit plutôt de ce que par la rotation en dedans la tête fémorale antévertie soit placée en face de la cavité cotyloïde et y reste immobilisée, ce qui n'est possible que par l'ostéotomie ultérieure.

Dans l'antéversion normale, la rotation exagérée en dedans n'est point nécessaire.

La fixation de l'articulation du genou en flexion ou en extension n'est pas en elle même inutile, mais excessivement désagréable au patient, de sorte qu'il est préférable d'y renoncer. Une fois la réduction réussie, une contracture en flexion de l'articulation du genou devient manifeste.

Cette contracture du genou est due à ce que, après la réduction, les muscles fléchisseurs du genou sont devenus trop courts; cette contracture doit être traitée soigneusement par le moyen d'une gymnastique exécutée dans la période de fixation; déjà pendant la narcose les fléchisseurs du genou sont fortement étendus et conséquemment allongés.

La peau doit être accessible à l'entretien de la propreté, facilitée par l'emploi d'une bandelette à égratigner en dessous du maillot.

La locomotion naturelle du patient durant la fixation de l'articulation remise est désirable pour plusieurs motifs.

Dans les luxations doubles la locomotion active du malade n'est possible que très imparfaitement au moyen d'un banc à marcher (Gehbänkchen).

Si possible, les luxations doubles doivent être remises dans la même séance.

La durée de la fixation dépend de l'âge de l'enfant et de la stabilité primaire de la luxation.

Dans un âge relativement avancé (entre 5-6 ans et au-dessus), une plus courte durée de la fixation paraît désirable, par rapport au danger de rigidité auquel est exposée l'articulation; une mauvaise stabilité primaire exige une plus longue durée de fixation.

Chez de plus jeunes enfants d'une mauvaise stabilité primaire, la position de l'abduction primaire peut être fixée pendant une année et même au-delà sans qu'un danger de rigidité de l'articulation se produise.

Chez des enfants plus jeunes (au-dessous de 5-6 ans) un seul pansement suffit fixant la position primaire pendant 5-6 mois.

Chez des enfants d'un âge relativement plus avancé (au-dessus de 5-6 ans), sans avoir égard à une bonne ou à une mauvaise stabilité primaire, on ne fixe qu'à peu près pour 3-4 mois, afin d'éviter les contractures et les raideurs.

En somme, il n'y a point de règles précises, car l'âge de même que les circonstances anatomiques sont importantes pour la durée de la fixation. De même les tâches du traitement post-opératoire varient, selon qu'il s'agit d'enfants plus jeunes ou plus âgés, d'au-dessus ou d'au-dessous de 5-6 ans.

Chez les enfants en très bas âge, la correction d'abduction primaire rectangulaire s'effectue par elle-même, pour ainsi dire, dans un bref délai.

Cette rapide correction spontanée augmente le danger d'une rechute.

Voilà pourquoi le traitement post-opératoire dans ces cas-là ne consiste pas seulement dans la surveillance de la correction de la position primaire, mais dans son ralentissement.

Cela s'obtient par le long maintien d'une abduction habituelle de l'articulation remise, au moyen d'un talon de 1-2,5 cent. de hauteur porté sous la plante du pied sain.

Aussi faut-il prendre soin que la position d'abduction rectangulaire de l'articulation remise soit toujours facile à rétablir.

Dans ce but on se sert d'un appareil plâtré (modelé comme un lit plâtré dans le traitement de la spondylite), retenant la jambe durant la nuit dans l'abduction rectangulaire. La restitution de la position primaire se fait aussi par la gymnastique. Les jeunes enfants ayant subi une reposition double doivent pouvoir s'asseoir facilement sur leur périnéum avec les jambes écartées à angle droit.

Chez des enfants au-dessus de 5-6 ans les articulations remises ont la tendance de raidir. En conséquence, le danger de la reluxation est amoindri, mais la correction de l'abduction primaire plus compliquée.

C'est pourquoi l'on abrège la durée de la fixation et commence par une forte gymnastique d'abduction.

Il peut arriver que la correction de l'abduction rigide, par voie gymnastique ou mécanique, ne soit pas possible sans faire courir le danger d'une fracture.

En pareils cas on se voit obligé d'abréger le traitement par l'osteotomia intertrochanterica femoris.

Si dans de très mauvaises circonstances anatomiques du bout

coxal du fémur (raccourcissement considérable du col du fémur, ressemblant à la configuration de l'humérus) un danger évident de reluxation par la correction gymnastique de l'abduction primaire se produisait, il faudrait pour ce motif faire de suite la correction de l'abduction primaire par l'osteotomia femoris intertrochanterica.

En ce qui concerne les limites d'âge pour la reposition non sanglante, une technique améliorée et appliquée avec prudence les a étendues, mais l'expérience a démontré que chez des enfants en âge plus avancé, même si la reposition réussissait encore, l'on ne peut jamais en attendre les mêmes bons résultats que chez de plus jeunes enfants.

L'on ne doit faire la réduction non sanglante que dans le cours de la 3ᵐᵉ année, quand les enfants sont habitués à la propreté.

L'âge le plus favorable pour la reposition est la 3, 4, et 5ᵐᵉ année.

Dans la 6ᵐᵉ année les difficultés et les dangers de la reposition dans la luxation double commencent, de même la longueur du traitement postopératoire à cause de la tendance à la raideur des articulations replacées.

La 7ᵐᵉ année peut compter à peu près comme limite de la reductibilité de la double luxation; la 9ᵐᵉ année, comme limite de la luxation unilatérale.

Il y a des exceptions possibles chez des constitutions très délicates ou très robustes.

La statistique des accidents est entièrement nulle, si l'on opère durant l'âge favorable.

Quant à ce qui concerne les résultats éloignés de la reposition non sanglante, la radiographie a atténué, en quelque sorte, les espérances exagérées qui semblaient être justifiées au commencement.

Le skiagramm a démontré que beaucoup de repositions ont été prises par erreur pour de vraies repositions anatomiques, qui ne sont en vérité que des reluxations antérieures en haut, des positions sub-spinales, comme on les appelle, et qui aussi sont reconnaissables par l'examen clinique.

Heureusement l'expérience a démontré que ces positions sub-spinales, formant un grand nombre des résultats obtenus, représentent aussi, au point de vue fonctionnel, de très bons, souvent même d'excellents résultats, surtout si la vigueur de la musculature a été suffisamment restituée. Par contre des repositions anatomiques et irréprochables peuvent être de moindre valeur fonctionnelle, si la mobilité de l'articulation ou la force de la musculature articulaire laisse comparativement à désirer.

Au point de vue pratique, il suffit de distinguer entre trois degrés de résultats.

Le résultat idéal est la vraie reposition anatomique concentrique. En supposant la restitution complète de la force musculaire qui demande un assez long espace de temps, ces cas représentent (à l'exception d'une petite déformation articulaire restante) en réalité la restitution anatomique et aussi la restitution fonctionnelle «ad integrum».

D'après différentes statistiques, le nombre de ces résultats varie tantôt dépassant, tantôt n'atteignant pas 50 %; de façon qu'on peut dire qu'à peu près la moitié des cas peuvent être menés à une guérison absolue.

La seconde moitié des résultats retombe en grande partie sur la position sub-spinale qui, au point de vue fonctionnel, représente toujours encore un succès satisfaisant, surtout si la musculature a été attentivement soignée.

Un nombre, relativement restreint, obtient de résultats moindres, mais qui, en comparaison de l'état avant le traitement, représentent un avantage important, par rapport à l'endurance de la marche.

Parmi ces résultats relativement mauvais il faut surtout considérer el'apposition latérale de la tête du fémur; cette dernière se trouve au-dessous mais un peu en dehors de la spina ant. sup. et est dirigée en avant par son pôle antérieur, tandis que le trochanter est entièrement dirigé vers l'arrière. De cette manière toute la jambe est posée en rotation en dehors.

La flexion et l'extension de la hanche sont limitées, la rotation en dedans est complètement suspendue, parce que la tête fémorale dirigée en avant s'appuie directement contre la surface latérale du bassin, de sorte que la rotation interne devient impossible.

Par extraordinaire, l'apposition latérale est une position stable et ne se développe nullement dans une reluxation en arrière.

La claudication n'est pas de beaucoup amoindrie dans l'apposition latérale, mais l'endurance de la marche s'est améliorée de beaucoup et répond pleinement à des exigences raisonnables.

Ceci s'explique par la position *d'abduction habituelle* de l'articulation, par laquelle l'os iliaque éprouve une position plus horizontale en offrant, pour ainsi dire, un appui osseux à la tête fémorale, comme «vicariendes Pfannendach».

Par cette abduction habituelle de l'articulation imposant une complète myorrhexis adductorum préalable, il devient possible de poser le pied tout à fait à plat, tandis qu'auparavant le patient était obligé de marcher sur la pointe du pied.

Il est à recommander de faire, faute de mieux, cette apposition latérale chez tous les sujets, qui sont à la limite de la réductibilité, ou qui ont déjà franchi les limites d'âge.

L'opération consiste ensuite simplement à ramener, après la myorrhexis adductorum, l'articulation en abduction et forte extension par le redressement modelant et à maintenir le fémur fixé pendant 3 à 4 mois dans cette position qui, après une reposition double même, permet de marcher.

Les soins donnés aux muscles pelvitrochantériens par une gymnastique d'abduction et le maintien de la cuisse dans une abduction habituelle, doivent former la tâche du traitement post-opératoire.

Dans la luxation double irréponible, la lordose pathologique disparaît en grande partie ou même entièrement après que l'on a obtenu l'apposition latérale.

Le caractère de ce traitement palliatif de la luxation congénitale *irréponible* consiste, au fond, dans la transformation d'une contracture en adduction et flexion (habituelle à la luxation invétérée) dans une position habituelle contraire, c'est-à-dire dans l'abduction et surextension.

Voilà pourquoi l'on peut aussi nommer ce procédé «l'inversion». L'inversion est préférable en tous points à l'ostéotomie sous-trochantérienne, qui poursuit le même but; car l'ostéotomie raccourcit le fémur par la correction excentrique de la contracture de la hanche; tout raccourcissement est rigoureusement à éviter, puisque la disproportion entre le tronc et la longueur des jambes, représentant un des plus grands défauts cosmétiques du malade, atteint de la luxation double, augmente encore par l'ostéotomie sous-trochantérienne.

D'ailleurs l'ostéotomie laisse la tête fémorale dans sa position pathologique, tandis qu'elle obtient par l'inversion non sanglante une place plus favorable, c'est-à-dire plus en avant, pouvant même y gagner en partie un appui osseux. En outre l'inversion n'exige ni l'opération sanglante, ni le moindre alitement.

Si donc nous résumons tout ce qu'on peut dire de la valeur du traitement de la reposition non sanglante, nous y reconnaîtrons invinciblement la réalisation de nos espérances jusqu'à un très haut degré, puisque le médecin peut assurer au malade que le traitement est sans danger, que le mal ne peut s'aggraver *en aucun cas*, mais que dans la moitié des cas pour le moins on obtient une guérison absolue et qu'il résulte, dans l'autre moitié, une très estimable amélioration fonctionnelle se rapprochant souvent de la guérison.

THÈME « — LA CHIRURGIE ORTHOPÉDIQUE DANS LES AFFECTIONS D'ORIGINE NERVEUSE, SPASTIQUES ET PARALYTIQUES

(Les interventions chirurgicales dans les difformités spastiques et paralytiques)

Par M. le Prof. SALAZAR DE SOUSA (Lisbonne)

Chargé d'un rapport sur le traitement orthopédique des affections spastiques et paralytiques de l'enfance, je me suis vu embarrassé. Le milieu portugais n'est certainement pas bon pour l'étude des difformités; certes il y en a comme partout, mais parmi le peuple on ne croit pas beaucoup à la guérison des difformités, surtout si elles sont congénitales, puisque, par une croyance religieuse détournée, on les attribue à la volonté du bon Dieu. Je me rappelle d'avoir vu, il y a quelques années déjà, un petit garçon, porteur de deux pieds bots très accentués, qui lui rendaient la marche impossible; j'ai conseillé à sa mère de le faire opérer, en lui montrant les avantages. J'obtins comme réponse un refus formel, on me dit, puisque le bon Dieu lui a donné cette difformité, il y aura toujours des âmes charitables pour lui donner l'aumône.

En conséquence, les cas que j'ai eu à traiter sont certainement beaucoup moins nombreux que le pourcentage des cas opérables qui ne font pas le moindre traitement et qui m'ont passé sous les yeux.

Ensuite les conclusions auxquelles je suis arrivé diffèrent bien de ce que l'on pense dans d'autres pays, où la pratique est plus grande. On pourra m'accuser peut-être d'être arriéré dans mes opinions, mais j'ai le devoir d'écrire ce que je pense et ce que ma petite pratique m'a fait juger. En 1898, j'écrivis dans un travail en portugais que j'étais convaincu qu'on faisait beaucoup plus d'arthrodèses qu'il ne fallait, en dépit des transplantations tendineuses. Après, j'ai fait ces interventions; j'ai suivi quelques malades et on verra que j'ai changé d'opinion.

* * *

Dans l'étude du traitement des difformités produites par les affections spastiques et paralytiques de l'enfance, je prendrai comme
thème la poliomyélite antérieure et la maladie de Little.

Certes, ces maladies ne sont pas les seules à produire des
difformités que la chirurgie orthopédique aura à remédier, mais
sans doute elles sont la cause la plus fréquente autant des difformités spastiques que des paralytiques. Pour montrer qu'elles ne
sont pas les seules, il suffit de rappeler les paralysies obstétri-
ques, traumatiques, les diplégies cérébrales. Dans ces dernières
les fonctions cérébrales peuvent être plus ou moins attaquées,
depuis les faiblement arriérés, jusqu'à l'idiotisme; et cela va sans
dire, dans ces cas, où les fonctions psychiques sont tellement compromises, la chirurgie orthopédique n'a rien à faire. On doit savoir s'abstenir, puisque les résultats seraient tout-à-fait nuls, faute
de l'indispensable collaboration de la volonté du malade dans l'é-
ducation des mouvements des membres opérés.

* * *

Lorsqu'on cherche à guérir quelque difformité, quelle qu'elle soit,
on a à considérer deux facteurs. Le premier est de corriger la difformité, le second est de maintenir la correction obtenue, et tous
les deux envisagés de manière à rétablir la fonction physiologique
aussi parfaite que possible.

Cela n'est pas toujours possible, et le chirurgien orthopédique
cherche le plus utile quand il ne peut pas obtenir l'idéal. Cela est
une banalité: qu'on se rappelle par exemple de ce qu'on fait pour
les ankyloses angulaires du genou, qu'on cherche à remédier par
une nouvelle ankylose dans la rectitude au lieu de chercher la
néoarthrose; qu'on se rappelle *les ostéotomies trochantériennes* dans
certaines luxations congénitales pour remédier à la flexion et adduction, au lieu de chercher la *réposition* sanglante avec formation d'un cotyle; et beaucoup d'autres exemples comme ceux-ci.

Eh bien, c'est justement ce qui arrive pour les difformités résultant des affections spastiques et j'oserai dire surtout pour
celles des paralytiques.

Dans la paralysie infantile, aux membres inférieurs, aux pieds,
nous avons depuis la légère difformité qui n'empêche pas la mar-

che, la rendant seulement boiteuse comme c'est le cas du vulgaire pied valgus simple par paralysie jusqu'au pied ballant se tordant à chaque pas et rendant la marche douloureuse et impossible. Et dans les deux cas nous avons à obéir aux deux principes établis: correction de la difformité, maintien de la correction. En présence de ces deux cas extrêmes, on peut déjà prévoir que le traitement ne pourra certainement pas être le même. Dans le premier cas, une bande élastique suffirait pour obtenir un résultat satisfaisant; dans le second, seulement des appareils en acier pourraient convenir, et en tout cas, produisant fréquemment des ulcérations malléolaires. Quelle sera donc l'intervention chirurgicale dans chacun de ces cas? Dans le premier cas, pour corriger la difformité il ne faut que substituer le muscle paralysé par un autre qui soit sain. Est-ce que l'on maintient comme cela le résultat obtenu? Dans des cas aussi simples que ceux que je considère d'abord, on peut répondre affirmativement. Est-ce que l'on obtient la marche comme dans l'état physiologique? On ne peut pas douter de l'amélioration de la marche; mais il faut avouer que la claudication ne disparaît pas tout à fait. On rapporte comme digne de mention un cas où la voûte plantaire fut parfaitement restaurée, le pied perdant la forme plate habituelle au valgus. Pourtant dans ces cas simples que j'ai d'abord considérés, l'intervention sur les tendons est indiquée; mais peut-être pas toujours! Si nous avons à traiter un malade qui pour vivre a besoin d'un travail pénible, comme charger de lourds fardeaux, ou faire de longues marches, alors que l'état de ses muscles et plus encore celui des articulations du pied est plus faible et lorsque normalement l'intervention sur les tendons, c'est-à-dire les transplantations risquent d'être insuffisantes, pour ce malade il vaudra mieux recourir d'emblée aux arthrodèses. Quelques-uns ont cependant combiné les deux interventions, en faisant les transplantations tendineuses pour corriger la difformité et l'arthrodèse, pour combattre la mobilité anormale de quelques articulations du pied; comme par exemple dans un cas où l'on a fait la transplantation de l'extenseur propre du grand orteil, l'insérant au scaphoïde, combinée avec l'arthrodèse astragalo-scaphoïdienne. N'est-ce pas là un aveu de l'impuissance relative des transplantations, comparée avec les arthrodèses?

Maintenant le cas de l'autre extrême: les pieds ballants. Certes, on pourrait par des raccourcissements sur les tendons (plus que par les transplantations de quelques muscles respectés) obtenir un semblant de correction de la difformité, mais la correction serait seulement temporaire et la marche boiteuse tout de même et, ce qui est pis, l'impotence fonctionnelle ne gagnerait pas grand'chose ou point du tout, et cela seulement avec des appareils. En face de cas comme ceux-ci, seulement les arthrodèses pourraient être profitables.

S'il y a des rétractions tendineuses avec des difformités combinées, par lésion de plusieurs muscles, la correction pourra être obtenue par les ténotomies ou les allongements tendineux pour les muscles contracturés et rétrécis, et les transplantations sur les paralysés. Mais malgré un traitement consécutif par les massages et l'électricité le résultat à la longue laisse bien à désirer.

Seulement des cas suivis pendant beaucoup de mois pourraient faire foi.

J'ai vu des cas suivis, l'un d'eux pendant plus d'un an, traités par les massages et les courants électriques continus journaliers, et qui semblaient avoir une amélioration les premiers mois, récidiver la difformité absolument comme elle était avant l'opération. A présent, dans ces cas je préfère l'arthrodèse aux interventions sur les tendons, puisque, tandis que les transplantations et les raccourcissements à la longue perdent ce dont on a profité, avec l'arthrodèse le résultat s'améliore chaque jour davantage. On voit fréquemment les premières semaines après le malade avoir commencé à marcher, l'articulation ankylosée être douloureuse et la marche un peu difficile, mais avec le temps et l'exercice tout cela s'évanouit. Ainsi, une plus grande garantie de guérison de la difformité d'une manière définitive, manque d'un traitement consécutif aussi prolongé que dans les transplantations, plus de fixité à la démarche, voici les raisons qui me font pencher pour l'arthrodèse dans tous les cas; exceptés ceux tout à fait simples, où seulement un muscle ou deux sont malades.

Et la claudication? Il en reste toujours sans doute après une arthrodèse, mais elle n'est certainement pas plus accusée que celle qui reste après les résultats incomplets des interventions sur les tendons.

On voit que je n'entre pas dans les particularités de la technique opératoire, je ne fais même pas le choix de ce procédé sur l'autre, mais malgré cela je rappellerai ici l'hypothèse de Lange, que je crois être vraie et qui explique pourquoi une grande partie des résultats obtenus avec des transplantations tendineuses ne se maintiennent pas.

Cela résulte de profiter les tendons des muscles malades, tendons qui se laissent peu à peu détendre.

La même chose arrivera sans doute à ces tendons si, au lieu d'en profiter dans les transplantations, on les raccourcit. Donc, la bonne manière d'agir sera de profiter seulement du muscle sain, lui changeant l'insertion tendineuse (comme par la souture periosto-tendineuse de Codivilla) et sans pour cela profiter des bouts périphériques des tendons des muscles paralysés. On ne peut agir comme cela que dans des cas simples, dont j'ai fait un premier groupe, et justement dans ces cas les résultats ont été bons. Mais il y a encore un autre motif, pour lequel les transplantations tendineuses ne donnent pas grand résultat dans la paralysie infantile, et qui fait que les résultats obtenus dans d'autres cas de paralysie (comme par la section d'un nerf, etc.) ou les expériences sur les animaux sont différents.

Certainement un des ces cas pourra ressembler, au point de vue de la difformité, à celle produite par la poliomyélite antérieure, l'opération à exécuter pourra être la même, mais les résultats seront différents. C'est que dans les cas traumatiques les muscles auxquels on va demander l'énergie pour la transplanter sur les paralysés sont à peu près sains, tandis que dans la paralysie infantile les muscles que nous appelons sains ne le sont pas tout à fait; il y a toujours des fibres dégénérées, il y a toujours un processus d'atrophie partielle. Dans les formes même les plus simples comme un valgus paralytique l'atrophie est manifeste; on restera convaincu en comparant les deux membres, si le cas est unilatéral. On ne peut pas dire que cela résulte du manque d'exercice du membre malade, puisque je me rapporte aux cas simples que nous voyons chaque jour marcher dans les rues et pourtant en donnant un suffisant exercice aux muscles restés sains du membre malade, pour qu'on puisse argumenter avec l'atrophie par le repos fonctionnel.

Mais si nous rappelons comment la poliomyélite antérieure se manifeste dans sa période aiguë, nous voyons que même dans les cas simples le membre malade est presque ou même totalement paralysé, et seulement quelque temps après nous voyons les paralysies rétrocéder peu à peu, et se cantonner dans les muscles, dont la paralysie produit la difformité en étude. Mais cette régression n'est jamais absolue; il n'y a jamais de restitution ad integrum comme dans les polynévrites. Et, c'est justement parce que nous allons profiter comme transmisseurs d'énergie dans nos transplantations des muscles touchés, quoique exerçant encore leur fonction, que les résultats sont douteux.

La force qu'on va prendre aux muscles leur est nécessaire; quoique fonctionnant, la fonction reste déficiente; et en revanche, comme auxiliaire des muscles paralysés sur lesquels on les transplante, cette aide est certainement faible, puisque ceux-ci auraient besoin d'un surcroît d'énergie non seulement pour corriger la difformité, mais aussi pour la maintenir dans la correction. Avec un exemple mon raisonnement sera plus clair. Von Riste (*Centralblatt f. Chirg.*, 1901, n.° 18), dans un cas de plaie du nerf radial avec paralysie des muscles postérieurs de l'avant-bras, et partant impotence fonctionnelle, fait la transplantation du cubital antérieur et d'une partie du fléxeur commun sur les extenseurs paralysés; six semaines après, le malade faisait toute espèce d'exercices gymnastiques et pouvait travailler aussi bien qu'avant l'opération, dans son pénible métier de mécanicien! Je me demande: Y a-t-il quelque observation de paralysie infantile avec difformité pareille, où le résultat sous le point de vue de la vigueur fonctionnelle fût aussi bon? N'est-il pas vrai que dans un cas semblable de poliomyélite nous nous trouverions déjà satisfaits, si notre malade arrivait à manger avec la main, à écrire et à faire d'autres mouvements qui demandent peu de vigueur?!

N'est-ce donc pas dans la différence de l'état des muscles (que nous ne craignons pas d'appeler sains dans la paralysie infantile) que doit être cherchée une si visible différence?

Ceci est donc, pour moi, le clou des mauvais résultats des opérations sur les tendons dans les cas de paralysie infantile, à l'exclusion de ceux tout-à-fait simples, où il n'y a qu'un seul muscle à substituer, pour lesquels j'ai admis la transplantation tendineuse au lieu de l'arthrodèse. L'avantage des interventions sur les tendons c'est de permettre en cas d'échec l'exécution d'une arthrodèse et pour cela, malgré ce que j'ai exposé, je n'hésiterais pas à pratiquer encore les transplantations dans des cas même plus compliqués, lorsque la correction serait facile, les articulations pas trop lâches, et qu'il serait possible de suivre un traitement consécutif par l'électricité et les massages, et encore lorsque le malade n'appartient pas à la classe travailleuse qui a besoin d'employer de la force en travaux pénibles, ou, finalement, lorsque le malade connaissant les probabilités de la rechute préfère d'abord tenter les avantages d'une opération plus conservatrice, avant de recourir à bout de ressources à l'arthrodèse.

* * *

Lorsque la paralysie ne se limite pas seulement à produire les difformités du pied, mais arrive jusqu'aux muscles de la cuisse et du bassin en produisant la paralysie de la jambe et celle de la cuisse, soit avec flexion de la jambe due à la conservation des muscles fléchisseurs, soit un membre ballant, un membre de polichinelle, par paralysie totale, l'impotence fonctionnelle est absolue et il faut agir.

Tubby est d'opinion qu'il suffit que l'iliaque soit respecté pour permettre de légers mouvements de flexion à la cuisse, pour que la marche soit possible avec des appareils orthopédiques appropriés. Comme témoignage, il montre un cas où, après le redressement par la ténotomie, le petit malade pouvait marcher 2 lieues, avec des appareils et sans béquilles.

Il faut distinguer entre les cas où tous les muscles sont paralysés donnant le membre de polichinelle, et ceux où les muscles postérieurs de la cuisse ont été respectés, et par sa contracture la jambe est fléchie jusqu'à arriver, comme dans un cas personnel, à joindre les talons aux fesses. Dans les deux cas, les malades ne pouvaient marcher qu'en se traînant, ou en cul-de-jatte. Pour les malades de la première catégorie, s'ils peuvent acheter des appareils orthopédiques, on pourra en conseiller l'usage avec avantage. Mais quand il n'y a pas cette probabilité et que le cas est unilatéral, un appareil orthopédique n'est pas plus commode que l'ankylose dans la rectitude du genou, c'est-à-dire on fera l'arthrodèse du genou après avoir traité le pied d'après les règles déjà établies.

Dans un tel cas le résultat fonctionnel peut être classé de bon, malgré le boitement que donne la marche avec un genou ankylosé. Mais, si la paralysie est symétrique, le cas est plus difficile à résoudre. Certes, dans ces cas, les appareils seraient à conseiller comme le prouve le cas de Tubby où la marche avait lieu sans béquilles, ce qui n'arrive pas avec l'arthrodèse des deux genoux. Mais il y a des conditions qui empêchent l'acquisition de ces appareils, et entre la marche traînante ou en cul-de-jatte et la marche verticale avec deux béquilles il n'y a pas à hésiter. J'ai eu, dans un cas de cette catégorie, occasion de faire l'arthrodèse des deux genoux, et la marche après fut possible avec deux béquilles, et le résultat se maintient depuis deux ans.

Dans les cas de la deuxième catégorie, où les muscles postérieurs de la cuisse ont été respectés, comme aussi fréquemment le tenseur du fascia-lata et le couturier, si la difformité est unilatérale, on pourra certainement après les ténotomies redresser la jambe et, ou appliquer un appareil ou faire l'arthrodèse du genou. Quand les deux côtés sont malades, on pourrait agir de la même manière et il y a à peu près 8 ans que j'ai opéré d'arthrodèse des deux genoux après des ténotomies des muscles postérieurs, le cas cité où les talons touchaient les fesses; la marche est possible avec des béquilles, mais il faut remarquer que au lieu de l'ankylose se maintenir dans la rectitude (comme dans le premier cas opéré il y a 8 ans), la jambe a fléchi un peu, ce qui du reste n'empêche pas la marche et que je crois devoir être attribué en grande partie à la régénération des muscles ténotomisés qui ont continué toujours agissant sur l'ankylose produite et qui les premiers mois peut-être serait encore faible. Cela serait en partie la répétition de ce qui arrive fréquemment dans les arthrectomies pour tumeur blanche du genou.

Aujourd'hui je n'aurais pas agi comme ça, au moins dans un cas unilatéral. Plus récemment Schanz, Vulpius et d'autres sont arrivés à transplanter les muscles de la patte d'oie et le tenseur du fascia-lata, soit sur le quadriceps paralysé, soit attachant directement à la rotule, soit même à l'épine du tibia (Schanz Vulpius, Lange) avec résultat favorable. Il est digne de remarque que Vulpius cherche principalement à éviter la flexion secondaire parce qu'il croit insuffisantes les ténotomies, ce qui est d'accord, soit dit en passant, avec ce qui arriva à mon opéré d'arthrodèse. Dans un cas où la paralysie était des deux côtés, justement comme avec mon malade, Vulpius a fait l'arthrodèse dans un des genoux et les transplantations de l'autre côté et le résultat a été bon. Je crois pourtant qu'on doit agir comme ça, quoique je n'aie aucun cas personnel de ces transplantations pour pouvoir juger par moi-même.

* * *

Si la paralysie de la cuisse est absolue, c'est-à-dire pas même le psoas respecté, on peut dans un cas unilatéral faire l'arthrodèse coxo-fémorale ou porter un appareil d'immobilisation. Si le cas est bi-latéral, je le crois en dehors des ressources de la chirurgie orthopédique. Sur un malade très difformé, puisqu'il y avait aussi scoliose paralytique, mais qui en tout cas pouvait exécuter quelques mouvements de flexion des cuisses, et qui avait les jambes fléchies, par rétraction des muscles postérieurs, j'ai tenté d'obtenir la marche après le redressement des jambes, mais je ne suis arrivé qu'à mettre mon malade sur les pieds, accroché à quelque meuble pour deux ou trois minutes. L'échec a été complet. Ce cas me montre que, lorsque les lésions sont arrivées jusqu'aux muscles du tronc, et quoiqu'il y ait des mouvements des cuisses, qui permettraient d'obtenir un bon résultat dans un autre cas, on doit s'abstenir des interventions, puisque le résultat serait probablement nul.

Il ne faut pas demander à l'orthopédie plus qu'elle ne peut donner. Ainsi: la paralysie absolue des deux cuisses, la paralysie partielle des cuisses avec des paralysies extenses du tronc, et la paralysie d'origine cérébrale où les fonctions intellectuelles sont compromises au point de ne pas permettre la rééducation des mouvements, doivent être considérées comme des cas où le chirurgien orthopédiste doit s'abstenir d'opérer à la poursuite d'une marche volontaire quoique défectueuse. Je considère ces cas comme irrémédiables.

* * *

Les fonctions du membre supérieur font que les considérations appliquées au membre inférieur ne leur soient pas toujours applicables. Ainsi, au pied j'ai trouvé surtout indiquées les arthrodèses pour donner de la fixité à la marche; à la main on cherche plutôt la dextérité que la force, quand on ne peut pas obtenir les deux choses.

Au membre inférieur les appareils peuvent donner des résultats quelquefois aussi bons que les interventions; au membre supérieur aucun appareil ne vaut la main, même quand elle est partiellement inutilisée, ou partiellement paralysée par la poliomyélite antérieure. Pourtant pour la main botte, pour des paralysies partielles, les raccourcissements et les transplantations tendineuses sont indiqués. L'intervention est fréquemment complexe. On a par exemple à transformer les muscles fléchisseurs de la main, grand palmaire et cubital antérieur, en extenseurs, et fréquemment on a à profiter dans le même toute une partie du fléchisseur profond, en faisant traverser les tendons l'espace interosseux pour s'attacher aux extenseurs des doigts, etc. Les résultats qu'on obtient sont petits sans doute, mais à la main cette petitesse est déjà assez pour imposer ce genre d'intervention.

Lorsque le coude est ballant ou l'articulation scapulo-humérale, si les mouvements de la main rendent profitable encore le membre, on doit ou porter un appareil de fixation ou bien ankyloser le coude en angle de 90° ou même légèrement aigu, et l'articulation scapulo-humérale avec le bras dans une légère abduction. Si l'omoplate jouit de toute sa mobilité, le résultat sera bon.

Toutes ces considérations peuvent s'appliquer aux paralysies d'origine cérébrale; pour celles qui résultent de la blessure des nerfs *ainsi que les radiculaires obstétricales*, les nevroraphies ont donné des résultats qui forcent à les tenter avant d'employer les transplantations tendineuses, ou les arthrodèses.

Si nous envisageons maintenant les difformités résultant des affections spastiques, nous voyons que les transplantations tendineuses ont été exécutées aussi dans le but d'équilibrer les forces qui produisent la déviation des articulations en étude. La règle c'est de faire des ténotomies pour corriger la difformité, presque toujours l'équino-varus, et on profite encore d'une partie des muscles ténotomisés pour transférer l'énergie sur les muscles étirés; après on fait l'immobilisation de la difformité corrigée, ou même, dans l'hyper-correction, dans un plâtre pendant des semaines.

Pour l'équin-varus on fait par exemple; la ténotomie du tendon d'Achilles, et on profite de la moitié du tendon du triceps de la jambe pour transplanter sur les peroniers latéraux. Il y a beaucoup d'observations sur ce modèle. Dans un cas, après les transplantations et les ténotomies, on a laissé le pied corrigé pendant deux mois dans un plâtre.

Fréquemment on n'a qu'un équin avec une légère adduction. Eh bien, dans ce cas, on a agi par les transplantations, avec du résultat.

Je ne vois pas bien pourquoi agir ainsi; tous ceux qui ont traité des malades comme ceux-ci par les moyens jadis classiques, se seront limités à anesthésier le malade, à faire la ténotomie pour faciliter la correction, et à maintenir celle-ci par un plâtre. Après avoir ôté l'appareil plâtré on fait suivre pendant des semaines ou même des mois un traitement par les massages, et les résultats obtenus comme cela ont été et sont encore bons. Est-ce que les résultats des transplantations sont plus brillants?

Pour les difformités légères il n'y a pas une supériorité évidente, et les résultats obtenus laissent dans le doute s'ils ne seraient pas les mêmes, si on avait fait seulement les ténotomies sans transplantations.

Pour ma part je crois que quelquefois il y a, de la part de l'opérateur, comme une suggestion qui lui fait attribuer tous les résultats à la transplantation oubliant ce qu'il a obtenu jadis par les ténotomies. Mais il faut avouer que dans quelques cas la guérison de la difformité a été obtenue plus rapidement que si on avait fait seulement les ténotomies. Est-ce que le transfert de forces obtenu par la transplantation a contribué comme le principal facteur? Je ne le crois pas. Pour moi, les résultats obtenus par les transplantations dans la maladie de Little sont meilleurs que ceux obtenus par les ténotomies, ou les rallongements tendineux, pour plus d'un motif.

D'abord, tandis qu'avec la ténotomie nous affaiblissons le muscle contracturé, par la transplantation, non seulement nous l'affaiblissons, mais encore nous lui ôtons pour toujours la part de force qui correspond à la portion transplantée. Ainsi par exemple: quand nous faisons la ténotomie de l'Achilles avec transplantation de la moitié du muscle, nous lui volons pour toujours la moitié de potentiel, et partant la rechute par le nouveau déséquilibre de force musculaire sera aussi de moitié moins facile de se donner.

Cette explication ne suffira-t-elle pas? Aura-t-on besoin de faire le principal facteur, non de la force qu'on a ôtée, mais de celle qu'on apporte comme renfort aux muscles étirés? Si nous nous rappelons ce que l'on obtenait jadis par les ténotomies suivies d'immobilisation et d'un traitement post-opératoire bien dirigé, nous serons conduits à attribuer les bons résultats des transplantations plutôt aux ténotomies nécessaires, qu'au transfert d'énergie.

Pourtant je crois qu'excepté pour les cas invétérés, les traitements de choix pour les difformités spastiques sont les ténotomies, les rallongements tendineux suivis d'hyper-correction, et immobilisation dans un appareil plâtre. Les transplantations seront réservées pour les cas rebelles, soit par l'ancienneté, soit par l'exagération de la contracture, accompagnée d'une manifeste atrophie des antagonistes, puis qu'elles vont agir:

a) — par la ténotomie des muscles contracturés;

b) — par l'abolition permanente d'une partie de ces muscles;

c) — par le transfert de force qu'on obtient, de cette partie de ces muscles, sur les muscles antagonistes étirés,

* * *

Dans les diplégies spastiques, d'origine cérébrale, les résultats ne sont pas si bons, soit qu'on emploie les ténotomies, soit qu'on emploie les transplantations. Aux mains, les résultats qu'on obtient sont insignifiants, ce qui ne veut pas dire qu'on doive les mépriser et nous abstenir d'opérer; au contraire, il faut tout tenter pour améliorer le sort de ces malheureux. Pour ce qui concerne les arthrodèses, je crois que seulement dans des cas tout à fait exceptionnels elles pourraient être indiquées, comme par exemple sur un membre inférieur rendu inutile par une contracture de la jambe. Mais dans un tel cas encore, on pourrait, presque à coup sûr, faire le redressement par les ténotomies et les myotomies, ce qui permettrait alors de porter un appareil orthopédique.

* * *

En résumé: d'une manière générale, on peut dire que pour les affections paralytiques, l'arthrodèse est plus souvent indiquée que les transplantations tendineuses; celles-ci ont seulement la préférence pour les difformités des mains; dans les affections spastiques, les ténotomies, les rallongements tendineux, et quelquefois aussi les transplantations, sont les interventions à pratiquer.

THÈME : — EXPÉRIENCES PERSONNELLES DANS LE TRAITEMENT DE LA PARALYSIE SPINALE INFANTILE

(Meine Erfahrungen in der Behandlung der spinalen Kinderlähmung)

Par M. le Prof. OSCAR VULPIUS (Heidelberg)

Es sind etwa 10 Jahre her, dass mein besonderes Interesse sich der Behandlung der Lähmungen — speziell der spinalen Kinderlähmung — zugewendet hat. Zunächst war dieses Interesse auf die Ausbildung und Erprobung der Sehnenüberpflanzung beschränkt. Und, wie dies immer zu geschehen pflegt, mit dem Interesse wuchs mir unter den Händen das Krankenmaterial. Dadurch aber kam ich selbstverständlich auch in die Lage, andere Behandlungsmethoden anwenden zu müssen. So wurde es mir möglich, an vielen Hunderten von Fällen Erfahrungen nach den verschiedensten Richtungen sammeln, die Leistungsfähigkeit *aller* Methoden beurteilen zu können. Und über solche Erfahrungen zu berichten, ist die Aufgabe, die mir von der Kongressleitung übertragen worden ist.

Ich übergehe heute völlig die Frühbehandlung, wir wollen uns nur mit Fällen beschäftigen, welche einen definitiven Zustand darstellen, was die Ausdehnung bezw. die Rückbildung des Lähmungsbezirkes betrifft. Und bei diesen Fällen wieder soll nur die Behandlung mit portativem Apparat, die Behandlung mit Arthrobezw. Tenodese, die Behandlung mit Sehnentransplantation unter besonderer Berücksichtigung der Dauererfolge besprochen werden.

Was soll der portative orthopädische Apparat leisten? Erstlich Fixierung schlotternder Gelenke, ferner Bewegungsregulierung partiell gelähmter Gelenke, endlich Korrektur von fehlerhaften Gelenkstellungen.

In wie weit vermag der orthopädische Apparat diesen Anforderungen zu entsprechen?

1. Der moderne orthopädische Hülsenapparat gestattet eine vorzügliche Feststellung des Schlottergelenks, ja er gestattet eine temporäre Beseitigung und Durchführung dieser Fixation je nach dem augenblicklichen Wunsch des Gelähmten, er gestattet auch die Fixation in beliebig zu wählender und zu ändernder Winkelstellung.

Eine Heilwirkung auf schlotternde Gelenke vermag der Apparat aber nicht in nennenswerten Grad auszuüben, er muss dauernd getragen werden, wenn er einen Dauererfolg aufweisen soll.

2. Die Scharniere des Apparates können wunschgemäss die Gelenkbewegung regulieren, d. h. dieselbe hinsichtlich der Exkursionsbreite beliebig beschränken, und sie können die Bewegungsrichtung, welche durch partielle Lähmung der Gelenkmuskulatur pathologisch zu werden pflegt, zur Norm zurückführen.

Die Versuche, auf die Scharniere elastische Züge einwirken zu lassen, welche als sog. künstliche Muskeln die gelähmten Muskeln ersetzen sollen, sind im Ganzen mehr technisch interessant, als praktisch von Wert.

3. Endlich ist nicht zu bestreiten, dass mittels verschiedenartiger Vorrichtungen dem orthopädischen Apparat eine Redressionswirkung auf paralytische Deformitäten verliehen werden kann.

Eine solche Behandlung aber ist mühsam, zeitraubend, kostspielig und bei ernsterer Deformität keineswegs zuverlässig.

Wir kommen damit auf die Nachteile der Apparattherapie überhaupt zu sprechen. Die alltägliche Erfahrung lehrt, dass auch

der beste Apparat schädliche Nebenwirkungen aufweist, welche
Blutumlauf und Muskulatur betreffen. Eine nicht immer unerhebli-
che Atrophie der apparattragenden Extremität ist die nur allzu
regelmässige Folgeerscheinung. Da wir er aber in unserem speziellen Fall mit Gliedmassen zu tun haben, welche bereits hinsichtlich der Circulation und der Muskelkraft eine Einbusse erlitten haben, so sind diese Nebenwirkungen besonders uner-
wünscht.

Und weiter besitzt jeder orthopädische Apparat ein Gewicht,
welches für eine gesunde Extremität vielleicht keine Ueberlastung
erzeugt, welches aber für das durch Lähmung geschwächte
Bein eine schwere Bürde bildet.

Wir stellen also aus diesen Erfahrungen und Erwägungen
heraus für eine rationelle Lähmungstherapie in erster Linie die
Forderung, einen orthopädischen portativen Apparat wenn irgend
möglich unnötig zu machen, wenn auch ein tüchtiger Bandagist
uns zur Seite steht. Und die Verwirklichung dieses Postulats durch
die Heranziehung operativer Methoden hat uns den Dank so mancher
Kranken eingetragen, welche Jahre lang mit Apparaten sich herumge-
schleppt und herumgeärgert hatten, hat uns selbst aber auch reine
Freude gebracht an den Erfolgen dieser Therapie, von welchen
wir uns an Hunderten von Patienten im Lauf der Jahre überzeugen
konnten.

Wir beginnen mit der Besprechung der *Arthrodese*, welche
angezeigt ist in Fällen *totaler* Lähmung aller ein Gelenk bewegen-
den Muskeln oder dann, wenn die übrig gebliebenen funktions-
tüchtigen Muskelreste so geringfügig sind, dass sie das Schlottern
des Gelenkes in keiner Weise verhüten können.

Wir haben diese Operation am Sprung-, Knie- und Schultergelenk sehr häufig ausgeführt und über die Technik und die
Dauerresultate hinreichend Erfahrungen gesammelt. An Hüft-, Ell-
bogen und Handgelenk dagegen haben wir von der operativen
Versteifung Abstand genommen und, wie wir überzeugt sind, mit
Recht. Unsere Technik ist die folgende: Die Gelenkflächen werden
ausgiebig freigelegt, mit dem scharfen Löffel gründlichst angefrischt
derart, dass vielerorts Knochensubstanz freigelegt wird, die
Oberflächen unregelmässig durchfurcht erscheinen.

Diese Vernähung der beiden Knochen wird von uns nur am
Schultergelenk und zwar mit Silberdraht gemacht, im übrigen
überlassen wir die Ankylosierung des zerstörten Gelenkes dem
natürlichen Heilungsprozess, den wir durch langdauernde Fixa-

tion in exakt angelegtem Gipsverband (während mindestens 3 Monaten) begünstigen.

Werden wir nach den *Dauerresultaten* befragt, so antworten wir am besten für die einzelnen Gelenke getrennt. Im *Sprunggelenk* wird gewöhnlich eine feste fibröse Ankylose in Mittelstellung erreicht, leichte Wackelbewegungen bleiben meist möglich, sie bringen keinen Schaden, sondern erleichtern das Abwickeln des Fusses beim Gehen.

Es hat sich als zweckmässig herausgestellt, zur Arthrodese die Verkürzung und periostale Anheftung der 3 vorderen Muskeln am Unterschenkel hinzuzufügen, um die Hebung der Fussspitze zu sichern. Misserfolge sind sehr selten, sie sind bisweilen bedingt dadurch, dass nach der gelungenen Ankylosierung des oberen Sprunggelenkes eine übermässige Beweglichkeit der übrigen Fusswurzelgelenke eintritt. Gelegentlich habe ich beobachtet, dass verfrühte Belastung des noch nicht ausgeheilten Gelenkes eine Plattfussstellung zur Folge hatte. Der funktionelle Erfolg ist fast ausnahmslos ein sehr günstiger, die Versteifung wird kaum als Störung empfunden.

Um im *Kniegelenk* eine solide Ankylose zu erzielen, muss die Anfrischung nicht zu schonend ausfallen. Andernfalls ist nicht nur die Fixation ungenügend, sondern es besteht auch eine Neigung zu unerwünschter Beugekontraktur des Gelenkes.

Zur Verhütung der letzteren ist es des weiteren angezeigt, die Flexorensehnen zu tenotomieren bezw. zu resecieren, den durchtrennten Streckapparat durch exakte Naht in guter Spannung nach vollendeter Arthrodese wieder herzustellen. Eine Heberstreckung des Gelenkes habe ich darnach niemals eintreten sehen. Der funktionelle Erfolg ist auch hier regelmässig ein erfreulicher, wenn auch die dauernde Versteifung des Beines, namentlich nach doppelseitiger Arthrodese nicht als gleichgültig bezeichnet werden darf. Wo es angeht, ziehe ich es vor, nur *ein* Knie zu arthrodesieren, das andere im portativen Apparat festzustellen.

Für die Heilung des schlotternden *Schultergelenkes* endlich bildet die Arthrodese das souveräne Mittel. Sind die Heber des Schultergürtels erhalten geblieben, so bewegen sie den mit der Scapula durch die Arthrodese verschmolzenen Humerus und — der vorher als wertloses Anhängsel mitgeschleppte Arm kann wieder verwertet, die Hand kann zum Gesicht geführt werden. Es empfiehlt sich, die Ankylose bei stark abduziertem und etwas nach vorne erhobenem Arm eintreten zu lassen. Gymnastische Nachbehandlung ist von grossem Wert und unentbehrlich.

Der Erfolg ist meist ein erstaunlicher, zumal auch die Oberarmmuskulatur, besonders der Biceps, sich wieder zu erholen pflegt, nachdem er durch Inaktivität und dauernde Ueberdehnung funktionell verloren gegangen war.

Wert hat die Arthrodese des Schultergelenkes natürlich nur, wenn die Vorderarmmuskulatur gut erhalten, die Motilität der Hand nicht oder nur unbedeutend beschränkt ist.

Als Nachteil der Methode muss erwähnt werden, dass durch die allmählich eintretende Hypertrophie der Schultergürtelmuskeln, besonders des Trapezius, ein Hochstand der gelähmten Schulter und eine leichte Skoliose sich einstellen. Vorübergehend stören kann eine bisweilen nach Jahr und Tag eintretende Fistelbildung, welche erst nach Extraktion des Silberdrahtes verschwindet.

Zusammenfassend können wir sagen, dass die Arthrodese vorzügliche und dauernde Resultate giebt, wenn sie unter richtiger Indikation und technisch richtig ausgeführt wird.

Dass sie einen pathologischen Zustand, eben die ·Ankylose erzeugt, ist richtig — allein dieser Nachteil tritt weit zurück gegenüber der grossen Wirkung, gebrauchsunfähige Gliedmassen wieder funktionstüchtig zu machen.

Wir haben uns bisher mit Fällen totaler oder fast totaler Lähmung beschäftigt und wenden uns nun zu der weitaus häufigeren *partiellen* Lähmung: Neben völlig gelähmten und degenerierten Muskeln liegen völlig gesunde, ja bisweilen geradezu vikariierend hypertrophische oder aber inaktivitätsatrophische Muskeln, letztere an ihrer Rosafärbung leicht kenntlich. Manchmal finden wir die verschiedenen Zustände in einem und demselben Muskelbauch neben einander, wodurch der letztere ein «getigertes» Aussehen erhält.

Die Folge einer derartigen partiellen Lähmung ist nicht nur ein teilweiser Funktionsverlust, sondern auch das Entstehen einer Kontraktur und weiterhin eine fixierte paralytische Deformität.

Diese Deformität zu korrigieren hat man lange schon vermocht unter Anwendung des Redressements und der Tenotomie. Damit aber ist der Patient vor einem Rezidiv keineswegs geschützt, da die Wurzel des Uebels, die Störung des Muskelgleichgewichtes, nicht dauernd beseitigt ist. Auf die Wiederherstellung des letzteren, als auf das höhere Ziel, ist die Sehnenüberpflanzung gerichtet, eine Operation, deren Idee so ungemein naheliegt und doch so auffallend spät aufgegriffen und verwirklicht wurde. Erst in den allerletzten Jahren ist die Kenntnis und Würdigung dieser Operation in weitere Kreise gedrungen, und auf diesem Gebiet unserer Wissenschaft fördernd mitzuhelfen, ist das hauptsächliche Ziel meiner persönlichen Arbeit gewesen.

Diese meine Vorliebe für die ebenso physiologisch interessante als praktisch wertvolle Operation hat mir, wie schon eingangs gesagt, Gelegenheit gegeben, an Hunderten von Patienten Erfahrungen zu sammeln.

Zunächst einige Worte zur Technik unseres allmählich typisch gewordenen Verfahrens:

Die gesunden und gelähmten Sehnen müssen bis zum peripheren Ende ihres Muskelbauches freigelegt werden, um sich vom Zustande des letzteren durch den Augenschein überzeugen zu können. Soweit es angeht, führen wir totale Ueberpflanzungen aus, d. h. wir durchtrennen und verwenden den kraftspendenden Muskel bezw. dessen Sehne gänzlich, versorgen seinen peripheren Stumpf in der Nachbarschaft. Ist eine partielle Ueberpflanzung notwendig, so nehmen wir die Spaltung bis in den Muskelbauch hinauf vor, um dem überpflanzten Anteil möglichst funktionelle Selbständigkeit zu sichern.

Wir bevorzugen die von mir als «absteigende» bezeichnete Transplantationsmethode, wir bringen also den Kraftspender zu der in ihrer Kontinuität ungestörten gelähmten Sehne.

Wir wählen zur Ueberpflanzung möglichst solche Muskeln, welche mit dem Kraftempfänger funktionelle Verwandtschaft aufweisen, scheuen uns aber gegebenenfalls auch nicht, Antagonisten zu verwenden, Beuger also auf Strecksehnen zu befestigen.

Fast immer nähen wir Sehne auf Sehne und verzichten auf die periostale Fixation der überpflanzten Sehne, weil wir uns fast stets von der genügenden Widerstandskraft auch der gelähmten Sehne überzeugt haben.

Die Einfügung sog. künstlicher Sehnen aus Seide vermeiden wir, weil dieselbe zwar ein interessantes Experiment, aber eine meist entbehrliche Komplikation der Operation und eine unnötige Fremdkörpereinführung darstellt. Sorgfältige Freilegung der kraftspendenden Sehne bis zur Insertion sichert uns die ausreichende Länge derselben behufs Ueberpflanzung selbst in Fällen, in welchen wir die periostale Methode anwenden.

Von besonderer Wichtigkeit ist die Erzielung richtiger Sehnenanspannung, genügende Fixationsdauer im Verband und sorgfältige Nachbehandlung.

Und nun die Resultate?

In allen Kulturländern hat die Operation Nachahmung und Anerkennung, ja begeisterte Lobredner gefunden. Wie wäre dies möglich, wenn ein Erfolg die Ausnahme, oder wenn der Erfolg nur ein vorübergehender wäre? Nur ganz vereinzelte Stimmen von Skeptikern haben sich vernehmen lassen, die aber nicht auf Grund eigener praktischer Arbeiten und Erfahrungen auf diesem Gebiet, sondern aus einer kritischen Durchsicht der Literatur zu ihrem ablehnenden Standpunkt gelangt sind.

Nicht im Studierzimmer, sondern in der Klinik gilt es zu schaffen und Material zu sammeln. Theoretische Erwägungen, gegründet auf bisher geltende Anschauungen in der Muskel- und Bewegungsphysiologie, sind für unser Handeln gewiss wertvoll, aber dann nicht ausschlaggebend, wenn sie mit neu gesammelten Beobachtungen im Widerspruch stehen.

Gewiss ist eine ruhige und unparteiische Prüfung des bisher Erreichten notwendig und nützlich, gewiss ist im ersten Enthusiasmus der Indikationskreis hier und dort zu weit abgesteckt worden, — ihren Wert wird die Operation für immer behalten, dies darf ich ruhig behaupten, indem ich auf die stattliche Zahl Operierter zurückblicke, welche seit 8 Jahren durch meine Hände gegangen sind.

Völlige Heilung einer Lähmung ist freilich nur in besonders günstig gelagerten Fällen zu erzielen, wenn nämlich der Lähmungsbezirk ein eng begrenzter ist. Aber auch wo die Erreichung dieses idealen Zieles uns versagt ist, werden wir jede Besserung der Funktion dankbar begrüssen, da sie ja in Fällen uns gelingt, bei welchen vor Einführung der Sehnenüberpflanzung eine Hilfe ausgeschlossen schien.

Es hat seine Schwierigkeit, hier mit Statistik und Zahlen aufzuwarten, weil jeder Fall hinsichtlich des Erfolges und seiner Bedeutung für sich bewertet werden muss.

Es muss und darf für dieses Referat genügen, wenn wir feststellen, ob durch die Operation eine Besserung herbeigeführt worden ist und ob diese Besserung zu einem Dauerzustand führt.

Und diese beiden Fragen kann ich mit aller Bestimmtheit bejahen und weiss mich in dieser Gewissheit mit den erfahrenen Spezialisten auf diesem Gebiet einer Ueberzeugung.

Einen funktionellen Fortschritt erziel die Sehnenoperation

— richtige Auswahl der Fälle, gute Technik und exakte Nachbehandlung vorausgesetzt — in weitaus den meisten Fällen. Und
dass es sich um Dauerresultate handelt, darüber haben mich Nachuntersuchungen nach Jahr und Tag genügend unterrichtet.

Ich muss aber sagen, dass selbst ein einziger Fall, in welchem
5 oder 6 Jahre nach dem Eingriff der überpflanzte Beugemuskel
die Streckung des Unterschenkels zu leisten vermag, mir ein ge-
nügender Beweis wäre für die Leistungsfähigkeit der Methode.
Und wenn nun Dutzende und Dutzende von Beobachtungen in
meiner Klientel mir das Gleiche zeigen und wenn diese Beobachtungen in analoger Weise von Operateuren des In- und Aus-
landes berichtet werden, dann darf ich wohl die Methode als
Fortschritt unseres Könnens preisen, dann wahrlich begreife ich
aber auch nicht, dass ein Chirurg und Orthopäde erst zur Feder
greifen kann, statt zum Messer, um sich ein eigenes Urteil zu
verschaffen.

Eine einseitige Verwendung der Sehnenüberpflanzung in der
Behandlung der Kinderlähmung freilich ist falsch, sie muss zu
Misserfolgen, zu Enttäuschung führen. Davor möchte ich am Schluss
meines Berichtes warnen, der eben aus diesem Grund sich auch
mit der Apparatbehandlung, mit der Arthrodese beschäftigt hat.

Gerade die Auswahl der richtigen Methode im Einzelfall und
ihre zweckmässige Kombination bei Patienten mit ausgedehnten
schweren Lähmungen sind es, welche mit steigender Erfahrung
dem speziell sich mit diesen Dingen beschäftigenden Arzte ge-
läufig werden, welche dann aber auch glückliche Resultate seiner
Tätigkeit gewährleisten. Wir dürfen heute sagen, dass weitaus den
meisten Gelähmten Hülfe, Besserung zu schaffen ist, wir dürfen
uns darüber freuen, dass die Lähmungstherapie ein besonders
dankbares Feld orthopädischer Tätigkeit geworden ist.

THÈME 6 — TRAITEMENT DE LA TUBERCULOSE ABDOMINALE

(Die Behandlung der Bauchfell-Tuberkulose im Kindesalter.

Par M. le Dr. RUDOLF NEURATH (Wien)

Die ausgesprochene Absicht meines verehrten Korreferenten
Dr. Broca, sich auf die chirurgische Therapie der Bauchfell-Tuberkulose im Kindesalter zu beschränken, liesse bei einer stren-
gen Teilung des in Verhandlung stehenden Themas mir die Be-

sprechung der konservativen Behandlungsmethoden der Krankheit zur Aufgabe machen. Eine flüchtige Durchsicht der Literatur der letzten Jahre ergibt eine so starke, ja alleinige Betonung der operativen Therapie der Peritonitis tuberculosa, eine solche Flut kasuistischer und statistischer Arbeiten, dass eine Parteinahme für die konservative, i.e. medikamentöse oder expektative Therapie als wahrer Anachronismus gelten könnte. Seit Spencer Wells und Koenig's ersten glücklichen Erfahrungen mit der Laparotomie bei der tuberkulösen Peritonitis wurde die chirurgische Therapie als allein in Betracht kommende Waffe gegen die Krankheit immer mehr proklamiert, und bei der schlechten Prognose, die der tuberkulösen Peritonitis zugesprochen wurde, jedes schonende Verfahren schliesslich allerseits perhorresziert.

Die günstigen Resultate der Laparotomie, deren genaue Erörterung bei meinem verehrten Herrn Korreferenten in den besten und kompetentesten Händen liegt, scheinen im allgemeinen eine gewisse kritische Beleuchtung und Korrektur zu verdienen, eine nicht undankbare Aufgabe, der sich Borchgrevink mit grossem Fleisse und schönem Erfolge unterzogen hat. Ich möchte vor Allem hervorheben, dass manche Autoren in etwas optimistischer Weise von Heilung schon nach einem symptomenlosen Stadium von wenigen Wochen oder Monaten sprechen bei einer Krankheit deren oft etappenweiser, remitierender Verlauf vor zu grossem Sanguinismus warnen muss. Ja selbst wenn die Operation von sicherem Erfolge gekrönt zu sein scheint, wenn die lokalen und konstitutionellen Symptome einem völlig normalen Gesundheitszustand gewichen zu sein scheinen, kann nach Jahr und Tag eine Wiederkehr klinischer peritoneal-tuberkulöser Erscheinungen oder der nekroptische, resp. (bei einer zweiten Laparotomie) bioptische Lokalbefund eine arge Täuschung aufdecken.

Wenn solche Tatsachen die Reihe der ungünstigen operativen Resultate für die Statistik vermehren müssen, so finden sich gerade fürs Kindesalter andere Momente, die ein Herabsetzen der günstigen Ausgänge berechtigt erscheinen liessen. Wir müssen uns nämlich fragen, ob alle anscheinend durch das operative Verfahren geheilten Fälle gerade durch den Eingriff zur Genesung gekommen sind, ob wir nicht auch hier, wie so oft in der Medizin, vor dem Trugschluss *post hoc, ergo propter hoc* auf der Hut sein müssen. Es wäre doch denkbar, dass bei der Möglichkeit von Spontanheilung der tuberkulösen Peritonitis Fälle mit Tendenz zur Spontanheilung in das operative Material mit aufgenommen werden und dass diese zwar nach, jedoch nicht in Folge des Eingriffes zur Genesung kommen.

Diese Frage veranlasst uns zu weiterem Ausholen. Wir müssen uns nämlich Gewissheit verschaffen, wie die Chancen eigentlich bei konservativem Verhalten des Arztes für die tuberkulöse Peritonitis stehen, wie sie vor der operativen Aera eigentlich standen. Und da stossen wir auf eine häufige, für die ärztliche Beobachtung in allgemeinen nicht sehr rühmliche Erfahrung. So wie im Beginne der serotherapeutischen Aera erst das Augenmerk der Aerzte auf gewisse klinische und statistische Details der Diphtherie gelenkt wurde, so machte die statistische Ordnung des Materiales nach Inauguration der Laparotomie als Behandlungsmethode der tuberkulösen Peritonitis erst die Frage aktuell und interessant, wie eigentlich das Mortalitätsprozent der in Verhandlung stehenden Krankheit bei expektativem Verhalten ist. Die pädiatrische Literatur, eine Durchsicht der Lehr- und Handbücher zeigt eine Differenz der Ansichten in ziemlich weiten Grenzen. Ja wir stossen auf die pessimistischen Urteile, dass das Ausheilen einer chronischen Peritonitis gegen die tuberkulöse Natur der Krankheit spräche und diesem negierenden Standpunkt dürften wir in erster Linie die starke Neigung zuschreiben, an dem Krankheitstypus einer idiopathischen chronischen serösen (nicht tuberkulösen) Peritonitis festzuhalten. Ich muss, wenn auch nur ganz kurz, auf diese Krankheitsform zu sprechen kommen, da die Frage nach der Existenz dieser Form der Bauchfellentzündung ein wichtiges Moment für die Beurteilung der Heilungschancen der tuberkulösen Peritonitis bildet. Im Gegensatz zu den Anhängern der chronischen idiopathischen Peritonitis haben neuere Forscher auf verschiedenen Wege die Identität derselben mit der tuberkulösen Form nachzuweisen versucht. In wie es scheint überzeugender Art hat Borchgrevink durch das Thierexperiment und durch chemische Untersuchungen des Exsudates die tuberkulöse Natur der sogenannten idiopathischen Peritonitis nachgewiesen. Wenn wir nun die idiopathische Peritonitis als Krankheitstypus nicht anerkennen und als klinisch und aetiologisch identisch mit der tuberkulösen Peritonitis auffassen, so ergibt sich bei der bekannt guten Prognose dieser Spezialform, für die ja einige Autoren die Benignität als Kriterium gelten zu lassen geneigt sind, die Frage, ob nicht in das operativ günstig beeinflusste Material gutartige Fälle der serösen Form Aufnahme gefunden haben, Fälle mit offenkundiger Tendenz zur Spontanheilung. Diese Heilungstendenz wird uns leichter verständlich, wenn wir berücksichtigen, dass gerade im Kindesalter die tuberkulöse Peritonitis, wenigstens im Beginne, ein ausgesprochenes Lokalleiden zu repräsentieren pflegt, dass wir oft die übrigen Organe frei von Tuberkulose finden und dass häufig Macies, Fieber, Nachtschweisse, Appetitlosigkeit vermisst werden. Erst in späteren Stadien der Krankheit kommt es zur komplizierenden Lokalisation der Tuberkulose in näher oder entfernter gelegenen Drüsen, in den Lungen etc. Die Obduktionsresultate Pribram's ergaben, dass von 165 Fällen die wenigsten der Tuberkulose des Peritoneums (Ascites, Marasmus, Ileus, Darmgeschwüre) erlegen waren, sondern einer bestandenen tuberkulösen Pericarditis, Pleuritis, Meningitis oder Lungen-Tuberkulose.

Für die Annahme, dass die Laparotomie keinen direkten heilenden Einfluss auf die Peritonealtuberkulose hat — wir können ihr vielleicht eine beschleunigende Einwirkung auf den Resorptionsprozess bei starken Ascites konzedieren —, dass Fälle mit Heilungstendenz bei expektativer und bei chirurgischer Therapie heilen und dass andererseits prognostisch ungünstige Fälle bei beiden Behandlungsmethoden zu Grunde gehen, haben wir auch an anatomischen Untersuchungen Borchgrevinks eine Stütze. Er fand nämlich die Tuberkel besonders in jenen Fällen, die am leichtesten heilen, schon bei der Laparotomie in vorgeschrittener Heilung begriffen, während die Patienten, deren Tuberkel bei der Operation keine oder geringe Heilungstendenz zeigten, durchgehends nicht geheilt wurden.

Ein weiterer Einwand gegen die chirurgische Statistik wäre die Auswahl des Materiales, die jeder Operateur in seinen Indikationen trifft. Hier möchte ich der Ansicht Ausdruck geben, dass eine auch nur halbwegs strenge Sonderung von Krankheitsformen der tuberkulösen Peritonitis nicht durchführbar ist. Die klinische Beobachtung lehrt uns, dass zum Beispiel die Annahme einer rein ascitischen Form recht oft eine Täuschung ist, dass bei spontanem oder nach Punktion eintretendem Schwund des Ergusses sich Pakete von Drüsentumoren oder abgesackte Exsudatmassen tasten lassen, die bei Bestehen des Ascites unmöglich zu konstatieren waren; besonders im linken Hypogastrium (entsprechend dem Ansatze des Gekröses) treten nach Schwund der Flüssigkeit häufig kompakte Resistenzen auf. Wie dem immer sei, es gibt ja Momente die prognostisch verwertbar sind, Temperaturverlauf, Bestehen oder Fehlen der Macies, etc. und eingestandenermassen ist die Neigung zu operativem Eingreifen bei schwerem Verlaufe geringer, als bei ungeschwächtem Allgemeinbefinden; ganz besonders in letzterem Falle wird der Chirurg, dem die allgemein schlechte Prognose der tuberkulösen Peritonitis Axiom ist, in dem Messer die direkt indizierte und allein erfolgreiche Waffe sehen. Die fieberhaften, herabgekommenen, inoperablen Fälle verbleiben dann für die expektative Statistik die ja nur dann eigentlich mit der operativen verglichen werden könnte, wenn die Verteilung auch nach Qualität des Materiales eine gleiche wäre.

Leider kommen wir bisher bei Bewertung der für die Peritonitis tuberculosa in Betracht kommenden therapeutischen Faktoren gar nicht in die Lage, eine das expektative und das operative Verfahren vergleichende Statistik zu treiben. Es sind ganz kleine Zahlenreihen, die eine unblutige Behandlung der tuberkulösen Bauchfellentzündung in ihrem Werte zu beurteilen nicht gestatten. Dass eine statistische Ordnung des Materiales bei Berücksichtigung der erwähnten Momente nicht strikte gegen die interne Behandlung spricht, zeigt Ulrich Rose (Naunyns Klinik). Von 56 konservativ behandelten Fällen blieben drei ungeheilt oder gebessert (5 %), 2 eben geheilt (4 %), 17 dauernd geheilt (30 %), 34 starben (61 %). Und Borchgrevink, der die meisten der hervorgehobenen Einwände gegen die übliche Statistik berücksichtigt, fand unter 22 Laparotomien 8 später gestorben (36,4 %), 14 geheilt (63,6 %); bei keinem der später gestorbenen wurde Verkäsung der bei der Laparotomie exzidierten Tuberkel vermisst; bei den nach der Laparotomie geheilten waren dagegen die Rundzellen der Tuberkeln regelmässig spärlich, in den leichten Fällen kaum vorhanden. 22 unoperierte Fälle wurden expektativ behandelt, bei 12 waren Impfungsresultate (Tier) positiv. Borchgrevink verzeichnet 19 Heilungen, 3 Todesfälle an Peritonitis tuberculosa oder anderweitiger Tuberkulose. Von den 19 geheilten Fällen lebten zur Zeit der Publikation noch 18 (5 Kinder, 13 Erwachsene), in 6 Fällen bestand die Heilung länger als 2 Jahre, in 6 mehr als 1 ¼ Jahre, in 3 mehr als 1 Jahr, nur bei 3 Kindern weniger lang als ein Jahr.

Ich konnte bisher nur wenig in meinen Ausführungen die im gestellten Thema gewünschte Berücksichtigung des Kindesalters durchführen, hauptsächlich aus dem Grunde, weil in den vorliegenden Publikationen eine Sichtung des Materiales nach Altersstufen wenig durchgeführt erscheint. Die pessimistische Anschauung über die Heilungschancen der tuberkulösen Bauchfellentzündung, wie wir sie in den meisten Lehr- und Handbüchern treffen und die sich lediglich zur Konzedierung einer ausnahmsweisen

Spontanheilung bewegen lässt, als sicher fundiert anzuerkennen, möchte ich mich nicht entschliessen. Wir sehen anderweitig lokalisierte Tuberkulose auch im Kindesalter nicht so selten ausheilen, wir sehen auch in den ersten Lebensjahren kräftige, bisher völlig gesunde Individuen — manchmal im Anschluss an Infektionskrankheiten — an lokalisierter Bauchfelltuberkulose erkranken und haben keinen Grund, für die ersten Jahre die Prognose schlechter zu stellen, als für die späteren Altersstufen.

Die bisherigen Erfahrungen können uns nicht dazu bewegen, bei der Behandlung der tuberkulösen Peritonitis das Feld der operativen Therapie zu räumen. Ueber die interne Behandlung liegt kein genügend grosses Vergleichsmaterial, sicher auch keine, diese als absolut wirkungslos erscheinen lassende Statistik vor und nicht kleine kasuistische Mitteilungen, sondern nur systematisches konservativ-therapeutisches Vorgehen kann Aufklärung bringen.

So müssen wir denn der Meinung Ausdruck geben, dass die Fragen noch immer offen sind,

1. wie die Heilungschancen bei expektativen resp. medikamentös-diätetischen Verfahren sind,

2. wie bei genauer kritischer Statistik der reine Einfluss der Laparotomie die Heilungsaussichten der Peritonitis tuberkulosa gestaltet,

3. wie die Indikationen einerseits für die expektative Therapie, anderseits für die chirurgische Behandlung zu stellen sind.

Grundbedingung für einen Fortschritt unserer Erkenntnisse wäre sicher in erster Linie ein gewisser verlässlicher Komplex von Erfahrungen über den chirurgisch nicht beeinflussten Verlauf der Peritonitis tuberkulosa in den verschiedenen Altersstufen.

Es erübrigt noch die Erörterung der therapeutischen Massnahmen, die das sogenannte expektativ-medikamentöse Verfahren ausmachen. Ich glaube auf Gründlichkeit in den diesbezüglichen Ausführungen gerne verzichten zu sollen, da Ihnen wohl bekannt ist, dass die Anschauungen über die in Betracht kommenden Medikamente nach persönlicher Vorliebe, Mode, Reklame und Erfindungsgabe der fabriksmässigen Produktion wechseln. Hingegen ist neben Ruhe und Hebung des Ernährungszustandes den neuerdings besonders von Seite der französischen Kollegen warm empfohlenen klimatotherapeutischen Faktoren, dem Aufenthalte in warmem Klima, besonders an der See, sicher ein überaus wertvoller

Einfluss auf den Verlauf der tuberkulösen Peritonitis zuzusprechen, wie denn überhaupt, so wie bei anderweitig lokalisierter Tuberkulose, allgemein hygienisch-diätetische Massnahmen wichtige Grundbedingungen einer erfolgreichen Therapie auch bei der Behandlung der tuberkulösen Bauchfellentzündung sind.

Die Besprechung der Behandlung der andere Abdominalorgane betreffenden Tuberkulose glaubte ich aus meinem Referate ausschliessen zu sollen, da wir ja leider nocht nich so weit sind, über ein erfolgreiches oder auch nur in Diskussion stehendes therapeutisches Verfahren zu verfügen.

THÈME I.—LA CHIRURGIE ORTHOPÉDIQUE DANS LES AFFECTIONS D'ORIGINE NERVEUSE, SPASTIQUES ET PARALYTIQUES

(Die spastischen Lähmungen der Kinder und ihre Behandlung)

Par M. le Prof. Dr. ALBERT HOFFA (Berlin)

Die spastischen Lähmungen des Kindesalters sind in den letzten Jahren wiederholt Gegenstand ausführlicher Bearbeitungen gewesen. Die vollständigsten monographischen Arbeiten verdanken wir Sachs und Freud.

Indem ich auf diese Arbeiten hinweise, möchte ich in dem folgenden Berichte meine eigenen Erfahrungen mitteilen, die ich auf diesem Gebiete an meinem recht reichen Material gemacht habe. Bereits in meiner Monographie «die Orthapaedie in der Nervenheilkunde» ebenso wie in der letzten Auflage meines Lehrbuches der orthopaedischen Chirurgie (1905) habe ich die spastischen Lähmungen des Kindesalters in zwei grosse Gruppen eingeteilt, die *diplegischen* und die *hemiplegischen infantilen Cerebrallähmungen*, und will nun in dem Folgendem die Resultate meiner Beobachtungen an diesen beiden Hauptgruppen wiedergeben.

Ich bemerke hierbei, dass die ausführlichen Krankengeschichten in zwei Arbeiten meiner Assistenten Dr. Paul Glaessner «die Little'sche Krankheit» und Dr. James Fraenkel «die infantile cerebrale Hemiplegie» in der «Zeitschrift für orthopaedische Chirurgie» niedergelegt sind.

I. CEREBRALE DIPLEGIEN

Mein Material die cerebralen Diplegien betreffend beträgt zur Zeit 80 gut beobachtete Fälle, welche sich auf die gleich zu besprechenden drei Gruppen verteilen.

Wir unterscheiden erstens die Little'sche Krankheit im engeren Sinne des Wortes oder sogenannte angeborene spastische Gliederstarre (Rupprecht). Wir haben es hier lediglich mit Störungen zu tun, welche die unteren Extremitäten betreffen und die höchstens mit etwas Strabismus vergesellschaftet sind. Veranlassend spielt die Frühgeburt die Hauptrolle ca. 33 $\frac{1}{3}$ % — d. h. es kommen im allgemeinen mechanische Momente bei der Krankheitsentstehung wenig in Betracht, und der pathologische Process beruht wohl im Wesentlichen auf einer Agenesie der Pyramidenbahnen. Die Prognose ist sehr günstig.

Zweitens die allgemeine Starre, mit sehr verschiedenen ätiologischen Momenten (Geburtshindernis, asphyktische Geburt, Trauma post partum oder infektiöse Erkrankungen), von denen einige ohne die gleichen klinischen Störungen zu setzen gewiss auch bei der Entstehung der Krankheitsformen der ersten Gruppe von Bedeutung sind. Es handelt sich neben den Erscheinungen an den unteren Extremitäten um Mitbeteiligung der oberen in verschiedenen Graden, sowie um eine Reihe von rein cerebralen Symptomen: mangelnde Intelligenz oder Intelligenzdefekte, Augenmuskelstörungen und Sprachstörungen. Der pathologische Process spielt sich lediglich in den oberen Teilen des Centralnervensystems ab und weist die verschiedenartigsten Befunde auf. Die Prognose ist sehr ungünstig.

Drittens endlich die allgemeine Athetose. Diese wird ätiologisch mit psychischen Traumen, welche die Mutter während der Gravidität erlitten in Verbindung gebracht, doch lassen unsere Fälle dafür kaum einen Anhaltspunkt gewinnen. Auch bei dieser Gruppe, spielen Geburtshindernisse eine grosse ätiologische Rolle. Es kommen aber auch Fälle vor, wo die Erscheinungen zweifellos lange latent geblieben und erst später in den ersten Kinderjahren auftraten. Die klinischen Erscheinungen lassen auf eine vorwiegende Rindenbeteiligung der Grosshirnhemisphären schliessen, welche sich auch durch die Aetiologie (Geburtstrauma) vollkommen erklären liesse. Die Prognose ist eine günstige.

Diese von uns getroffene Einteilung hat sich uns bisher immer noch als die zweckmässigste erwiesen, da sie erstens den mannigfachen Uebergangsformen am leichtesten gerecht wird und zweitens auch sofort über die Prognose Aufschluss gibt. Ein mehr theoretischer Vorteil dieser Einteilung besteht darin, dass sie zeigt in welcher Weise die Störungen im Centralnervensystem von der ersten bis zur dritten Gruppe immer höher aufsteigen.

Aetiologie.

Wenn Freud den Satz aufstellt, es wäre sicherlich berechtigt, die cerebralen Diplegien nach ihrer Ursache einzuteilen in congenital oder besser praenatal bedingte Geburtslähmungen und extrauterin erworbene, und die Berechtigung dieser Einteilung auf Grund der geringen praktischen Brauchbarkeit in Frage stellt, so scheint dies auch nach unseren eigenen Erfahrungen, die wir an den beantworteten Fragebogen und bei unseren Anamnesen gemacht haben vollkommen zutreffend.

So sehr wir auch die bereits öfter erwähnten ätiologischen Moment der Little'schen Krankheit anerkennen, es macht sich doch immer wieder das Bedenken geltend, ob nicht neben diesen noch tiefere Ursachen für die Entstehung der Krankheit vorhanden sind, die Freud als praenatale bezeichnet und die uns bisher völlig verborgen blieben. Alles, was man diesbezüglich annehmen könnte, bleibt vorläufig doch nur Hypothese. Denn erstens kommen für die Beurteilung der Krankheitsursache oft mehrere Momente in Betracht, deren Einfluss auf die Entstehung der Krankheit sich gar nicht gesondert feststellen lässt und zweitens darf die Bedeutung einzelner Momente, welche man allgemein als Krankheitsursache hinzustellen pflegt, keineswegs zu hoch angeschlagen werden. In dem, was man aber als Veranlassung der Little'schen Krankheit — nicht als deren Ursache — ansehen kann, lassen sich zweckmässig gewisse Ordnungen aufstellen welche einen Ueberblick leichter ermöglichen.

Die Little'sche Krankheit im weitesten Sinne kann demnach veranlasst sein

1. durch mütterliche Momente:

a) Allgemeinerkrankungen (Cachexien, Tuberkulose, physisches oder psychisches Trauma während der Gravidität).

b) Anomalien und Erkrankungen des Geburtsapparates: Rigidität der Weichteile, abnormes Becken, Zwillingsschwangerschaft.

2. durch kindliche Momente:

a) Entwickelungsanomalien oder Hemmungsbildungen, intrauterine Erkrankungen, z. B. Syphilis;

b) Trauma während oder nach der Geburt (Wendung, Zange, Fall auf den Kopf)

c) Durchgemachte akute Infektionskrankheiten (Masern, Scharlach, Keuchhusten, Influenza).

3. Durch mütterliche und kindliche Momente: Frühgeburt, räumliches Missverhältnis zwischen Kind und Beckengrösse.

Alle genannten Momente können zweifellos eine Rolle spielen bei der Entstehung der Little'schen Krankheit, wenn die Bedeutung dieser Rolle auch sehr verschieden sein mag. Ja dieselben Momente können auch völlig bedeutungslos bleiben, und es gibt eine grosse Zahl von Beispielen, welche beweisen, dass die gleichen Momente glücklicherweise in der Mehrzahl der Fälle gar keine Störungen veranlassen.

Wenn wir an der Hand unserer Krankheitsgeschichten die Bedeutung der einzelnen Veranlassungsursachen durchgehen, so kommen wir zu folgendem Resultat. In den meisten Fällen kann man neben den Krankheitserscheinungen anamnestisch eines oder sogar mehrere der angeblich ätiologischen Momente erheben, indess ein causaler Zusammenhang beider ist nur in wenigen mit Sicherheit nachzuweisen. Dies gilt vor allem von der Gruppe I a. aber auch zum grossen Teil von I b. In wie weit ein psychisches Trauma, das die Mutter während der Gravidität erlitten, für die Entstehung des Krankheitsbildes in Betracht kommen kann, ist ebenso schwierig mit Sicherheit festzustellen, wie seine Bedeutung für die Entstehung von angeborenen Krankheiten überhaupt. Die geburtshilflichen Kliniken mit grossem Material würden sich Dank erwerben, wollten sie diesbezügliche Forschungen in die Wege leiten. Bei der geringen Selbstbeobachtung der meisten dort aufgenommenen Frauen aber und bei der geringen Bedeutung, welche diese Frauen solchen psychischen Einflüssen beilegen, wird man auch da nicht zu völlig einwandsfreien Resultaten kommen.

Anders natürlich verhält es sich mit jenen Momenten, welche bestimmte anatomische Störungen setzen, und welche wir besonders in der Gruppe 2 b — 2 c finden. Gewiss macht ein intrameningealer Bluterguss seine mechanischen Störungen an der Grosshirnrinde, gewiss können schwere Quetschungen des Schädels an den verschiedensten Teilen des Gehirns anatomische Läsionen setzen, die sekundär Krankheitserscheinungen, wie das Bild der Little'schen Krankheit, im Gefolge haben, aber dann ist es eben der intrameningeale Bluterguss, die schwere Schädelquetschung und nicht die Zangengeburt oder das räumliche Missverhältnis im Becken, welches die Krankheit verursacht hat, denn eine grosse Zahl von Zangengeburten und Geburten unter anderen erschwerenden Umständen verläuft, ohne eine Little'sche Krankheit im Gefolge zu haben. Auch die Infektionskrankheiten können, insofern sie Entzündungsherde an bestimmten Stellen im Gehirn entstehen lassen, Ursache der genannten Erkrankung werden, und doch ist die Frequenz einer solchen Aetiologie eine verhältnismässig sehr seltene.

Schwerer abfinden können wir uns mit der dritten Gruppe, speziell mit der Frühgeburt. Wenn wir in Bezug auf die psychischen Traumen die Möglichkeit einer ätiologischen Bedeutung nicht geleugnet haben, trotzdem ausser der Anamnese auch absolut kein Anhaltspunkt für eine solche Annahme vorhanden ist, so können wir bezüglich der Frühgeburt eine solche Bedeutung erst recht nicht in Abrede stellen, wenn auch das pathologische Substrat bei der Frühgeburt für das Auftreten der Krankheitserscheinungen durchaus keinen sicheren Schluss zulässt. Ein Zurückbleiben der Pyramidenbahnen wie es vielfach angenommen wird und wie es besonders van Gehuchten vertreten hat, auf frühen Stadien der Entwickelung würde mit Leichtigkeit die Erscheinungen erklären, wenn alle frühgeborenen Kinder die Symptome der Little'schen Krankheit darböten. Dem ist aber durchaus nicht so. Im Gegenteil nur ein verhältnismässig sehr kleiner Teil aller Frühgeborenen zeigt diese Symptome. Wie Burckhardt nachgewiesen hat, fand sich unter 54 frühzeitig oder asphyktisch geborenen Kindern nur *eines* mit Little'scher Krankheit.

Auch über die Bedeutung der asphyktischen Geburt für die Entstehung der Little'schen Krankheit kann man nur mit grosser Vorsicht urteilen. Es ist keine Frage, dass die Asphyxie ätiologisch eine grosse Rolle spielt. Aber auch hier sollte man nie vergessen, zu fragen, wie viele asphyktisch zur Welt gekommene Kinder bekommen keine Little'sche Krankheit.

Nun noch ein Wort über die Bedeutung der Syphilis für die in Rede stehende Krankheit. Wie aus unseren Krankheitsgeschichten hervorgeht, spielt die Syphilis bei der Entstehung der Little'schen Krankheit nur eine sehr geringe Rolle. Wir möchten dies indes nicht als einen unbedingt bindenden Schluss ansehen. Ein jeder weiss, wie schwierig es ist, gerade dort, wo es sich um Gehirn- oder Rückenmarkskrankheiten handelt das Zugestehen durchgemachter Syphilis von Seiten der Eltern zu erlangen. Wenn also in unseren Fällen diese Angabe in der Anamnese so selten auftritt, dürfen wir noch nicht schliessen, dass in den übrig bleibenden Fällen gewiss die Syphilis nicht im Spiele ist. Aber auf der anderen Seite möchte ich auch hier einer Verallgemeinerung einer solchen Aetiologie nicht das Wort reden, umsoweniger, als sich aus einer derartigen Annahme Direktiven für die Therapie ergeben, die keineswegs gleichgültig und für eine grosse Zahl von Fällen bestimmt nicht am Platze sind.

Wir haben versucht, die Bedeutung der einzelnen und zwar der wesentlichsten Momente in Zahlen auszudrücken, die wir aus unseren 80 selbstbeobachteten Fällen gewonnen haben und fanden:

eine Frühgeburt in 33,8 %

eine asphyktische Geburt in 13,2 %

eine schwere Geburt ohne Asphyxie in 13,2 %

psychisches Trauma der Mutter während der Gravidität in 56 %

voraufgegangene infektiöse Erkrankungen in 9 %

In 22,5 % war kein veranlassendes Moment zu erheben.

unserer Fälle

Symptome

Die Patienten der ersten Gruppe, Little'sche Krankheit im engeren Sinne des Wortes, zeigen eine verschiedene hochgradig ausgebildete spastische Lähmung beider Beine, oft mit etwas Strabismus vergesellschaftet. Die Beine können rechts und links verschieden stark von der Lähmung ergriffen sein und zeigen in ihren Stellungen ein so charakteristisches Aussehen, dass man — hat man einmal *einen Fall* genau angesehen — gar nicht mehr zweifeln kann, um was es sich handelt. Die Beine sind im Hüft- und Kniegelenk gebeugt, etwas nach einwärts rotiert und adduziert; letzteres bisweilen so stark, dass es selbst schon bei kleinen Kindern Mühe macht, ja sogar ganz unmöglich sein kann, die Beine passiv zu spreizen. Die Knie werden besonders beim Stehen, besonders oft aber beim Gehen, übereinander geschoben, die Füsse stehen im Equinus — Equinovarus —, zeitweilig auch in Equinovalgusstellung. Im übrigen kann auch die Stellung des Fusses auf beiden Seiten verschieden sein (rechts und links). Die Kniescheibe ist ausserordentlich hoch hinaufgerückt. Fast bei allen Kranken konnte ich die Verlängerung des Lig. patellae proprium (Schulthess) nachweisen. Der Gang ist, wenn überhaupt möglich, höchst schwerfällig, schleppend und langsam. In der oben beschriebenen Stellung der Beine bewegen sich die Patienten mit grosser Mühe vorwärts, indem sie meist auf den Fusspitzen auftreten, die Beine über den Boden schleifen, dieselben sogar überkreuzen, das Becken seitliche Bewegungen ausführen lassen und dasselbe entweder rechts oder links nach vorne schieben. Auch die Haltung des Rumpfes ist in vielen Fällen eine schlechte, indem derselbe ohne Stütze stark nach vorne gekrümmt ist; der Kopf ist gleichfalls oft nach vorne gesunken und wie zwischen den Schultern eingeklemmt. In anderen Fällen ist das Stehen und Gehen überhaupt unmöglich; stellt man einen solchen Patienten auf, so knickt er sofort in den Knieen zusammen. Er ist vollkommen hülflos und kann nicht einmal auf allen Vieren rutschen. Auch das Sitzen ist in solchen Fällen oft sehr erschwert dadurch, dass der Oberkörper des Kranken stark nach vorne sinkt. Untersucht man den Kranken im Liegen, so findet man keine Atrophie der Extremitätenmuskulatur. Im Gegenteil, dieselbe ist gut und kräftig entwickelt, hingegen eine erhebliche Steigerung aller Sehnenreflexe. Die Bewegungen sind in den meisten Fällen der ersten Gruppe vollkommen frei und ohne Spasmen. Wie schon oben erwähnt, kommen ja auch Uebergangsformen zu der zweiten Gruppe vor, doch lassen sich diese Uebergänge sehr leicht erkennen und bewerten. So zeigen z. B. die Finger in ihren Gelenken eine eigenthümliche Beschaffenheit; sie sind bei einigen Patienten während intendierter Bewegungen, bei anderen auch während der Ruhe besonders im ersten und zweiten Interphalangealgelenk etwas überstreckt. Bisweilen zeigt sich im Zusammenhang damit eine gewisse Schwäche der Arme und Hände. Die Bewegungen der unteren Extremitäten sind beträchtlich erschwert, von den ganz leichten Graden, bei denen man bei der Ausführung passiver Bewegungen z. B. bei der Abduction im Hüftgelenk nur einen geringen Widerstand erfährt, bis zu den starren fast unüberwindlichen Adduktorenspasmen, finden sich alle Uebergänge. Eine aktive Streckung der Beine im Hüftgelenk lässt sofort alle Muskeln anspannen, der Patient giebt sich sichtlich die erdenklichste Mühe, doch ist die Bewegung für ihn nicht ausführbar. Ganz ähnlich verhält es sich mit dem Knie- und Fussgelenk. Ich brauche wohl kaum zu erwähnen, dass die Spannung auch gelegentlich so gross sein kann, dass aktive Bewegung der Streckung im Hüftgelenk und Kniegelenk und der Dorsalflexion im Fussgelenk völlig ausgeschlossen sind. In dem Momente, in welchem eine passive Bewegung der genannten Gelenke versucht wird, spannen sich fast alle Muskeln der unteren Extremitäten stark an und setzen der Bewegung einen heftigen Widerstand entgegen. Die Sensibilität ist vollkommen normal, desgleichen das Gefühl für Lage und Stellung der Glieder. Von einer echten Ataxie kann man nicht

sprechen. Die Bewegungen erscheinen nur deshalb ataktisch, weil
erst die Spasmen überwunden werden müssen, bevor der Effekt
des Willensimpulses erreicht wird. Die Intelligenz der Patienten
ist im allgemeinen vollkommen intakt. Ja die Zahl der geistig sehr
regsamen unter den von uns beobachteten Kranken ist eine verhältnismässig sehr hohe. Ganz auffallend tritt bei den sonst durch
ihre lange Krankheit recht verzogenen Kindern ein hohes Mass
von Herzensgüte hervor. Voll Dankbarkeit verfolgen sie jeden Fortschritt, den ihnen die oft Monate währende Behandlung bringt,
und sind unermüdlich in der Ausführung der vorgeschriebenen
Uebungen. Das oft vorhandene Strabismus ist meist ein Strabismus convergens.

Die Kranken der zweiten Gruppe zeigen ein Krankheitsbild,
das von denen der ersten Gruppe sich, wie schon oben erwähnt,
durch das Vorhandensein mehr oder weniger schwerer cerebraler
Störungen, speziell Intelligenz-Defekte und Sprachstörungen, sowie
durch die spastische Affection auch der oberen Extremitäten wesentlich unterscheidet. Der Schädel zeigt meist Asymmetrien und
erscheint recht gross, der Gesichtsausdruk ist wenig intelligent,
die Sprache langsam, schleppend, meist etwas singend, die Arti-
kulation undeutlich. Nicht selten tritt zu Beginn des Sprechens
Stottern auf, das sich auch bei jeder psychischen Erregung wieder zeigt. Die Betheiligung der oberen Extremitäten ist an diesem
Krankheitsbild eine verschieden hochgradige. Im Anfang sind die
Erscheinungen meist viel deutlicher ausgeprägt und allmählich
macht sich eine bessere Gebrauchsfähigkeit von Armen und Händen
bemerkbar. Indess eine gewisse Ungeschicklichkeit bleibt auch
dann noch zurück. In besonders typischen Fällen sind die Arme
im Ellenbogengelenk flektirt, die Oberarme an den Rumpf ange-
presst, die Hände stark palmar flektirt, pronirt und ulnarwärts
flektirt, die Finger überstreckt. An den unteren Extremitäten
dieselben Erscheinungen wie in der ersten Gruppe, meist nur
noch stärker ausgeprägt. Die Intelligenz zeigt die verschiedensten
Abstufungen in der Entwicklung. In den meisten Fällen ist dieselbe
nicht vollkommen normal, und diese Anomalie kann sich bis zur
völligen Verblödung steigern. In anderen Fällen, allerdings sind
das die Ausnahmen, ist die Intelligenz völlig intakt, ja wir beobachteten Fälle, in denen sie für das Alter des Patienten sogar
sehr hoch entwickelt war. Dass gelegentlich auch epileptische
Anfälle bei den Kranken dieser Gruppe auftreten, ist schon erwähnt worden. Den Uebergang zu der dritten Gruppe vermittelt

eine Reihe von Fällen, welche neben den oben genannten Erscheinungen noch zeitweilig besonders im Zustand stärkerer Erregung auftretende unwillkürliche Bewegungen in gewissen Muskelgruppen ausführen, welche Bewegungen als rein athetotische gedeutet werden können.

Der dritten Gruppe gehören schliesslich Fälle an, welche folgendes Krankheitsbild bieten: die im übrigen gesunden Patienten zeigen meist ein gutes Aussehen, sind wohl genährt und kräftig. Ihr Gesichtsausdruck verrät geringe geistige Veranlagung, der Mund ist meist etwas geöffnet und in vielen Fällen besteht Speichelfluss. Der Kopf ist etwas deformirt, asymmetrisch, seitlich leicht abgeplattet, die Stirn breit, die Tubera frontalia ziemlich stark vorspringend. Auch in diesen Fällen findet sich häufig Strabismus convergens. In der ganzen Körpermuskulatur bemerkt man eine fortwährende Unruhe, deren Intensität zwar auf äussere Reize hin zunimmt, die aber auch im Zustand völliger psychischer Ruhe ständig vorhanden ist. Diese Bewegungen prägen sich besonders in der Muskulatur des Gesichtes, des Halses und der oberen Extremitäten aus, während die unteren Extremitäten sich im allgemeinen etwas ruhiger verhalten. Die Bewegungen sind unwillkürlich, meist unkoordinirt, grob, stark ausfahrend. Der Kopf wird oft seitlich gedreht und gleichzeitig nach einer Seite geneigt, der Gesichtsausdruck ist dabei der eines einfältig Lächelnden. Bei stärkerer psychischer Erregung (Schmerz, Freude) steigern sich all diese Bewegungen, und es werden kräftige unartikulierte Laute ausgestossen. Mit Armen und Beinen werden dann schleudernde Bewegungen ausgeführt, der Gang wird ganz unregelmässig und die Richtung des Weges nimmt etwa die Form einer Zickzacklinie an.

Pathologische Anatomie

Zahlreiche Sektionsbefunde über Fälle von Little'scher Krankheit liegen vor, zahlreiche Untersuchungen wurden angestellt, und trotzdem ist man nicht imstande wenigstens mit einiger Sicherheit über den ursächlichen Zusammenhang zwischen klinischen Symptomen und pathologisch-anatomischem Befund etwas auszusagen. Der Grund für diese Verhältnisse liegt wohl hauptsächlich in der Mannigfaltigkeit der pathologischen Veränderungen, auf welche wir weiter unten gleich eingehen wollen, sowie in dem Fehlen jeglicher Lokalisation der Erkrankung in bestimmten Teilen des Centralnervensystems.

Unter den Veränderungen, die man bei Sectionen nach Little'scher Erkrankung erhoben hat, muss man mit Freud zweckmässig unterscheiden zwischen Initialläsionen und Endveränderungen. Freud hat in seiner schon oft citirten Arbeit sich darüber so ausführlich vorbereitet, dass ich mich darauf beschränken kann, nur in Kürze auf das Wichtigste hinzuweisen, umsomehr als uns eigene pathologisch anatomische Erfahrungen auf diesem Gebiete vollkommen fehlen.

Als Initialläsionen werden aufgeführt:

 I. traumatische;

 II. vasculäre;

 III. entzündliche.

als Endveränderungen:

 a) die diffuse, lobäre und partielle atrophische Sklerose;

 b) die hypertrophische (knollige) Sklerose;

 c) die Porencephalie.

Little hat selbst schon die erschwerte Geburt als ätiologisches Moment für die von ihm beschriebene Krankheit aufgefasst und hat sich deren Wirkung so erklärt, dass die Schädelknochen unter der langen Geburt zusammengedrückt würden. Später betonte er den Einfluss des Asphyxie stärker und wies daraufhin, dass infolge letzterer intensive venöse Congestionen und capillare Haemorrhagien sowie Blutungen aus den Meningealgefässen aufträten.

Sarah Mac Nutt konnte nun 1885 nachweisen, dass ein mal unter erschwerten Verhältnissen geborene Kinder solche Meningealblutungen zeigen, und dass zweitens die Schädigungen bei längerer Lebensdauer eine Sklerose und Atrophie der betreffenden Windungsbezirke zur Folge haben. Die Ursache dieser Meningealblutungen bei erschwerter Geburt liegt, wie Virchow gezeigt hat, in einer Uebereinanderschiebung der Schädelknochen und dadurch bewirktem Abreissen von Venen, die von der Pia in die grossen Hirnsinus eintreten.

Von den vasculären Initialläsionen sind besonders die Thrombose, die Embolie und Hämorrhagie zu erwähnen, Störungen, welche wie bekannt die grösste Rolle bei den Gehirnlähmungen der Erwachsenen spielen. Auch hierfür sind zahlreiche Sektionsbefunde angeführt. Es muss ausdrücklich stets darauf hingewiesen werden, dass dieselben anatomischen Störungen sowohl hemiplegische wie diplegische Lähmungen zur Folge haben können.

Neben den oben angeführten Initialläsionen spielen Entwicklungshemmung (Mikrocephalie, Mikrogyrie, Hydrocephalus chronicus und Meningoencephalitis, Meningitis chronica vielleicht auch eine Rolle bei der Entstehung der Little'schen Krankheit.

Insbesondere kann man bezüglich der Entwicklungshemmung eine solche Annahme für die Fälle nach Frühgeburt nicht ganz von der Hand weisen. Vielleicht ist die Frühgeburt eine ähnliche Veranlassungsursache wie die Asphyxie und die Zangengeburt, und handelt es sich bei derselben um eines jener Momente, welche Freud als pränatale bezeichnet und wäre die Frühgeburt dann selbst der Ausdruck einer tiefliegenden Störung. So lange noch keine anderen Zeichen gefunden sind, wird man zweckmässig als bedeutsam für die Fälle von Little'scher Krankheit nach Frühgeburt die Agenesie der Pyramidenbahnen ansehen müssen. Ob der Hydrocephalus chronicus, den man gelegentlich bei der Sektion von Kindern mit Little'scher Krankheit findet, als eine ursprüngliche und daher ursächliche anzusehen ist, oder ob nicht vielmehr die neben dem Hydrocephalus, der doch vielfach symptomlos verläuft, nach vorkommenden sonstigen Störungen als ursächlich angeschuldigt werden müssen, darüber wollen wir nicht entscheiden. Hinsichtlich der Meningoencephalitis oder Meningitis chronica wird ein ursächlicher Zusammenhang mit unserer Erkrankung in Abrede gestellt.

Wenn wir nun pathologisch-physiologisch die anatomischen Befunde mit den klinischen Symptomen in einen gewissen Zusammenhang bringen wollen, dessen Erkenntnis ja für unsere ganze Krankheitsauffassung so bedeutungsvoll erscheint, so hat das insofern etwas Unsicheres, als die Befunde durchaus nicht konstant und nicht gleichmässig lokalisirt sind, mithin für die funktionelle Bewertung sehr wenig Anhaltspunkte bieten. Mit Rücksicht darauf aber, dass die selbst so verschiedenartig lokalisirten Krankheitsherde doch oft die Pyramidenbahnen an irgend einer Stelle ihres Verlaufs innerhalb des Gehirns treffen, schädigen aber nicht völlig zerstören, ist es, wie ich gezeigt habe, wenigstens für eine Reihe von Fällen möglich, das Bestehen gewisser Symptome zu erklären. Die in den meisten Fällen vorhandene Steigerung der Sehnenreflexe und die mit derselben in engem Zusammenhang stehende bei jeder aktiven und passiven Bewegung eintretende reflektorische Starre in gewissen Muskelgruppen führe ich zurück auf eine Schädigung der Nervenbahnen, welche vom Gehirn bis zu den grossen Ganglienzellen der grauen Vorderhörner führen. Durch diese Schädigung wird der Willensimpuls von den Gehirnhemisphären ausgehend innerhalb der Leitung abgeschwächt, es fallen gewisse Hemmungen der Reflextätigkeit weg, und es kommt dann zu jenen spastischen Bewegungen, welche unserer Krankheit ein so charakteristisches Gepräge geben. Eine ähnliche Erklärung liesse sich auch für die Fälle von Athetose geltend machen, indem man auch hier an einen Wegfall oder an eine Einschränkung gewisser Hemmungsvorgänge denken könnte.

Auch für die Funktionsstörungen in der Sprachmuskulatur und in den Augenmuskeln lassen sich ähnliche Ursachen annehmen, wenn auch der Vorgang hier sicher ein viel complicirterer sein muss.

Verlauf und Prognose

Der Verlauf der Little'schen Krankheit ist im allgemeinen kein progressiver. Allerdings kommt es nach lange dauernder Inaktivität der Extremitäten zu hochgradiger Muskelatrophie und schweren oft nicht mehr zu beseitigenden Contracturstellungen, welche den Kranken völlig hilflos und elend machen. Aber das sind wesentlich mechanische und funktionelle Momente, welche eine solche Verschlimmerung des Leidens herbeiführen und nicht in der Natur der Krankheit selbst gelegene. Je nach den verschiedenen Formen kann man den Verlauf in einen regressiven und stationären scheiden. Nur wenige Fälle schwerster Art zeigen auffallende Verschlechterungen und auch diese hängen meist von dem physischen Verhalten des Kranken ab. Sonst sind die Störungen unmittelbar nach der Geburt oder kurze Zeit später, wenn darauf geachtet worden ist, meist als hochgradige angegeben und bilden sich im Laufe der Zeit allmählich zurück. So findet man vielfach Fälle, in denen ursprünglich die oberen Extremitäten, allerdings in geringerem Masse, beteiligt waren, in späterer Zeit so weit gebessert, dass sich keinerlei Funktionsstörungen mehr an denselben nachweisen lassen oder nur noch eine gewisse Schwäche resp. Ungeschicklichkeit in den Armen vorhanden ist. Aehnlich verhält es sich auch mit den Sprachstörungen. Auch da kommen ganz wesentliche Besserungen zur Beobachtung. In anderen Fällen mit schweren Intelligenzstörungen stellen sich immer häufiger werdende epileptische Anfälle ein, die dann auch den Allgemeinzustand wesentlich beeinträchtigen.

Die Prognose ist selbst in schweren Fällen in Bezug auf das Leben des Kranken eine günstige. *Quoad sanationem* ist die Prognose mit Bezug auf die Therapie nur gut für die leichten Fälle der ersten Gruppe; wenn man aber berücksichtigt, in welch

traurigem Zustand sich die völlig hülflosen unbeweglichen Kranken
befinden, und welche Erfolge eine zweckmässig geleitete Behandlung zu erzielen vermag, so kann man selbst bezüglich dieser
Fälle die Prognose quoad functionem als eine recht günstige bezeich-
nen. Wenig Aussicht auf eine Besserung bieten die schweren Fälle
von allgemeiner Starre, also die Fälle der zweiten Gruppe, die Fälle
von Athetose hingegen lassen wesentliche Besserungen, wenn auch
keine vollkommene Heilungen erwarten.

Diagnose

Aus der Schilderung der Symptome der in Rede stehenden Krankheit erkennt man mit Leichtigkeit, dass die Dia-
gnosestellung bei der Little'schen Krankheit keine grossen Schwierigkeiten machen kann, ja dass selbst die Einreihung des einzelnen Falles in eine der drei oben beschriebenen Gruppen
eine leichte ist. Trotzdem erscheint es nötig, noch in Kürze auf
die Unterscheidung von gewissen anderen Krankheiten mit ähnli-
chem Symptomenbild hinzuweisen, als welche Ziehen die spastische Spinalparalyse, die multiple Sklerose, gewisse kombinirte
Systemerkrankungen des Rückenmarks, doppelseitige Herderkran-
kungen des Gehirns, Meningealblutungen im Bereiche des media-
nen Mantelspalts, welche die beiden Paracentrallappchen in
Mitleidenschaft ziehen so namentlich bei Zangengeburten, an-
sieht.

Im allgemeinen werden hier Anamnese, eine genaue Beobachtung der Erscheinungen, das Fehlen jeglicher Sensibili-
tätsstörungen, die Muskelspasmen, die eventuelle Combination
mit Augenmuskelstörungen und Sprachstörungen, genügende Anhaltspunkte zur Sicherung der Diagnose bieten.

Therapie

Nach dem was wir oben über die pathologische Physiologie der Little'schen Krankheit gesagt haben, ist es leicht verständlich, dass wir mit allen uns zu Gebote stehenden Mitteln,
die Energie des cortico-motorischen Neurons jener Bahn, welche
von den grauen Vorderhörnern des Rückenmarks bis zu den
Endverzweigungen im Muskel führt, zu schwachen suchen.

Dieser Satz muss das Leitmotiv in der ganzen Behandlung
der Little'schen Krankheit sein und bleiben. Was unsere Be-

mühungen zu leisten imstande sind und welche Resultate wir erzielen, wollen wir später besprechen.

Uebereinstimmend mit unserem oben angeführten Grundsatz werden wir in unserer Behandlung zwei Gruppen von Massnahmen unterscheiden müssen, u. zw.:

1. solche, welche dazu dienen, das periphere Neuron zu schwächen;

2. solche, welche imstande sind, die Energie des cortico-motorischen Neuron's zu heben.

Das erste Ziel erreicht man am besten auf folgende Weise. Alle Sehnen an den unteren Extremitäten, welche den aktiven und passiven Bewegungen jenen so oft genannten spastischen Widerstand entgegensetzen, werden durchschnitten. Zunächst die Adductoren in der Schenkelbeuge, welche durch ihre überstarke Contraktur selbst gewaltigen passiven Abductionsversuchen den energischesten Widerstand entgegensetzen und coulissenartig oft als derber fester Strang vorspringen; ferner ist es, wie wir neuerdings auch erkannt haben, sehr zweckmässig den Musculus tensor fasciæ latæ zu durchschneiden und die fascia lata femoris mit der Schere tüchtig einzukerben. Gerade letzterer Muskel bewirkt oft eine starke Innenrotation des Oberschenkels, so dass selbst bei ausgiebiger Abductionsmöglichkeit die Kinder beim Gehen die Kniee stets aneinander bringen. Was die Durchschneidung der Abductoren anbelangt, so geschieht dieselbe subcutan mit einem Tenotom. Wir haben in unseren zahlreichen Fällen nie eine Nebenverletzung, noch eine stärkere Blutung zu verzeichnen gehabt. Auf denjenigen, der diese Durchschneidung zum ersten Mal sieht, selbst auf geübte Chirurgen, macht das Arbeiten unter der Haut in der Nähe der grossen Gefässe und der Vena saphena magna den Eindruck eines kleinen Wagestücks, und ein mir bekannter tüchtiger Chirurg machte, als er zum ersten Mal bei mir eine solche subkutane Tenotomie der Abductoren sah, die Bemerkung: «Sie haben aber Mut». Kommt es gelegentlich einmal zu einem kleinen Bluterguss in die Wundhöhle, so resorbirt sich derselbe anstandslos in verhältnismässig kurzer Zeit.

Die Durchschneidung des Musculus tensor fasciæ latæ wird offen vorgenommen, der Muskelbauch wird freigelegt auf ein Elevatorium aufgeladen und mit dem Messer langsam und unter sorgfältiger Achtung auf eventuell durchschnittene Gefässe durchtrennt. Meist ist die Blutung sehr gering und eine Unterbindung nicht nötig. Nun schneidet man noch das äussere Blatt der Fascia laia mit ein paar Scherenschnitten ein und schliesst dann die Wunde. Ist alles aseptisch, so heilt die bisweilen recht tiefe Höhle vollkommen reaktionslos zu.

Zur Beseitigung der Adductorenspasmen wurde auch einigemal die Resection des Nervus obturatorius ausgeführt. Die Zahl dieser Operationen ist noch zu gering, um über ihren Wert ein abschliessendes Urteil abgeben zu können. Indess es hat den Anschein als ob die technisch nicht ganz so einfache — wenn eine Tenotomie der Adductoren vorausgegangen ist durch das vorhandene Narbengewebe oft recht schwierige — Operation nicht ganz im Verhältnis stände zu dem erreichten Resultat.

Die Beugesehnen in der Kniekehle werden offen durchschnitten. Entweder man macht zwei Inzisionen in der Poplitealgegend 6-8 cm lang und sucht sich die Sehnen auf, oder man durchtrennt alle Sehnen von einer Inzision aus. Achten muss man dabei, dass der an der Aussenseite der Kniekehle verlaufende Nervus peroneus nicht bei dieser Gelegenheit durchschnitten wird. Bei starker Spannung des Musculus cruris quadriceps und starkem Hochstand der Patella ist es ganz zweckmässig auch diesen Muskel mit einer 5-6 cm langen Inzision oberhalb der Patella freizulegen und auf die oben geschilderte Weise zu durchschneiden.

Zur Beseitigung der Spitzfussstellung hat man mehrere Methoden zur Wahl. Erstens die einfache subcutane Tenotomie, ferner die subcutane Verlängerung der Achillessehne nach Bayer, dann die offene Verlängerung der Achillessehne nach Bayer und schliesslich die Verpflanzung eines abgespaltenen Zipfels der Achillessehne (bes. in Fällen von Pes equino-varus auf Tibialis anticus resp. Peroneus; je nach der Besonderheit des Falles wird man unter den angegebenen Methoden wählen. Wittek hat darauf hingewiesen, dass man durch die gewöhnliche Tenotomie der Achillessehne aus dem Spitzfuss gelegentlich einen Hackenfuss machen kann und dann den Zustand auf diese Weise eher verschlechtert statt verbessert. Man wird also auch darauf bedacht sein müssen. So viel von der operativen Behandlung der Little'schen Krankheit. Hat man alle Hindernisse, welche eine freie Beweglichkeit der unteren Extremitäten bedingen, auf diese Weise glücklich beseitigt, so ist damit erst die Vorbedingung für die weitere Behandlung gegeben. Diese setzt man gleich mit dem Verband ein. Ueber den aseptischen Verband wird nun ein Gipsverband angelegt, der das ganze Becken und beide unteren Extremitäten einschliesslich der Füsse umfasst. Derselbe fixirt die

Hüftgelenke in Streckstellung starker Abduction und leichter Aussenrotation. Die Kniegelenke in Streckstellung, die Füsse im rechten Winkel zum Unterschenkel bei gleichzeitiger leichter Varus resp. Valgusstellung. Ueber die beiden Knie eventuell auch dem unteren Teil der beiden Unterschenkel werden starke Querschienen angegipst, welche zur Festigung des Verbandes und zur Innehaltung der Aussenrotation der Beine dienen.

Dieser Gipsverband bleibt 4-6 Wochen liegen. Die Hautnähte werden nach 8 Tagen durch Fenster entfernt. Die Patienten klagen zwar im Anfang etwas über die unbequeme Lage, aber schon nach kurzer Zeit fühlen sie sich in ihrem Verband ganz wohl, umsomehr, da die oft sehr quälenden Muskelspasmen ganz nachlassen.

In diesen Wochen, während welcher die Patienten ihren Gipsverband haben, werden nach vorher abgenommenen Gipsmodellen Schienenhülsenapparate und ein Hessing-Hoffa'sches Stoffstahlkorset angefertigt.

Mit der Abnahme des Gipsverbandes beginnt die Nachbehandlung im eigentlichen Sinne des Wortes.

Während das bis jetzt geschilderte Verfahren sich nur auf die schweren Fälle der ersten und auf die Fälle der zweiten Gruppe bezieht, welche nicht schon schwere psychische Störungen bieten (bei letzteren ist von einem operativen Eingriff überhaupt abzusehen) soll die nun folgende Beschreibung der weiteren Massnahmen auch für die Behandlung der schwersten Fälle, der Athetosen, sowie der ganz leichten Fälle, in denen vielleicht nur die Spitzfussstellung durch eine einfache subcutane Tenotomie zu beseitigen ist, Anwendung finden. Nach Abnahme des Gipsverbandes werden in geeigneten Fällen Schienenhülsenapparate angelegt, welche zunächst für längere Zeit Tag und Nacht getragen werden. Morgens und Abends werden die Apparate abgenommen zum Zwecke einer ausgiebigen Massage und Gymnastik der Extremitäten.

Während die Strecker einer gründlichen Effleurage und Petrissage unterworfen werden, erfahren sämtliche Beugesehnen ein kräftiges Tapotement. An die Massage schliessen sich gewisse gymnastische Uebungen an. Dieselben sollen ausschliesslich unter Leitung eines Arztes ausgeführt werden und erfolgen auf ganz regelmässiges Commando. Es ist selbstverständlich viel Geduld von Seiten des Kranken und des Arztes und ebenso viel Sorgfalt nötig, sollen solche Bemühungen ihren Zweck wirklich erfüllen. Im Anfang wird oft die grösste Mühe kaum eine Andeutung von

Bewegung in gewissen Gelenken erkennen lassen. Aber da heisst es nur ausharren. Jedes Commandowort wirkt wieder bahnend und schickt neue Impulse zu den geschwächten Muskeln bis endlich der Muskel mit einer aktiven Bewegung antwortet. Nach und nach werden die Bewegungen ausgiebiger und kräftiger. Auch dann darf man noch nicht nachlassen, denn je exakter die einzelnen Uebungen ausgeführt werden, desto mehr wächst die Kraft des cortico-motorischen Neurons.

Es kommen hauptsächlich Uebungen in Betracht, welche Abductions- und Aussenrotations-Bewegungen im Hüftgelenk, Streckbewegungen im Kniegelenk und Dorsal- und Plantarbewegung im Fussgelenk bezwecken.

Dass man daneben noch eine Reihe anderer Bewegungen und deren Combinationen ausführen wird, versteht sich wohl ganz von selbst. Dabei darf man nicht vergessen den Patienten durch entsprechende Abwechselung immer frisch zu erhalten. Da die Behandlung meist monatelang durchgeführt werden muss, wird man besonders im Anfang keine zu grossen Ansprüche an die Widerstandsfähigkeit der oft reizbaren Kranken stellen dürfen. Was in dieser Hinsicht zu viel geschieht, rächt sich gar bald und führt schliesslich dazu, dass man mit dem recht nervös gewordenen Kranken wenigstens eine Zeit lang garnichts anfangen kann. Die oben genannten Uebungen wird man dann auch zweckmässig in warmem Bad ausführen lassen. Auch die oberen Extremitäten wird man in ähnlicher Weise vornehmen. Man wird zunächst mit leichten passiven Bewegungen beginnen, gar bald aktive hinzufügen und später den Förderungsbewegungen auch Widerstandbewegungen folgen lassen. Meist wird auch eine Massage des Rückens und Uebungen zur Stärkung der Rückenmuskulatur sich als notwendig erweisen.

Tagsüber werden Gehübungen im Heubner'schen Laufbarren, welcher sich uns als äusserst zweckdienend erwiesen hat, vorgenommen, später solche mit zwei Stöcken, noch später solche ohne Stütze.

Ich will es nicht unterlassen darauf hinzuweisen, dass eine zweckmässige psychische Beeinflussung des Kranken für die Erzielung von guten Resultaten gleichfalls von grösstem Wert ist und dass man immer wieder darauf bedacht sein soll, die Geduld der Kranken zu festigen. Sind erst einmal sichtbare Fortschritte vorhanden, dann wird der Kranke schon selbst eifrig und fühlt sich belohnt mit jedem Stückchen Wegs, das er mehr zurückgelegt als am vorherigen Tage. Auf diese Weise gelingt es selbst ganz schwere Fälle zum Gehen zu bringen. Macht sich beim Stehen oder schon beim Sitzen ein Vornüberfallen des Rumpfes bemerkbar oder wie in anderen Fällen ein Hintenüberfallen, so verbindet man zweckmässig das Korset mit den Schienenhülsenapparaten.

Ausser den Gehübungen kommen noch Uebungen an gewissen Apparaten in Betracht. Der früher vielfach verwendete Hoffa'sche Lagerungsapparat wird jetzt durch einen anderen Spreizapparat mit Widerstandgewichten ersetzt, auf dem die Kranken bis zu ½ Stunde ihre Uebungen ausführen. Die üblichen Knie- und Fussgelenkpendelapparate sind gleichfalls sehr zweckmässig zu verwenden.

Es ist wohl nicht besonders hervorzuheben, dass die Kranken bei derartiger Behandlung auch sonst recht gut gehalten werden, viel frische Luft geniessen, reichliche Nahrung zu sich nehmen und genügend schlafen. Im Sommer empfehle ich meist den Besuch eines Soolbades. Meine diesbezüglichen Erfahrungen sind sehr gute; die Kranken machen dort meist sehr schöne Fortschritte und sehen nachher blühend aus.

Was die Behandlung der Sprachstörungen anbelangt, so besteht auch hier die Notwendigkeit einer regelmässigen Gymnastik. Man lässt die für die Hauptbildung notwendigen Mundstellungen möglichst exakt unter Benutzung eines Spiegels zur Selbstkontrôle des Patienten üben und tüchtig Atemgymnastik treiben.

Die ganze Behandlung wird natürlich entsprechend dem ganzen Krankheitsbild und unseren verhältnismässig geringen ätiologischen Kenntnissen recht lange dauern. Nur durch grosse Ausdauer und Gründlichkeit wird man dem gewünschten Ziele näher kommen und wenn es auch auf dem Wege dahin im Interesse der Kranken manche Raststation geben muss, so wird man nach einer Zeit der Ruhe doch immer wieder anfangen weiter zu arbeiten, um schliesslich eine ausreichende Beweglichkeit in den einen, eine genügende Funktion aller Extremitäten in den anderen Fällen zu erreichen.

Auf diese Weise haben wir 80 Fälle von Little'scher Krankheit behandelt. Die Erfolge von mehr als 50 sind kontrôliert worden. Ein Teil steht noch in Behandlung, scheidet also teilweise aus, von einem anderen Teile waren keine Nachrichten zu erlangen.

Es handelt sich um ungefähr ebenso viel Knaben als Mädchen. Bezüglich der Angaben über die Aetiologie siehe oben.

Was nun die Erfolge angeht, so sind dieselben je nach der

Schwere des Falles natürlich recht verschieden. In fast allen Fällen, selbst in ganz schweren, ist es gelungen, die Patienten zum Stehen und Gehen zu bringen. Wenigstens konnten sie sich in Korset und Schienenhülsenapparaten auf zwei Stöcke gestützt ohne fremde Hilfe weiter bewegen. Das sind aber die schwersten Fälle. Ich verfüge über eine ganze Reihe anderer Fälle, die mehrere Km weit gehen können, ohne fremde Hilfe in Anspruch zu nehmen und ohne zu ermüden. Dann haben wir Fälle gesehen, die ganz ohne Apparate und selbst ohne Stock mehr als eine Stunde ohne Ermüdung gehen können, die tanzen und radfahren und nur wenig in ihrem Leben behindert sind.

Im ganzen bekamen von den von uns beobachteten Fällen ca. 45 % eine gute Gehfähigkeit, mit der sie nach ihren eigenen Angaben ganz zufrieden waren. Ein Teil allerdings bleibt übrig, der keinen so guten Erfolg erkennen lässt. Aber meines Erachtens liegt es da viel mehr an der mangelnden Energie für die Nachbehandlung, welche die Patienten aus allen möglichen Rücksichten scheuen. Wenn man immer wieder nach den oben angeführten Grundsätzen vorgeht, bekommt man schliesslich auch die schweren Fälle so weit, dass sie längere Zeit ohne Ermüdung gehen können.

Schlusssätze für die cerebralen Diplegien

1. — Die cerebralen Diplegien sind keine seltenen Erkrankungen. Sie kommen ungefähr gleich oft bei Knaben wie Mädchen vor.

2. — Bezüglich der Aetiologie der Little'schen Krankheit ergibt sich folgendes:

Die Little'sche Krankheit kann durch die verschiedenartigsten Momente, welche Mutter und Kind oder beide betreffen veranlasst sein. Von diesen Momenten bezeichnet man die *Frühgeburt*, die *schwere Geburt* und die *asphyktische Geburt* als *Little'sche Momente*, weil sie die Hauptrolle bei der Entstehung der Krankheit spielen. Von den übrigen Gelegenheitsursachen haben Allgemeinerkrankungen und Traumen während der Gravidität, Entwicklungsanomalien und Hemmungsbildungen des Kindes sowie Infektionskrankheiten eine gewisse, wenn auch untergeordnete Bedeutung.

Eine einheitliche Ursache lässt sich nicht feststellen. Wahrscheinlich liegt dem Symptomenkomplex eine bestimmte Disposition (*casuäre Momente, wie bei der cerebralen Hemiplegie*) zugrunde, welche den veranlassenden Momenten den Boden schafft, auf dem sie ihren Einfluss geltend machen können.

3. — Ihre Erscheinungsformen lassen sich in drei Gruppen scheiden:

a) die Little'sche Krankheit im engeren Sinne (angeborene spastische Gliederstarre [Rupprechts]);

b) die allgemeine Starre;

c) die allgemeine Athetose.

4. Pathologisch-anatomisch weisen die cerebralen Diplegien die verschiedenartigsten Veränderungen im Centralnervensystem auf; stets sind jedoch die Pyramidenbahnen an einer Stelle ihres Verlaufs im Gehirn und Rückenmark geschädigt.

5. Der Verlauf der Erkrankungen ist entweder stationär oder progressiv.

Die Prognose ist bei der ersten und dritten Gruppe bei entsprechender Behandlung eine recht gute, die der zweiten Gruppe verheisst keine wesentlichen Erfolge.

6. Die Diagnose ist bei Berücksichtigung der Symptome und der Anamnese leicht zu stellen und bietet kaum je Schwierigkeiten.

7. Die Therapie muss sich bemühen, vor allem die Hemmungsbahnen zu kräftigen. Es ist dazu meist nothwendig zunächst die Spasmen durch Muskeldurchschneidung und Tenotomie resp. Tendectomie zu lösen. Als Nachbehandlung ist dann eine sehr sorgfältige Massage- und Uebungstherapie unbedingt nöthig.

8. Die Erfolge sind bei zweckmässiger Therapie sehr befriedigende; circa 45% der Patienté bekommen eine gute Gehfähigkeit.

9. Selbst schwere Athetosen können durch Fixation des Kopfes, Rumpfes und der Extremitäten in entsprecheden Stützapparaten wesentlich gebessert werden.

10. Bei allgemeiner Gliederstarre speziell bei mit Krämpfen einhergehenden Fällen dürfen chirurgische Massnahmen nur sehr vorsichtig vorgenommen werden.

II. DIE CEREBRALEN HEMIPLEGIEN

Mein Material an cerebralen *Hemiplegien* betrifft 60 gut beobachtete Fälle.

Aus diesen Beobachtungen möchte ich folgende Erfahrungen ableiten.

Aetiologie

Im allgemeinen stimmt man darin überein, dass die Aetiologie der infantilen cerebralen Hemiplegie keine einheitliche ist, wenn auch das klinische Bild der Krankheit äusserst scharf charakterisiert zu sein scheint. Die von verschiedenen Gesichtspunkten ausgegangenen Bestrebungen, die Einheit der halbseitigen cerebralen Kinderlähmung auf ätiologischer Basis zu errichten, sind bis jetzt ebenso ergebnislos gewesen, wie Strümpell's Versuch, der Krankheit eine einheitliche anatomische Grundlage zu geben.

Freud, dem wir eine mustergiltige Darstellung der infantilen Cerebrallähmung verdanken [1], stellt den Satz auf, dass in der überwiegenden Mehrheit der Fälle die Affection extrauterin erworben wird. In nahezu einem Drittel der acquirirten Fälle wird nach Freud die Affection auf eine Infectionskrankheit zurückgeführt, für die Hälfte wird ein ätiologisches Moment überhaupt nicht gefunden, und für den Rest wird die Krankheit mit Schreck und Kopftrauma in Zusammenhang gebracht. Das Verhältnis der extrauterin erworbenen zu den congenitalen Fällen — die letzteren erkennt Strümpell überhaupt nicht an — lasst sich nach einer in der Freud'schen Monographie enthaltenen Tabelle berechnen. Danach betragen die congenitalen Fälle, zu denen sowohl die während des Intrauterinlebens wie die während des Geburtsaktes entstandenen Fälle zu rechnen sind, nur 15 %. Der Beginn der Erkrankung wird also von den meisten Autoren in die extrauterine Periode verlegt, und hier ist es wieder das *erste* Jahr, das nach einstimmigem Urteil in der Frequenz oben ansteht. Da nun das Alter bei der Erkrankung nur als der Zeitpunkt verstanden werden kann, in dem die Krankheit bemerkt worden ist, — damit aber braucht der wirkliche Beginn der Affection noch lange nicht übereinzustimmen, — halte ich, wie ich später noch ausführen werde, eine Einteilung in congenitale und extrauterine Fälle für unzweckmässig.

Wenn wir den Zeitpunkt des Beginnes der in Rede stehenden Krankheit beurteilen wollten, bleibt uns in der Regel nichts anderes übrig, als uns nach den anamnestischen Angaben der Eltern und Angehörigen des Kindes zu richten. Ein jeder weiss wie schwierig es ist, gerade über Kinder zuverlässige Daten zu erhalten, zumal

[1] *Freud* — Die infantile Cerebrallähmung, Wien 1897.

wenn hereditäre Verhältnisse berührt werden müssen. Oft liegen noch dazu Jahre, zuweilen Jahrzehnte hinter den ersten Zeichen der Affection zurück und dann wird auch den Eltern vielfach die Erinnerung an die halbvergessenen Vorkommnisse nicht leicht. Um aber ein möglichst einwandfreies Urteil über die eigentliche Aetiologie zu bekommen, darf es uns nicht genügen, zu wissen, in welchem Alter die Krankheit bemerkt worden ist, sondern wir müssen weiter zurückgehen. Sowohl alle hereditären und während des Intrauterinlebens wirksamen Momente, die man als pränatale zusammenfasst, wie auch die Störungen während des Geburtsaktes sind zu berücksichtigen und ebenso sorgfältig müssen alle extrauterinen Einflüsse ins Auge gefasst werden. Mein Assistent Herr Dr. Fränkel hat eine alle diese Faktoren möglichst berücksicktigende Zusammenstellung aus unseren Krankengeschichten gemacht.

Aus dieser Zusammenstellung haben sich nun folgende Schlüsse ergeben:

1) In der Mehrzahl der Fälle liegen mehrere ätiologische Momente vor.

2) In der Majorität der Fälle finden sich pränatale Momente.

3) Die ätiologische Bedeutung der Infectionskrankheiten ist eine bedingte.

Die von uns an erster Stelle hervorgehobene Tatsache, das häufige Zusammentreffen mehrerer ätiologischer Factoren hat *Freud*, ohne darauf näher einzugehen treffend als Concurrieren der ätiologischen Momente bezeichnet. Auch W. König, einem um die Erforschung der cerebralen Kinderlähmung sehr verdienten Autor, ist dieselbe Tatsache aufgefallen. Wenn König's Unterscheidung zwischen eigentlich ätiologischen und prädisponierenden bezw. eine Prädisposition dokumentierenden Momenten, wie er selbst zugiebt, auch nicht streng durchgeführt werden kann, so müssen wir ihm doch darin beistimmen dass die zahlreichen von ihm genannten ätiologischen Factoren, die auch in unseren Anamnesen fast sämtlich wiederkehren, eine gewisse Bedeutung haben. Wir halten es aber für wichtiger, im einzelnen Falle den jeweiligen Wert der betreffenden Momente zu prüfen und vor allem ihre gegenseitigen Beziehungen, soweit es angeht, festzustellen.

Indem wir von diesem Gesichtspunkt aus die Wertigkeit der ätiologischen Factoren prüfen, beginnen wir bei der *hereditären Lues*.

Die *ätiologische Bedeutung der Syphilis* ist bei der in Rede stehenden Krankheit sehr verschieden beurteilt worden. Am wei-

testen gingen Fournier und Erlenmeyer, indem Fournier die
«Little'sche Aetiologie» d. h. die Frühgeburt und die schwere
Geburt, und andrerseits Erlenmeyer die infectiöse Entstehung
der cerebralen Kinderlähmung gegenüber der Syphilis ganz in
den Hintergrund stellen. In unseren Fällen kommt die Syphilis
wiederholt vor. Indem wir zwischen Syphilis der Eltern und
hereditären Syphilis wohl unterscheiden, finden sich unter unseren Beobachtungen 4 sichere Fälle, denen sich zwei verdächtige
anreihen lassen. Bei der Schwierigkeit gerade hierin zuverlässige
Daten zu erhalten, glauben wir, dass die Lues auch in unseren
Fällen wohl noch häufiger im Spiele gewesen ist. Um nun zu entscheiden ob sie in den betreffenden Fällen wirklich der ausschlag-
gebende ätiologische Factor war, müssen die jeweiligen concurrirenden Momente berücksichtigt werden. Werden solche vermisst, und tritt die Lähmung entweder gleich nach der Geburt
oder bald danach apoplectiform auf, so halten wir es für statt-
haft, die Lues selbst als Ursache der Krankheit anzuschuldigen.
Solche Verhältnisse aber liegen in allen den sicher erwiesenen
Fällen von Lues hereditaria vor. In einem der beiden anderen
Fälle, die wir hier nicht verwenden, trat die Lähmung nach einem
Jahr im Gefolge von Masern auf. Wenn Erlenmeyer die Meinung
äussert, dass das Auftreten einer cerebralen Kinderlähmung nach
einer acuten infectiösen Erkrankung die Manifestation einer bis
dahin latent gewesenen congenitalen Syphilis bedeutet, so halten
wir es zwar für verkehrt, diesen Standpunkt so zu verallge-
meinern, sind aber mit Rücksicht auf noch später mitzuteilende
Beobachtungen in der ätiologischen Bewertung der die Lähmung
scheinbar auslösenden Infectionskrankheiten vorsichtig. Wie in
anderen Gebieten der Pathologie, glauben wir, dass gerade *bei
der hereditären Syphilis congenitale Verhältnisse ihre Wirkung
erst nach der Geburt äussern können*, und dass hinzukommende
Geburtsschädlichkeiten oder extrauterine Einflüsse häufiger als
man denkt nur die *auslösenden* Momente darstellen. Das *Wesen
der luetischen Prädisposition* ist wahrscheinlich in einer durch
Gefässerkrankung entstandenen *hämorrhagischen Diathese* zu
erblicken, wofür auch Mracek's Beobachtung der Syphilis hämor-
rhagica neonatorum zu sprechen scheint.

Familiäre Momente, Alkoholismus und Phthisis in der As-
cendenz sowie psycho-neurotische Heredität, namentlich Epilepsie,
finden sich als concurrirende Momente, bisweilen auch als
einzige ätiologische Factoren, in den Anamnesen angegeben.

Von den noch während des Fötallebens wirksamen Noxen spielt, wie es scheint, auch das den *graviden Uterus treffende Trauma* eine nicht unbedeutende Rolle. Es unterliegt wohl keinem Zweifel, dass durch intraabdominelle Raumbeengung (Beckenenge, grosser Tumor etc.), die Entwicklung des Fötus ebenso geschädigt werden kann, wie durch ein Trauma, das die Mutter während der Schwangerschaft erleidet; dass Traumen die auf den graviden Uterus wirken, sogar direkt eine Hemiplegie erzeugen können, dafür hat Cotard Beispiele beigebracht.

Auch dem *psychischen Trauma* während der Gravidität — Schreck, Aufregung der Mutter — wird eine ätiologische Bedeutung beigemessen.

Besondere Aufmerksamkeit verdienen die Störungen des Geburtsaktes. Wenn auch die Little'sche Aetiologie — d. h. die Frühgeburt und die schwere Geburt, — um die es sich hier handelt, wie wir oben ausgeführt haben, bei den cerebralen Diplegien (1) eine grössere Rolle spielt als bei den Hemiplegien, so verpflichtet uns doch das nicht seltene Vorkommen von Geburtsstörungen auch bei der infantilen Hemiplegie auf dieses Thema näher einzugehen, zumal da über die eigentliche Bedeutung der Little'schen Momente bei der Hemiplegie bis jetzt noch sehr wenig Zuverlässiges bekannt ist.

Mit Recht warnt Lovett in seiner Arbeit über die cerebrale Kinderlähmung davor, die Bedeutung der Little'schen Aetiologie für die Entstehung der Krankheit zu überschätzen.

Wenn man in diesem Punkte zu einer möglichst klaren Auffassung gelangen will, so kann das meines Erachtens auch hier nur dadurch geschehen, dass in jedem besonderen Falle alle concurrirenden Momente ins Auge gefasst und ihre Wertigkeit genau gegen einander abgewogen werden. Auf diese Weise kommen wir nach unseren Beobachtungen bei der cerebralen Hemiplegie zu dem Schluss, dass den verschiedenen Little'schen Momenten auch eine verschiedene ätiologische Wertigkeit beizumessen ist. Wir haben im vorigen Kapitel hervorgehoben, dass die Frühgeburt zu dem Symptomenkomplex, den wir Little'sche Krankheit im engeren Sinne nennen, besonders disponiert, während die schwere Geburt häufiger Beziehungen zur *allgemeinen Starre* hat.

Was nun die Hemiplegien betrifft, ist zunächst festzustellen, dass die Frühgeburt, die übrigens in unseren Fällen fast immer

---

(1) *Gaissner* — Die Little'sche Krankheit, Zeitschrift für orthop. Chirurgie, Bd. XIII, 1904

mit Asphyxie verbunden war, *niemals als einziges ätiologisches Moment gelten konnte.* Entweder war der Geburt ein Trauma, das die Mutter erlitten hatte, unmittelbar vorangegangen oder es hatten abnorme intraabdominale Raumverhältnisse bestanden. In den übrigen Fällen lag gleichzeitig hereditäre Lues vor. Wenn man nun die oben genannten concurrirenden Momente berücksichtigt, kann man sich des Eindrucks nicht erwehren, dass vermutlich in diesen selbst die Ursache der Frühgeburt zu sehen ist. Ob sie auch gleichzeitig die Hemiplegie verursacht haben, ist nicht mit Sicherheit zu sagen. Wahrscheinlich spielt die Frühgeburt nur die Rolle eines eine bereits bestehende, anderweitig verursachte Schädigung (hämorrhagische Diathese) unterstützenden Factors.

Was die schweren Geburten anbetrifft, so trifft für einen Teil derselben das bei den Frühgeburten Gesagte zu, in den anderen Fällen darf bei Fehlen sonstiger concurrirender Momente entweder das Geburtstrauma selbst beschuldigt werden oder es muss die zuweilen die Lähmung erst später auslösende Infectionskrankheit als ätiologischer Factor herangezogen werden.

Einen ganz eindeutigen Befund ergaben uns die Zangengeburten. Wir halten es nicht für einen blossen Zufall, dass hier durchweg concurrirende Momente in den Anamnesen fehlen. Regelmässig handelt es sich mit einer Ausnahme um *Erstgeborene.* Meist erhielten wir eine ganz typische Anamnese, die besagte, dass sehr lange, zuweilen Stunden gebraucht wurden, um das Kind zu extrahiren, und dass dabei ungeschickt verfahren war. In der Mehrzahl der Fälle wurde dann die Lähmung meist gleich nach der Geburt von den Eltern bemerkt.

Hier sehen wir in dem Geburtsakt und war in der Zangenapplikation selbst die Ursache der Lähmung. Jede andere Erklärung scheint uns gezwungen. Auch finden wir es durchaus plausibel, dass die von Virchow als Ursache der Meningealhämorrhagie bei der Geburt gefundene Uebereinanderschiebung der Scheitelbeine eine direkte Wirkung der Zangenlöffel ist, noch zumal, wenn viel und lange gezogen worden ist. Wir werden in unserer Ansicht dadurch unterstützt, dass schon verschiedentlich die Druckwirkung der Zange bei der Extraktion als Ursache einer Hemiplegie angesehen worden ist (v. Monakow, v. Kahlden).

Bezüglich der Little'schen Aetiologie kommen wir also bei der Hemiplegie zu folgenden Schlüssen: Die Little'schen Momente finden sich auch bei der cerebralen Hemiplegie häufiger als man bisher glaubte. Ihre ätiologische Bedeutung ist eine verschiedene.

Eine direkt ätiologische Rolle kann die Zangengeburt und sonstige schwere Geburt spielen. Bei dem Rest der schweren Geburten und bei den Frühgeburten ist den concurrirenden ätiologischen Factoren die grössere Bedeutung beizumessen.

Das klinische Bild der cerebralen Kinderlähmung wird meist derart geschildert, als handle es sich um eine fieberhafte Infectionskrankheit. Dafür waren insbesondere die Bestrebungen massgebend, die die gesamte Aetiologie der cerebralen Kinderlähmung auf eine infectiöse Grundlage zurückführen wollten. Die eigentliche Veranlassung hierzu war die Strümpell'sche Lehre von der acuten Encephalitis. Heutzutage weiss man, dass diese Encephalitis, auf die wir später noch zurückkommen, sicher keine allgemeine Geltung hat, und dass die cerebrale Kinderlähmung im Gefolge von fast sämtlichen uns bekannten Infectionskrankheiten auftreten kann.

Wenn schon von vornherein in manchen Fällen die Annahme berechtigt erscheint, das Zusammentreffen von Lähmung und Infektionskrankheit nur für ein zufälliges zu halten, da der strikte Beweis eines ursächlichen Zusammenhanges doch selten geführt werden kann, so erscheint dieser Zweifel nach einigen Beobachtungen, die wir zu machen Gelegenheit hatten, durchaus berechtigt. Zunächst betonen wir, dass in den meisten Fällen, wo wir zuverlässige Anamnesen erheben konnten, neben der Infektionskrankheit concurrirende Momente vorlagen. In dem wenigen Fällen, wo eine Meningitis oder wohl auch eine Encephalitis die Lähmung verursacht haben mag, fehlen uns leider nähere Daten über Geburts- resp. pränatale Verhältnisse.

Wenn wir glauben, dass man die ätiologische Bedeutung der Infektionskrankheiten nicht überschätzen darf, so veranlasst uns hierin folgende Beobachtung. Bekanntlich kommt es nicht zu selten vor, dass eine völlig ausgebildete Lähmung nach einer beliebigen Infektionskrankheit sich wesentlich verschlimmert. Auf die Erklärung kommen wir später zu sprechen. Aber auch wenn die Eltern uns zuerst angegeben hatten, dass die Lähmung bei ihrem Kinde unmittelbar nach einer Infektionskrankheit aufgetreten sei, *berichtigten* sie wiederholt nach einigem Besinnen *ihre erste Auskunft dahin, dass doch schon vor der Infektionskrankheit die eine Körperhälfte merklich schwächer war als die andere*, was sich in meist besonderer Weise äusserte. Diese Beobachtung verdient doch sicher Beachtung. Natürlich wird man detaillierte Angaben, wie die eben geschilderten, nur von Eltern erhalten können, die ihre Kinder sorgfältig beobachtet haben, auch wenn gerade in der Halbseitigkeit der Affektion ein gutes Kriterium für ihre Erkennung liegt. Jedenfalls aber müssen unsere Erfahrungen zur *Vorsicht in der ätiologischen Bewertung der Infektionskrankheiten mahnen*, umsomehr, als genau in demselben Sinne ein kürzlich von Neurath (¹) mitgeteilter Sektionsbefund zu beurteilen ist, den ich seines prinzipiellen Wertes wegen hier kurz wiedergebe.

Ein bisher ganz gesunder 2½ jähriger Knabe erkrankte an Scharlach, woran sich eine rechtsseitige Hemiplegie anschloss. Exitus. Die Obduktion ergab zahlreiche sklerotische Herde, namentlich in der motorischen Region der linken Hemisphäre. Aus der mikroskopischen Untersuchung musste der Schluss gezogen werden, dass der Beginn des Prozesses in eine frühe Epoche der fötalen Entwicklung zu verlegen ist. Es handelte sich also um ein schon lange vorher geschädigtes Gehirn, das in seinem schwächsten Teil (linke Hemisphäre) den Scharlachtoxinen den geringsten Widerstand bot. So erklärt auch *Neurath* die rechtsseitige Lähmung. Ohne Sektion aber hätte man wohl sicher dem Scharlach die alleinige Schuld beigemessen.

In analoger Weise ist wahrscheinlich in gewissen Fällen, wo durch concurrirende Momente (Zangengeburt, schwere Geburt, etc.) bereits ein Locus minoris resistentiae geschaffen war, das Toxin der Infektionskrankheit als auslösender Faktor anzusehen, dem ebenso auch die Verschlimmerung einer schon vorher bestehenden Lähmung zugeschrieben werden muss. Von dem diphtherischen Gifte insbesondere ist ja bekannt, dass es nicht nur auf die peripheren Nerven, sondern auf den ganzen Nervenapparat wirkt, und gewisse Gebiete toxisch schädigen kann, ohne sie strukturell zu verändern. Natürlich ist die Wirkung der Infektionskrankheiten nicht immer dieselbe. Im Anschluss an Scharlach auftretende Nierenentzündung und Endocarditis können ebenfalls als Vermittler der Lähmung eine Rolle spielen (Hämorrhagie, Embolien).

Ob die schon oben genannte, von Strümpell beschriebene Encephalitis acuta, auch Polioencephalitis genannt, als Ursache der cerebralen Kinderlähmung gelten kann und in welcher Häufigkeit das geschehen darf, darüber fehlt uns vorläufig noch jeder sichere Anhalt. Dass der cerebralen Kinderlähmung in einer Au-

(¹) *Neurath*, Arbeit aus dem Institut für Anatomie und Physiologie des Centralnervensystems, 1892, 5. Heft. Wien.

zahl von Fällen ein encephalitischer Prozess zugrunde liegt, wird wahrscheinlich gemacht einmal durch das Vorkommen der nicht eitrigen akuten Encephalitis bei Erwachsenen (Wernicke, Strümpell, Leichtenstern). Vor allem aber muss die Aehnlichkeit mit der spinalen Kinderlähmung den Gedanken nahelegen, dass es sich bei der cerebralen Affektion um einen verwandten infektiösen Prozess handeln könnte. Ja, die Identität beider Krankheiten, die sich eben dann nur als verschiedene Lokalisationen desselben Prozesses äussern, scheint durch jene gerade in letzter Zeit häufiger mitgeteilten Fälle nahegelegt zu werden, wo spinale und cerebrale Kinderlähmung in einer Familie zu derselben Zeit beobachtet worden sind oder sogar ein Kind gleichzeitig befallen haben. Erst die Untersuchungen von Goldscheider und Kadyi haben uns das richtige Verständnis der Poliomyelitis gelehrt, insofern sie zeigten, dass es sich hier durchaus nicht etwa um eine systematische auf die Vorderhornzellen erstreckende Erkrankung handelt. Sie führten den wichtigen Nachweis, dass die Ausbreitung des Krankheitsherdes *genau der Gefässverzweigung im Rückenmarke entspricht*, dass ein *Reizzustand der Gefässe das primäre* und die *Degeneration der Vorderhornzellen das sekundäre* ist. Nach Goldscheider's Untersuchungen handelt es sich also bei der Poliomyelitis anterior um eine *vaskuläre infektiöse Erkrankung* und wir glauben, dass es nicht unberechtigt ist, im Sinne Marie's — aber nur für gewisse Fälle, — dieselbe Anschauungsweise auch auf die cerebrale Kinderlähmung zu übertragen. Der sichere Beweis hierfür kann aber erst durch einen entsprechenden Sektionsbefund geliefert werden.

Mit der *Apoplexie der Erwachsenen* kann bei dem Kinde das Vorkommen der Hemiplegie nach *Keuchhusten* in Parallele gesetzt werden. Die auf einer Gefässzerreissung basirende Entstehung der Hemiplegie ist mit Rücksicht auf die beim Keuchhusten so häufig erfolgenden Blutungen ins Bindegewebe der Augenlider, der Conjunktiven, aus Nase und Ohr, a priori wahrscheinlich und wird durch Sektionsbefunde sichergestellt. Dass in vereinzelten Fällen das Keuchhustentoxin zur Erklärung der Lähmung herangezogen werden muss, brauche ich nach meinen früheren Ausführungen nicht zu begründen.

Was die Entstehung der hemiplegischen Lähmung infolge von Zahnkrämpfen betrifft, so ist hier die Anamnese am wenigsten zuverlässig, da ja bekanntlich auf dem Gebiete der Dentition der Aberglaube eine grosse Rolle spielt. Häufig sind demnach die Krämp-

le beim Zahnen (Zahnfraisen) mit einer mangelhaften Beobachtung in Zusammenhang zu bringen; doch glauben wir dass auch
gelegentlich, besonders beim Durchschneiden der Eckzähne, der
Blutdrang zum Hirn genügt, um eine Blutung zu erzeugen.

Ein im extrauterinen Leben den Schädel treffendes *Trauma*
kann natürlich die Hemiplegie genau so gut veranlassen wie ein
Geburtstrauma. Ich brauche darauf nicht näher einzugehen.

Wenn wir nunmehr unser Urteil über die Aetiologie der infantilen cerebralen Hemiplegie zusammenfassen, so erkennen wir
zunächst die Mannigfaltigkeit der in Betracht kommenden Factoren
an. Wir stellen ferner fest, dass äusserst häufig *Beziehungen aus
der fötalen Epoche in das extrauterine Dasein hinüberreichen*, und
wir halten es deswegen auch für unrichtig, die Cerebrallähmung in
pränatale, Geburtslähmungen und acquirierte Formen einzuteilen
(Sachs u.a.). Aeusserst wichtig für die ätiologische Betrachtung der
cerebralen Kinderlähmung ist, dass die Laesionen am häufigsten
in der motorischen Zone des Gehirns liegen, in dem Verbreitungs-
gebiet der Arteria cerebri media. Hierin kommt nur die von der
Hemiplegie der Erwachsenen her bekannte Tatsache wieder zum
Ausdruck, dass die genannte Arterie einen Locus minoris resistentiae für Circulationsstörungen darstellt. Indem wir weiterhin,
gerade mit Rücksicht auf die Aetiologie der cerebralen Kinderlähmung, auf das grosse von Charcot erkannte Gesetz hinweisen,
dass in dem Gehirn das Gefässsystem die Sachlage beherrscht
und damit die Bedingungen der Erkrankung, glauben wir, dass
sämtliche von uns genannte Factoren, so mannigfaltig sie auch
erscheinen, sich leicht *auf ein gemeinsames ursächliches Moment
zurückführen lassen*. Mag eine luetische oder akut entzündliche
Gefässerkrankung, eine auf verschiedene Weise entstandene hämorrhagische Diathese, Embolie, Thrombose oder traumatische
Hämorrhagie vorgelegen haben, immer war ein *vasculäres* Moment
die eigentliche Ursache und *alle sonstigen Erscheinungen sind sekundärer Natur*.

Auch die Befunde der pathologischen Anatomie lassen sich
mit dieser ätiologischen Betrachtungsweise durchaus in Einklang
bringen.

Pathologische Anatomie

Die meisten Autopsien bei der infantilen Cerebrallähmung
liegen hinter dem eigentlichen Beginn der Erkrankung eine Reihe
von Jahren, ja oft Jahrzehnte zurück, und somit können sie uns

nur die Kenntnis der Endveränderungen übermitteln. Da nun aber der gleiche anatomische Befund von den verschiedensten Initial-läsionen herrühren kann, und andrerseits eine bestimmte Initial-läsion zu den verschiedensten Endveränderungen führen kann, so ist man bei der bunten Mannigfaltigkeit der Sektionsbefunde noch immer nicht zu einer Einigung über die anatomische Grundlage der cerebralen Hemiplegie gekommen, und daher gelang es auch nicht, von dieser Seite her für die Krankheit eine einheitliche Basis zu schaffen. Wenn wir gleichwohl die Vermutung aussprechen, dass auch die pathologische Anatomie einem solchen Bestreben nicht hinderlich ist, so stützen wir uns hierbei, da uns eigene pathologisch-anatomische Untersuchungen fehlen, auf die in der Literatur vorhandenen Angaben und auf die Schlüsse, die wir aus ätiologischen Betrachtungen auf das Wesen des Prozesses ganz allgemein ziehen müssen.

Zu den Endveränderungen rechnet man im allgemeinen:

1) Plaques jaunes;
2) Cysten und Zellinfiltration;
3) Die lobäre Sklerose;
4) Die Porencephalie.

Unter Plaques jaunes sind Rindennarben zu verstehen. Cotard, dem wir die ersten pathologisch-anatomischen Untersuchungen hierüber verdanken, sieht in diesem Befunde beim infantilen wie beim erwachsenen Gehirn den Endausgang von Erweichungen, die auf *Obliteration von Arterien* (Embolie oder Thrombose) zurückzuführen sind.

Auch Cysten und Zellinfiltration, beides im Inneren des Gehirns gelegene Veränderungen, sind wie beim Erwachsenen Endzustände von Hämorrhagien oder Erweichungen.

Die folgenden pathologischen Befunde sind besonders dem Kindesalter eigentümlich. Die lobäre Sklerose, von der Cotard wohl mit Recht die Atrophie nicht besonders trennt, besteht in Volumsverringerung und Consistenzvermehrung. Ihr Wesen ist: Hyperplasie des Gliagewebes und Atrophie der Nervenelemente. Gerade angesichts dieses Befundes, der meist einen diffusen Degenerationsprozess, sowohl neben grober lokalisierter Herdläsion als auch bisweilen ohne jede Herderkrankung darstellt, handelt es sich um die wichtige Entscheidung, ob ein *primärer* oder ein *sekundärer* Prozess zu Grunde liegt. Hier hat unsere Meinung nach Marie die entscheidende Auskunft gegeben. Aus der Ausbreitungsweise der Sklerose schloss nämlich Marie, dass es sich um einen sekundären Degenerationsprozess handelt, dem eine primäre Gefässerkrankung, also auch hier eine vaskuläre Initial-läsion vorausgegangen ist. In einem charakteristischen Falle fanden Jendrassik und Marie die ausgiebigsten und ersten Veränderungen bei der lobären Sklerose in der Nähe der Gefässe, indem der Ausgangspunkt *genau einem arteriellen Verbreitungsbezirk* entsprach (Wuillamier). Welcher Art diese initiale Gefässläsion ist, ob eine Embolie oder eine entzündliche Gefässerkrankung (Marie und Schmauss) vorgelegen hat, das ist natürlich später nicht mehr zu entscheiden. Es muss betont werden, dass durch neuere Untersuchungen (Bischoff [1], Charles L. Dana [2]) die Marie'sche Lehre gestürzt wird. Der Zweck dieser Arbeit verbietet uns, näher auf diese interessanten Verhältnisse einzugehen. Ich will nur noch erwähnen, dass in einem Falle Freud's die lobäre Sklerose der Endausgang einer unzweifelhaften Embolie der Arteria cerebri media war, und dass sie in diesem Falle die Grenzen des Arterienbezirkes trotz langen Bestandes nicht überschritten hatte. Wenn die Ausbreitung der lobären Sklerose im kindlichen Alter eine diffusere ist, so sind nach Wernicke die Besonderheiten der infantilen Hirnsklerose gegenüber den Endveränderungen bei Erwachsenen einfach durch die anders gearteten Lebenseigenschaften der fötalen Gewebe zu erklären.

Die Deutung der *porencephalischen Defecte* — die man jetzt nach ihrer Beziehung zu den Seitenventrikeln in wahre und Pseudoporencephalien teilt (Weill und Gallavardin[3]) — ist ebenfalls meist nicht leicht, weil die meisten Porencephalien aus dem Fötalleben stammen. König glaubt unter Hinweis auf die regelmässige Lokalisation im Gebiet der Arteria fossae Silvii diese Defecte durch fötalen Arterienverschluss infolge von Lues hereditaria erklären zu können. Kundrat führt sie auf anämische Nekrosen zurück und die diese veranlassenden Cirkulationsstörungen auf allgemeine Ernährungsstörungen der Mutter, anormale Entwicklung der Placenta, krampfhafte Contractionen des Uterus und dadurch bedingte Kreislaufstörungen. So verschieden also der Vorgang im Einzelnen ist, immer handelt es sich aber doch,

---

[1] Bischoff. Zur pathologischen Anatomie der cerebralen Kinderlähmung. Jahrb. für Psych. und Neur. 20. Bd. Heft 1. 1901.

[2] Charles L. Dana. The Journ. of nervous and mental diseases. Februar 1901. A case of cortical sclerosis, hemiplegia and epilepsy with autopsy.

[3] Hémiplégie cérébrale infantile congénitale avec pseudo-porencéphalie etc., par G. Weill et Gallavardin, Arch. de médecine des enfants. 1901, Bd. IV, N° 3.

wie ich betone, auch hier um ein *primär vaskuläres Moment*. Auch die Bevorzugung des Gebietes der Arteria cerebri media kann zu Gunsten dieser Auffassung verwertet werden. Handelt es sich auch bei den Erklärungen Kundrat's vorläufig um Hypothesen, so scheinen uns doch diese mit Rücksicht gerade auf gewisse, früher erwähnte ätiologische *Momente* (¹), die hier wieder zur Geltung kommen, durchaus fruchtbar und einleuchtend. Nur kurz erwähne ich, dass Porencephalien auch im extrauterinen Leben nach Schädeltraumen (Hämorrhagien) entstehen können, dass andere Fälle mit Sicherheit auf Embolie zurückgeführt worden sind (Heubner, Kreuser), dass Strümpell die Porencephalien auch zu den Ausgängen der akuten Encephalitis zählt. Wie bei der lobären Sclerose unterscheiden sich congenitale und erworbene Encephalitis wieder nur dadurch, dass die gleichen Schädlichkeiten bei der einen während der Fötalperiode, bei der anderen nach der Geburt eingewirkt haben (Bayer).

Ueber die *Entwicklungshemmungen* herrscht noch immer der Zweifel, ob es sich hierbei um primär mangelhafte Anlagen oder um sekundäre Veränderungen handelt. So schwer, ja unmöglich es oft in einer späteren Epoche ist, das Wesen der ursprünglichen Störung zu ergründen, so kann doch im Hinblick auf die bisher besprochenen Endveränderungen, die alle auf eine vaskuläre Initialläsion zurückgeführt werden können, die Möglichkeit nicht von der Hand gewiesen werden, dass es sich auch *hier, vielleicht constant, um sekundäre Prozesse handelt*, die mit fötalen vaskulär entzündlichen oder jedenfalls vaskulären Vorgängen in Zusammenhang stehen.

Für unsere Auffassung spricht dass auch bei der *Mikrogyrie* von Oppenheim und anderen eine Meningoencephalitis oder Meningealhämorrhagie als das primäre Moment angesehen wird. Die meist die ganze Hemisphäre betreffende *Atrophie* (Hemiatrophie) kann sich auf die entgegengesetzte Kleinhirnhemisphäre erstrecken (Turner [²]), ja wie Marinesco jüngst betont hat, dehnt sich die Hemiatrophie auch weiter auf die Basalganglien, die Pedunculi, die Brücke, das verlängerte Mark, das Rückenmark, ja sogar auf die Spinalganglien aus. Besonders wichtig ist die sekundäre Degene-

---

(¹) *König*, Ueber die bei den cerebralen Kinderlähmungen in Betracht kommenden prädisponierenden und ätiologischen Momenten. Berl. Gesellschaft f. Psych. u. Nervenkrankh. Sitzung v. 9. Mai 1898.

(²) *Turner*, Thèse de Paris 1896.

ration der Pyramidenbahnen. Auch dort wo eine ausgesprochene Herderkrankung fehlt, hat Marinesco (¹) jetzt gewisse Veränderungen der Nervenzellen vorgefunden, die dort am stärksten sind, wo auch die Atrophie am stärksten ist; und zwar gilt das sowohl für das Grosshirn wie für das Kleinhirn.

Von anderen gelegentlichen pathologischen Befunden sind der chronische Hydrocephalus, die chronische Meningitis und Meningoencephalitis hier zu nennen.

Nach der vorangegangenen Schilderung der pathologisch-anatomischen *Endveränderungen* kann ich mich über die *Initialläsionen* kurz fassen, zumal da unsere Kenntnisse über diese noch recht unvollkommen sind und ich auch bereits auf sie vorher Bezug genommen habe. Zusammenfassend, äussere ich mich dahin dass alle Arten von vaskulären Läsionen, wie Hämorrhagie, Embolie, (Abercrombie), Thrombose (Gowers), seien sie im *Fötalleben* oder im Kindesalter entstanden, das Substrat einer spastischen Hemiplegie bilden können. Dasselbe gilt von der luetischen Gefässerkrankung und von der Meningoencephalitis und Encephalitis. Die hämatogene Encephalitis kann im Verlaufe anderer Infectionskrankheiten auftreten, sie kann aber wahrscheinlich auch durch dieselbe Schädlichkeit verursacht werden, welche die akute spinale Myelitis, die spinale Kinderlähmung, verursacht. Es handelt sich nicht um eine Encephalitis in dem ursprünglichen Sinne der Polioencephalitis Strümpell's, sondern um eine der Poliomyelitis anterior acuta analoge Form, so wie diese nach den Forschungen von Pierre Marie, Goldscheider und Marinesco charakterisiert, indem nämlich die *Beteiligung der Gefässe* als das *Hauptmoment* des Krankheitsprozesses verstanden werden muss.

Symptome und klinischer Verlauf

Die ersten Symptome, die mit dem Anfang der Krankheitsprozesse nicht verwechselt werden dürfen, fallen in der überwiegenden Anzahl unserer Fälle in das erste Lebensjahr. Haben nicht schon gleich nach der Geburt auffällige Zeichen die Aufmerksamkeit der Eltern erregt, so wird meist in den ersten Monaten zunächst die Schwäche des einen Armes bemerkt, und da häufiger der rechte als der linke Arm der gelähmte ist, so ist sehr oft die *Linkshändigkeit* das erste von den Eltern beobachtete Krankheits-

(¹) Marinesco, Deutsch med. Wochenschrift 1901 No. 6.

zeichen. Die Schwäche des gleichnamigen Beines macht sich meistens erst später bemerkbar, wenn das Kind zu laufen anfängt. In anderen Fällen gehen stürmische Initialerscheinungen, wie Krämpfe, Bewusstlosigkeit, Erbrechen, der Lähmung unmittelbar voran oder diese entwickelt sich nach einer der bekannteren Infectionskrankheiten, entweder gleich akut oder in schleichender Form. Ein nicht seltenes Vorkommnis ist es auch dass sich nach einer solchen Infectionskrankheit eine leichte Lähmung, die vorher schon bestanden hatte, erheblich verschlimmert. Ist ein schweres Trauma die unmittelbare Veranlassung, so setzt meistens sofort danach die komplette Lähmung ein. Wenn demnach entsprechend der verschiedenartigen Aetiologie der Krankheit auch die ersten Erscheinungen verschiedene sind, so scheint jedoch die Art des klinischen Verlaufes und die Schwere der Erkrankung hierdurch nicht wesentlich beeinflusst zu werden, ja der ausgebildete Symptomenkomplex ist sogar ein ganz *einheitlicher* und äusserst *typischer*. In der Regel ist die obere Extremität stärker befallen als die untere. Nur ausnahmsweise besteht das umgekehrte Verhältnis. Die Haltung der oberen Extremität ist ganz charakteristisch. Sie entspricht ungefähr dem Bilde einer partiellen Radialislähmung, das durch die Spasmen vervollständigt wird. Der Arm ist krampfhaft an den Rumpf gepresst, der Vorderarm steht in halber oder völliger Pronation und ist rechtwinklig gegen den Oberarm gebeugt. Man fühlt dann in der Ellenbeuge oft den spastischen Widerstand der Beugemuskeln. Die Hand hängt volarflectiert und ulnarwärts leicht abduciert herab. Der Daumen liegt der Hohlhandfläche an und wird von den meist flectiert gehaltenen übrigen Fingern überdeckt. Die funktionellen Störungen sind dann in einem ausgebildeten Falle sehr erhebliche und bestehen hauptsächlich in der Unfähigkeit die Grundphalanx der Finger aktiv zu strecken, den Daumen zu abduzieren, die Hand zu supinieren und zu dorsalflectieren. Unter diesen Umständen ist die Hand, zumal da ein starker Spasmus sie in der falschen Stellung festhält, meist zur völligen Gebrauchsunfähigkeit verurteilt. Bei intendierten Bewegungen pflegt sich der Spasmus noch zu steigern.

Das *Bein* ist meist im Kniegelenk nur leicht gebeugt und der Fuss befindet sich in Spitzfuss- oder Spitzklumpfussstellung. Häufig ist die grosse Zehe rechtwinklig gegen Metatarsus erhoben. Die Gangart muss spastisch-ataktisch genannt werden. Der Steigerung des Muskeltonus entspricht auch eine Erhöhung der Sehnenphänomene. Fast regelmässig sind die Sehnenreflexe gesteigert.

Fussklonus und Babinski'sches Phänomen sind nicht immer vorhanden. Die Contrakturen, die aus der anfangs schlaffen Lähmung hervorgehen, können nach Intensität und Ausbreitungsform sehr verschieden sein; eben das charakterisiert die Kontraktur der infantilen Hemiplegie. So sind bisweilen, während sonst noch im Arm stärkere Spasmen bestehen, die einzelnen Finger in abnormen Grenzen frei beweglich, derart, dass sie in den Grund- und Fingergelenken weit *überstreckt* werden können.

Wenn auch die geschilderten Symptome die auffälligsten sind, so bleibt doch die Ausbreitung der Lähmung keineswegs auf Arm und Bein beschränkt. In mehr als der Hälfte der Fälle fanden wir den gleichseitigen *Facialis* mitbeteiligt. Die Erkennung der Facialisparese stösst hier oft auf Schwierigkeiten, weil die Gesichtsmuskulatur der gelähmten Seite zuweilen spastisch innerviert ist. Sehr häufig ist die Differenz der Gesichtshälften nur an einem geringen Tieferstehen des einen Mundwinkels, namentlich beim Lachen und Weinen, zu erkennen. In vereinzelten Fällen tritt allerdings die Facialislähmung mehr in den Vordergrund, bisweilen sogar soweit, dass von der Hemiplegie überhaupt nur die Facialisparese übrig geblieben ist (Freud-Rie).

Wenn es sich auch meist nur um den unteren Facialis handelt, so wird doch neuerdings darauf aufmerksam gemacht, dass auch der Augenast des Facialis in vielen Fällen beteiligt ist.

Complicationen von Seiten des *Auges* können in Augenmuskellähmungen bestehen, die zuweilen einen Schluss auf den Sitz des Krankheitsprozesses gestatten; ferner sind homonyme laterale Hemianopsie, concentrische Gesichtsfeldeinschränkung, Pupillenstarre, Nystagmus und auch Sehnervenatrophie in vereinzelten Fällen beobachtet worden.

Während *Schluckstörungen* seltener vorkamen, begegneten wir Störungen der *Sprache* häufiger. Diese können einmal in einer verzögerten Sprachentwicklung bestehen, die der mangelhaften Gehirnentwicklung überhaupt entspricht, oder es handelt sich um eine motorische Aphasie entstanden durch Lähmung des Broca'schen Centrums. Das auch von uns beobachtete Vorkommen der Aphasie bei linksseitiger Lähmung ist wahrscheinlich so zu erklären, dass hier das Sprachcentrum in die rechte Hemisphäre verlegt werden muss (Senator [1]). Darin kann ebenso

---

[1] Senator, Aphasie mit linksseitiger Hemiplegie bei Rechtshändigkeit. Charité-Annalen, Bd. ...

wie in der wohlbekannten Tatsache, dass die Aphasie bei der
infantilen Hemiplegie selten ein bleibendes Symptom ist, ein
Beweis dafür erblickt werden, dass im frühen Kindesalter die
Funktion der einen Hemisphäre von der anderen zuweilen über-
nommen wird.

Erstreckt sich die Hemiplegie auch auf die Rumpfmuskulatur, so
entsteht eine *Skoliose* von dem üblichen Charakter der viel häufiger nach *spinaler* Lähmung auftretenden paralytischen Skoliose.
Die Convexität der Krümmung ist meist nach der gesunden Seite
gerichtet, doch erkennt auch Lovett [1] an, dass Lähmungen an
der rechten Rückenseite bald eine nach links, bald nach rechts
gekrümmte Kurve verursachen können.

Die *Störungen der Sensibilität* beanspruchen bei der infantilen Hemiplegie keine grosse Bedeutung. Sie kommen als Hemi-
anästhesie vor und können sich ferner in Schmerzempfindungen
äussern, die wahrscheinlich als sensible Reizsymptome aufzufas-
sen sind. Nach neuen Untersuchungen von Gordon ist die Sensibilität bei den meisten Fällen in allen Qualitäten gestört, und zwar
entspricht der Grad der Sensibilitätsstörung der Intensität der
motorischen Ausfallerscheinung. Je länger indess die motorische
Lähmung besteht, desto geringer und undeutlicher werden auch
die sensiblen Störungen [2]. Interessant ist besonders für Chirurgen eine Erscheinung, die Liepmann [3] kürzlich als Dissociation
der oberflächlichen und tieferen Schmerzempfindungen bei cerebraler Hemiplegie kennen gelernt und beschrieben hat. Von Cla-
parède sind Störungen des stereognostischen Sinnes beobachtet
worden.

Da die cerebrale Kinderlähmung einen im Wachstum befindli-
chen Organismus befällt, ist es ohne weiteres verständlich, dass in
den meisten Fällen *trophische Störungen* nicht ausbleiben. Es kommt
sogar vor, dass die Hyperplasie nicht nur in den Vordergrund tritt,
sondern selbst das einzige Herdsymptom bildet (W. König). Die
Wachstumshemmung kann eine allgemeine halbseitige sein, sie
kann aber auch einzelne Glieder besonders und auch diese wieder
in ungleichmässiger Weise befallen. So fand Féré [4] dass meist

---

[1] *Lovett.* Die Mechanik der normalen Wirbelsäule und ihr Verhältnis zur Skoliose. 4. Kongress der Deutsch. Gesellsch. für orth. Chir. 1905.

[2] A study of sensations in motor paralysis of cerebral origin based upon thirty five cases, by A. Gordon. Journ. of Nerv. and Ment. disease. März 1903.

[3] *Liepmann.* Neurologisches Centralbl. 1904. No. 16.

[4] *Féré,* Les proportions relatives des os du bras chez les hémiplégiques infantiles et les dégénérés (Comptes rendus des séances de la Société de biologie. Séance du 9 Janvier 1897).

der Oberarm stärker im Wachstum gehemmt ist als der Vorderarm und an diesem wieder am meisten die Ulna und die ulnarwärts gelegenen Finger. Mittels des Röntgenverfahrens wurde an den Knochen Verschmälerung der Cortikalis und Aufhellung des Spongiosa, also eine tropho-neurotische Knochenatrophie nach dem Bilde der Sudeck'schen Knochenatrophie gefunden (Kellner, von Rutkowski). Wohl durchgehends ist an den gelähmten Gliedern eine *Atrophie der Muskeln* vorhanden. Das Wesen dieser *cerebralen* Muskelatrophie ist erst in jüngster Zeit besser erkannt worden. Die allgemein verbreitete Anschauung, dass es sich um eine Inaktivitätsatrophie handelt, trifft hier ebensowenig zu wie bei den arthrogenen Atrophien. Die beste Erklärung giebt noch die Vorstellungsweise, die von Marinesco und Goldscheider begründet worden ist, und der sich jetzt Steinert [1] angeschlossen hat. Danach wird das Uebergreifen der absteigenden Degeneration von dem centralen auf das periphere Neuron als ein neurophysiologischer Vorgang aufgefasst. Es übt also das psychomotorische Neuron auf das periphere einen trophischen Einfluss aus, sodass die cerebrale Muskelatrophie durch die Läsion des ersten Neurons bedingt wird. Die cerebrale Muskelatrophie kann sehr früh erscheinen, sie kann hohe Grade erreichen, kann auch stationär werden, ja sogar völlig zurückgehen.

Ausgesprochene Entartungsreaktion ist nicht vorhanden, doch ist Herabsetzung der elektrischen Erregbarkeit und auch leichte qualitative Veränderung beobachtet worden.

Kälte der gelähmten Extremitäten und blaurote Verfärbung kommt auch bei der cerebralen Hemiplegie vor, aber nicht in dem Grade und in der Häufigkeit wie bei der spinalen Kinderlähmung.

Zu den charakteristischen Symptomen der infantilen Hemiplegie gehören die motorischen Reizerscheinungen. Als solche sind zunächst die *Mitbewegungen* zu nennen, die in den verschiedensten Formen beobachtet werden. Es handelt sich bei ihnen um eine mangelhafte Wirkung der Hemmungsmechanismen, die nach der von Johannes Müller begründeten und von Westphal ausgebauten Lehre, welche Lewandowski kürzlich modificiert hat [2], einem Stillstand in der Entwicklung zugeschrieben wird.

Eine grössere Bedeutung haben die *Spontanbewegungen*, die als athetotisch-choreatische Bewegungen die gelähmten Glieder

[1] Cerebrale Muskelatrophie, Deutsch. Zeitschr. f. Nervenheilkunde, 1903, 24.
[2] Lewandowski, Deutsch. Zeitschrift f. Nervenheilkunde, Bd 22, H. 3 u. 5.

befallen können. Damit gehen wir zur Betrachtung des späteren Verlaufes der Krankheit über, in dem die *Spätchorea* und weiterhin die *Epilepsie* eine wichtige Rolle spielen. Durch diese beiden Krankheitserscheinungen wird der Symptomenkomplex der infantilen cerebralen Hemiplegie in ganz charakteristischer Weise vervollständigt. Man hat drei Stadien der Krankheit unterschieden, das der spastischen Lähmung, das der Chorea und das der Epilepsie. Der Ausgang der infantilen Hemiplegie kann ein verschiedener sein. Die Lähmung kann spontan ganz oder fast völlig verschwinden, sodass bisweilen nach Jahren nur eine gewisse Ungeschicklichkeit der einen Hand zurückgeblieben ist. Hervorzuheben ist, dass fast durchweg das afficierte Bein eine schnellere und ausgiebigere Besserung zeigt als der Arm. Es kann aber auch die sich entwickelnde Kontraktur eine schwere Form annehmen und diese dann stationär bleiben. Häufig treten neben der spastischen Lähmung oder nach dem Verschwinden derselben in den befallenen Gliedern athetotisch-choreatische Bewegungen auf. Von Freud und Rie wird sogar als choreatische Parese eine besonders charakterisierte Form der infantilen Hemiplegie beschrieben, wo von vornherein anstatt der halbseitigen Lähmung eine halbseitige Chorea besteht. Was das Intervall zwischen der Lähmung und dem choreatischem Stadium betrifft, so ist dies ebenso variabel wie der Grad der Ausbildung der Chorea. In schweren Fällen beherrscht diese natürlich ganz das Krankheitsbild. Gewiss kommen dem Orthopäden nur jene Formen zu Gesicht, in denen die spastische Lähmung prävaliert. Und dennoch muss es befremden, dass wir bei Nachuntersuchungen, die oft lange nach der ersten Beobachtung und einer damals ausgeführten Sehnenoperation zurücklagen, fast niemals in dem betreffenden Gliede eine posthemiplegische choreatische Bewegungsstörung vorgefunden haben. Mit Rücksicht auf analoge Beobachtungen von Codivilla und Wittek, auf die ich noch später zurückkomme, scheint die Möglichkeit zu bestehen, dass das *Auftreten der Chorea in dem einer Sehnenoperation unterworfenen Gliede durch die in der Peripherie geschaffene Veränderung direkt gehemmt wird.*

Was von der Chorea gesagt wurde, gilt auch für die *Epilepsie*. Auch hier ist der Zeitpunkt des Auftretens ein sehr wechselvoller. Doch ist Tatsache, dass die Epilepsie in jedem Alter noch befürchtet werden muss. Ein sicheres Urteil über die Häufigkeit der Epilepsie wird dadurch erschwert, dass es unmöglich ist, die Krankheitsfälle durch lange Zeiträume hin zu beobachten. Da aber die Epilepsie sicher in einem grossen Prozentsatz der Fälle auftritt, so gewinnt hierdurch die cerebrale Hemiplegie besonderes Interesse. Der Charakter der Epilepsie entspricht zwar nicht ganz dem der genuinen, da die Krämpfe häufig halbseitig auftreten und dann ganz dem Bilde der Jackson'schen Rindenepilepsie gleichen.

Aber die Unterschiede gegen die genuine Epilepsie scheinen sich doch später zu verwischen und in Anbetracht dieser Verhältnisse muss der Versuch (Marie), die genuine Epilepsie durch die symptomatische Epilepsie bei der cerebralen Kinderlähmung zu erklären, durchaus beachtenswert erscheinen.

Ebenso interessante Beziehungen zur halbseitigen Kinderlähmung weist die *Idiotie* auf. Den unermüdlichen Forschungen *Königs* (*) verdanken wir hierüber wertvolle Aufschlüsse. Die psychische Schädigung bei der cerebralen Hemiplegie ist ihrem Grade nach sehr verschieden. Es kommen alle Uebergänge von geringer geistiger Hemmung bis zum völligen Schwachsinn als begleitendes Symptom vor. Wie König feststellte, ergeben die Fälle von Idiotie ohne Lähmungserscheinungen *dieselben* ätiologischen und prädisponierenden Momente, die für die cerebrale Hemiplegie gelten, und häufig finden sich bei Idioten Spasmen und Andeutungen von Paresen, die die enge Zusammengehörigkeit der cerebralen Kinderlähmung mit der Idiotie unabweisbar erscheinen lassen.

Nach der bisherigen Schilderung steht die cerebrale Hemiplegie derjenigen Affection am nächsten, die wir Little'sche Krankheit im weiteren Sinne nennen. Eine als bilaterale Hemiplegie beschriebene Form der allgemeinen Starre entspricht sogar direkt einer Verdoppelung der hemiplegischen Cerebrallähmung. Zu dieser führen alle Uebergänge von leichter Steigerung der Patellarreflexe auf der nicht gelähmten Seite, die wir öfters vorgefunden haben, bis zur ausgebildeten Form hinüber. Bekanntlich ist für die Little'sche Krankheit das Ueberwiegen der Starre über die Lähmung und die stärkere Beteiligung der Beine charakteristisch. Unterschiede die wahrscheinlich nur auf eine andere Lokalisation des Krankheitsprozesses zurückgeführt werden müssen. Einen nach dieser Richtung bemerkenswerten Befund hat F. Schultze erhoben, indem er bei Neugeborenen, die während des Geburtsaktes oder gleich darauf gestorben sind, die Blutungen nicht in der Hirnrinde.

(*) König: Ueber cerebral bedingte Complicationen, welche der cerebralen Kinderlähmung und der einfachen Idiotie gemeinsam sind, etc. Deutsche Zeitschrift für Nervenheilkunde, 1897. Bd. XI.

sondern häufiger im Rückenmark und in der Medulla oblongata lokalisiert fand.

Im Hinblick auf die *Frequenz* der hemiplegischen Formen und ihr Verhältnis zu den Diplegien lassen sich schwer genaue Angaben machen. Unser Material, in dem die Hemiplegien ein klein wenig seltener vertreten sind als die Little'sche Krankheit, kann hierfür nicht massgebend sein. Denn bei der Hemiplegie treten Complicationen wie Chorea, Epilepsie und Idiotie viel häufiger als bei den Diplegien nicht nur überhaupt auf, sondern auch in den Vordergrund der Erscheinungen, und dann müssen diese Fälle in Nerven- bezw. Kinderkliniken oder Irrenhäusern gesucht werden.

Diagnose.

In differencial-diagnostischer Hinsicht bietet die Halbseitigkeit der Affection ein wichtiges Kriterium. Gegenüber der spinalen Kinderlähmung (¹), an die häufig die Aehnlichkeit und die Art des Auftretens denken lässt, sichern der spastische, nicht degenerative Charakter der Lähmung, die Steigerung der Reflexe und die geschilderten Komplikationen die Diagnose. Schwierig kann bisweilen die Beurteilung der seltenen Fälle von *kombinirter spinaler und cerebraler Kinderlähmung* sein.

Der *Entbindungslähmung*, die als Monoplegie am Arme bisweilen ein ähnliches Bild hervorrufen kann, ist ebenfalls die schlaffe Degeneration der Paralyse eigentümlich.

Von der *Hemiplegie der Erwachsenen* trennen die halbseitige Kinderlähmung gewisse Merkmale, die aber allein damit zusammenhängen, dass die Lähmung bei dieser ein unfertiges Gehirn betroffen hat. Die geringere Beständigkeit der Kontraktur, die Mitbewegungen, die Häufigkeit des choreatischen Stadiums und der anderen Komplikationen sind charakteristische Zeichen. Die ataktische Art der Bewegungsstörung steht der mehr paretischen Form bei der Hemiplegie der Erwachsenen gegenüber. Weitere Merkmale der infantilen Hemiplegie sind: Die Vergänglichkeit der Sprachstörung und ihre relative Unabhängigkeit von der Linksseitigkeit der Hirnläsion, ferner die Atrophie und die Wachstumshemmungen.

Trotz dieser Unterschiede aber ist uns doch die Analogie mit

(¹) Vgl. *Hoffa*, Spinale und cerebrale Kinderlähmung. Deutsch. Klinik, 30. Lieferung.

der Apoplexie sehr wertvoll, denn sie vermittelt ohne weiteres das Verständnis des pathologisch-physiologischen Vorgangs.

Prognose.

Im einzelnen Falle ist die Prognose von den begleitenden Komplikationen (Aphasie, Hemianopsie, Idiotie u. s. f.) abhängig. Auch kann bei anfangs regressivem Verlauf durch das Hinzutreten von Athetose und Epilepsie wieder eine unmittelbare Verschlechterung eintreten.

Das markanteste Symptom aber, die schweren Bewegungsstörungen der Hand und der Finger, deren Behandlung früher für hoffnungslos galt, und welche die armen Patienten zur lebenslänglichen Untätigkeit und Unselbständigkeit verurteilten, sind heutzutage sehr erfolgreich zu behandeln.

Behandlung

Von vereinzelten Versuchen, das Leiden central anzugreifen, sehen wir hier ab, weil diese noch nicht beweiskräftig sind.

Die Behandlung der cerebralen Hemiplegie ist vorzugsweise darauf gerichtet, die spastische Lähmung an den Extremitäten zu bekämpfen.

Handelt es sich um leichtere Fälle, bei denen nur eine unbedeutende Schwächung der einen Körperhälfte als Residuum einer anfangs völligen Lähmung zurückgeblieben ist, so können wir mit relativ einfachen orthopädischen Massnahmen zum Ziel gelangen. Es genügt dann meist eine mehrwöchentliche sachgemässe Massage, Gymnastik- und medicomechanische Behandlung neben leichter Galvanisation. Eine im Gefolge der cerebralen Kinderlähmung auftretende Skoliose hat der üblichen Skoliosentherapie zu unterliegen, deren Grundsätzen — Mobilisirung der Wirbersäule, Kräftigung der geschwächten Rückenmuskulatur und Verhütung einer stärkeren Ausbildung der Skoliose — dem besonderen Falle entsprechend Genüge geleistet wird.

Die schweren Bewegungsstörnngen nach spastischen Lähmungen sind erst viel später als die schlaffen Lähmungen und nur mit Zögern in den Bereich der *operativen* Therapie einbezogen worden. Hier galt es viel grössere Schwierigkeiten zu überwinden, die vor allem in der *eigenartigen* Kombination von Lähmung und Spasmus begründet sind.

Dazu kommt, dass der subtilere Bau und der feinere Bewegungsmechanismus an der Hand die Schwierigkeit noch erhöht.

Der in Betracht kommende *Spasmus* ist ein unberechenbarer Factor, dessen Beurteilung noch dazu wegen seines Verschwindens in der Narkose doppelt erschwert wird, und auch der Grad der wirklichen Lähmung ist oft nicht gleich richtig abzuschätzen. Und doch ist es gerade sehr wichtig über das Verhältnis von Spasmus und Lähmung zu einander, das ein sehr wechselndes sein kann, sich vorher genau zu orientieren, wenn anders der Zweck erreicht werden soll, der überhaupt mit einer Sehnenoperation erstrebt wird, nämlich die Gleichgewichtsstörung im Spiele des Muskelantagonismus zu beseitigen.

Ist die Lähmung bei der spastischen Hemiplegie nur eine geringe, dann besteht unsere Aufgabe darin, den Spasmus desjenigen Muskels, der den grössten Widerstand leistet, durch Tenotomie zu beseitigen. Spielt daneben die Lähmung eine Rolle, so gilt es, nicht nur den spastisch afficierten Muskel zu schwächen, sondern gleichzeitig, wie ich mich ausdrücke, «den Ueberschuss an Energie durch Ueberpflanzung dem Antagonisten zuzuführen». Eine wichtige Errungenschaft bedeutet es, dass man versucht hat, durch Aenderung der Insertionsstelle bestimmter Muskeln die Kontraktur zu verringern, und gleichzeitig die Kraft des tonisch gespannten Muskels in eine günstigere Richtung zu verlegen. In dieser Absicht habe ich den spastisch afficierten Musculus pronator teres, der in der Regel ein grosses Hindernis darstellt, von dem Condylus internus abgetrennt und an dem Condylus externus festgenäht, sodass also aus dem Pronator nunmehr ein Supinator wurde. Hand in Hand mit der Sehnenverpflanzung geht die Sehnenverkürzung. Durch Koch's Untersuchungen wissen wir, dass der fettige Zerfall der Muskelsubstanz kein durchgehender ist. Neben der Degeneration findet reichliche Regeneration von neuen Fasern statt. Geben wir daher dem Muskel durch Verkürzung seine elastische Spannung wieder, so kann er vermöge der ihm innewohnenden Regenerationskraft bald wieder seine frühere Funktion aufnehmen. So ist es auch zu erklären, dass ich verschiedene Male durch eine einfache Operation wie die Verkürzung des Extensor carpi radialis longus nicht nur eine gute Stellung, sondern auch eine sehr gute Funktion erreicht habe.

An der unteren Extremität beschränkten sich unsere Massnahmen bei der cerebralen Hemiplegie meist auf die Tenotomie der Achillessehne, die nach der Bayer'schen subcutanen Methode geübt wurde. Wenn es nötig ist, werden die Extensoren des Fusses verkürzt und die Funktion der Wadenmuskulatur eventuell für die Tätigkeit der Peroneen, des Tibialis anticus, des Tibialis posticus oder der Extensoren in Anspruch genommen. Ist die Spitzfussstellung sehr hartnäckig, wird man nach der Verbandabnahme noch einen Schienenhülsenapparat tragen lassen, der mit Vorfusszügeln versehen ist. Sind gleichzeitig fehlerhafte Rotationsstellungen des Beines auszugleichen, so umfasst der Apparat auch Oberschenkel und Becken.

TABELLE

Zweck der Operation	Operationsmethode
Beseitigung des Pronations- spasmus	Ablösung des M. pronator teres vom Condylus int. humeri. / Hoffa'sche Pronatorplastik.
Active Supination	Periostale Verpflanzung der Sehne des Flexor carpi ulnaris über das Dorsum des Vorderarmes auf die Facies volaris radii (Frankel).
Tendinöse Fixation des Handgelenks in Mittelstellung	Verkürzung des M. extensor carpi radialis longus / » » » extensor carpi ulnaris / » » » extensor digitorum communis.
Active Dorsalflexion der Hand und active Streckung der Grundglieder der Finger	Verpflanzung des M. flexor carpi ulnaris auf d. Extensor digitor. communis. / Verpflanzung des M. flexor carpi radialis auf d. Extensor digitor. communis / Verpflanzung des M. extensor carpi radialis long. auf d. Extensor digitor. communis.
Beseitigung der ulnaren Abduction	Verlängerung des M. extensor carpi ulnaris
Beseitigung der Adductionsstellung des Daumens	Verkürzung des M. extensor pollicis longus.
Active Abduction des Daumens	Verpflanzung des M. flexor carpi radialis auf d. Extensor pollicis longus. / Verpflanzung des M. flexor carpi radialis auf d. Abductor pollicis longus. / Verpflanzung des halben M. extensor carpi radialis brevis auf den Extensor pollicis longus
Beseitigung der Beugecontractur im Ellenbogengelenk	Durchschneidung des Lacertus fibrosus. / » » M. biceps brachii in der Armbeuge.
Active Streckung des Ellenbogengelenks (Ersatz des Triceps brachii)	Passive Verpflanzung des M. triceps auf den Deltoideus (Hoffa).
Active Elevation des Oberarmes (Ersatz des Deltoides)	Verpflanzung der M. cucullaris auf den Deltoideus (Hoffa).

Der Spasmus der Beugemuskeln in der Kniekehle wird durch offene Durchschneidung der Muskeln beseitigt. Genügt das nicht, so kann man die Beugemuskeln auf die Streckseite überpflanzen.

An der Hand wurden die verschiedensten Eingriffe in meiner Klinik ausgeführt. Dieselben finden sich in einer Tabelle zusammengestellt und gelangten entweder einzeln, oder je nach dem besonderen Falle in beliebiger Kombination zur Ausführung (Tabelle).

Die grösste Beachtung ist der Nachbehandlung zu schenken, die auch hier von der Energie des Patienten sehr wesentlich unterstützt wird. Bezüglich der Massage ist zu erwähnen, dass diese teils krampfstillend wirkt, teils die durch die Operation wieder wachgerufene Regenerationskraft der Muskeln unterstützt.

Was nun unsere Resultate bei der cerebralen Hemiplegie betrifft, erwähnen wir zunächst, dass die an der unteren Extremität entstandenen Deformitäten in der Regel ohne erhebliche Schwierigkeit beseitigt werden. Die Spitzfussstellung wurde meist ganz behoben und das Schwinden der Kniespasmen ermöglichte wieder eine freie Beweglichkeit. Nach einiger Zeit war das Hinken und die Kreisschwenkung im Hüftgelenk überhaupt nicht mehr auffällig und der Gang nahezu einwandfrei.

Von grösserem Interesse sind die Erfolge an der oberen Extremität. Hier gelang es zunächst in der Regel durch die Operation die *Stellung der Hand derart zu verbessern*, dass dieselbe nachher von einer normalen oft nicht mehr zu unterscheiden war. Durch die tendinöse Fixation war das Handgelenk in Mittelstellung gebracht, die Finger blieben in den Grundgelenken gestreckt, die fehlerhafte Stellung des Daumens war beseitigt. Ein solches *kosmetisches* Resultat ist gewiss schon hoch zu veranschlagen.

Darüber hinaus aber erreichten wir in den meisten Fällen *auch eine Verbesserung der Function*.

Ja sogar Bewegungen, die vor der Operation *überhaupt unmöglich* waren, konnten nachher ohne Schwierigkeit, bisweilen in geradezu idealer Weise ausgeführt werden. Es gilt das namentlich von der aktiven *Dorsalflexion der Hand* und der *Finger-Grundglieder*, und ebenso von der *Supinationsbewegung*. Auch ist zu berücksichtigen, dass durch den *Fortfall des Krampfes*, besonders des Pronationsspasmus und des Krampfes der Fingerbeuger, die freie Aktion dieser Muskeln erst wieder richtig zur Geltung gelangt. So konnte oft die vor der Operation gänzlich unbrauchbare

Hand zum Greifen und Festhalten, zum Schreiben, ja in allen möglichen anderen Hantierungen benutzt werden.

Dass meist auch die Bewegungen des ganzen Armes freier warden, hängt einfach mit dem Verschwinden des Spasmus in der Ellenbeuge zusammen.

Es muss besonders hervorgehoben werden, dass die *Krampfzustände in dem operierten Gliede nach der Operation in der Regel ganz verschwinden*. Die *krampflösende Wirkung der Sehnenplastik*, die auch schon aus früheren Beobachtungen bekannt ist, haben wir oftmals in ganz eklatanter Weise verfolgen können. Wenn auch eine sichere Erklärung für diese Erscheinung noch nicht existiert, so muss doch wohl eine centripetale Reizwirkung als Ursache angegeben werden.

Ebenso bemerkenswert erscheint es uns, dass fast niemals an den operierten Händen Zeichen von Chorea, die als posthemiplegische Bewegungsstörung bei der cerebralen Hemiplegie häufig aufzutreten pflegte, bei Nachuntersuchungen von uns gesehen worden sind. Diese Beobachtung muss mit den Erfahrungen Wittek's (¹) in Einklang gebracht werden, wonach die Sehnenverpflanzung, und zwar diese in höherem Grade als die Tenotomie, ein deutliches Schwinden der choreatischen Ursache zur Folge hatte. Wenn aber die Sehnenüberpflanzung krampfstillend wirkt, choreatische Unruhe aufhebt und das Auftreten der posthemiplegischen Chorea hemmt, so eröffnet sich damit die Aussicht, dem Indikationsgebiet der Sehnenverpflanzungen weitere Grenzen zu ziehen.

Zum Schlusse fasse ich die Ergebnisse unserer Beobachtungen bei der cerebralen Hemiplegie in folgende Thesen zusammen:

1. Für die *Aetiologie* der cerebralen Hemiplegie haben *alle vaskulären Schädigungen* Bedeutung, die während der Fötalperiode, während des Geburtsaktes und während des Extrauterinlebens zur Geltung kommen. Als solche sind zu nennen:

a. *Hereditäre Lues*.

b. *Circulationsstörungen* im Fötus (auf hereditäre, mütterliche und insbes. intraabdominelle Einflüsse zurückzuführen).

c. *Acut-entzündliche Gefässerkrankung* (Encephalitis, Meningitis).

(¹) *Wittek*, Die Bedeutung der Sehnentransplantation für die Behandlung choreatischer Formen der infantilen Cerebrallähmung. Centralblatt für Chir. 1903.

d. *Hämorrhagie.*

e. *Embolie.*

f. *Thrombose.*

2. Pränatale Schädigungen äussern ihre Wirkung oft erst nach der Geburt bezw. nach dem Hinzutreten von Geburtsstörungen und extrauterinen Schädlichkeiten.

3. Die *"Little'schen Momente,"* sind auch für die cerebrale Hemiplegie von grösserer Bedeutung als man bisher glaubte, und zwar ist die *schwere Geburt* insbesondere die *Zangengeburt* (ungeschickte Zangenanlegung) als *direkte Ursache* der Hemiplegie anzusehen, während die *Frühgeburt und ein Teil der schweren Geburten* als *Folgen pränataler Momente* gedeutet werden müssen. Den letzteren ist dann auch die grössere ätiologische Bedeutung beizumessen.

4. Die acuten Infektionskrankheiten spielen oft nur insofern bei der Veranlassung der cerebralen Hemiplegie die auslösende Rolle, als die Toxinwirkung *ein schon vorher geschädigtes Gehirn* in der am meisten betroffenen Gegend (Prädilektionsstelle: *Verbreitungsbezirk der Art. cerebri media*) am intensivsten trifft.

5. Aus ätiologisch-klinischen Rücksichten sehen wir die cerebrale Hemiplegie als einen Symptomenkomplex an, *dem stets eine vasculäre Entstehung zu Grunde liegt.*

6. Auch die Befunde der pathologischen Anatomie lassen sich trotz der Mannigfaltigkeit der pathol.-anatom. Endveränderungen mit unserer ätiologischen Betrachtungsweise in Einklang bringen.

7. Die cerebralen Hemiplegien stehen den Diplegien (Little-sche Krankheit) am nächsten.

8. Die schweren Deformitäten der Hand nach cerebralen Hemiplegien sind heutzutage einer erfolgreichen chirurgisch-orthopädischen Behandlung zugänglich, mittelst deren ein *gutes kosmetisches und funktionelles Resultat* erreicht werden kann.

9. Die Sehnenplastiken bei der cerebralen Hemiplegie haben gleichzeitig *krampflösende Eigenschaften.* Sie *beseitigen* ferner nicht nur schon *vorherbestehende choreatische Unruhe, sondern hemmen auch nach unseren Erfahrungen das Auftreten der post-hemiplegischen Chorea.*

THÈME 4 — LA CHIRURGIE ORTHOPÉDIQUE DANS LES AFFECTIONS
D'ORIGINE NERVEUSE, SPASTIQUES ET PARALYTIQUES

(La chirurgie orthopédique dans le traitement des difformités d'origine nerveuse,
paralytiques et spastiques)

Par le Dr. P. REDARD (Paris)

Depuis quelques années seulement, le traitement des difformités d'origine nerveuse a des bases rationnelles, grâce à une connaissance plus précise des causes des contractures, des positions vicieuses et des déformations.

De très grands progrès ont été réalisés, des guérisons sûres, rapides, sont journellement obtenues, dues surtout aux perfectionnements apportés à la technique chirurgicale, à la confiance que donne l'asepsie et qui permet d'agir avec sûreté sur des organes, tels que les tendons, de constitution délicate et très exposés à l'infection.

Dans un grand nombre de cas, l'intervention chirurgicale remplace le traitement orthopédique, malgré les grands perfectionnements apportés à la construction des appareils.

Le nombre des neurologistes non-interventionnistes, de parti pris, diminue de jour en jour.

L'orthopédie scientifique, raisonnée, dirige nos interventions, basées sur les données de la physiologie pathologique et de la clinique. Elle permet souvent d'obtenir des cures complètes, presque toujours des améliorations fonctionnelles et la disparition de difformités importantes.

La question que nous devons traiter dans notre rapport est extrêmement vaste et nous ne pouvons avoir la prétention d'être complet en décrivant les difformités nerveuses si nombreuses justiciables de la chirurgie orthopédique, en analysant tous les procédés opératoires recommandés.

Nous donnerons seulement une vue d'ensemble de l'état actuel de la thérapeutique chirurgicale orthopédique dans les principales difformités paralytiques et spastiques.

Nous appuyant sur les résultats obtenus par nos collègues et par nous nous établirons la valeur pratique de chaque opération, les indications et les contre-indications.

Les difformités d'origine nerveuse, celles qui siègent principalement au niveau des membres inférieurs et supérieurs et qui intéressent surtout l'orthopédiste, qu'elles succèdent à une paralysie ou à une contracture spasmodique, ont une pathogénie et une thérapeutique qui présentent de nombreuses analogies.

Quelle que soit la lésion initiale dans les affections paralytiques ou spastiques, on observe à peu près les mêmes troubles fonctionnels, résultat de la rupture de l'équilibre musculaire, les mêmes difformités. Ceci nous dispense de la longue énumération des maladies du cerveau, de la moelle et des nerfs, qui aboutissent à des difformités paralytiques ou spastiques.

Résumons d'abord l'état actuel de nos connaissances sur la physiologie pathologique des difformités. La connaissance des causes des difformités nerveuses est, en effet, un guide indispensable pour la direction et l'application du traitement.

Le chirurgien qui doit traiter une difformité, doit connaître, en effet, l'évolution de la maladie nerveuse, l'état des muscles, leur degré de paralysie, de contracture, la part que prend l'inactivité à l'atrophie, l'importance de la rupture de l'équilibre fonctionnel et de la rétraction fibro-tendineuse.

I

Nous décrirons séparément la physiologie pathologique des difformités *paralytiques et spastiques*.

A. — DIFFORMITÉS PARALYTIQUES

Après l'altération ou la destruction des éléments nerveux, dans les centres ou à la périphérie, après la paralysie totale ou partielle, monoplégique ou paraplégique, survenue, en général, brusquement, on observe une phase de réparation, puis d'atrophie et de déformation.

Aux attitudes vicieuses du début, simples troubles fonctionnels, succèdent des difformités fixes, permanentes.

La réparation nerveuse, heureusement fréquente chez les enfants, à la suite de la paralysie infantile et d'autres encéphalopathies, s'accuse par le retour du mouvement volontaire dans quelques muscles. D'autres muscles voisins sont souvent, au contraire, définitivement perdus: ils présentent la réaction de dégénérescence; ils ne tardent pas à s'atrophier et à se transformer en tissu fibro-graisseux.

De cette inégalité de force des divers groupes musculaires, de la rupture de l'équilibre entre les muscles d'un membre, résultent principalement les attitudes vicieuses et les difformités des affections nerveuses.

On sait, actuellement, que de multiples facteurs interviennent dans la genèse des difformités nerveuses. Le principal rôle appartient aux antagonistes, en contraction tonique (Delpech) ou volontaire (Werner), en état de raccourcissement et de sclérose interstitielle (Erb). Viennent ensuite les causes mécaniques d'une importance moindre: pesanteur, surcharge.

Le raccourcissement permanent des muscles, les troubles trophiques qui retentissent surtout sur les ligaments, les os et les articulations, produisent des altérations ostéo-articulaires, des laxités, une difformité plus ou moins accusée.

Toutes les parties fibreuses qui entourent les articulations, principalement les tendons et les muscles voisins, s'indurent et subissent la transformation fibreuse.

La sclérose interstitielle atteint même les antagonistes rétractés (Erb).

Les tendons et les muscles paralysés sont distendus, grêles, friables.

Les capsules, les ligaments se rétractent du côté de l'angle de flexion de la difformité; ils se distendent, du côté opposé.

Les cartilages et les os s'atrophient dans les points soumis à des pressions; ils s'accroissent aux endroits qui cessent d'être comprimés (Hueter). Les changements dans la fonction statique produisent des modifications de forme des os (J. Wolff). De là, des déformations osseuses, des subluxations et des luxations facilitées par le relâchement atrophique des ligaments et des tendons (*luxations paralytiques*).

Ainsi donc, c'est à la rétraction fibro-tendineuse qu'est due la fixation permanente et définitive de la difformité.

Signalons enfin l'état de parésie et d'atrophie des muscles longtemps distendus et inactifs. Par une intervention précoce, après le redressement des membres, ces muscles peuvent récupérer presque toutes leurs fonctions.

Lorsqu'un grand nombre de muscles d'un membre ont été atteints et que la rétraction fibro-tendineuse ne s'est pas localisée, la paralysie reste flasque, les membres et les articulations sont *ballants*.

En résumé, le chirurgien doit lutter à la fois contre la *para-*

lysie et contre la *difformité*. Il doit d'abord rétablir l'équilibre musculaire détruit par la paralysie. Il possède actuellement pour cela un moyen puissant, la transplantation tendineuse. Il corrige ensuite la difformité. Dans la pratique, on suit un ordre inverse à celui dans lequel la difformité s'est produite, on corrige d'abord la difformité anatomique, on agit ensuite sur les muscles et sur les tendons.

Les interventions chirurgicales s'adressent principalement aux difformités paralytiques des membres inférieurs, au pied bot paralytique, au pied ballant, si souvent observés dans la paralysie infantile.

Pour être moins fréquentes, les difformités paralytiques du genou, de la hanche, du membre supérieur (main bote et épaule paralytiques), les paralysies de tout un membre, présentent néanmoins un grand intérêt thérapeutique.

B. — CONTRACTURES ET DIFFORMITÉS SPASTIQUES

Une distinction très nette doit être établie entre les *contractures vraies*, caractérisées par la rigidité permanente et involontaire du muscle, accompagnées de phénomènes spasmodiques, sans paralysie et altération de la fibre musculaire, et les *pseudo-contractures*, sans spasme avec états musculaires morbides divers (Charcot).

La contracture spastique, à quelque groupe nosologique qu'elle appartienne, qu'elle soit due à une lésion centrale ou périphérique, ou le résultat d'une affection purement dynamique, telle que l'hystérie, a pour caractère principal l'absence de paralysie.

Rappelons les principaux caractères qui permettent de différencier les contractures vraies des pseudo-contractures.

Dans les *contractures vraies*, il y a exagération des réflexes et de la trépidation spinale, état normal des réactions électriques, disparition de la contracture dans le sommeil chloroformique et après l'application de la bande d'Esmarch (Brissaud).

Dans les *pseudocontractures*, au contraire, les réflexes sont abolis, les mouvements volontaires sont possibles dans une certaine étendue, ni le sommeil chloroformique ni la bande d'Esmarch ne font disparaître l'attitude vicieuse.

Les contractures vraies se transforment dans un grand nombre d'affections spastiques, à une période avancée de la maladie, en pseudo-contractures. Le spasme fait place à la rétraction fibro-tendineuse.

La myélite par compression, la myélite transverse du mal de Pott, l'hémiplégie spasmodique présentent, à une certaine période, des symptômes de contractures spasmodiques, mais elles sont surtout caractérisées par des troubles paralytiques, sensitifs et trophiques.

Le mal de Little, les formes compliquées de cette affection, donnent l'exemple le plus caractéristique des difformités spastiques.

La rigidité musculaire est généralisée; elle n'atteint souvent que les membres inférieurs *(paraplégie spasmodique)*.

Principalement localisé dans les membres, le spasme prédomine dans les fléchisseurs, produisant des attitudes vicieuses bien connues.

Au niveau des membres inférieurs, les cuisses sont fléchies sur le bassin, en forte adduction, les jambes légèrement fléchies sur les cuisses, les pieds en extension, les pointes tournées en dedans et souvent entre-croisées.

De même que pour les paralysies, l'attitude vicieuse, au début, est sous la dépendance de la rupture de l'équilibre musculaire.

Un groupe musculaire, généralement les fléchisseurs, hyperexcité, hypertonique, a une action prédominante. L'équilibre musculaire est rompu; le membre se fléchit, en attitude plus ou moins vicieuse. Plus tard, la rétraction fibro-tendineuse et l'induration fibreuse périarticulaire fixent définitivement et d'une façon permanente les membres dans leur mauvaise attitude.

La connaissance de l'état des muscles dans les contractures spastiques a, à notre avis, une très grande importance. Elle doit en effet guider le chirurgien dans sa thérapeutique.

D'après nos recherches, le muscle des sujets atteints de mal de Little est, au début seulement, atteint de spasme; il ne présente aucune lésion anatomique, aucun indice d'atrophie. Si, à cette période du mal, le spasme est vaincu, le muscle peut recouvrer ses fonctions, le membre reprend sa forme.

Plus tard, la rétraction fibro-tendineuse, l'épaississement cellulo-fibreux périarticulaire et péritendineux se montrent avec toutes leurs conséquences. La difformité est fixée par les brides fibreuses dans sa forme définitive.

Les rétractions fibreuses n'existent pas dans tous les cas, chez tous les sujets longtemps immobilisés. Il semble qu'il s'agit plutôt de troubles trophiques (Charcot) que de lésions musculaires dues au raccourcissement permanent et prolongé. On note quelquefois une sclérose interstitielle musculaire à marche rapide et même une véritable dégénérescence fibreuse (Bradford).

Les muscles antagonistes, ceux qui ne peuvent résister aux spasmes prolongés de leurs congénères se distendent, s'atrophient par inactivité.

La rétraction fibreuse des tissus périarticulaires est surtout marquée dans l'angle de flexion de la difformité articulaire.

L'anesthésie chloroformique est un précieux moyen qui permet de déterminer avec une grande précision la part qui revient au spasme et à la lésion fibreuse dans la production de la difformité.

D'après ces quelques considérations, le problème thérapeutique dans les affections myo-spasmodiques consiste à affaiblir les muscles en état d'éréthisme ou à renforcer les muscles affaiblis, à agir, le plus souvent, à la fois sur les muscles contracturés et sur les muscles paralysés, à supprimer les efforts exagérés des muscles, que fait le sujet pendant la marche et qui augmentent les spasmes. Par diverses interventions chirurgicales, on corrige ensuite la difformité permanente, en détruisant les obstacles fibreux, en rétablissant la forme des parties.

Par le redressement de la difformité, on permet aux groupes musculaires qui ne sont pas atteints de spasme ou de rétraction, et qui se trouvaient, avant l'intervention, dans de mauvaises conditions, de fonctionner de nouveau et de rétablir l'équilibre musculaire et les fonctions statiques.

II

Principales interventions chirurgicales

Passons rapidement en revue les principales armes que possède la chirurgie orthopédique pour lutter contre les difformités d'origine nerveuse.

Signalons seulement les opérations, sanglantes ou non sanglantes, bien connues, d'un usage courant; donnons quelques détails sur la technique de certaines interventions modernes.

a) REDRESSEMENT FORCÉ. — Le redressement forcé, *manuel* ou *instrumental*, permet de distendre, de détruire les obstacles fibreux ou musculaires des difformités, de rétablir la forme primitive. Il doit se faire suivant des règles bien déterminées, sans violence exagérée, avec des efforts rythmés et graduels.

Le redressement forcé, manuel ou par la tarsoclasie, des pieds bots paralytiques, adopté par la généralité des orthopédistes, est d'un usage courant.

Les muscles raccourcis, en état de contracture permanente, cèdent souvent à l'élongation et au redressement forcé (myorrhexis des adducteurs).

b) OPÉRATIONS SUR LES TENDONS — 1 — À la simple *ténotomie souscutanée*, seule ressource à laquelle on a eu recours pendant longtemps pour la cure des rétractions fibro-musculaires, se sont ajoutées récemment de nombreuses opérations plastiques sur les tendons, qui ont pris une large place dans la thérapeutique des difformités nerveuses.

La ténotomie *sous-cutanée* a cependant encore de nombreuses indications. Quelques orthopédistes lui préfèrent cependant souvent la ténotomie *à ciel ouvert*.

Dans notre pratique nous employons généralement la méthode sous-cutanée pour la section du tendon d'Achille, des muscles fléchisseurs de la jambe sur la cuisse au niveau du creux poplité, des adducteurs à la partie supéro-interne de la cuisse, des fléchisseurs de la cuisse sur le bassin à leur attache à l'E. I. A. S.

L'allongement tendineux s'obtient par la section du tendon à ciel ouvert, oblique, ou en Z (Bayer), ou transversale (Prioleau, etc.

Le *raccourcissement tendineux* est obtenu par le rapprochement et la suture des deux bouts du tendon préalablement sectionné obliquement, ou par le plissement, ou par la suture en bourse (Lange).

2 — *Anastomose musculo-tendineuse*. — Par l'anastomose ou la greffe musculo-tendineuse, en unissant le tendon d'un muscle sain, par la transplantation loin de son insertion normale, du tendon ou d'une partie de tendon d'un muscle sain, on cherche à suppléer à la perte de fonctions des muscles paralysés. Par l'anastomose musculo-tendineuse, on peut encore affaiblir certains muscles en état de spasme ou de contracture permanente.

La technique actuelle très perfectionnée des opérations plastiques sur les tendons donne des guérisons rapides, sans adhérences, sans suppuration, des insertions nouvelles sur le périoste, solides et résistantes.

Les progrès de cette technique ont contribué, pour une très large part, à améliorer les résultats que donnent les transplantalions et permettent des suppléances et des corrections de forme, difficiles à obtenir par les procédés opératoires primitifs.

Notre tableau (¹) rappelle les divers modes de transplantations.

Transplantation totale

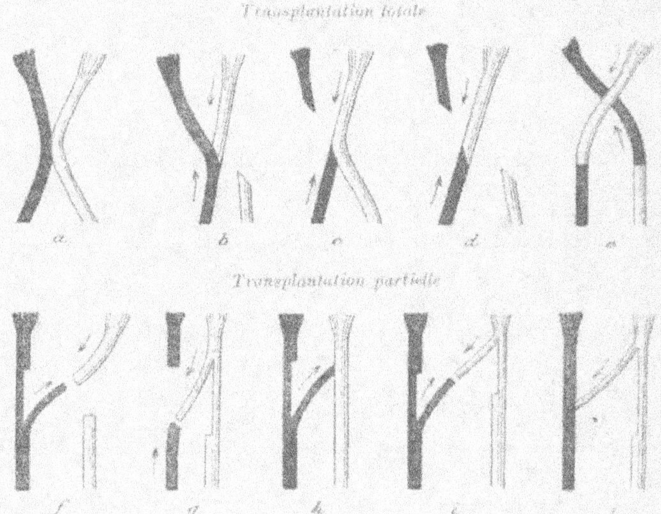

Transplantation partielle

Le tendon du muscle sain est dessiné en clair; le tendon du muscle paralysé, en noir.

a) Le tendon du muscle paralysé est accolé latéralement et fixé au tendon du muscle actif (méthode de *greffe* de Parrisch et de T. Piéchaud).

Transplantation totale

b) — Le tendon du muscle paralysé est conservé intact, que la paralysie soit partielle ou totale. Le bout central du muscle actif est fixé sur le tendon du muscle paralysé [*méthode descendante* (Vulpius), *passive* (Hoffa), *implantation intra-paralytique* (Friedrich)].

c) — Le muscle à suppléer est entièrement paralysé. Le bout périphérique de son tendon est suturé au tendon du muscle actif sain [*anastomose ascendante* (Vulpius), *passive* (Hoffa), *implantation intra-fonctionnelle* (Friedrich)].

(¹) P. Redard. — Précis de Technique Orthopédique. Paris 1925. — (Sous presse).

d) — Les deux tendons sont sectionnés, le bout périphérique du tendon du muscle paralysé est suturé au bout central du tendon du muscle sain (*anastomose bilatérale* (Vulpius), *active-passive* (Hoffa), *mixte*).

e) — Le bout central du tendon du muscle actif est anastomosé avec le bout périphérique du muscle paralysé et inversement (*anastomose mixte*).

Transplantation partielle

f) — Une partie du bout périphérique du tendon du muscle paralysé est anastomosé avec le bout central du tendon du muscle sain. Le bout périphérique du tendon du muscle sain reste isolé (*anastomose partielle mixte*).

g) — Un segment à base supérieure du tendon du muscle sain est suturé au bout périphérique du tendon du muscle paralysé.

h) — Le muscle paralysé (*anastomose partielle descendante*) a conservé quelques fibres musculaires actives. Une partie de son tendon à base inférieure est suturé au tendon du muscle dont la continuité est respectée (*anastomose partielle ascendante*).

i) — Un segment du tendon du muscle paralysé à base inférieure est anastomosé à un segment à base supérieure du muscle sain (*anastomose partielle mixte*).

j) — Un segment de tendon du muscle sain est anastomosé avec le tendon du muscle paralysé dont la continuité est conservée (*anastomose partielle descendante*)

En résumé, l'anastomose peut être :

 descendante, active (f, g, j);

 ascendante, passive (e, h);

 active-passive, mixte (d, e, i, j).

D'une façon presque générale, on admet actuellement, qu'*au point de vue fonctionnel*, *l'anastomose totale* est la meilleure. Elle a cependant l'inconvénient d'exiger le sacrifice d'un muscle souvent important. Elle ne doit être exécutée que si le muscle sain emprunté peut être supprimé sans grand trouble fonctionnel, tels l'extenseur propre ou le fléchisseur propre du gros orteil, le long fléchisseur des orteils, un des péroniers, le jambier postérieur.

Les méthodes *ascendantes* et *mixtes* sont presque complètement abandonnées, en raison de leurs inconvénients, et on utilise presque toujours la méthode *descendante*.

Résumons quelques règles importantes de technique :

Éviter les anastomoses multiples. Adopter un plan opératoire simple.

Choisir, pour remplacer les muscles paralysés, des muscles vigoureux, sains, à fonctions analogues, exceptionnellement des antagonistes.

Prendre le segment actif dans un point aussi rapproché que possible des tendons et des muscles paralysés.

Conduire le lambeau, suffisamment large, sur le point où il doit être fixé, par la voie la plus courte, la plus facile, sous un tunnel aponévrotique artificiel ou sous des gaines contenant déjà d'autres tendons.

Conserver au tendon du muscle paralysé qui reçoit le tendon actif, sa direction normale vers le point d'attache au squelette.

Obtenir, que l'angle formé par la réunion des deux tendons, celui qui donne et celui qui reçoit, soit aussi petit que possible.

Les tendons et les muscles anastomosés sont maintenus en tension pendant la suture à double nœud, ou en croix (Vulpius), ou en chaîne (A. Codivilla):

On obtient une très bonne fixation en faisant passer le tendon dans une boutonnière, ou mieux encore dans une double boutonnière, formée dans le tendon du muscle paralysé.

3 — *Transplantation tendineuse périostée* — (Drehmann et F. Lange) — Le tendon du muscle actif est seul inséré *sur le périoste*, dans un point où il pourra, par son action, remplacer le muscle paralysé. Aucune suture ne le réunit au tendon du muscle paralysé.

Au début, Lange dédouble le tendon du muscle actif, un des segments est fixé au périoste. Actuellement, ce chirurgien condamne la transplantation partielle à laquelle il reproche de ne donner que des résultats fonctionnels imparfaits et recommande la transplantation totale. Tout le muscle actif, est transplanté et fixé sur le périoste dans un point convenable.

On n'utilise pour la transplantation périostée que des muscles actifs à fonctions peu importantes, on recherche attentivement les points de fixation qui doivent donner au pied la position en hypercorrection et aussi les mouvements perdus.

Dans le but de pouvoir insérer directement le tendon actif sur le périoste, sans se servir de tendons artificiels en soie, A. Codivilla utilise toute la longueur du tendon qu'il veut transplanter.

Il découvre par une assez large incision le tendon du muscle actif, il le détache à son insertion, par une petite incision. Il le fait sortir par la plaie principale et le conduit sous un tunnel aponévrotique ou dans une gaine naturelle jusqu'au point choisi pour la nouvelle insertion, et le fixe par une suture en chaîne.

4 — *Transplantation avec des tendons artificiels.*

Lorsque les tendons de muscles actifs sont trop courts et ne peuvent être amenés directement aux points du squelette sur lesquels on veut les faire agir, on les prolonge en se servant de fils tressés, en général de la soie ou du crin, et on les fixe au périoste (F. Lange).

Ce procédé est très utile dans quelques cas, notamment pour la transplantation des fléchisseurs de la cuisse sur le quadriceps fémoral. Il vaut mieux, autant que possible, fixer directement le tendon sur le périoste.

5 — *Fixation tendineuse. Ténodèse.*

Cette opération (Tilanus, A. Codivilla, A. Lorenz, M. Reiner) a pour but de fixer les articulations ballantes en bonne position, en transformant les tendons périarticulaires, qui dépendent de muscles totalement paralysés, en ligaments de fixation.

Décrivons la technique de cette intervention encore peu connue, surtout utilisée dans le traitement du pied bot ballant paralytique.

Procédé de A. Codivilla. — Une incision antérieure assez longue, au niveau du cou-de-pied, découvre les tendons qui sont écartés en dedans et en dehors. On détache dans presque toute l'étendue du tiers inférieur de la jambe deux lambeaux périostiques, l'un sur le péroné à base externe, l'autre sur le tibia à base interne.

Les os sont légèrement creusés et forment des sillons dans lesquels sont placés les tendons. On rabat sur eux les lambeaux aponévrotiques et périostiques et on fait des sutures multiples au crin de Florence. On raccourcit les tendons au dessus. On suture les aponévroses et la peau.

On peut fixer les tendons sous le périoste en les comprenant dans des anses de fils, en les attirant et en les suturant sous cette membrane, préalablement incisée et décollée (A. Lorenz, Solon Véras).

Lorsque le triceps sural est complètement paralysé, que le tendon d'Achille ne s'oppose pas à la flexion dorsale du pied qui se place en talus, on peut, afin d'obtenir une attitude permanente en léger équinisme, ajouter à la fixation *antérieure* la fixation *postérieure* qui s'exécute avec une technique analogue à celle décrite plus haut.

On peut encore obtenir la fixation *antérieure* au moyen de *ligaments artificiels en grosse soie* (A. Lorenz et M. Reiner).

Soit un cas de pied bot varus équin paralytique. — On fait une incision au tiers inférieur de la jambe, en arrière du péroné, contournant la malléole externe jusqu'au tubercule du 5.ᵐᵉ métatarsien, souvent aussi une deuxième incision sur la face dorsale du pied. Dans l'angle inférieur de la plaie, on creuse à travers le péroné un canal antéro-postérieur assez large. On incise horizontalement et profondément le périoste autour de la malléole, de l'orifice antérieur à l'orifice postérieur du canal. On fixe un fil de soie dans les tendons des péroniers que l'on rassemble à la hauteur du cuboïde. Avec une grosse aiguille, on l'enroule autour des tendons jusqu'à 2 ou 3 cent. au dessus du tunnel osseux, on le passe autour de la malléole.

On fixe un deuxième fil de soie autour des tendons de l'extenseur commun, et dans quelques cas, du tendon de l'extenseur propre du gros orteil, sur la face dorsale du pied. On enroule un fil en remontant jusqu'à 2 ou 3 cent. au dessus du tunnel osseux.

On passe ensuite en avant, à travers le canal, les deux bouts libres du fil péronier. On passe, en arrière, les deux bouts du fil de l'extenseur. On noue les chefs des deux paires de fils, avec une tension suffisante pour la correction de l'attitude vicieuse, de manière que l'anse de la ligature repose sur la face latérale du péroné dans la gouttière dépouillée de son périoste. On rabat le périoste au dessus des fils et on suture les divers plans.

Les tendons, ainsi transformés en ligaments, fixeraient bien, d'après Lorenz et Reiner, par leur tension, les articulations et corrigeraient l'attitude vicieuse en équin ou en varus.

c) OPÉRATIONS SUR LES APONÉVROSES ET SUR LES MUSCLES.

La section des aponévroses et des muscles rétractés se pratique par la méthode *sous-cutanée* ou *à ciel ouvert*. Elle est très souvent indiquée dans le traitement des difformités paralytiques ou spastiques. La section large, à ciel ouvert, convient dans les contractures en flexion de la cuisse sur le bassin et de la jambe sur la cuisse, dans les cas où plusieurs muscles et tendons doivent être coupés avec précision, au voisinage de nerfs et de vaisseaux importants.

L'allongement et le *raccourcissement des muscles* s'exécute suivant la même technique que celle en usage pour les tendons. Le raccourcissement *par plicature* (L. Wulstein) est recommandable.

d) OPÉRATIONS SUR LES CAPSULES ET SUR LES LIGAMENTS.

Si les capsules et les ligaments rétractés et raccourcis ne cèdent pas aux manœuvres de redressement forcé manuel ou instrumental, on pratique des sections partielles ou totales.

1° *Capsules.* — Dans le relâchement capsulaire, dans les luxations paralytiques, on exécute des *capsulorraphies* (pour l'épaule: procédé de Ricard, procédé de Mikulicz, procédé de Gersler; pour la rotule: procédé de Le Dentu).

Dans le *relâchement articulaire du genou, dans le genu recurvatum, valgum ou varum, paralytique*, on pratique sur la capsule des opérations analogues à celles préconisées pour la cure des luxations habituelles. Comme complément, on transplante ou on raccourcit les tendons périarticulaires, principalement le demi-tendineux et le demi-membraneux.

Lorsque la capsule est trop amincie et ne peut être suturée, on place en avant de l'articulation des ligaments artificiels constitués par de la soie que l'on suture au périoste au dessus et au dessous de la capsule.

2° *Ligaments.* — Les ligaments rétractés sont déchirés ou incisés. Les ligaments relâchés sont repliés, raccourcis, suivant la technique adoptée pour les tendons.

Dans quelques difformités paralytiques, notamment dans le pied bot paralytique, on fait des ligaments artificiels avec de la soie ou du crin de Florence, on transforme en ligament un tendon au moyen d'une transplantation totale ou partielle sur le périoste (voir Ténodèse).

e) OPÉRATIONS SUR LES OS.

L'ostéotomie sous-cutanée ou à ciel ouvert, corrige la direction défectueuse d'un membre tout en laissant le libre jeu des articulations voisines (ostéotomie sus-condylienne, ostéotomie inter-trochantérienne ou sous-trochantérienne pour correction des déviations paralytiques du genou ou de la hanche.)

L'ostéotomie permet non seulement de changer la direction de l'axe de l'os, mais encore d'obtenir la rotation de cet axe sur lui-même.

L'ostéoclasie est souvent utile. Elle s'obtient facilement, sans grand effort, sans éclatement en raison de la décalcification et de la fragilité des os des paralytiques ou des spastiques.

f) OPÉRATIONS SUR LES ARTICULATIONS.

1° *Résection.* — Les résections orthopédiques sont rarement indiquées. On n'a souvent à exécuter, dans les déformations arti culaires, que de simples arthrodèses avec abrasion d'os ou de cartilage dans une petite étendue.

Les *tarsotomies*, les *tarsectomies* conviennent, exceptionnellement, dans quelques cas de pied bot paralytique.

2.º *Arthrodèse* — L'arthrodèse, pratiquée dans le but d'obtenir une ankylose qui facilite la marche, s'exécute suivant diverses techniques décrites dans les traités d'orthopédie. Il faut surtout ouvrir très largement l'articulation, afin de pouvoir découvrir les surfaces articulaires dans toute leur étendue, enlever tout le cartilage, sans crainte d'entamer le tissu osseux, affronter très exactement les surfaces, aviver et immobiliser exactement la région pendant quelques mois.

g) OPÉRATIONS SUR LES NERFS.

La section, la résection, l'élongation, la suture, l'anastomose des nerfs sont souvent indiquées pour agir sur les muscles en état de spasme, de contracture ou de paralysie.

La section ou la résection du *nerf spinal et de ses branches* ou des *branches postérieures des premiers nerfs cervicaux* a été conseillée dans le traitement du *torticolis spasmodique*.

La section ou la résection *du nerf obturateur* a été exécutée dans le but de faire disparaître le *spasme des adducteurs* (A. Lorenz, Chipault).

La suture de la *cinquième et sixième paire cervicale* a été proposée dans le traitement des *paralysies d'origine obstétricale du membre supérieur* (R. Kennedy).

Le plexus cervical est d'abord découvert. On détruit les adhérences, on extirpe les cicatrices ou les nodosités qui, presque toujours, se trouvent à l'union de la branche antérieure de la 5me et 6me paire cervicale (R. Kennedy), quelquefois seulement au niveau de la 5me paire. L'excision ne suffit pas, il faut, d'après R. Kennedy, pratiquer la section des 5me et 6me paires au dessus de la lésion. On a alors deux bouts centraux: la 5me et la 6me paire cervicale; et trois bouts périphériques: le nerf supra capsulaire, la branche qui va au rameau externe et la branche qui va au rameau postérieur du plexus.

On suture les bouts nerveux avec des fils de catgut.

R. Kennedy préfère la suture nerveuse, suivant la technique indiquée, à l'anastomose des nerfs du plexus qui, d'après lui aggrave la paralysie et l'étend même aux nerfs sains.

1.º *Anastomose* — *Greffe nerveuse.*

Un assez grande nombre d'anastomoses nerveuses ont été pratiquées dans ces dernières années dans le but de rétablir la conductibilité d'un nerf ou de suppléer un nerf paralysé.

Les tableaux (¹) ci-dessous indiquent les différents modes d'anastomoses et donnent quelques exemples des principales greffes nerveuses.

A) ANASTOMOSE DU BOUT CENTRAL.

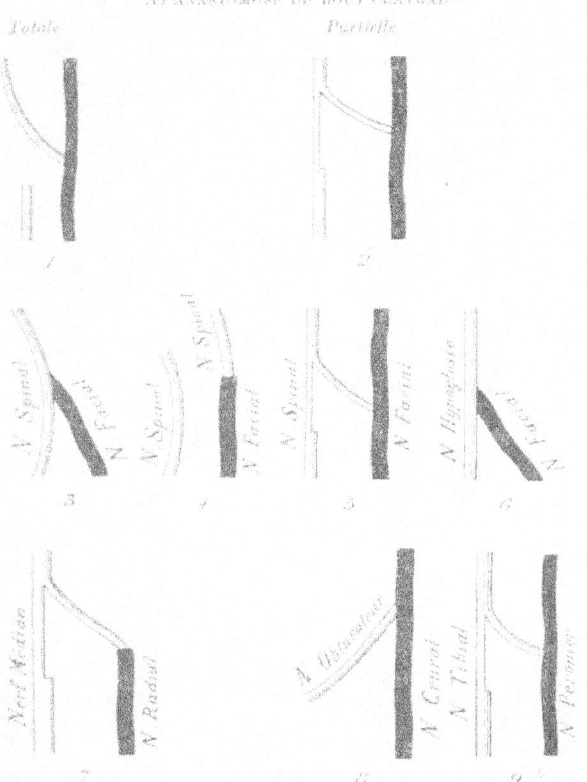

L'anastomose du *nerf obturateur* avec le *crural*, l'anastomose du *nerf tibial* avec le *nerf péronier* ont été conseillées pour remédier à la paralysie du quadriceps fémoral et des muscles de la région antéro-externe de la jambe.

<hr>

(¹) P. Redard — Précis de Technique Orthopédique. — Paris 1916. — (Sous presse).

Pour exécuter la greffe de *l'obturateur sur le crural* (8), on découvre d'abord le crural au dessous de l'arcade fémorale. On met ensuite à nu le nerf obturateur par une incision de 8 à 10 cent. qui commence ou finit à 2 cent. en dehors de la racine des bourses. On isole la branche superficielle qui se distribue au droit interne

B) ANASTOMOSE DU BOUT PÉRIPHÉRIQUE

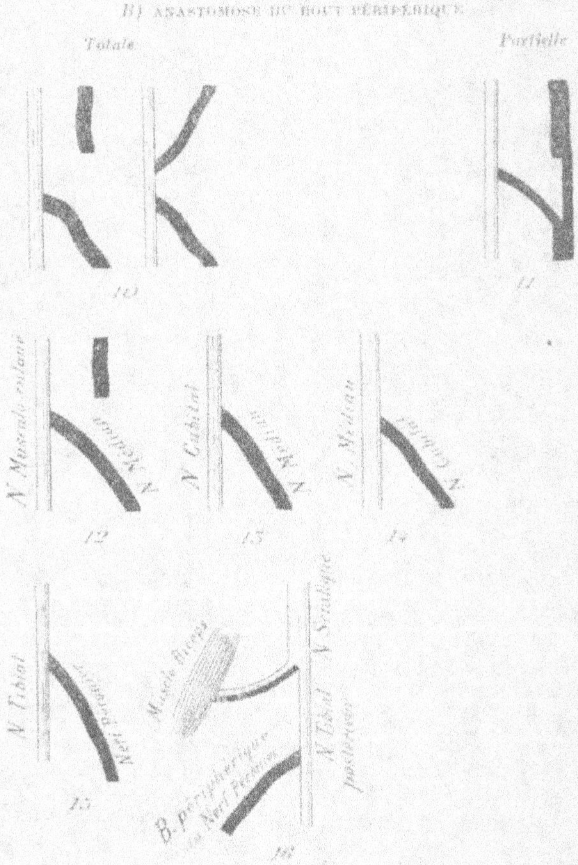

et au moyen adducteur. On la coupe, avant qu'elle ne pénètre dans ce muscle, on fixe sa gaine par un fil. On attire du côté du nerf crural le bout central de cette branche qui passe dans un tunnel sur ou sous le paquet vasculaire. On l'implante enfin dans une boutonnière pratiquée dans le nerf crural (H. Spitzy).

L'anastomose du *nerf tibial* avec le *nerf péronier*, ou inversement, est pratiquée au niveau du creux poplité, ou mieux, assez haut, entre les ventres des muscles demi-membraneux et du biceps. A ce niveau, les nerfs sont assez rapprochés et la greffe est facile. L'anastomose d'une partie du nerf tibial sain sur le nerf péronier paralysé (9) nous paraît être le procédé de choix.

L'anastomose du bout central, *descendante*, *active*, est celle qui donne les meilleurs résultats fonctionnels, bien qu'elle nécessite le sacrifice d'un assez grand nombre de fibres et d'éléments nerveux sains.

ANASTOMOSE LATÉRALE ET TÉLÉMINALE

Suture par croisement

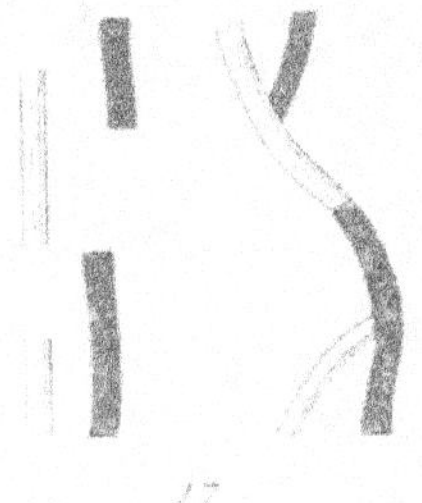

17

Les greffes nerveuses ne réussissent que grâce a une technique irréprochable: Asepsie rigoureuse; éviter toute tension et la dilacération étendue des cordons nerveux; pratiquer une très petite boutonnière longitudinale qui sert à recevoir le nerf implanté; fixer le nerf avec quelques points de suture longitudinaux, superficiels, ne comprenant, d'après quelques opérateurs, que le périnerve; reconstituer soigneusement la gaine nerveuse; recouvrir les parties greffées avec les muscles voisins, afin d'éviter les adhérences périphériques et les chéloïdes assez fréquentes.

b) OPÉRATIONS SUR LE CRANE ET SUR LES VERTÈBRES.

Les crâniectomies ont été exécutées dans le but d'enlever des foyers de sclérose, des exsudats, des hématomes (Spiller, Brillard, Chipault).

Les interventions sur les vertèbres (procédés décompresseurs, exérétiques, ablation de séquestres, de fongosités) ont été con-

seillées dans quelques cas, particulièrement dans les paraplégies
spasmodiques pottiques.

III

Difformités dans les affections paralytiques.

INDICATIONS DU TRAITEMENT CHIRURGICAL. — VALEUR DES MÉTHODES.

Nous citerons seulement les opérations chirurgicales dont l'efficacité est unanimement reconnue. Nous nous étendrons davantage
sur les méthodes modernes dont la valeur est encore discutée.

C'est surtout, *à une période avancée des affections paralytiques*, lorsque les difformités sont définitivement constituées et que
la réparation naturelle a produit tous ses effets, que le chirurgien
doit intervenir.

Rarement, *au début*, il pratique quelques ténotomies dans le
but de prévenir la difformité. Il affaiblit ainsi les muscles antagonistes et permet aux muscles qui ne sont pas complètement
paralysés de reprendre une partie de leur vitalité et de corriger
l'attitude vicieuse.

On n'opère les difformités paralytiques que lorsqu'elles sont
définitivement constituées, non susceptibles d'être améliorées par
un traitement médical ou orthopédique simple, par conséquent, à
une époque assez éloignée de leur début.

On étudie très attentivement la difformité paralytique. Par
l'examen électrique, fonctionnel, radiographique, etc., on apprécie
l'état de l'équilibre musculaire, la forme de la déformation, son
importance, le degré de l'impotence.

Le choix des opérations, la détermination du plan opératoire
est basé sur l'ensemble des résultats obtenus par ces divers modes d'examens.

Ainsi que nous l'avons établi, le chirurgien doit:

    1.º *Corriger la difformité;*

    2.º *Rétablir l'équilibre musculaire et la fonction;*

    3.º *Fixer en bonne position, dans quelques cas, les arti-
culations des membres paralysés.*

1.º — *Correction de la difformité.* — Le *redressement forcé manuel* est la méthode de choix pour la correction des difformités
du membre inférieur, principalement des pieds bots paralytiques.

Si la difformité est prononcée, résistante, si les os sont notablement déplacés, on pratique le *redressement forcé instrumental* avec des *ostéoclastes* ou des *tarsoclastes*.

On détruit tous les obstacles fibreux par des sections sous-cutanées ou à ciel ouvert, par des *ténotomies*, des *allongements de tendons*, des *aponévrotomies*, des *myotomies*, etc. Ces interventions sont souvent le premier temps d'autres opérations plus complexes (transplantation tendineuse, arthrodèse, résection), destinées à améliorer le fonctionnement des membres.

Les *résections*, les *tarsotomies*, les *tarsectomies* sont rarement indiquées.

L'ostéotomie, exécutée sur la diaphyse ou au voisinage des articulations, est précieuse pour la correction de certaines formes de difformités paralytiques (difformités du genou, de la hanche). Elle est souvent utile dans les difformités du membre supérieur où elle permet d'obtenir, dans des cas déterminés, le changement du sens de la rotation de l'axe de l'os et d'améliorer ainsi le fonctionnement ultérieur du membre.

Les *appareils plâtrés*, appliqués suivant une technique irréprochable, contiennent les parties redressées, pendant quelques semaines.

2.° — *Rétablissement de l'équilibre musculaire et de la fonction*. — Examinons les opérations qui permettent d'obtenir le but idéal ou de s'en rapprocher, le rétablissement complet de l'équilibre musculaire et de la fonction.

Comment affaiblir le groupe musculaire actif, renforcer le groupe paralysé ? Comment suppléer les muscles paralysés définitivement perdus, assurer le retour des mouvements et de la fonction ?

La *ténotomie*, la *myotomie*, en affaiblissant les antagonistes en état de contraction exagérée, permettent aux muscles affaiblis ou atrophiés par inactivité, lorsqu'ils ne sont pas complètement paralysés, de reprendre une partie de leur force, de rétablir en partie l'équilibre musculaire et la forme des membres.

La *transplantation tendineuse* a de plus grandes prétentions. D'après quelques chirurgiens, cette opération permet de remplacer les muscles paralysés par des muscles actifs d'action et de force égales à ceux que le mal a détruits, de rétablir complètement la fonction et la forme.

Un très grand nombre de travaux ont été publiés dans ces dernières années sur cette intéressante question. La technique opératoire a été perfectionnée.

On possède actuellement de nombreuses observations de transplantations pratiquées depuis plusieurs années qui permettent de porter un jugement sur la valeur de cette opération.

Nos conclusions se basent sur l'examen minutieux des statistiques, des résultats éloignés des cas publiés par nos collègues et de nos observations personnelles.

Nous croyons inutile de publier de longs tableaux statistiques qui ne donneraient que peu d'indication sur les résultats éloignés et sur la proportion des succès obtenus. Dans les statistiques, en effet, les observations ne sont pas comparables entre elles : l'opération s'adressant tantôt à des cas simples, tantôt à des cas compliqués. Les méthodes opératoires sont différentes ; la technique varie avec chaque chirurgien.

Nous avons surtout étudié quelques observations de sujets opérés suivant des règles précises et une technique irréprochable, suivis pendant un certain temps, au moins un an. L'examen de ces cas vaut mieux, à notre avis, pour l'appréciation de la méthode, que le rapprochement de très nombreux cas statistiques, disparates, à indications peu précises, dont il est difficile de tirer une conclusion.

Dans notre exposé technique nous avons déjà donné quelques conclusions.

Les succès dépendent de la technique employée, de l'observation rigoureuse des règles opératoires, du traitement consécutif.

On doit actuellement préférer la transplantation *descendante* et *totale* aux autres méthodes.

Le muscle actif doit être recherché dans un point aussi rapproché que possible ; il doit avoir une fonction et une direction analogues à celles du muscle paralysé qu'il doit remplacer.

La *transplantation périostée* doit être adoptée dans la majorité des cas, de préférence à l'*anastomose musculo-tendineuse*.

Cette nouvelle méthode a réalisé un grand progrès dans la thérapeutique des difformités nerveuses.

Dans l'*anastomose musculo-tendineuse*, le tendon paralysé sur lequel est greffé le tendon actif, manque de résistance. Sous l'influence des tractions, il se distend. Il se produit fréquemment une récidive, la fonction n'est pas rétablie, le membre reprend son attitude vicieuse.

Les emprunts nombreux aux muscles actifs, ne sont pas sans inconvénients et produisent souvent un affaiblissement notable du membre.

Le plan opératoire est difficile à établir; il est, en général, compliqué; il nécessite des anastomoses nombreuses, la division de plusieurs muscles actifs sains.

Certains tendons se réunissent mal entre eux, se cicatrisent difficilement.

Les insuccès, les récidives sont très fréquents.

La nouvelle *méthode périostée* a l'avantage d'éviter la perte de force nécessaire à la tension du muscle paralysé. Elle permet d'établir un plan opératoire assez simple, de se servir seulement de quelques muscles actifs dont les tendons sont fixés dans le point voulu.

La prolongation des tendons avec de la soie (F. Lange), l'utilisation de toute la longueur du tendon actif (A. Codivilla) donnent une très grande liberté pour la détermination du plan opératoire et pour le choix du point d'attache.

L'implantation en un nouveau point du squelette d'un muscle désinséré permet de bien corriger les déviations latérales du pied et d'éviter le retour de la difformité; avec des sutures en chaîne (Codivilla) en comprenant dans les anses de fil les tissus fibreux et les tendons voisins, on obtient une réunion et une fixation périostée très solide.

Les tendons artificiels constitués avec de la soie présentent quelques inconvénients et exposent à quelques accidents. Avec Codivilla, nous pensons qu'il faut, autant que possible, suturer le tendon du muscle actif directement sur le périoste, en le désinsérant à son attache inférieure et en l'utilisant dans toute sa longueur.

La transplantation tendineuse donne-t-elle un rétablissement de l'équilibre musculaire, une restauration complète de la fonction du muscle paralysé? Le système nerveux s'adapte-t-il aux nouvelles conditions fonctionnelles? Questions encore discutées et difficiles à résoudre.

La majorité des orthopédistes n'admet l'adaptation que dans la *transplantation totale*.

La *transplantation partielle*, la *transplantation des muscles antagonistes* ne donnent que des moyens de fixation et n'ont aucune action sur le mouvement des parties.

Quelques observations d'anastomoses musculo-tendineuses prouvent cependant que l'opération peut être suivie d'un meilleur partage de la force conservée. Quelques mouvements ont été rétablis, quelques muscles se sont adaptés à une fonction nouvelle et ont joué un nouveau rôle, mais, dans aucun cas, il n'y a restauration fonctionnelle parfaite; on n'observe que des améliorations.

Les mouvements rétablis s'exécutent avec une amplitude très limitée.

Les résultats obtenus dans les cas de transplantations des muscles fléchisseurs de la cuisse sur le quadriceps paralysé semblent prouver que des antagonistes fléchisseurs peuvent devenir extenseurs.

La possibilité de la dissociation d'un muscle auquel on demande deux actions opposées, l'extension et la flexion, par exemple, ou la pronation et la supination, n'est généralement pas admise.

Une grande part dans les améliorations fonctionnelles observées doit certainement être attribuée aux opérations complémentaires: allongement, raccourcissement tendineux, etc., à la correction de la forme. Certains muscles voisins auxquels on n'a pas touché, reprennent peu à peu leur tonicité et leur vigueur.

De même que dans les simples ténotomies, la correction de la difformité, l'allongement ou le raccourcissement des tendons, permettent aux muscles atrophiés ou paralysés par inactivité, de reprendre leur tonicité et leurs mouvements.

Les opérations complémentaires, mieux que la transplantation musculo-tendineuse elle-même, donnent souvent le maintien définitif de la forme et mettent à l'abri des récidives.

Dans la *transplantation périostée*, si le muscle transplanté totalement est absolument sain, on arrive à un meilleur partage de la force musculaire. Très souvent le nouveau muscle produit le mouvement désiré, il supplée le muscle paralysé. Pour le pied, la transplantation périostée corrige les déviations latérales, maintient la forme, évite la récidive. La proportion des succès est plus grande avec la transplantation périostée qu'avec l'anastomose tendineuse. Très rarement cependant encore la nouvelle méthode donne une restauration fonctionnelle complète; on n'a, le plus souvent, qu'une amélioration. La correction de la forme est mieux maintenue à la suite de la transplantation périostée qu'avec l'anastomose tendineuse.

Les transplantations tendineuses ont surtout été appliquées à la cure des *pieds bots paralytiques*. La disposition des muscles de la jambe et des tendons au niveau du cou-de-pied, se prêtent à des anastomoses multiples et combinées. Nos conclusions s'ap-

puient, en grande partie, sur les résultats obtenus dans cette variété de difformité nerveuse.

Les résultats des *transplantations des fléchisseurs de la cuisse
sur le quadriceps fémoral paralysé* méritent d'attirer l'attention.

Les observations de Lange, de Vulpius, prouvent que les
fléchisseurs cruraux antagonistes transplantés sur le quadriceps,
peuvent devenir extenseurs. L'opération procure souvent une restauration fonctionnelle importante, des mouvements assez étendus,
mais qui n'ont jamais l'amplitude normale, la correction de l'attitude vicieuse en flexion. Quand on emploie pour la transplantation, dit Lange, des muscles fléchisseurs partiellement dégénérés,
lorsqu'on ne peut transplanter qu'un seul muscle, le résultat
obtenu est très médiocre. On doit s'estimer heureux si l'opéré
peut faire quelques pas sans le secours d'un appareil.

De nombreuses observations de transplantations tendineuses
pour la cure des *difformités paralytiques du membre supérieur*
(Drobnik, F. Franke, Cappelen, Keller, Sainclair-White, Rochet,
Hoffa, Townsend, A. H. Tubby) prouvent que cette opération a
surtout un rôle important de fixation et de correction des attitudes vicieuses. Dans quelques observations, on note un retour
partiel des mouvements, une légère amélioration de l'état fonctionnel.

Quelques auteurs ne pensent pas que ces cas démontrent
qu'il y ait en réellement transport de l'activité fonctionnelle d'un
muscle sain sur les muscles paralysés.

Ils attribuent l'amélioration au raccourcissement des muscles
et des tendons, à la correction de l'attitude vicieuse qui permettent aux muscles distendus et inactifs de reprendre leur tonicité et d'obéir de nouveau à la volonté.

En résumé, la transplantation tendineuse est une méthode de
très grande valeur, qui, seule ou combinée avec d'autres opérations, donne d'excellents résultats dans le traitement des difformités nerveuses. Elle peut rétablir *en partie* l'équilibre musculaire, améliorer la fonction, maintenir la correction de la difformité et s'opposer à son retour.

Indications. — La transplantation tendineuse est surtout indiquée dans les paralysies flasques incomplètes, d'origine centrale
ou périphérique, principalement dans les pieds bots paralytiques.

Une condition essentielle du succès est la conservation d'une certaine force distributive dans le territoire de la transplantation, la présence de plusieurs muscles actifs, sains, que l'on peut transplanter. Les chirurgiens qui ont exécuté des transplantations dans la cure de paralysies presque complètes, lorsque le membre n'avait plus qu'un ou deux muscles actifs, ont eu des insuccès et ont compromis la méthode.

Le muscle transplanté doit être absolument sain, celui sur lequel se fait la transplantation, totalement paralysé; conditions qui se trouvent souvent réalisées dans les pieds bots paralytiques incomplets.

Les résultats sont d'autant meilleurs que les muscles transplantés sont plus vigoureux, plus capables d'obéir à la volonté.

La transplantation donne les meilleurs résultats et est absolument indiquée dans le pied bot paralytique, lorsqu'un, deux ou trois muscles, sont seulement atteints.

Elle est contre-indiquée, lorsque la paralysie atteint un grand nombre de muscles. Elle ne procure alors qu'une fixation du pied dans une attitude plus favorable; elle ne donne jamais une amélioration fonctionnelle importante.

La transplantation doit être conseillée dans la *paralysie du quadriceps fémoral*, lorsque la marche est défectueuse, lorsque la difformité en flexion est prononcée, que le quadriceps n'est pas totalement paralysé, qu'il subsiste plusieurs fléchisseurs cruraux sans lésions importantes.

L'intervention sur les tendons rend encore souvent des services dans les *paralysies du membre supérieur*, soit qu'elle corrige l'attitude vicieuse, soit qu'elle contribue à ramener quelques mouvements actifs. Elle est justifiée, lorsque la paralysie est incomplète, que la gêne fonctionnelle et que la difformité sont assez prononcées.

La *transplantation périostée* est absolument indiquée, et doit être préférée à l'*anastomose de tendon à tendon*, lorsque le tendon du muscle paralysé sur lequel doit se faire la greffe manque de résistance, lorsque l'anastomose ne peut se faire dans une zone rapprochée de l'insertion sur le périoste du tendon paralysé, lorsqu'on peut trouver un point sur le squelette qui permettra au muscle transplanté de mieux remplir une nouvelle fonction nécessaire, lorsqu'on veut enfin rétablir la pronation ou la supination dans les déviations latérales du pied.

La transplantation périostée est absolument indiquée, lors-

qu'on veut rétablir la pronation ou la supination dans les déviations latérales du pied.

Nous renvoyons aux mémoires spéciaux pour la description
des diverses transplantations indiquées pour chaque variété de
pied bot.

Anastomose. Suture nerveuses. L'anastomose, ou la suture nerveuse, est l'intervention idéale, lorsqu'elle peut être pratiquée
avant la dégénérescence complète du nerf. En dehors des lésions
traumatiques des nerfs, la méthode, à cette période, est difficilement applicable.

Quelques récentes observations prouvent que, même après la
dégénérescence, la greffe nerveuse est suivie d'améliorations ou
même de guérisons parfaites.

Les *anastomoses spino* ou *hypoglosso-faciales* (J. H. Fauré,
R. Kennedy, Faret, Bréavoine, Th. Gluck, Hackenbruck) ont donné
des restitutions fonctionnelles complètes, presque toujours de notables améliorations.

Nous ne possédons que de très rares observations d'anastomoses nerveuses pratiquées pour remédier aux troubles fonctionnels de la paralysie infantile.

La greffe de *l'obturateur* sur le *crural* (H. Spitzy), l'anastomose du *nerf tibial* avec le *péronier*, pour la cure de la paralysie du quadriceps, des muscles de la région antéro-externe de la
jambe, n'ont été encore que très peu exécutées. Nous ne connaissons que quelques résultats éloignés.

Chez une fillette de 5 ans, Young, a transplanté le nerf tibial
antérieur sur le musculo-cutané, pour remédier aux troubles déterminés par une paralysie infantile de la jambe droite, datant de
5 ans. Dix-huit mois plus tard, les muscles de la région tibiale
antérieure et péronière répondaient au courant faradique.

Dans trois cas, Hackenbruck a greffé une partie du nerf tibial
sur le nerf péronier paralysé. Dans deux cas il a eu un insuccès
qu'il attribue à une chéloïde formée au niveau de la suture nerveuse. Dans le troisième cas, chez une jeune fille de 12 ans, paralysée depuis l'âge de 18 mois, le résultat fut idéal. Au bout de 18
mois, les muscles péroniers répondaient normalement aux courants faradiques et galvaniques.

La *suture*, l'anastomose *nerveuse* pour remédier aux lésions de la *paralysie obstétricale du membre supérieur* (Whitman,
Taylor, Clarck, R. Kennedy), qui siègent généralement au niveau
de la 5ᵐᵉ et 6ᵐᵉ paires cervicales, ont donné des améliorations,

souvent des guérisons (restauration de la fonction, correction de la difformité).

R. Kennedy préfère la suture nerveuse à l'anastomose des nerfs du plexus qui, d'après lui, aggrave la paralysie et l'étend aux nerfs sains.

Cet auteur ne conseille l'opération que lorsqu'elle est l'unique ressource, que tous les moyens thérapeutiques usuels ont été employés pour obtenir la réparation nerveuse.

D'autres chirurgiens pensent que la greffe doit être exécutée le plus tôt possible, au bout de deux mois, à une époque très rapprochée du début de la paralysie.

Ainsi donc, les quelques résultats obtenus jusqu'à ce jour, ne permettent pas d'être absolument fixés sur la valeur de la greffe nerveuse. Ils sont cependant très encourageants.

Les expériences sur les animaux, les examens anatomo-pathologiques, quelques observations cliniques prouvent qu'il est possible de transposer les centres corticaux voisins, de suppléer un nerf paralysé par un nerf ou une portion de nerf sain.

L'anastomose nerveuse est indiquée dans les paralysies centrales ou périphériques, après la période de régénération spontanée, lorsque tous les moyens thérapeutiques usuels ont été appliqués, lorsqu'il n'est pas possible de remédier à la difformité par des opérations simples (excision d'une cicatrice, suture primitive ou secondaire du nerf, névrolyse, etc.).

Quelques chirurgiens (H. Spitzy) conseillent d'exécuter la greffe nerveuse, dans tous les cas, avant d'entreprendre des opérations plastiques sur les tendons. Ce n'est que dans le cas d'insuccès de l'anastomose nerveuse, que l'on est autorisé à agir sur les tendons.

Une condition essentielle du succès est de pratiquer l'anastomose, ou la greffe, suivant les règles techniques que nous avons indiquées.

3° *Fixation en bonne position des articulations des membres paralysés.*

Arthrodèse — L'arthrodèse destinée à déterminer une ankylose articulaire dans un but orthopédique, après avoir joui d'une grande vogue, est actuellement assez rarement exécutée.

Les uns lui reprochent de ne pas donner une ankylose solide, osseuse, les autres de supprimer le jeu d'une articulation importante.

Il faut reconnaître que cette opération rend d'excellents services, lorsque tous les muscles d'un segment de membre sont paralysés; l'ankylose qu'elle détermine transforme heureusement un membre gênant et inutile. Elle est encore recommandable dans les attitudes vicieuses fixes, lorsque la transplantation tendineuse ne peut rétablir aucun mouvement, et qu'on juge qu'une ankylose en bonne position rendra plus de services que le jeu défectueux d'une articulation, et enfin dans les luxations paralytiques.

L'arthrodèse est surtout pratiquée au niveau du cou-de-pied, des articulations du tarse, du genou et de l'épaule.

Fixation tendineuse. Ténodèse — Cette opération encore peu connue, a été recommandée pour obtenir la fixation articulaire en bonne position par l'intermédiaire des tendons périarticulaires qui dépendent de muscles totalement paralysés.

Elle a, à peu près, les mêmes indications que l'arthrodèse.

Les récentes observations de F. Lange, de C. B. Tilanus, d'A. Codivilla, d'A. Lorenz, de M. Reiner, dans lesquelles la fixation antérieure au niveau du cou-de-pied a été obtenue au moyen de tendons, ou de ligaments artificiels en grosse soie, prouvent que cette méthode est recommandable. Elle ne doit être conseillée que chez l'adulte, lorsque la croissance est terminée. Chez l'enfant en voie de développement, elle expose à des corrections extrêmes, en rapport avec la croissance, qu'il faut atténuer par de nouvelles interventions.

Le procédé de *fixation sous périostée* (A. Codivilla) présente de nombreux avantages:

Opération facile, sans complications primitives ou tardives, ne nécessitant pas l'inclusion de corps étrangers (soie ou crin).

Fixation immédiate et définitive de l'articulation dans la position voulue, se maintenant pendant la croissance du sujet.

L'opération est contre-indiquée chez les jeunes enfants dont les tissus sont fortement relâchés et manquent de résistance.

On peut, dans ces cas, se servir d'un ou des deux péroniers placés en position de flexion et renforcer l'extenseur commun avec des tendons artificiels en soie, mais les résultats obtenus sont toujours médiocres. Il est préférable d'attendre et de ne pratiquer la fixation tendineuse *qu'à partir de l'âge de 10 ans*.

On peut combiner, souvent très avantageusement, la fixation tendineuse avec l'arthrodèse.

Les *tendons* ou les *ligaments artificiels* constitués par de la grosse soie (F. Lange) sont très utiles dans le traitement du relâ-

chement articulaire du genou d'origine paralytique. Ils permettent de fixer l'articulation dans une position favorable à la marche.

IV

Difformités dans les affections spastiques

> *a)* Indications du traitement chirurgical — Valeur des diverses méthodes.
> *b)* Résultats éloignés.

Faut-il intervenir ?

La guérison et les améliorations spontanées des affections spastiques et particulièrement de la maladie de Little sont exceptionnelles.

Les moyens médicaux, et souvent aussi les massages, la rééducation musculaire, les appareils, sont impuissants.

Les neurologistes et les orthopédistes reconnaissent actuellement, d'une façon presque unanime, la nécessité du recours, dans un très grand nombre de cas, aux ressources de la chirurgie orthopédique.

A quelle période? Par quelles opérations? Dans quels cas?

Au début, lorsque les muscles sont seulement atteints de spasmes, sans lésions anatomiques, lorsque l'attitude vicieuse est peu prononcée, les massages, les mobilisations, les appareils de redressement suffisent quelquefois.

A la période de spasme pur, le *redressement forcé* avec contention consécutive sous le plâtre donne, à notre avis, de très mauvais résultats. Il aggrave les contractures, accentue les positions vicieuses des membres.

La *ténotomie, sous-cutanée ou à ciel ouvert, l'allongement des tendons* sont quelquefois indiqués dans les cas graves, caractérisés uniquement par des spasmes, sans rétractions fibro-tendineuses, qui résistent aux traitements orthopédiques simples. Les ténotomies pratiquées dans ces conditions nous ont souvent donné une meilleure répartition de l'influx nerveux, la cessation des spasmes, la correction des attitudes vicieuses, une amélioration de la motricité et de la marche. Nous ne pensons pas qu'il faille se conformer absolument à la loi de Charcot-Gowers: «L'intervention n'est justifiée que dans les pseudo-contractures caractérisées par la rétraction fibro-tendineuse».

Sans doute, il faut surtout intervenir en dehors des crises

myo-spasmodiques, mais ce n'est pas, à notre avis, une règle absolue.

Lorsque le spasme est intense, résiste depuis un certain temps, *il faut intervenir de bonne heure*, principalement par les ténotomies et la contention en bonne attitude sous le plâtre pendant quelques semaines, sans attendre que la rétraction fibro-tendineuse et l'atrophie se soient définitivement établies.

Les *transplantations tendineuses* qui, de même que les ténotomies, doivent affaiblir le spasme des muscles, éloigner les causes d'excitation réflexe, corriger les attitudes vicieuses et permettre des mouvements utiles pour la marche, donnent, à cette période, quelques bons résultats.

Dans l'*équino-varus spastique*, on transplante une partie du triceps ou du tendon d'Achille, en état de spasme, sur les péroniers. On allonge le tendon d'Achille (Eulenburg, A. Codivilla, Lange, Vulpius, F. Franke, P. Redard).

Dans la *contracture spastique en flexion du genou*, on transplante le biceps et le demi-tendineux sur le quadriceps fémoral (Lange, Codivilla).

Pour combattre la *rotation du membre en dedans*, on transplante le *demi-tendineux* ou le *demi-membraneux* sur le *biceps*, le *biceps* sur le *droit antérieur* (A. Codivilla). Pour combattre la *pronation de l'avant-bras*, on modifie l'insertion du rond-pronateur par le procédé de Tubby.

L'examen des observations de *pieds varus-équins-spastiques* traités par la transplantation indique une diminution du spasme, le rétablissement de certains mouvements du pied très utiles pour la marche, la correction de la difformité, une amélioration de la motricité.

La transplantation des *fléchisseurs de la cuisse* sur le *quadriceps*, dans trois cas de maladie de Little (Lange) et dans un cas d'hémiplégie cérébrale spasmodique (Codivilla), ont donné une notable amélioration de la forme et de la fonction.

Les observations publiées jusqu'à ce jour sont incomplètes, trop peu nombreuses et ne permettent pas de porter actuellement un jugement sur la valeur de la transplantation dans le traitement des difformités spastiques.

Nous pensons que, dans la généralité des cas, la ténotomie doit être préférée aux transplantations. Par exception, dans quelques cas graves d'équino-varus, et surtout dans la contracture en flexion du genou, très prononcée, qui récidive souvent à la suite des ténotomies du biceps et du redressement, on pourra avoir recours aux transplantations.

La détermination du plan opératoire dans cette variété de transplantation est toujours très difficile. On ne sait comment il faut agir sur les muscles pour régler l'apport de l'influx nerveux et rétablir l'équilibre fonctionnel. On est exposé à trop donner aux muscles affaiblis, à transformer, par exemple, un varus en valgus.

La *section du nerf obturateur*, préconisée par A. Lorenz et Chipault pour combattre la contracture des adducteurs de la cuisse, n'a que de très rares indications.

Le traitement chirurgical est surtout indiqué à *une période avancée de la maladie*, lorsque les rétractions fibro-tendineuses existent depuis quelque temps déjà et que la difformité est solidement fixée par des obstacles fibreux.

Pour vaincre les rétractions fibro-tendineuses, on sectionne, en général à ciel ouvert, toutes les parties qui résistent et s'opposent au redressement des membres, on immobilise sous le plâtre, sans hypercorrection exagérée, pendant peu de temps, pendant trois semaines au maximum.

Le *redressement forcé*, sans section musculo-tendineuse, donne de moins bons résultats que les *ténotomies* et les *myotomies*, et ne convient que pour les contractures peu prononcées. Il est utile pour le redressement des articulations en position vicieuse.

Pour corriger la difformité, on utilise les *redressements forcés manuels ou instrumentaux*, les *opérations plastiques sur les tendons*, rarement les interventions sur le squelette et sur les articulations.

S'il existe encore, à cette période, des muscles atteints seulement de spasme, si quelques groupes sont atrophiés ou paralysés, on peut *rétablir l'équilibre musculaire* par des transplantations. Cette indication est rare, exceptionnelle.

La *chirurgie cérébrale* n'a donné, jusqu'à ce jour, aucun résultat encourageant.

En résumé, les opérations chirurgicales le plus souvent indiquées, celles qui ont le plus de faveur, sont: les *ténotomies*, les *ténectomies*, les *myotomies*, les *redressements forcés*. Les *transplantations tendineuses*, les *névrotomies* sont des opérations d'exception, moins utiles et d'une efficacité moins certaine que les précédentes.

Il faut intervenir, à notre avis, *de bonne heure, sans trop atteindre*, dans tous les cas où il existe des attitudes vicieuses marquées, des spasmes qui résistent longtemps aux moyens médicaux et orthopédiques simples.

L'intervention s'impose à la période des rétractions fibro-tendineuses et des difformités résistantes et prononcées. Elle est utile, même dans les cas graves, où elle donne souvent des améliorations inespérées.

Dans l'*hémiplégie spasmodique unilatérale*, dans l'*hémiplégie spasmodique double*, les phénomènes paralytiques prédominent, le spasme n'atteint que quelques muscles.

La *ténotomie* est le traitement de choix dans la plupart des cas.

Si quelques groupes musculaires importants sont paralysés, on rétablit l'équilibre fonctionnel, en pratiquant des *transplantations*.

Dans la *paralysie spasmodique du mal de Pott*, les interventions sur les vertèbres donnent rarement de bons résultats. On doit conseiller l'extension continue, l'immobilité et, dans quelques cas, le redressement forcé.

Les difformités *par spasme*, dans l'*hémispasme facial périphérique*, dans le *torticolis spasmodique*, etc., sont très rarement actuellement traitées par des moyens chirurgicaux. On préfère s'adresser à la psychothérapie, à la rééducation musculaire et des mouvements.

Résultats éloignés. — Les résultats éloignés du traitement chirurgical des difformités d'origine spastique diffèrent suivant les cas.

Nous avons insisté, depuis longtemps, sur l'importance de la distinction, au point de vue thérapeutique, entre les cas d'affections spasmodiques favorables, et les cas graves, compliqués. Dans les cas favorables, le spasme est peu prononcé, localisé seulement aux membres inférieurs (*forme spinale*), l'attitude vicieuse est peu prononcée. Dans les cas graves, le spasme est intense, généralisé, il y a coexistence de troubles cérébraux (*forme cérébro-spinale*), complication d'idiotie, d'athétose, de chorée.

Il faut aussi considérer l'*état cérébral* des sujets.

Ceux dont l'intelligence est conservée se prêtent bien, après l'intervention chirurgicale et le redressement des membres, à la rééducation des muscles et aux exercices de marche. Ils font de rapides et remarquables progrès.

Ceux atteints d'idiotie ou d'imbécillité, bien qu'ils soient redressés, que le spasme de leurs muscles soit amélioré, que la rétraction fibro-tendineuse soit vaincue, ne retirent que peu de bénéfices du traitement chirurgical, car ils sont incapables de donner l'incitation volontaire nécessaire pour le mouvement et pour la direction de leurs membres dans la marche.

L'examen des statistiques, de très nombreuses observations de nos collègues, et aussi nos observations personnelles, démontrent la très haute valeur du traitement chirurgical dans le traitement des difformités d'origine spastique, et notamment du mal de Little.

Dans les *cas simples*, dans les *cas de gravité moyenne*, le traitement chirurgical donne fréquemment des guérisons, toujours des améliorations rapides de la motricité et de la marche, un retentissement favorable sur l'état général.

Même dans les cas graves, avec complications cérébrales, le traitement chirurgical donne souvent des résultats remarquables, attendus.

Plusieurs de nos anciens opérés, auparavant infirmes, impotents, se déplacent, marchent avec facilité.

Le traitement purement orthopédique, les massages, les mobilisations, la rééducation musculaire, les appareils viennent heureusement compléter les résultats obtenus par la cure chirurgicale.

THÈME 5 — LUXATION CONGÉNITALE DE LA HANCHE
(Traitement de la luxation congénitale de la hanche)

Par M. le Prof. E. KIRMISSON (Paris)

Le sujet a été traité déjà au Congrès international de Paris, en 1900. Sans donc revenir sur tous les travaux antérieurs, nous prendrons comme base de cette étude les discussions et les rapports présentés au Congrès de 1900, et nous aurons pour but, dans le travail actuel, de rechercher quelle évolution la question a subie dans les cinq dernières années.

Un premier fait frappe immédiatement, dès qu'on jette les yeux sur l'ensemble des travaux publiés, c'est le petit nombre de ceux qui ont trait à la réduction par la méthode sanglante. Il est bien évident que celle-ci n'a cessé de perdre du terrain au profit de sa rivale, la réduction non sanglante. Toutefois nous devrons en dire ici quelques mots.

A — MÉTHODE SANGLANTE

Les observations de réduction par la méthode sanglante deviennent de plus en plus rares; nous mentionnerons celles que nous avons pu rencontrer.

Nous trouvons dans le *Lancet* de 1901 une observation du dr. Martin, relative à un enfant de 6 ans, chez lequel il a fait une opération à ciel ouvert par le procédé de Lorenz. Les essais antérieurs de réduction non-sanglante avaient échoué. Lors de l'opération on trouva la tête fémorale dans la fosse iliaque externe; la capsule était étirée; il n'y avait pas de ligament rond. Il existait une bonne cavité cotyloïde, la tête fémorale était normale et fut facilement remise en place, grâce à l'abduction et à la rotation en dedans.

Dans un cas de Jordan (*Münch. med. Wochenschr.*, 1902) il s'agissait d'un enfant de 5 ans et demi, présentant un raccourcissement de 4 centimètres et demi. Après 4 jours d'extension, l'opération fut faite au moyen de l'incision longitudinale de Hoffa, au-devant du grand trochanter. L'acétabulum était plat et dut être excavé à la curette; la tête fut remise en place, et la plaie suturée après drainage à l'aide d'une mèche de gaze iodoformée. Le membre fut placé dans l'extension combinée à l'abduction et à la rotation en dedans. Le 12e jour, l'enfant quitte le lit et fait des tentatives de marche. Le résultat fonctionnel a été excellent, le raccourcissement a été ramené à 1 centimètre et demi, la hanche est mobile dans toutes les directions.

Dowes (*Annals of Surgery*, 1902) publie 2 observations: la première est relative à une petite fille de 4 ans, chez laquelle, après échec de la réduction non sanglante, on pratiqua l'opération à ciel ouvert. L'abaissement de la tête fut facile; l'acétabulum fut excavé, après incision de la capsule; 6 mois après, on constate que la tête est en place et le membre, en flexion légère, associée à l'abduction, présente seulement quelques degrés de mobilité. — Le second cas a trait à une fillette de 6 ans, présentant une luxation du côté droit, avec raccourcissement de 2 pouces et demi. On pratiqua l'opération sanglante, avec agrandissement de la cavité cotyloïde, et réemboîtement du fémur. Il reste encore un pouce et un quart de raccourcissement; mais l'articulation est très libre. On voit que, dans un cas comme dans l'autre, le résultat a laissé beaucoup à désirer.

Au contraire, le résultat était satisfaisant dans une observation de Whitman relative à une fillette de 7 ans, atteinte de double luxation congénitale; 3 ans après l'opération, elle marche avec un léger balancement; mais la lordose a complètement disparu. Les deux opérations ont été faites à 3 semaines d'intervalle. Le remplacement avait été facile, et il avait été à peine nécessaire d'agrandir les cavités.

Burghard dit avoir pratiqué 13 fois l'opération sanglante; dans 9 de ces cas, la cure fut parfaite, et les enfants marchent actuellement très bien. Dans 3 cas, la tête s'est échappée et est allée former un nouvel acétabulum au-dessus et en arrière de l'ancien. Dans aucun cas, il n'y a eu échec complet. Dans une publication antérieure, Burghard nous apprend que, dans bien des cas il a vu par l'opération sanglante que la tête est sur la cavité acétabulaire, mais séparée d'elle par la capsule rétrécie ou par le ligament rond. Dans 3 cas, il était impossible, même après ouverture de la capsule, de faire passer la tête à travers le rétrécissement qui séparait la partie supérieure de la capsule de sa partie inférieure.

Mais l'auteur qui nous fournit les renseignements les plus importants sur la réduction sanglante, c'est Drehmann qui, dans un travail publié en 1903, fait connaître les résultats obtenus à la clinique de Mikulicz pendant les dix dernières années.

Trois de ces opérations ont été faites d'après le procédé de Lorenz, c'est-à-dire à l'aide d'une incision antérieure. Les autres, depuis 1895, ont été faites d'après le procédé de Hoffa, au moyen d'une incision latérale sur le bord postérieur du tenseur du fascia lata. Sur ces 22 malades, il y avait 16 luxations unilatérales, et 6 luxations doubles. De ces dernières, deux ont été opérées d'un côté seulement. Il y a donc eu, en tout, 26 opérations.

Pour ce qui est des résultats immédiats, un malade est mort le 3e jour de septicémie. Il s'agissait d'un cas simple, une luxation unilatérale chez un garçon de 3 ans; trois fois, il y a eu une infection grave; dans deux autres cas, une infection légère. Dans 16 cas, on a réuni la plaie, et la guérison s'est faite sans incident.

Quant aux résultats fonctionnels, sur les 15 luxations unilatérales guéries, il y a eu une reluxation complète, sur une petite fille de 3 ans; plus tard, la réduction a été obtenue chez elle par la méthode non sanglante.

Deux fois, chez des enfants de 4 et de 5 ans, malgré la réunion par première intention, il y a eu suppression presque complète des mouvements, avec tendance à la contracture, qui ne céda pas, malgré un traitement mécanique précoce.

Deux malades, de 7 et de 8 ans, ont peu de mobilité, mais ils marchent bien; chez eux, le membre est en bonne position.

Huit cas concernent des enfants de 9 à 12 ans; sur ce nombre, deux fois, il y a eu une reluxation, qui a nécessité une réduction non sanglante. Dans les 6 autres cas, il y a ankylose complète, avec contracture.

Dans 2 cas, il s'agissait de malades de 18 et de 21 ans, opérés à cause de douleurs. Dans les deux cas, on a obtenu la réduction avec ankylose; le résultat fonctionnel est bon.

Sur les 6 cas de luxations doubles, relatifs à des enfants de 3 à 4 ans, 3 fois il y a eu infection grave et mauvais résultat. Des 3 cas qui ont guéri par première intention, 1 a trait à un enfant de 2 ans et demi, il a été revu à l'âge de 7 ans; la marche est bonne, la lordose est complètement corrigée; mais il boite légèrement du côté droit. De ce côté, il y a un raccourcissement d'un centimètre et demi.

Dans le second cas (enfant de 3 ans), il y a eu, d'un côté, reluxation; de l'autre, contracture en adduction.

Dans le 3e cas, l'opération sanglante a été faite d'un seul côté, l'autre ayant été réduit par la méthode non sanglante; 4 ans et demi après l'opération, l'enfant marche sans fatigue, et boite légèrement.

On le voit, ces résultats sont loin d'être brillants: une mort par septicémie, des cas d'infection plus ou moins graves, voilà pour les résultats immédiats. Et, quant aux résultats définitifs, il y a eu plusieurs fois des reluxations ou des contractures avec attitude vicieuse.

Drehmann conclut qu'à partir de 5 ans, l'opération sanglante, même avec une asepsie parfaite, donne souvent une raideur plus ou moins complète, avec tendance à la contracture. Chez les jeunes enfants, les circonstances sont plus favorables; mais il y a plus à craindre la reluxation.

C'est précisément cette gravité et ces imperfections de la méthode sanglante qui ont conduit les chirurgiens à modifier le manuel opératoire.

Sur un petit garçon de 4 ans, atteint de luxation congéniale de la hanche gauche, Witzel (de Bonn) a procédé de la manière

suivante, sous le chloroforme, le raccourcissement fut d'abord
corrigé par une forte extension, et le résultat obtenu fut fixé
par un appareil plâtré. Quelques jours après, par une fenêtre
pratiquée dans l'appareil, une incision oblique fut faite sur le
grand trochanter, puis, cinq clous dorés de 3 millimètres d'épaisseur sur 4 centimètres de longueur furent enfoncés de 2 centimètres en palissade, au-dessus de la tête fémorale, dans l'os
iliaque.

Witzel se montre très satisfait du résultat. L'enfant se comporte depuis l'opération comme un malade plâtré après réduction non sanglante. Les clous restent en place et doivent mé-
caniquement empêcher la reluxation, en même temps que provoquer la formation d'un épaississement osseux. L'auteur dit
avoir traité depuis lors d'autres malades par le même procédé,
et promet de faire connaître ses résultats ; mais je n'en ai trouvé
nulle trace.

Du reste, Witzel n'est pas le premier à avoir pratiqué l'en-
clouement, dans le but de créer un buttoir qui puisse s'opposer
aux excursions de la tête en haut et en dehors. De mon côté,
j'ai eu la même idée. En 1900, à l'hôpital Trousseau, j'ai pratiqué l'enchevillement chez un jeune garçon de 7 ans atteint
de luxation congénitale du côté droit, et chez une petite fille de
3 ans, atteinte de double luxation congénitale de la hanche. Ma
première opération a été pratiquée le 6 juillet ; après avoir remis
aussi complètement que possible la tête en place, j'ai enfoncé
dans le rebord cotyloïdien, au-dessus et en dehors de la tête,
deux chevilles en ivoire qui puissent lui servir de buttoir et s'opposer à sa réascension dans la fosse iliaque externe. J'ai pu,
dans les années suivantes, revoir la petite fille à double luxation.
Le résultat laissait à désirer du côté droit, où la tête était re-
montée sur l'os iliaque ; il était très satisfaisant du côté gauche.

M. Bradford a appelé l'attention sur certains points particuliers, tels que l'utilité de la ténotomie et la suture de la capsule. Il a remarqué que, dans les opérations sanglantes, même
après que la capsule a été entièrement sectionnée, les muscles
représentent encore un obstacle considérable à la réduction. Il
a fait des recherches sur le cadavre, et il a vu que l'incision de la
capsule permettait déjà l'abaissement de la tête, mais la section
du long adducteur et des tendons du creux poplité permettait
encore un abaissement de deux pouces en plus. Il en déduit
l'utilité de la ténotomie du grand adducteur.

Bradford conseille en outre, après la réduction sanglante, de faire la suture de la capsule, de façon à maintenir exactement la réduction.

Mais le défenseur le plus acharné de l'opération sanglante, c'est Sherman. Le chirurgien de San Francisco, après avoir subi plusieurs échecs avec les manœuvres de réduction non sanglante, est devenu le partisan déclaré de l'arthrotomie dans tous les cas. Il l'a pratiquée 28 fois pour la luxation congénitale de la hanche, et, à chaque opération, il a exploré avec le plus grand soin, à l'aide du doigt, la partie rétrécie de la capsule, pour reconnaître la longueur du détroit capsulaire et la résistance de ses parois. Sur ce nombre il a constaté une seule fois que le passage de la tête eût été possible. Il se croit en droit d'affirmer qu'aucune manœuvre, ni aucune force, n'aurait pu, dans tous les autres cas, faire franchir à la tête cet obstacle pour la replacer dans l'acétabulum. Sherman cite même un cas opéré par Lorenz, et où l'intervention sanglante pratiquée secondairement montra que la capsule avait été déchirée en dehors de sa portion rétrécie, et que la tête était libre au milieu des muscles de la cuisse. Il estime que cette rupture de la capsule doit survenir dans presque tous les cas dits de transposition antérieure.

Sherman a opéré par l'arthrotomie 20 enfants, représentant 28 luxations ; un de 10 mois, 3 de 2 ans, 3 de 3 ans, 5 de 4 ans, 2 de 5, 1 de 6, 1 de 7, 1 de 8, 1 de 9 ; le plus âgé avait 11 ans. Chaque fois, la tête a été replacée dans le cotyle, cartilage contre cartilage ; 17 fois, la hanche a été reconnue dans une position stable à une époque variant de 2 mois à 6 ans après l'opération. Voici la technique de l'auteur : On fait d'abord l'extension pour abaisser la tête au niveau de la cavité cotyloïde. On pratique alors l'incision de Lorenz, on arrive sur la capsule qu'on incise dans toute sa longueur ; les lèvres de la plaie sont écartées et l'on introduit le doigt dans la cavité cotyloïde, guidant un bistouri boutonné destiné à débrider le rétrécissement capsulaire. À ce moment les tractions sont reprises, en même temps qu'on porte le membre dans l'abduction. Par des pressions directes sur le grand trochanter la tête finit par être refoulée dans le cotyle. La réduction une fois obtenue, l'ouverture de la capsule est suturée au catgut dans toute sa partie accessible. Les parties sus-jacentes sont également suturées, après interposition d'un drain qui est supprimé après 48 heures. Le membre est immobilisé dans une position marquée d'abduction, de 50° à 90°, pendant 3 mois.

puis, au bout de ce temps, on diminue l'abduction ; les appareils sont continués pendant 8 à 10 mois.

On le voit, dans le procédé de Sherman, l'arthrotomie est substituée au procédé primitif de réduction sanglante dont le temps principal était l'évidement du cotyle.

B — MÉTHODE NON SANGLANTE

En même temps que les travaux relatifs à la réduction sanglante devenaient de plus en plus rares, les publications qui traitent de la réduction par la méthode non sanglante se sont énormément multipliées ; aussi nous sera-t-il impossible d'en donner une énumération complète.

La question comporte du reste un très grand nombre de points de vue que nous nous efforcerons d'exposer successivement, en faisant connaître les opinions qui ont été émises par les divers auteurs.

1° *Âge des malades à opérer*. — Nous nous occuperons tout d'abord de l'âge des malades à opérer. La question peut du reste être envisagée à un double point de vue. Nous devons nous demander à partir de quel âge il convient d'entreprendre le traitement de la luxation, et jusqu'à quel âge on peut espérer une heureuse guérison.

Si nous envisageons à cet égard l'opinion des différents auteurs, nous voyons que, d'après Anson, à la clinique de J. Wolff, on a opéré déjà à 15 mois. Depuis la fin de 1898, 7 enfants au-dessous de 2 ans ont été mis en traitement, 6 pour des luxations bilatérales, et 1 pour une luxation unilatérale. Ces 7 cas ont donné des résultats absolument idéaux, tant au point de vue anatomique qu'au point de vue fonctionnel.

B. Withman regarde la période 1 an et demi à 3 ans comme la plus favorable. A cet âge, dit-il, il n'y a pas de traitement consécutif à faire.

Burghard, dans un article paru dans le *British Med. Journal* de 1901, place de 2 à 5 ans l'âge le plus favorable pour la réduction non sanglante. De 5 à 6 ans, on peut essayer, dit-il, la méthode de Lorenz ; si on échoue, il faut recourir à l'opération sanglante.

Blencke (de Magdebourg), cherchant à préciser les limites d'âge dans lesquelles l'opération est applicable, fixe ces limites à 10 ans pour les luxations unilatérales, et à 6 ans pour les luxations doubles.

Noyé-Josserand, dans sa statistique de 1901, portant sur 50 opérations, considère que jusqu'à 5 ans, les circonstances sont les plus favorables pour la réduction : 42 cas ont été opérés avant 5 ans, sur ce nombre il y avait 16 luxations unilatérales qui ont donné 9 réductions, soit 56 % ; 25 luxations bilatérales ont fourni 10 réductions, soit 38 %. Après 5 ans, il y a eu 27 cas comprenant 11 luxations unilatérales, avec 3 réductions, c'est-à-dire 27 %, et 16 luxations bilatérales avec 3 réductions, c'est-à-dire 18 %. Cette statistique montre donc à la fois et la gravité plus grande de la luxation bilatérale, et la proportion plus forte de succès obtenus jusqu'à l'âge de 5 ans.

Dans la statistique de Narath (d'Utrecht), l'âge des malades a varié de 11 mois à 13 ans et 10 mois. D'après lui, la réduction complète peut être obtenue jusqu'à 14 ans ; on peut y compter avec une certitude presque complète jusqu'à 4 ans. Müller dit qu'il a pu réussir bien au delà de la limite de 10 ans habituellement fixée, et même chez une jeune fille de 15 ans.

Dans la discussion qui s'est produite en 1905 à *l'American Orthopedic Association*, Bartow rappelle que la réduction de la luxation congénitale s'obtient d'autant plus sûrement et plus facilement que l'enfant est plus jeune.

L'âge le plus favorable serait entre 2 et 4 ans, d'après Lorenz. Bartow voudrait voir abaisser encore cette limite, car il aurait obtenu un succès anatomique et physiologique complet pour trois malades âgés de moins de 2 ans. Hildon combat cette manière de voir ; il n'est pas d'avis d'opérer des enfants aussi jeunes ; si, en effet, la tête est facile à réduire à cet âge, elle est difficile à maintenir.

En résumé, nous constatons entre les différents observateurs les plus grandes divergences au point de vue de l'âge des malades à opérer puisque certains d'entre eux abaissent la limite minima jusqu'à 15 mois, tandis que d'autres portent jusqu'à 15 ans la limite maxima. Mais, d'une manière générale, tous les chirurgiens sont unanimes à reconnaître que les conditions sont d'autant plus favorables que l'on a affaire à des malades moins avancés en âge. Sous ce rapport, notre opinion personnelle est parfaitement d'accord avec celle de l'immense majorité de nos collègues. Je pense toutefois que si, chez les enfants très jeunes, la réduction peut être très facilement obtenue, la contention chez eux est difficile à réaliser. Il me semble donc que la période la plus favorable est comprise entre 3 et 5 ans. Du reste, il est bien difficile de fixer une limite au delà de laquelle la réduction cesse de pouvoir être obtenue. Il est toutefois bon de faire remarquer que cette limite doit être abaissée quand il s'agit de luxations doubles, tandis que les luxations unilatérales peuvent demeurer plus longtemps réductibles. Nous ne saurions du reste terminer ce qui a trait à l'âge des malades, sans faire remarquer que les conditions d'âge n'ont qu'une importance relative. Il faut tenir encore un très grand compte de l'ensemble des circonstances qui, dans chaque cas particulier, se trouvent réunies. Telle luxation, en effet, qui paraissait aisément réductible chez un enfant de 4 ans, résiste à tous les efforts, tandis qu'on obtient sans peine, chez un enfant de 8 à 10 ans, la réduction d'une luxation sur laquelle on paraissait à peine en droit de compter.

2° *Des indications fournies par la radiographie*. — L'apparition de la radiographie a fait naître les plus grandes espérances à propos du traitement de la luxation congénitale. Chaque famille qui vient nous consulter est aujourd'hui pourvue d'une épreuve radiographique, à l'examen de laquelle elle paraît attacher plus d'importance qu'à l'étude du malade lui-même. Il y a là certainement une très grande exagération, et, pour ma part, je ne crains pas d'avancer que l'examen d'un nombre considérable de radiographies m'a fourni, au point de vue des indications thérapeutiques, et du pronostic, de grandes désillusions. Ce sont toujours les mêmes déformations de l'extrémité supérieure du fémur, le même aplatissement de la cavité cotyloïde ; et, de deux luxations que la radiographie nous montre exactement conformées sur le même type, l'une se réduit aisément, l'autre demeure irréductible, sans qu'il nous soit possible de préciser les raisons de cette évolution si différente.

3° *Des procédés de réduction*. — La question du procédé à employer pour la réduction comprend un grand nombre de questions secondaires : La première est celle de l'extension préparatoire. Bon nombre d'auteurs paraissent y avoir renoncé. Pour ma part, pendant toute la durée de mon séjour aux Enfants-Assistés, c'est-à-dire jusqu'à la fin de 1897, j'ai eu recours à l'extension dans la position rectiligne du membre. A mon arrivée à l'hôpital Trousseau, j'ai prié M. Hennequin de faire à mes petits malades l'extension continue dans la position de demi-flexion de la jambe sur la cuisse, conseillée par ce chirurgien. Dans un cas comme dans l'autre, les résultats sont restés absolument négatifs. Les membres mesurés au moment de l'entrée des malades à l'hôpital, puis après 5 ou 6 semaines d'extension, présentaient exactement la même longueur; aussi ai-je absolument laissé de côté l'extension préparatoire.

Il en est de même de l'extension pratiquée au cours même de l'opération. Cette extension est inutile, et c'est elle qui, comme nous le dirons, est la cause principale de tous les accidents observés. Des faits, comme ceux rapportés par Ochsner dans les *Annals of Surgery*, de 1902, démontrent bien l'inanité des tractions exercées sur le membre au cours de la réduction. Sur une fille de 10 ans, on exerça l'extension à l'aide d'un poids de 80 livres, sans pouvoir abaisser la tête. Sur une fillette de 6 ans, atteinte de double luxation, on fit deux essais de réduction sans succès, malgré une traction de 65 livres. Sur une petite fille de 4 ans et 3 mois, on fit une traction de 55 livres pendant 25 minutes; il y eut reproduction de la luxation.

Pour donner une idée de la force employée par Lorenz, David rapporte ce qui s'est passé dans le quatrième cas opéré par le chirurgien de Vienne à Philadelphie. Après de nombreux essais sans résultat, on fit l'extension au-dessus du cou-de-pied avec contre-extension. Il y avait trois aides, faisant l'extension, l'opérateur lui-même pressant sur le grand trochanter, un autre aide immobilisait le bassin, un autre donnait le chloroforme, et trois aides maintenaient la table. Il y avait donc 8 personnes, non compris le chloroformisateur, employant leurs forces pour un enfant de 4 ans. Entre temps, on faisait l'hyperextension sur le membre appuyé sur le coin de bois. A la fin, la tête se déplaça légèrement en avant, et l'opérateur déclara que, dans ce cas, il se contentait d'un succès partiel.

En résumé, l'extension continue me paraît présenter le double désavantage d'être à la fois inutile et dangereuse; je n'y ai jamais recours, et j'applique à la réduction des luxations congénitales la méthode de douceur dont sont justiciables toutes les luxations de la hanche en général, qu'elles soient de cause traumatique ou pathologique. Voici dès lors comment je procède: Déjà, dans une communication sur le même sujet au congrès de Madrid, en 1903, j'ai indiqué ce manuel opératoire: Le malade étant endormi, je commence par imprimer à la cuisse des mouvements forcés de flexion sur le bassin, jusqu'à ce que la face antérieure de la cuisse entre en contact intime avec la paroi de l'abdomen. Je répète à plusieurs reprises ce mouvement de flexion pendant lequel la tête fémorale s'abaisse dans la fosse iliaque externe jusqu'au contact de la tubérosité de l'ischion. Ce mouvement d'abaissement est absolument indispensable à la production de la réduction, et, de la manière dont il s'exécute, on peut déjà, jusqu'à un certain point, préjuger quel sera le résultat final. La flexion étant complète, je passe au mouvement d'abduction. Ce dernier est toujours très limité. Dans les tentatives qu'on fait pour l'exagérer, on voit se tendre sous la peau le moyen adducteur rétracté. On triomphe facilement par percussion de l'obstacle représenté par ce muscle; jamais jusqu'ici je n'ai dû avoir recours à la ténotomie. La rupture sous-cutanée du moyen adducteur m'a du reste toujours paru exempte d'inconvénients, tout au plus donne-t-elle naissance à une ecchymose plus ou moins étendue. Je n'ai jamais vu se produire d'hématomes volumineux, et surtout jamais d'hématomes suppurés, comme le fait a été noté par quelques observateurs.

Le mouvement d'abduction étant désormais possible, je passe à des mouvements de plus en plus étendus de circumduction. Pendant ces mouvements on sent très fréquemment se produire une grosse crépitation, qui est due au glissement de la tête sur la surface osseuse rétro-cotyloïdienne. Dès que la circumduction s'exerce d'une façon complète, cela veut dire que toutes les parties molles sont suffisamment relâchées; tout est prêt pour la réduction.

Pour y réussir, le membre est placé dans la flexion jointe à l'abduction moyenne et à la rotation en dehors. Dans cette attitude, la tête vient prendre un point d'appui sur le rebord postérieur de la cavité cotyloïde, prête à le franchir. Pour l'y aider, une des mains du chirurgien saisissant le genou, exagère le mouvement de rotation en dehors, tandis que l'autre, appuyant en arrière du grand trochanter, tend à soulever d'arrière en avant et de dehors en dedans l'extrémité supérieure du fémur. Parfois la réduction se fait tout d'un coup, et la tête passe, avec un brusque ressaut, au-devant du bourrelet cotyloïdien. Dans d'autres cas, la réduction se fait lentement et par temps successifs. On sent tout d'abord la tête se fixer, s'accrocher pour ainsi dire, derrière le rebord cotyloïdien; quand on a cette sensation, on peut préjuger, sans crainte de se tromper, que l'on réussira à obtenir la réduction. Bientôt, en effet, on sent la tête glisser au-devant du rebord cotyloïdien, soit lentement et sans bruit, soit avec un brusque ressaut visible à travers les parties molles, et s'accompagnant d'un bruit que l'on perçoit à distance.

Dans l'attitude que nous venons de décrire, la réduction se

fait par la partie inférieure de la cavité cotyloïde, au lieu de se faire par la partie supérieure, comme dans le procédé de Schede, ou par la partie postérieure, comme dans le procédé de Lorenz. Les avantages de cette manière de faire sont multiples. Tout d'abord, le rebord cotyloïdien est beaucoup moins élevé à sa partie inférieure qu'à la partie moyenne; aussi la tête glisse-t-elle plus facilement en avant de lui. En outre, dans cette position, la partie postérieure de la capsule tendue représente un lieu qui contribue utilement à la fixation de la tête. Enfin, et surtout, l'attitude que nous venons de décrire a le grand avantage de mettre tous les muscles dans le relâchement. La cuisse étant fortement fléchie sur le bassin, les adducteurs, aussi bien que les muscles insérés sur l'ischion, deviennent sensiblement parallèles au fémur. L'abduction jointe à la rotation en dehors met dans le relâchement les fessiers et les pelvi-trochantériens. On n'a donc plus à compter avec les obstacles musculaires; les obstacles viennent uniquement des os et des ligaments.

On s'est demandé avec juste raison si la manière dont se fait la réduction peut avoir une importance sur le résultat final; en d'autres termes, on a cherché si la réduction brusque avec un ressaut caractéristique était plus favorable au pronostic que la réduction lente et par glissement progressif. Pour ma part, je ne pense pas qu'il soit possible de poser des conclusions formelles à cet égard. On a pu voir des cas dans lesquels des réductions rapides et complètes en apparence ont abouti à des reluxations, tandis que des réductions plus lentes et par simple glissement ont fourni des résultats définitifs satisfaisants.

J'ai dit quelles étaient mes préférences pour la position à donner au membre pendant la réduction. Je ne saurais, pour ma part, accepter la proposition faite par Schanz (de Dresde) qui recommande de placer le membre dans la flexion et l'adduction, de sorte que la cuisse malade croise l'ombilic; le chirurgien, placé du côté sain, embrasse le genou fléchi, et exerce une traction dans l'axe du fémur. Je vois bien dans cette position les avantages de la flexion sur lesquels j'ai insisté précédemment; l'adduction, au contraire, me semble très défavorable. On court risque de refouler devant soi la partie antérieure de la capsule dont l'étroitesse est un obstacle sérieux à la réduction. Au contraire, en portant le membre dans l'abduction et la rotation en dehors, on soulève la paroi antérieure de la capsule, on tend à élargir son orifice, et l'on facilite ainsi la réduction.

4° *Du traitement consécutif.* — Quel qu'ait été le procédé de réduction employé, une question se pose à nous, c'est celle de la position à donner au membre après réduction. On sait que Lorenz a conseillé de mettre la cuisse dans la flexion associée à l'abduction à angle droit sur le bassin. Certains auteurs ont fait à cette attitude l'objection qu'elle est incompatible avec la pénétration exacte de la tête dans le cotyle. Le fait est parfaitement vrai, et je ne pense pas que M. Lorenz ait jamais eu la prétention de réduire en un seul temps par son procédé la luxation congénitale. Ce qu'il a voulu, et c'est en cela que consiste, selon moi, le point capital dans la méthode de Lorenz, c'est permettre à la partie postérieure de la capsule de se rétracter, de façon à constituer un lien solide, qui maintienne la tête en place, et qui s'oppose à sa réascension. Ultérieurement, dans une deuxième séance, on modifie la position du membre, et l'on complète la réduction.

La seule position, a-t-on dit, dans laquelle la réduction complète puisse être réalisée, c'est la rotation en dedans. Le fait est incontestable; mais, pour pouvoir imprimer à la tête fémorale cette position de rotation en dedans, il est nécessaire d'avoir affaire à une cavité cotyloïde suffisamment excavée; le plus souvent, au contraire, il n'existe, à la place de la cavité cotyloïde, qu'une excavation insuffisante. Il est à craindre, si l'on cherche à placer immédiatement le membre dans la rotation en dedans, que la tête glissant au-devant de la surface cotyloïdienne et n'étant pas suffisamment maintenue par la partie postérieure de la capsule très dilatée en pareil cas, la luxation ne se reproduise. Aussi suis-je resté pour ma part fidèle au procédé primitif indiqué par Lorenz, c'est-à-dire à la réduction en deux temps.

Lors donc que la tête a franchi le rebord cotyloïdien, le membre est placé dans la flexion associée à l'abduction à angle droit et à la rotation en dehors. Il est immobilisé dans cette position à l'aide d'un appareil plâtré. Jusqu'où doit descendre l'appareil? C'est là un point sujet à discussion. Certains auteurs veulent comprendre dans l'appareil le membre en totalité; d'autres l'arrêtent au-dessous du genou. Enfin, il est des chirurgiens, et je suis du nombre, qui se contentent d'un appareil embrassant la cuisse, et s'arrêtant au-dessus du genou. Je ne vois en effet aucun intérêt à comprendre dans l'appareil le genou lui-même, les mouvements imprimés à l'articulation du genou ne me paraissant capables d'exercer aucune influence fâcheuse sur la position de la tête fémorale. Bien plus, ces mouvements du genou me semblent fort utiles. Il peut, en effet, se former dans la position de flexion permanente de la jambe sur la cuisse, des adhérences du côté du creux poplité, qui, au moment de l'ablation de l'appareil, rendent difficile le mouvement complet d'extension. Je recommande donc aux parents d'exercer tous les jours quelques petits mouvements de flexion et d'extension de l'articulation, en soutenant d'une main la région antérieure du genou.

Un autre point très discuté, c'est celui qui a trait au temps pendant lequel l'appareil doit être laissé en place. Au début, l'opinion générale était que les appareils devaient être maintenus pendant huit à dix mois. Dans ces dernières années, quelques chirurgiens se sont efforcés d'abaisser beaucoup cette durée. Joachimsthal, entre autres, et, à son exemple, Müller, ont conseillé de laisser l'appareil plâtré en place pendant trois mois seulement, et de ne pas le renouveler. Déjà, en 1899, J. Wolff, dans un article de la *Berliner klin. Wochenschrift*, a rapporté le cas d'un enfant de 7 ans, chez lequel l'appareil fut supprimé au bout de trois mois, et un autre d'une enfant de 4 ans et 11 mois, dans lequel l'appareil ne fut maintenu que pendant trois semaines et demie, et où cependant le résultat fut excellent.

Du reste, on le comprend, cette question est intimement liée à celle de la réduction en un ou deux temps. Si, dès la première séance, on s'efforce d'obtenir une réduction vraie, et qu'on place le membre dans une attitude compatible avec son bon fonctionnement, on peut se contenter de l'application d'un seul appareil, qu'on laisse en place peu de temps. Si, au contraire, et c'est là notre manière de voir, on se contente, dans une première séance, de faire passer la tête au devant du bourrelet cotyloïdien, et de fixer les membres dans la position de flexion et d'abduction à angle droit, force est bien de modifier, dans une séance ultérieure, la position du membre et de la maintenir à l'aide d'un nouvel appareil. Pour ma part, j'ai l'habitude de prolonger pendant six mois l'immobilisation dans les appareils.

Du reste, mes opinions sur le traitement consécutif se sont notablement modifiées depuis le moment où je faisais ma communication au Congrès de Madrid (1903). A ce moment, je laissais le premier appareil en place pendant deux mois, puis je le renouvelais, de deux en deux mois pendant une durée totale de six à huit mois. Aujourd'hui, je laisse le premier appareil en place pendant trois mois, mais le point sur lequel ma conduite s'est surtout modifiée, c'est dans la manière de passer de la flexion avec abduction à l'extension jointe à la rotation en dedans. Autrefois, le malade étant endormi, je faisais exercer par mes aides des tractions sur le membre. Je n'ai pas eu de peine à reconnaître ce que cette conduite avait de défectueux. En effet, lors de la première intervention, la position de flexion et d'abduction à angle droit n'a pas permis à la tête de pénétrer dans la cavité cotyloïde. Elle repose seulement au-devant de cette cavité. Si, dans ces conditions, on vient à exercer des tractions, non seulement on ne favorise pas la pénétration de la tête dans le cotyle, mais on l'en éloigne bien plutôt ; aussi n'obtient-on dans l'immense majorité des cas qu'une simple transposition.

J'ai donc renoncé aux tractions dans le traitement consécutif, comme j'avais renoncé déjà à l'extension préparatoire et aux tractions pendant la réduction. Loin d'exercer des tractions sur le membre, j'exagère au contraire le mouvement de flexion ; je passe ensuite à des mouvements de plus en plus étendus de circumduction. Pendant ces mouvements, j'ai soin de maintenir la tête au contact intime avec la cavité cotyloïde, appuyant de plus en plus sur l'extrémité inférieure du fémur, de manière à faire pénétrer autant que possible la tête dans la cavité. Lorsque je suis parvenu à exécuter d'une façon complète le mouvement de rotation en dedans, je fixe le membre dans l'extension jointe à l'abduction et à la rotation complète, en dedans, à l'aide d'un nouvel appareil plâtré que je laisse en place pendant trois mois, comme le premier. Si, au bout de ce temps, la position du membre est trouvé satisfaisante, l'appareil n'est pas renouvelé. L'immobilisation n'est donc pas prolongée, en général, au delà de six mois.

Il est encore un certain nombre de questions qui se rattachent au manuel opératoire, et dont nous devons dire un mot. La première est celle de savoir si, dans les luxations doubles, la réduction doit être entreprise des deux côtés le même jour. Bon nombre de chirurgiens pensent qu'il est préférable de faire la réduction en deux séances successives, isolées l'une de l'autre par un intervalle de plusieurs mois. En opérant ainsi, on aurait l'avantage de ne pas soumettre les malades au repos. Pour moi, au contraire, qui ne fais jamais marcher mes malades après la réduction, je pratique toujours la réduction des deux côtés dans une même séance, et je n'ai point vu que cette manière de faire eût des inconvénients sérieux.

Un autre point à examiner, c'est celui de la position à donner au membre quand on n'a pu parvenir à obtenir la réduction. Si l'on est arrivé à placer le membre dans l'abduction à angle droit, le mieux c'est de le fixer dans cette attitude. Souvent, lors d'une seconde tentative, on réussira la réduction. C'est là une idée que nous trouvons exprimée par plusieurs chirurgiens, et que j'ai pu moi-même vérifier. Du reste, plutôt que de me livrer à des tentatives trop violentes ou trop prolongées, je préfère multiplier les séances, et il m'est arrivé plusieurs fois de réussir, à une seconde ou troisième tentative, la réduction d'une luxation qui nous avait tenu d'abord en échec. Enfin, en cas de relaxation, on peut renouveler les essais de réduction. Dans certains cas, on y réussit. Mais, dans d'autres, bien qu'on ait complètement triomphé de tous les obstacles musculaires, bien que le membre puisse être amené en abduction forcée, la tête est folle pour ainsi dire ; elle peut être amenée dans toutes les positions, mais on ne parvient pas à l'y fixer. C'est une raison pour avoir recours en pareil cas à la méthode sanglante.

ACCIDENTS DE LA RÉDUCTION NON SANGLANTE

Ces accidents sont de deux ordres : les uns portent sur le squelette : ce sont les fractures et les décollements épiphysaires ; les autres intéressent les parties molles. Parmi les plus importants de ce dernier ordre sont les paralysies nerveuses périphériques.

La thèse de Comte (1901), qui expose la pratique de Nove-Josserand, relate 3 cas de fracture ; une fracture sous-périostée de la diaphyse fémorale chez un enfant de 7 ans et demi, une fracture sous-trochantérienne et une du col fémoral, ces deux dernières chez des enfants de 8 ans.

Robert Jones accuse, sur 38 opérations, 4 fractures du col fémoral. Ridlon, sur 27 cas, compte 2 fractures.

Un accident qui s'est produit assez fréquemment, c'est le décollement de l'épiphyse inférieure du fémur ; Borchard et Braun en rapportent chacun 1 cas.

Les choses sont allées beaucoup plus loin dans le fait de Wilson et Rugh (1903), puisque ce cas s'est terminé par la mort. Il s'agit d'une fillette de 7 ans et demi, atteinte d'une double luxation congénitale.

A droite, il se produisit une fracture du col du fémur au

cours des tentatives de réduction, qui réussirent au bout de 25 minutes. Après des essais prolongés pendant un quart d'heure du
côté gauche, on renonça de ce côté à la réduction. Le lendemain, la malade succombait. A l'autopsie, on constata du côté
des articulations de la hanche une quantité considérable de
sang extravasé. Tous les muscles voisins étaient infiltrés par le
sang. A droite, il existait une fracture intracapsulaire du col fémoral; on constatait, en outre, du même côté, une fracture de
la tubérosité de l'ischion, passant à un demi-centimètre environ
au-dessous de l'acétabulum, et une troisième fracture de la branche
ascendante de l'ischion.

Davis (de Philadelphie) dans la discussion qui s'est produite
à l'*American Orthopædic Association*, dit qu'il a eu connaissance de 2 cas de mort, et d'une fracture de cuisse, avec paralysie de la cuisse opposée, dans une luxation double.

Deutschlander, dans sa statistique générale de 1901, basée
sur 123 observations, relève 35 cas de fractures portant le
plus souvent sur le col, parfois sur la diaphyse fémorale ou sur
le bassin.

Petersen	compte	14 fractures	sur	124 réductions
Lorenz	„	13	„	sur 180
J. Wolff	„	5	„	sur 124
Nové-Josserand	„	2	„	sur 69
Lexer	„	1	„	sur 59

LÉSIONS DES PARTIES MOLLES

Nous les trouvons également énumérées dans le mémoire de
Deutschlander. Il peut exister des blessures des nerfs crural et
sciatique, entraînant des paralysies, tantôt passagères, tantôt
durables.

Les paralysies du nerf crural ont en général un caractère
bénin; celles du sciatique sont plus persistantes et plus graves.
D'après Deutschlander, Lorenz en cite 8 exemples, sur 150 opérations; Petersen, 9 sur 124, et J. Wolff, 5 sur 124 également.

Dans d'autres cas, il y a eu des lésions vasculaires et des
arrachements des parties constituantes du périnée. L'événement
le plus malheureux est dû à Lorenz qui, dans un cas de compression de l'artère fémorale entre la tête du fémur et l'appareil
plâtré, eut une thrombose de l'artère fémorale, qui détermina
la gangrène du membre et nécessita la désarticulation de la hanche.

Pétersen a observé un cas de déchirure de la veine fémorale, qui, grâce à une suture, eut une issue favorable. J. Wolff eut deux fois des hématomes de la région des adducteurs, qui suppurèrent et entraînèrent la contracture du membre en adduction.

Il se produit parfois des hernies au-dessous du ligament de Poupart, hernies sur lesquelles Narath (d'Utrecht) a le premier appelé l'attention. Narath note 6 de ces hernies sur 65 opérations. Lorenz 2, Ludloff 5; Deutschländer lui-même en a observé 3.

Ridlon rapporte une paralysie permanente du sciatique. Dans un mémoire consacré aux paralysies consécutives à la réduction non sanglante, Taylor (1903) dit avoir observé 12 cas de paralysie du triceps, dont 4 seulement intéressaient des sujets âgés de plus de 6 ans; tous se rétablirent complètement. Il y a eu deux paralysies sciatiques qui ont guéri. Ces paralysies périphériques sont une cause habituelle de difficultés de la marche pour les malades. La paralysie sciatique est moins fréquente, mais aussi moins favorable au point de vue de la guérison.

En résumé, les accidents observés au cours de la réduction non sanglante ont été assez nombreux, et quelques-uns ont offert une réelle gravité. Toutefois, nous ne saurions en tirer une objection absolue contre la méthode elle-même. La plupart d'entre eux s'expliquent par une trop grande force employée. C'est, à nos yeux, une raison qui s'ajoute à celles que nous avons données précédemment pour faire abandonner les tractions violentes et nous rendre partisans de la méthode de douceur dans le traitement des luxations congénitales, comme dans les autres variétés de luxations, soit traumatiques, soit pathologiques. Le genre d'accidents qui nous paraît le plus difficilement évitable, ce sont soit les fractures du col, soit les décollements de l'épiphyse inférieure du fémur. En effet, au cours des mouvements de rotation, soit en dedans, soit en dehors, que l'on imprime à la diaphyse fémorale, on est exposé à voir se produire cet accident, alors même que la force employée est peu considérable. Pour ma part, au cours d'une tentative de réduction d'une luxation congénitale du côté gauche, chez une fillette de 7 ans, j'ai vu se produire entre mes mains un décollement épiphysaire de l'extrémité supérieure du fémur, bien que j'eusse agi avec la plus grande douceur.

RÉSULTATS THÉRAPEUTIQUES

Les résultats de la méthode non sanglante peuvent se juger par deux ordres de faits : 1° l'examen clinique et radiographique des malades qui ont été soumis à ce procédé de réduction ; 2° l'étude de pièces anatomiques provenant de malades qui, soumis à ce mode de traitement, sont morts accidentellement. Nous étudierons successivement les résultats obtenus à l'aide de ces deux ordres de moyens.

1° Résultats de la réduction non sanglante constatés par l'autopsie. — Les résultats de la réduction non sanglante vérifiés d'après l'examen de pièces anatomiques ont une grande importance, en ce qu'ils permettent d'établir la possibilité de réductions véritables.

Déjà en 1900, M. Nové-Josserand (de Lyon) avait fait connaître un cas dans lequel, un an après la réduction non sanglante, sur une enfant de 3 ans et demi, il avait eu l'occasion de constater la reconstitution de l'articulation sur son type normal. Il termine sa description en disant : «En somme, nous avons une articulation en place, affectant le même type et construite avec les mêmes éléments que l'articulation normale, malgré quelques imperfections, dont les principales sont une légère déformation de la tête, l'absence du ligament rond, la faible profondeur du cotyle et le développement incomplet du fibro-cartilage.»

Ochsner rapporte l'observation d'une fillette de 4 ans, atteinte d'une double luxation congénitale. La réduction fut obtenue après trois tentatives. Un an après, l'enfant marchait très bien, il n'y avait plus, ni lordose, ni saillie des hanches. Elle mourut accidentellement de lésions intestinales. A l'autopsie, on trouva les ligaments articulaires bien développés, et maintenant solidement la tête dans l'acétabulum ; à droite, le col est épais, de longueur à peu près normale, l'angle qu'il forme avec le corps du fémur est un peu moindre que normalement ; la capsule est forte, et la cavité cotyloïde un peu moins profonde qu'à l'état normal.

Le dr. Müller (de Stuttgart) est en possession de deux pièces anatomiques provenant d'enfants auxquels il avait pratiqué la réduction non sanglante. La première est celle d'une fillette morte de méningite, à l'âge de 4 ans, deux ans après l'opération. L'articulation opérée est pour ainsi dire revenue à l'état normal.

La cavité cotyloïde représente les deux cinquièmes d'une sphère régulièrement creusée, tapissée partout de cartilage parfaitement lisse et poli. La tête est parfaitement sphérique et bien adaptée à la cavité; la capsule et le ligament rond sont tout à fait normaux.

La seconde préparation provient d'une fillette de 2 ans et demi, atteinte de luxation double, et morte de pneumonie six semaines après la réduction non sanglante opérée du côté droit. La cuisse était encore en abduction et rotation en dehors. La tête paraît bien dans la cavité; mais les surfaces articulaires ne sont pas encore bien adaptées, les interstices entre elles étant remplis de tissu graisseux. La partie postérieure de la capsule dans laquelle logeait auparavant la tête ne présente aucune distension appréciable, mais se trouve froncée et plissée parallèlement à l'axe du col. Le ligament rond existe, mais très mince, semblant avoir été déchiré au moment de la reposition.

Du côté gauche, la cavité manque également de relief. Elle est remplie de tissu graisseux, la capsule est fortement distendue en arrière et en haut. Le côté le plus intéressant de ces deux observations est la façon dont se comporte la capsule. En vertu de son élasticité la distension qu'elle présentait en arrière avant la réduction disparaît rapidement. Cette rétraction, dans le second cas, était assez considérable pour maintenir déjà au bout de six semaines la tête dans la cavité du cotyloïde.

Nathaniel Allison (1905) rapporte la description anatomique de la hanche d'une fillette de 7 ans, morte quatre mois après la réduction manuelle d'une double luxation congénitale. Les cuisses étaient en flexion à 90°, avec abduction et rotation en dehors, de sorte qu'on sentait les têtes fémorales proéminant sur le bord externe des cavités cotyloïdes. Les muscles pectinés sont refoulés le long de la ligne ilio-pectinée, laissant à nu la face antérieure de la capsule. La pièce fut congelée et sectionnée à la scie, suivant le diamètre transversal passant par l'acétabulum droit. On voit ainsi très nettement la face supérieure du col du fémur en contact avec le quart postérieur et inférieur du sourcil cotyloïdien.

Le tiers externe et supérieur de la tête fémorale remplit l'acétabulum. Cette cavité n'est pas profonde; elle est tapissée d'une couche cellulo-graisseuse de 3 millimètres d'épaisseur. Le sourcil cotyloïdien manque, surtout à sa partie postérieure. Le ligament rond est allongé, membraneux. Nulle part, la capsule ne se trouve plissée au-devant de la tête. Elle est particulièrement épaisse en arrière. La tête du fémur est aplatie sur sa face interne.

La dissection de l'articulation gauche montre le petit trochanter en avant; elle rencontre au sein des adducteurs d'anciens foyers hémorrhagiques dûs à des ruptures fibrillaires. La branche antérieure du nerf obturateur présente un volume exagéré. L'examen histologique des adducteurs présente de nombreuses fibres dégénérées, à côté d'autres en voie de régénération. Dans l'interstice des fibres dilacérées, on trouve du tissu fibreux, des cristaux d'hématoïdine et du pigment hématique. Le nerf obturateur est atteint de névrite interstitielle. Les cylindres-axes sont parfois dégénérés, sans gaine myélinique.

La dissection de la face postérieure nous renseigne sur les résultats obtenus par la première position du membre après la réduction de la luxation. Dans cette attitude, le grand trochanter et la tubérosité de l'ischion étant très rapprochés, il en résulte un raccourcissement évident des cinq muscles de la région, qui s'opposent absolument aux mouvements d'adduction et de rotation interne du fémur. En poursuivant cette dissection, on voit en avant le ligament ilio-fémoral relâché, en dehors de la tête. Le pubo-fémoral est très étendu au-devant de la tête. On conçoit le rôle que ces deux ligaments doivent jouer dans la réduction et la contention. Le premier sera raccourci; le deuxième allongé. Une fois la capsule ouverte, on trouve une tête conique, à facettes, un col raccourci, formant avec la diaphyse un angle de 100°, recouvert de cartilage sur sa face supérieure.

2° *Résultats thérapeutiques vérifiés par l'examen clinique.* — Nous suivrons, dans l'exposé des faits, l'ordre chronologique, et nous citerons successivement les diverses statistiques qui ont été produites de 1901 à 1905.

A. *Année* 1901. — Blencke (de Magdebourg) donne une petite statistique personnelle, portant sur 27 malades et comprenant 39 articulations: il a eu 3 guérisons, 15 transpositions; les autres cas sont encore en traitement. Il limite l'âge pour l'intervention à 10 ans pour la luxation unilatérale, et à 6 ans pour la luxation double. Il compte dans la littérature médicale 570 cas avec 64 insuccès, c'est-à-dire reluxation en arrière, et 239 guérisons idéales; dans les autres cas il y a eu transposition. Ce qui donnerait, pour les cas de guérison, 41,9 %, et pour les insuccès, 11,22 %.

Codivilla (*Zeitschrift für orthop. Chir.*, 1901) dit avoir traité 66 cas par la méthode non sanglante; l'âge variait de 3 à 6 ans 55% des cas ont donné un bon résultat avec maintien de la réduction; 5 ou 6 cas seulement ont donné un résultat physiologique parfait.

Drehsmann (*Münch. med. Wochenschr.*, 1901) a traité 22 malades, dont 9 luxations doubles, et 13 luxations simples. Des 9 luxations doubles, 5 sont encore en traitement; un sixième a eu une ankylose en mauvaise position, consécutive à une arthrite du genou. Sur les trois autres, il y a eu d'un côté réluxation en avant, tandis que la réduction persiste du côté opposé. Chez tous, le résultat fonctionnel est bon.

Des 13 luxations simples, 3 sont encore en traitement; chez 6, le résultat anatomique et fonctionnel est parfait.

Nové-Josserand (*Soc. de chir. de Lyon*, 1901) donne une statistique de 50 cas, dont 27 luxations unilatérales et 21 bilatérales; 2 fois, sont à mettre de côté. Restent 48 cas: 27 luxations simples, et 21 doubles, comprenant, au total, 69 articulations.

Les résultats ont été les suivants:

Réductions	25
Transpositions	37
Fractures	2
Retour à la position vicieuse	3
Impossibilité de mobiliser la tête	2

En résumé, les 27 luxations unilatérales ont donné 12 réductions, soit 44 %.

Les 21 luxations bilatérales ont donné seulement 13 réductions, soit 30 %.

B. *Année* 1902 — Heusner (*Zeitschrift für orthop. Chir.*, 1902) cite la statistique de Lorenz qui aurait obtenu un bon résultat anatomique dans plus de 50 % des cas, et n'aurait vu que 5 récidives sur 100 opérations. — En revanche, au dire du même auteur, Kœlliker, sur 25 luxations simples et 12 doubles, n'a eu aucune guérison anatomique; Hoffa annonce 95 % de récidives; Scholz, sur 100 cas, n'aurait eu que 13 réductions, et 30 transpositions.

Joachimsthal (*Arch. für klin. Chir.*, 1902) a traité 23 malades, dont 3 luxations doubles, et n'a pas observé d'accidents; 17 fois, le résultat fonctionnel a été parfait, 6 fois, il y a eu reluxation.

Redard (*Zeitschr. für orthop. Chir.*, 1902) donne un relevé de 50 cas dont 43 luxations unilatérales et 7 bilatérales. Sur les 43 luxations unilatérales, il y a eu 14 fois réduction vraie; 26 fois transposition, 3 fois, reproduction de la luxation.

Sur les 7 luxations bilatérales, il y a eu 2 fois réduction vraie; dans un cas, réduction d'un côté et transposition de l'autre; dans les 4 autres cas, il y a eu transposition; jamais on n'a observé d'accidents.

C. *Année* 1903 — Narath (d'Utrecht) a soigné 109 enfants, représentant 150 luxations. Il accuse 120 réductions, soit 81 %, et 5 transpositions; 122 fois, on réussit la réduction du premier coup. L'enfant le plus jeune avait 11 mois; le plus âgé, 13 ans et 10 mois.

L'examen ultérieur démontra, sur 101 cas, 71 réductions complètes au point de vue anatomique. Contrairement aux autres auteurs, Narath dit avoir obtenu de meilleurs résultats dans les luxations doubles. Les doubles ont donné, en effet, 85,11 % de réductions complètes, tandis que les simples en ont fourni seulement 56,6 %.

Dans une étude d'ensemble, Deutschländer, s'appuyant sur 1235 opérations appartenant à divers chirurgiens, arrive aux conclusions suivantes: Les dangers et les complications de la méthode non sanglante s'observent 8,9 fois p. 100; les relaxations 10,5 %; les insuccès, 8,4 %; en tout, les mauvais résultats s'élèvent à 27,8 % — Quand il s'agit de luxations unilatérales, les guérisons atteignent 41,5 %; les guérisons des deux côtés dans les luxations doubles, 13,1 %; la guérison d'un seul côté dans les luxations doubles, 35,6 %. — Les guérisons, au sens anatomique strict, ne sont obtenues que dans un tiers des cas, et cela seulement pour les luxations unilatérales.

Drehmann donne les résultats obtenus par la méthode non sanglante à la clinique de Mikulicz; sur 131 cas, la réduction a échoué 7 fois chez des enfants de plus de 1 ans, atteints de luxation unilatérale, et 6 fois chez des enfants de 4 à 10 ans, atteints de luxation double. Restent 104 cas dont on peut donner les résultats définitifs; 66 se rapportant à des luxations unilatérales, dont 10 enfants de 8 à 15 ans. Sur 5 d'entre eux, on a obtenu la réduction; sur les 5 autres, il y a eu transposition avec diminution considérable du raccourcissement. Sur les 56 cas restant, concernant des enfants de 2 à 8 ans, 43 sont complètement revenus à l'état normal, cela donne donc 48 réductions sur 66 cas, soit 72,72 %. Sur les 21 cas de luxations doubles, il y a eu deux fois réduction d'un seul côté, 3 fois réduction des deux côtés, et une fois, transposition des deux côtés. Les 15 derniers malades avaient de 2 à 4 ans; dans un cas, il y a eu réduction non sanglante d'un côté, sanglante du côté opposé; dans un autre cas, réduction d'un côté, transposition de l'autre. 6 fois il y a eu réduction complète, la tête était bien en place. Dans 3 cas, la tête est fixée sur le bord supérieur du cotyle; 2 fois, il y a eu transposition, une fois, reluxation. Cela donne un total de 16 réductions sur 42 articulations, soit 38 %.

Motta (*Archivio d'Ortopedia*, 1903) accuse, sur 17 luxations unilatérales, 23 succès durables, soit 49 %, 22 améliorations et 2 insuccès. 22 luxations doubles ont donné 4 insuccès et 26 réductions stables.

Trenel (*Thèse de Lyon*, 8 janvier 1903) donne les résultats de 50 opérations nouvelles, pratiquées par M. Nové-Josserand.

De ces 50 observations, une doit être laissée de côté; restent 49 observations, comprenant 30 luxations unilatérales, et 19 luxations bilatérales.

Les résultats bruts sont les suivants:

```
Réductions...............................  22, soit 44,8 p. 100
Transpositions...........................  19  —  38,7  —
Résultat mixte dans les luxations dou-
    bles...............................     8
Reluxations.............................    0
```

Si, maintenant, nous envisageons les résultats obtenus isolément, suivant qu'il s'agit de luxations unilatérales ou bilatérales, nous trouvons:

30 luxations unilatérales avec 16 réductions, 53,3 %.

14 transpositions ou 46,6 %.

19 luxations bilatérales, avec 6 réductions vraies ou 31,5 %; 8 résultats mixtes ou 42,1 %; 3 transpositions inguinales, et deux transpositions iliaques.

Müller (de Stuttgart) nous fait connaître (in *Zeitschr. für orthop. Chir.*, 1903) les résultats de sa pratique: Sur 40 luxations unilatérales, il a obtenu 28 guérisons complètes, soit 70 %.

Les résultats sont moins favorables pour la luxation double: Sur 21 cas, Müller compte seulement 5 guérisons complètes. Les autres ne sont guéris que d'un côté, ou complètement récidivés.

Dans une thèse de doctorat, publiée à Paris en 1903, Cauhet donne les résultats de la pratique de M. Brun, aux Enfants-Malades. Ces résultats portent sur 40 observations.

Les luxations unilatérales ont donné 34,6 % de réductions

anatomiques, et 42,3 % de transpositions. Les luxations bilatérales ont fourni 21,4 % de réductions vraies des deux côtés.

Vogel (*Deutsche Zeitschr. für Chir.*, 1903) étudie les résultats de la pratique de Schede, depuis 1895, et les divise en groupes de 50, pour montrer que les résultats sont allés toujours en s'améliorant :

Il trouve :

```
De    1 à  50.... 20 p. 100 de repositions. 80 p. 100 de transpositions
     50 à 100....  6      —              —       24      —            —
    100 à 150.... 45      —              —       55      —            —
    150 à 200.... 54      —              —       46      —            —
```

D. *Année* 1904. — Braun (*Arch. für orthop. Chir.*, 1904) fait connaître les résultats de la pratique de Lexer. Ces résultats portent sur 180 cas, comprenant 233 articulations traitées dans les 7 dernières années, dont 59 depuis moins d'un an.

Les 121 qui restent ont été opérés depuis plus d'une année; 20 fois il y a eu insuccès, et l'on a dû recourir à la méthode sanglante. Dans 50 % des cas, il y a eu guérison, en ce sens que la marche était normale, et que la jointure avait toutes ses fonctions. Les luxations unilatérales donnent de meilleurs résultats que les doubles; l'âge le plus favorable est compris entre 3 et 5 ans.

La statistique de Howath (*Zeitschr. für orthop. Chir.*, 1904) comprend 57 cas personnels, dont 34 luxations unilatérales et 29 bilatérales, en tout 80 articulations, ayant donné 14 guérisons anatomiques, soit 17,5 %, et 21 transpositions.

Lange (Strasbourg) (*Münchn. med. Wochenschr.*, 1904) nous fournit les chiffres suivants : 31 malades, comprenant 37 luxations, 34 fois le résultat fonctionnel a été bon; on a obtenu la guérison anatomique dans 10 cas, datant de plus d'un an et demi; on a échoué dans 3 cas. Il y a eu 24 luxations unilatérales, avec 23 guérisons fonctionnelles, 13 guérisons anatomiques et 1 insuccès. Les luxations doubles ont été au nombre de 7, comprenant 13 articulations; elles ont donné 11 guérisons fonctionnelles, 4 guérisons anatomiques, et 2 insuccès.

The *Lancet* du 6 février 1904 nous fournit les résultats de l'hôpital des Enfants de Boston (Children's Hospital, Boston).

De 1896 à 1901, il y a eu 54 cas traités avec 12 succès et 13 insuccès.

1902 comprend les cas traités par Lorenz lui-même, au

nombre de 22, avec 11 succès, 1 échec, et 1 améliorations; il y a 2 résultats inconnus.

1903 fournit 33 cas avec 24 succès, soit 72 % de guérisons, 6 échecs et 3 résultats inconnus.

Dans la discussion qui s'est produite en 1904, à l'American Orthopædic Association, Ridlon dit qu'il a pu suivre les cas opérés par Lorenz, à Chicago. Ces cas sont au nombre de 21; 1 fois la réduction est restée impossible, 1 fois, il y a eu fracture du col, et 1 fois fracture de la diaphyse fémorale. Dans un cas il y a eu une paralysie sciatique, qui n'a pas encore complètement disparu; dans un autre cas, il y a eu déchirure du périnée.

Ridlon lui-même dans le *Journal of the Amer. med. Assoc.* de 1904, donne sa statistique personnelle, comprenant 49 malades avec 53 luxations, 25 à droite, et 28 à gauche.

Il y a eu:

Transposition en avant	7 fois
— en haut	1 —
Échec complet	5 —
Réduction complète au moment de l'enlèvement de l'appareil	1 —
Réposition complète permanente	8 —
— au moment de l'opération, mais membres encore appareillés	15

Deux fois, il y a eu fracture du col du fémur.

E. *Année 1905* — L'année 1905 nous fournit deux statistiques importantes; ce sont celles de Hoffa et Lorenz, communiquées par eux à l'American Orthopædic Association de 1904. Nous y insisterons longuement, vu le nom de leurs auteurs.

Pour Hoffa, l'âge varie de 8 à 10 ans pour les luxations unilatérales, et de 6 à 8 ans pour les luxations bilatérales. S'il y a un grand raccourcissement et une grande rigidité des parties molles, Hoffa n'emploie pas de force, mais il arrive graduellement au résultat. Au bout de quatre semaines, l'appareil plâtré est enlevé; on vérifie la position de la tête, puis on remet l'appareil en place pour trois mois au moins.

Hoffa a traité plus de 400 cas de luxations congénitales; sur ce nombre, 315 sont hors de traitement depuis un an au moins.

Sur ces 315 cas, il y avait 250 luxations unilatérales et 65 bilatérales. Les 250 luxations unilatérales ont fourni 75 réductions vraies, soit 30 %. Dans 160 cas, c'est-à-dire 64 fois pour

100, il y a eu seulement transposition antérieure ; 110 fois, il y a
eu amélioration : le raccourcissement et la lordose ont diminué,
et la marche est bonne ; 40 fois, la fonction laissait à désirer ;
15 fois, c'est-à-dire dans 6 % des cas de luxation unilatérale, il
y a eu reluxation complète. En résumé, 185 cas ou 75 % ont
fourni un bon résultat, et 55, c'est-à-dire 25 % ont donné un
mauvais résultat.

Les résultats sont moins bons dans la luxation bilatérale.
Il y a eu 65 opérations, dont 5 seulement, c'est-à-dire 7,7 % ont
donné un résultat anatomique parfait ; 32 fois ou 50 %, il y a eu
transposition antérieure, 10 fois il y a eu réduction d'un côté
avec transposition ou reluxation complète du côté opposé ; 18 fois
ou dans 27 % des cas, il y a eu reluxation des deux côtés.

La statistique de Lorenz porte sur 364 cas de luxations
unilatérales ; sur ce chiffre, Lorenz a eu 218 résultats anatomiques bons ; 127 fois, des reluxations en avant, en haut et
en dehors ; 19 fois, des appositions latérales.

Sur 158 luxations bilatérales, 70 ont donné un résultat anatomique des deux côtés, 19 une position de la tête au-dessous
de l'épine iliaque des deux côtés, 7 une apposition latérale des
deux côtés ; 49 ont donné un résultat anatomique bon d'un côté,
et une position au-dessous de l'épine iliaque de l'autre côté ; 4 fois,
il y a eu un bon résultat anatomique d'un côté, et de l'autre, une
apposition latérale ; 9 fois, l'on a obtenu une position sous-épi-
neuse d'un côté et une apposition latérale de l'autre côté.

En prenant en masse tous les résultats obtenus, on a 364
articulations d'un côté, et de l'autre 2 fois 158, ce qui fait un
total de 680 articulations, dont 358 ont donné un bon résultat
anatomique, soit 52,6 %.

Quant à la limite d'âge, Lorenz la fixe à 9 ou 10 ans pour
les luxations unilatérales, et à 7 ou 8 ans pour les luxations
bilatérales. L'âge minimum auquel on peut intervenir est fixé
par lui à 2 ans, il préfère n'intervenir qu'à 3 ans.

Nous soulignerons la phrase suivante du travail de M. Lorenz :
«Naturellement la reconstitution anatomique parfaite de l'articulation ne peut être que rarement obtenue.... Mais même un
résultat anatomique imparfait est compatible avec un résultat fonctionnel satisfaisant et même bon, pourvu que la tête ait trouvé
un point d'appui osseux sur l'os iliaque.»

On voit par là combien l'opinion exprimée par M. Lorenz
devant l'American Orthopædic Association en 1904 diffère de

celle qu'il émettait en 1897 dans la *Revue d'Orthopédie* : «En aucun cas, disait-il, ma méthode ne consiste à améliorer la position de la tête fémorale et à la fixer dans cette position. La reposition non sanglante est, comme la sanglante, une opération radicale, et non un moyen palliatif.»

Aujourd'hui il reconnaît que la reconstitution anatomique de la jointure est exceptionnelle. C'est là l'opinion que j'exprimais moi-même, dans mon livre en 1898 [1]. Ce n'est pas à dire, je le répète, qu'on ne puisse obtenir une néarthrose solide, et un résultat fonctionnel avantageux. Mais, quant à une réduction véritable, je la considère, pour ma part, comme tout à fait exceptionnelle.»

Tout ce que j'ai vu depuis lors n'a fait que me confirmer dans ma manière de voir.

STATISTIQUE PERSONNELLE

Depuis le Congrès de Madrid (avril 1903) jusqu'à la fin de 1905 nous avons pu recueillir dans notre service d'hôpital 52 observations.

Le nombre des luxations unilatérales a été de 28 ; 2 fois la réduction a été impossible.

11 fois le résultat anatomique a été bon, ou même parfait, soit 39 % ; la tête fémorale est en place ; il n'y a pas de raccourcissement ou un raccourcissement n'excédant pas un demi à un centimètre.

Les luxations doubles ont été au nombre de 24 ; 3 doivent être mises de côté, les malades étant encore en cours de traitement.

Dans trois luxations avec inversion du membre chez des sujets âgés, j'ai fait l'ostéotomie sous-trochantérienne.

Restent 18 cas, utilisables pour la statistique.

9 fois, la réduction est demeurée impossible.

3 fois il y a eu réduction d'un côté, insuccès du côté opposé.

3 fois, on a obtenu, d'un côté, la réduction ; du côté opposé une simple transposition.

7 fois la réduction a pu être effectuée des deux côtés.

2 fois seulement, c'est-à-dire 11 fois sur 100, on a pu constater un bon résultat permanent.

3 fois, on a dû faire d'un côté l'opération sanglante.

---

[1] — Kirmisson. Traité des maladies d'origine congénitale. p. 681. Paris, 1898.

RÉSUMÉ ET CONCLUSIONS

Des faits que j'ai pu analyser et de ceux qu'il m'a été donné d'observer moi-même, je crois pouvoir tirer les conclusions suivantes :

La réduction non sanglante des luxations congénitales de la hanche sous le chloroforme, bien qu'elle fournisse rarement des résultats anatomiques parfaits, est susceptible de nous procurer, au point de vue fonctionnel, les résultats les plus avantageux.

Quels sont exactement ces résultats ? C'est ce qu'il est difficile d'établir, les chiffres indiqués par les différents auteurs présentant entre eux des écarts considérables. En effet, tandis que nous voyons, dans certaines statistiques, le chiffre des succès atteindre 70, 72 et même jusqu'à 85 %, il en est d'autres où ce chiffre s'abaisse à 30 et même 20 %. En adoptant avec M. Lorenz le chiffre moyen de 52 % pour les résultats anatomiques favorables, je crois qu'on se rapproche autant que possible de la vérité.

Il serait à désirer qu'à l'avenir on apportât plus de précision dans l'appréciation des résultats, et qu'on appelât uniquement réductions les cas dans lesquels la tête située dans la cavité cotyloïde affecte avec l'artère fémorale ses rapports normaux et où l'articulation possède l'intégralité de ses mouvements.

Un point sur lequel tous les chirurgiens sont d'accord, c'est la bénignité plus grande du pronostic dans les luxations unilatérales. Seul, Narath (d'Utrecht) est d'un avis opposé, puisque, dans sa statistique, le chiffre des guérisons atteint 56,6 p. 100 dans les luxations unilatérales, et 85,41 % dans les luxations bilatérales. Dans toutes les autres statistiques, au contraire, le chiffre des guérisons dans les luxations unilatérales est de beaucoup supérieur à celui qu'on accuse dans les luxations doubles. Dans ces dernières, il est très exceptionnel que le résultat soit également favorable des deux côtés. Le plus souvent, au contraire, on note que la réduction a été obtenue d'un côté seulement, tandis que, du côté opposé, il y a eu simple transposition, ou même reluxation. Ceci est en rapport avec ce que nous notons dans l'évolution de la luxation bilatérale abandonnée à elle-même, où nous voyons parfois la guérison spontanée survenir d'un côté, alors que, du côté opposé, la lésion continue à évoluer. L'examen radiographique est le plus souvent incapable de nous rendre compte de ces différences dans le pronostic. -

Il est bien difficile de préciser dans quelles limites d'âge on doit intervenir, puisqu'on a réussi même chez de jeunes enfants de 18 à 20 mois, et que, d'autre part, on a pu obtenir des succès chez des jeunes gens de 11 à 15 ans. Toutefois, d'une manière générale, on peut dire que l'âge le plus favorable est compris entre 3 et 5 ans.

Pour ce qui est du manuel opératoire, je pense que la force, et en particulier les tractions violentes, doivent être complètement laissées de côté. Ce sont elles qui déterminent les accidents graves, tels que les fractures, les déchirures des parties molles et les lésions nerveuses. Le mieux est d'en revenir au procédé initial de Paci, c'est-à-dire aux méthodes de douceur, absolument comme dans le traitement des luxations traumatiques ou pathologiques. Je reste toutefois, pour ma part, fidèle à la technique indiquée par Lorenz, c'est-à-dire à la réduction en deux temps, le membre étant placé d'abord dans la position de flexion jointe à l'abduction à angle droit pour en arriver plus tard à l'extension associée à la rotation en dedans. C'est, à mon avis, le procédé le plus sûr pour permettre la rétraction de la partie postérieure de la capsule et éviter la reluxation.

Plutôt que de faire des tentatives trop violentes, ou trop prolongées, je préfère multiplier les essais de réduction. Devant un échec bien constaté, le mieux est d'avoir recours à la méthode sanglante. Ce qui, dans cette dernière, constitue le facteur principal de gravité, c'est l'évidement de la cavité cotyloïde. Le mieux est donc de l'éviter, autant que possible, et de se contenter comme je le fais depuis très longtemps, de l'arthrotomie.

Enfin, dans le cas où l'âge du malade ou le degré de la luxation rend la cure radicale impossible, l'ostéotomie sous-trochantérienne que j'ai pratiquée pour la première fois en 1893, en permettant de placer le membre dans une position favorable, rendra au malade les meilleurs services.

THÈME. — LUTTE SOCIALE CONTRE LE RACHITISME. LAIT. LACTAIRES. ETC.

(Lutte sociale contre le rachitisme et les dystrophies alimentaires infantiles)

Par M. le Prof GREGORIO ARÁOZ ALFARO

Professeur à la Faculté de Médecine de Buenos Ayres; chef du service des enfants et de la «Goutte de lait» annexée à l'hôpital San Roque, etc., etc.

En choisissant cette question pour la mettre à l'ordre du jour du Congrès, le Comité d'organisation a voulu, sans doute, démontrer combien les ravages du rachitisme en Europe et, en général, dans la plus grande partie du monde civilisé étaient dignes de réclamer l'attention des médecins.

Il est vrai qu'il ne s'agit pas d'une de ces maladies meurtrières et terribles qui attirent principalement l'attention des savants et des peuples, mais outre qu'il détermine à lui seul des difformités osseuses plus ou moins funestes au développement parfait d'organes essentiels à la vie (déformations thoraciques) ou à l'accomplissement de fonctions d'une importance capitale au point de vue social (malformations du bassin, dystocie), outre qu'il constitue un mauvais terrain de résistance pour les affections aiguës, infectieuses ou non, et une cause puissante de sédentarité et d'hyponutrition, — facteurs prédisposants de premier ordre pour des maladies bien graves, — le rachitisme étant en général la conséquence de mauvaises conditions alimentaires et hygiéniques des parents et des enfants, sa prophylaxie vient jusqu'à un certain point se confondre avec celle des affections gastro-intestinales, de l'atrophie, de la tuberculose même, c'est-à-dire, avec la préservation des plus grands fléaux de la première enfance.

Il nous sera donc permis de nous placer, dans ce rapport, à ce point de vue un peu plus général et plus intéressant pour tous les pays, d'autant plus que l'incertitude qui plane encore sur l'étiologie précise du rachitisme ne permettrait pas une étude prophylactique absolument exclusive et systématique.

Sans nous arrêter très longtemps sur la *distribution géographique* et sur la *fréquence* du rachitisme, il nous faut faire au moins une rapide revue sur ces sujets.

Malgré la diffusion si considérable de la maladie, il semble bien certain qu'on ne la trouve pas — ou on la voit d'une façon exceptionnelle — dans plusieurs pays ou contrées. Le Japon, la Chine, l'Inde, Java, etc., en Asie; la Turquie, la Roumanie, les Iles Ioniennes, en Europe; l'Algérie et la plupart des peuplades de l'Afrique; le Canada, Mexique, Pérou, en Amérique, sont signalés comme exempts de rachitisme.

Cette apparente immunité mériterait cependant confirmation après une observation attentive, car, à plusieurs reprises, on a pu étudier des cas de rachitisme, probablement isolés ou accidentels, chez quelques naturels de ces divers pays (*Monti* chez une japonnaise; *Palgrave* chez des arabes; *Stoeltzner* chez des mulâtres à Berlin).

Ces faits semblent démontrer qu'il ne s'agit nullement d'une immunité de race et pour ce qui a rapport aux nègres, les médecins du Brésil et des Etats-Unis ont l'occasion d'observer tous les jours des cas de rachitisme chez les habitants de leurs pays qui appartiennent à cette race et nous-mêmes nous avons pu faire maintes fois la même constatation à Buenos-Ayres.

La fréquence avec laquelle on observe la maladie est très variable selon les peuples et les pays. Quoique la difficulté soit grande de fixer des chiffres exacts ou à peu près, à cause principalement des différences d'appréciation des observateurs pour le diagnostic des cas légers de rachitisme, on peut affirmer, en toute sécurité, que la maladie atteint, plus ou moins sérieusement, la plus grande partie de la population infantile de certaines nations. C'est ce qu'on peut voir aisément en Angleterre, Russie, Allemagne, Autriche, Suisse, Norvège, etc. et, à un moindre degré, en France et Italie, et notamment dans les grandes villes de ces différents états.

Si nous prenons maintenant, — et seulement comme étant proches de la vérité — les chiffres donnés par les auteurs, nous trouvons pour Vienne 89 % des enfants de l'ambulatorium de *Kassowitz* et à peu-près la même proportion pour Prague (*Epstein*) et pour Moscou (*Kissel*). A Saint-Pétersbourg, *Joucowsky* (d'après *Baumel*) compte 90 %, à Riga, 80 % (*Mey*). Pour Munich, nous trouvons 72 % (*Leitz*); pour Francfort, 50-60 % (*Rhen*); pour Berlin, 65 %, d'après *Cohn*, mais 90 à 95 %, d'après *Haucharme* et *Stoeltzner*. *Feer* donne pour Bâle le chiffre de 86 %; *Johannsen* celui de 66 % pour Christiania.

Quant à la France, la proportion des rachitiques est certainement un peu moindre. *Chaumier* donne le chiffre de 50 % pour Tours, *Baumel* celui de 50-60 % pour Montpellier, tandis que

Marfan n'accepte pour Paris que le 1/3 de la population et *Braunberger* signale 22 %.

En Italie, *Fede* donne pour Naples le chiffre de 50 %. Nous ne connaissons pas de statistiques pour la Belgique, l'Espagne, le Portugal.

En Amérique, aux Etats-Unis, le rachitisme est fréquent chez les blancs comme chez les nègres et *Escherich* a raconté la curieuse impression que lui faisaient, au cours d'un voyage récent, les petits nègres présentant de grandes déformations osseuses au milieu de leurs linges et dans leurs petits lits blancs comme la neige.

Au Brésil, *Moncorvo* a donné le chiffre de 50-80 % pour les rachitiques de Rio de Janeiro.

Nous avons déjà dit qu'on considérait le Mexique, le Pérou et d'autres pays de l'Amérique centrale et méridionale comme à peu-près exempts de rachitisme. Il nous semble bien plus probable que le chiffre des malades soit très petit et l'affection très légère; on n'y voit, en effet, aucune différence tranchée ethnique ou climatique avec les autres pays américains où la maladie est bien connue, quoique peu fréquente.

En tous cas nous devons constater que ces peuples américains, qui ne connaissent pas le rachitisme, pratiquent presque sans exception l'allaitement naturel des enfants, et que, en outre, vue la grande extension des territoires et le peu de densité de la population, on ne connaît presque pas les logements étroits et privés d'air des grandes villes modernes et les mères n'y sont pas soumises aux travaux fatigants des ateliers et des fabriques poussiéreuses.

Des autres pays de l'Amérique du Sud qui se signalent par ses rapides progrès et son accroissement continuel, la République Argentine et l'Uruguay sont assez bien partagés à ce sujet. Dans les campagnes étendues et les villes petites, où la viande constitue l'aliment primordial des adultes, où les mères allaitent presque toutes leurs enfants, le rachitisme, au moins dans ses formes graves, est une rareté.

Quant aux grandes villes, Buenos-Ayres, qui compte maintenant un million d'habitants et dont la mortalité générale est assez basse (17, à peu près, par 1.000), ne compte pas le rachitisme entre ses facteurs importants de morbidité et si, à la rigueur, on pourrait peut-être apprécier à 10 ou 15 % le chiffre des rachitiques parmi les enfants qui fréquentent les hôpitaux et les consultations, il ne s'agit en général que de formes légères et même très légères de la maladie, se traduisant par des déformations thoraciques peu accentuées, chapelet costal, exagération des bosses frontales et pariétales et retard dans l'éruption dentaire et l'ossification des fontanelles, etc., grosses épiphyses et, plus rarement, incurvations peu marquées des os longs.

En revanche, le grand rachitisme, les incurvations prononcées et les fractures des membres, les viciations pelviennes accentuées, constituent des cas vraiment rares dans nos cliniques hospitalières.

Si nous insistons sur les conditions où se trouve notre ville pour ce qui concerne le rachitisme, c'est que nous croyons y trouver des données importantes pour l'étude étiologique de la maladie.

Buenos-Ayres est une grande ville cosmopolite où l'on compte les européens par centaines de mille et où la plupart des enfants sont fils d'européens. Quoi que les italiens et les espagnols prédominent, on y trouve un grand nombre de français, anglais, allemands, russes, suisses, etc. C'est-à-dire, que quant aux races on ne peut trouver nulle part un mélange plus complet que celui qui constitue ce million d'habitants.

Attendu le grand nombre de naturels des pays où le rachitisme est très répandu (Angleterre, Allemagne, Italie, France), il est donc évident que ce n'est pas à une immunité de race qu'on peut attribuer la rareté et le peu d'intensité de l'affection à Buenos-Ayres.

Il est impossible aussi de puiser des raisons dans les conditions climatiques. Il est vrai qu'on a dit que le rachitisme était surtout une maladie des pays froids, des climats nordiques, mais on sait bien aujourd'hui que le froid n'est pas un facteur d'une grande importance, comme le prouvent les chiffres de 50 % et plus de rachitiques observés à Naples et à Rio de Janeiro par *Fede* et *Moncorvo*. Or, Buenos-Ayres a un climat tempéré et doux, bien moins chaud que celui du Brésil ou de l'Italie méridionale.

Beaucoup d'observateurs pensent que le froid, s'il agit réellement en favorisant le rachitisme, c'est surtout en retenant les enfants pauvres chez eux, c'est-à-dire, dans des logements obscurs et mal aérés et mettant obstacle, par conséquent, à l'apport de lumière et d'air par non seulement pauvre en germes, mais libre aussi des produits toxiques de la respiration. Et l'on sait quelle importance confèrent beaucoup d'auteurs, à l'exemple de *Kassowitz*, à cette viciation de l'air dans l'étiologie du rachitisme.

Or, à ce point de vue, Buenos-Ayres est bien mieux partagé que les grandes villes européennes. Quoique ayant des logements insalubres, ceux-ci sont tout de même infiniment supérieurs quant à la lumière et l'aération aux quartiers pauvres de l'Europe; en outre l'extension superficielle de la ville étant très grande, les bâtiments sont peu élevés par rapport à la largeur des rues, etc., dans les faubourgs surtout, les familles ouvrières n'ont à se plaindre ni d'encombrement ni de manque de soleil. D'ailleurs, les services sanitaires et les conditions hygiéniques de la ville sont très bons.

Mais c'est surtout au point de vue de l'alimentation que nous sommes en conditions remarquables de supériorité.

En ce qui concerne les enfants, l'allaitement naturel est encore, heureusement, la règle et dans les classes pauvres, les mères peuvent en général nourrir elles-mêmes leurs enfants, n'étant forcées de travailler hors de chez elles qu'exceptionnellement. En dernier cas, elles tâchent de recourir plutôt à l'allaitement mixte que de sevrer leurs enfants, et les autorités, les institutions de bienfaisance et les médecins s'efforcent d'instituer partout des crèches, des consultations et des «Gouttes de lait» pour les diriger et pour leur venir en aide avec du bon lait en cas de nécessité.

Dans les familles riches, la règle est encore que les mères allaitent. Tous les médecins d'enfants, d'accord, nous avons mené et continuons à soutenir une campagne active et vigoureuse en faveur de l'allaitement maternel ou mixte, en tâchant de ne faire usage que rarement des nourrices mercenaires. Et quoiqu'il nous manque, malheureusement, encore une loi protectrice des enfants de celles-ci, nous n'avons pas à regretter d'aussi funestes conséquences qu'en Europe, les «nourrices pauvres» qui se chargent des enfants de ces autres nourrices bien payées restant en ville sous la surveillance plus ou moins directe de la mère, et les bons salaires permettant en général d'élever les enfants des unes et des autres par l'allaitement mixte, employant le lait de préférence aux soupes, bouillies, pommes de terre et panades qui constituent dans d'autres pays les aliments plus usuels des nourrissons pauvres.

Nous pensons que de l'examen impartial de ces données et de la comparaison de ce qui arrive chez nous avec ce qu'on observe en Europe, il faut déduire que, conformément à ce que disaient les vieux cliniciens et à ce qu'enseignent encore la plupart des pédiatres, *le rachitisme est en général la conséquence de la mauvaise alimentation, soit par manque du sein ou du bon lait, soit par usage prématuré ou prédominant de substances très pauvres en principes nutritifs ou que l'appareil digestif des enfants n'est pas capable de bien assimiler, soit, enfin, par la suralimentation avec ses conséquences ordinaires* (dyspepsies, gastro-entérites, etc.)

Lorsqu'on prétend serrer de très près le problème de l'étiologie et de la pathogénie du rachitisme, on se trouve en présence de données si contradictoires, de points de vue si différents de la part des chercheurs qu'on reste avec l'impression de l'incertitude ou au moins de l'imprécision.

Ce n'est pas notre intention de faire ici un essai critique des diverses théories et hypothèses soutenues à ce sujet. A part les travaux datant de beaucoup d'années et, en une certaine façon, déjà classiques, l'étude critique de la question, et en partie aussi l'étude expérimentale, a été faite ces derniers temps en France par *Spillmann*, dans son beau livre consacré spécialement à ce sujet, et par *M. Comby*, dans une monographie bien connue et dans dans son dernier article du «Traité des maladies de l'enfance»; en Allemagne et Autriche par *Stölzner* (Pathologie und Therapie der Rachitis, 1904) et *Zappert* (Die deutsche Klinik am Eingange des zwanzigsten Jahrhunderts, 1905, VII. Band).

Nous rappellerons seulement que les théories modernes qui prétendent faire du rachitisme une maladie *infectieuse (Hagenbach Burchardt, Edlefsen, Chaumier, Mircoli, Vierordt, Sterling)* n'ont pas réussi jusqu'ici à mériter les suffrages de la majorité des observateurs. Aucun argument vraiment démonstratif n'a été présenté; il s'agit simplement d'analogies quant à la distribution, à la constitution des foyers de maison ou de quartier, à l'existence d'une splénomégalie plus ou moins constante, etc., et il faut bien reconnaître que ces circonstances mêmes sont bien susceptibles d'une interprétation différente. On ne peut pas non plus considérer comme des preuves directes la constatation qui aurait été faite par *Mircoli* de microbes non spécifiques dans les os des rachitiques (microcoques de la suppuration).

Par contre, beaucoup de faits sont en formelle opposition avec cette théorie infectieuse et, pour n'en parler que d'un, il est assez fréquent que dans une même maison les enfants soient rachitiques ou non selon l'alimentation à laquelle ils ont été soumis.

Quant à la théorie dite «respiratoire» que *Kassowitz* a créée et soutenue avec tout son talent, on ne peut pas nier l'importance de la mauvaise aération des locaux, de l'encombrement, de l'«*Armeleutgeruch*», de l'hiver avec les longs séjours dans des locaux sombres et confinés, mais il est bien certain que tout cela n'est qu'un facteur partiel dans l'étiologie du rachitisme, et on voit assez souvent dans les familles aisées des enfants rachitiques qui ont été élevés en d'excellentes conditions de «circumfusa» et qui ont manqué seulement d'une alimentation bien dirigée.

Quant à l'affirmation de *Wachsmuth*, en tâchant de mieux préciser cette théorie que le sang surchargé d'acide carbonique était capable de dissoudre une quantité plus grande de sels de chaux, en difficultant par conséquent sa fixation dans les os, il semble que la démonstration faite par *Stoeltzner* de l'alcalescence normale du sang des rachitiques, ainsi que l'observation bien fondée d'*Edlefsen* sur le manque de rachitisme chez la plupart des enfants avec cyanose congénitale, suffisent pour la faire rejeter aussi, au moins comme facteur capital de la maladie.

Dernièrement, quelques pédiatres ont eu l'idée qu'on pourrait trouver la cause du rachitisme dans un trouble de fonction d'un organe à sécrétion interne. Avec ces idées *Knopfelmacher* et *Heubner* ont essayé l'administration du corps thyroïde, *Mettenheimer* et *Mendel* celle du thymus, d'ailleurs sans grand résultat.

Stoeltzner, qui a fait une étude si intéressante de la question, ne se trouvant satisfait d'aucune des théories analysées, fait remarquer les analogies qui existent entre le rachitisme et le myxœdème et mieux encore avec le crétinisme endémique et se montre incliné à croire qu'il s'agit d'une dystrophie générale semblable à ces deux états, attribuable à une cause infectieuse endémique, en acceptant comme probables les caractères supposés par *Edlefsen* pour cet agent animé. Pour ce qui concerne son penchant à incriminer le fonctionnement imparfait des capsules surrénales et à ses essais d'opothérapie surrénale, il est le premier à reconnaître qu'il s'agit d'une simple conjecture qui, d'ailleurs, ne semble aucunement justifiée par l'épreuve thérapeutique.

Pour notre part, nous ne trouvons dans ces nouvelles théories rien qui puisse nous convaincre et force nous est de revenir aux anciennes doctrines que soutiennent encore les pédiatres européens, en grande majorité.

Tout en acceptant l'importance de l'encombrement des logements, du manque d'air et de lumière, de l'humidité de l'air et du froid comme facteurs favorisant la production du rachitisme, nous croyons que la cause principale, vraiment déterminante, est la mauvaise alimentation des enfants et des parents. C'est ce qui nous semble ressortir nettement d'une longue observation personnelle et de la comparaison que nous avons faite entre la morbidité rachitique à Buenos-Ayres et dans les principaux pays d'Europe et d'Amérique.

Partout où les enfants sont nourris naturellement et d'une façon logique et en proportion suffisante, le rachitisme est rare et bénin. Partout, au contraire, où l'allaitement artificiel prédomine et où, surtout, on emploie en abondance des farines, des pommes de terre, des bouillies au lieu de bon lait, le rachitisme abonde et présente des manifestations bien évidentes de gravité.

Nous ne dirons pas, cependant, avec *Variot*, que le bon lait stérilisé est un préservatif certain du rachitisme et que les enfants alimentés artificiellement avec ce produit en sont aussi indemnes que ceux qui sont nourris au sein. C'est pour l'Europe une exagération et plus encore pour notre pays où — à cause, probablement, des longs étés chauds — l'allaitement artificiel dès la naissance ne réussit presque jamais. Mais le distingué pédiatre français ne fait pas avec cela une affirmation dénuée de fondement et qui n'ait pas en sa faveur une grande partie de la vérité et nous pouvons dire, à son appui, que si chez nous on voit très fréquemment des gastro-entérites avec des hypotrophies et même des atrophies consécutives à l'allaitement artificiel, il est assez rare de trouver entre ces enfants des rachitiques et surtout de grands rachitiques.

Nous souscrivons, par contre, volontiers à l'assertion de *Comby* quand il dit: «Si l'on pouvait assurer à tous les enfants une bonne alimentation à leur entrée dans la vie, c'est-à-dire *l'allaitement naturel*, on n'aurait pas ou presque pas de rachitiques».

En des termes généraux, nous nous rallions donc à la doctrine alimentaire du rachitisme, parce que c'est elle qui nous semble mieux d'accord avec notre propre observation et avec l'examen critique des documents qui constituent le gros matériel clinique et expérimental du rachitisme.

Mais si nous prétendons à une précision plus grande, si nous cherchons à signaler avec toute certitude les défauts alimentaires qui sont la cause proche et le mécanisme pathogénique du rachitisme, nous sommes forcés de nous déclarer impuissants et de nous retrancher derrière des hypothèses plus ou moins probables.

Il nous semble bien démontré que la cause primordiale ne se trouve pas dans le manque de chaux dans l'alimentation, car l'enfant au sein en absorbe presque toujours bien moins que celui qui est soumis à l'allaitement artificiel *(Marfan)*.

Ce n'est pas non plus le défaut d'acide chlorhydrique du suc gastrique (hypothèse de *Seemann* et *Zander)* qui serait un obstacle à l'absorption de la chaux, car *Bouchard, Labbé* et *Klecinsky* n'en ont constaté aucune diminution.

Les expériences de *Rudel* et *Rey,* faites à l'instigation de *Vierordt,* ont démontré aussi que l'hypothèse de *Zweifel,* d'après laquelle dans l'intestin des rachitiques les composés solubles de chaux deviendraient insolubles et seraient rejetés sans absorption, n'est pas mieux fondée.

Quant à l'idée d'une intoxication acide, spécialement par l'acide lactique *(Monti)*, qui serait cause de la décalcification des os, il nous semble qu'elle a été ruinée par les expériences de *Stoeltzner* et *Brubacher*, d'après lesquelles chez les rachitiques l'alcalescence du sang est absolument normale ainsi que la teneur en chaux de ce liquide et des tissus, en général. Et si, en de certaines périodes de la maladie, on élimine plus de chaux qu'à l'état normal *(Babeau)*, il s'agit bien alors d'une conséquence et non de la cause du rachitisme *(Fischl)*.

Le prétendu *rachitisme expérimental*, enfin, provoqué chez de jeunes animaux au moyen d'une nourriture pauvre en sels de chaux ou de l'administration d'acide lactique *(Roloff, Baginsky, Voit)*, n'est pas plus démonstratif, car les lésions histologiques ainsi déterminées sont celles d'une ostéoporose qui n'a rien à voir avec le rachitisme *(Miwa, Stoeltzner)*.

La théorie de *Delcourt*, qui prétendait expliquer le rachitisme par la teneur excessive des pommes de terre et des autres aliments de la classe pauvre en sels de potassium lesquels se substitueraient aux sels de soude dans les os, ne semble pas plus exacte d'après les constatations de *Wedensky* et *Spillmann*.

Beaucoup d'observateurs, enfin, croient trouver la raison du rachitisme dans des *troubles digestifs* précédents, plus ou moins durables: dyspepsie chronique, gastro-entérite, dilatation de l'estomac et de l'intestin *(Jacoby, Heitzmann, Bouchard, Cheadle, Comby, Marfan, etc.)*. Il s'agirait, d'après les uns, d'un trouble de l'assimilation calcaire, d'après les autres, d'une autointoxication d'origine intestinale et, sous ce dernier aspect, cette doctrine n'est pas sans avoir quelques analogies avec celle de l'autointoxication acide dont nous avons déjà parlé.

Il nous semble bien que les choses se passent ainsi dans la plupart des cas que nous observons, et cette chaîne intermédiaire de la dyspepsie ou de la gastro-entérite chronique se trouve réellement presque toujours chronologiquement interposée entre les défauts alimentaires et le rachitisme.

Nous devons avouer, cependant, que chez un certain nombre de rachitiques on ne peut pas déceler les antécédents de troubles digestifs d'une certaine durée et que, inversement, nous trouvons assez souvent chez nous des enfants qui ont des gastro-entérites chroniques, et qui sont des hypotrophiques et même des atrophiques, sans être nullement des rachitiques ou en présentant à peine des traces légères.

Il doit donc y avoir, selon nous, quelque facteur spécifique que nous ne connaissons pas encore, quelque condition particulière dans l'alimentation ou en dehors de celle-ci, qui détermine, ou au moins qui contribue à orienter du côté du rachitisme, si je puis m'exprimer ainsi, la dystrophie produite par les défauts des *ingesta* et des *circumfusa*.

Dans ces dernières années, la *théorie intestinale* du rachitisme a été appuyée par des faits expérimentaux qui semblent bien significatifs. *Haushalter* et *Spillmann* ont pu obtenir, au moyen d'injections à plusieurs animaux jeunes d'extraits de matières fécales d'enfants atteints de gastro-entérite, des lésions osseuses présentant tous les caractères même histologiques du rachitisme.

S'il s'agit donc d'une autointoxication intestinale, il serait bien aisé d'expliquer les phénomènes nerveux (spasmes de la glotte, tétanie, troubles vaso-moteurs, troubles de l'excitabilité électrique, etc.) que certains observateurs ont cru devoir interpréter comme les signes d'une maladie qui affecterait avant tout le système nerveux (*Pommer*, *Tedeschi*).

D'autre part, *Charrin* et *Gley* ont pu déterminer des lésions rachitiques sur les descendants au moyen d'injections répétées de toxines microbiennes aux ascendants (Société de Biologie de Paris, 1896), et ces expériences, tout en parlant en faveur de la théorie autotoxique du rachitisme, montrent aussi l'influence que les maladies des parents peuvent exercer sur les enfants soit en créant la dystrophie soit en prédisposant l'organisme à l'action des causes déterminantes.

Il semble de cette façon expérimentalement démontré la possibilité du *rachitisme congénital*, question controversée, qui a vraiment passionné les cliniciens et que nous ne sommes pas ici en mesure de traiter.

Nous rappellerons simplement qu'on retrouve ici les mêmes difficultés que quand il s'agit de fixer la fréquence du rachitisme dans les différents pays, les uns n'exigeant que les plus légères altérations pour en faire le diagnostic, les autres exigeant, au contraire, des symptômes déterminés, et plus ou moins avancés pour en accepter l'existence.

C'est en ayant présentes ces différences de criterium que l'on peut comprendre comment à côté des observateurs qui nient le rachitisme congénital ou le croient très rare (*Baginsky, Fede, Finizio et Heubner*, etc.) on en trouve d'autres non moins respectables qui considèrent que le rachitisme est congénital la plupart des fois (*Cohn, Unruh, Schwarz, Feyerabend, Feer, Spietschka*, etc.).

De l'examen impartial de la littérature médicale ainsi que de nos propres observations nous pouvons déduire que le rachitisme congénital existe réellement, en dehors des cas d'achondroplasie et d'ostéogenèse imparfaite qu'on a pu confondre avec lui mais qu'il ne s'agit nullement d'un fait fréquent en pratique.

Il convient de rappeler, cependant, pour la prophylaxie du rachitisme, cette forme congénitale, qui est presque toujours la conséquence des mauvaises conditions alimentaires et hygiéniques des ascendants.

Quant à l'hérédité directe du rachitisme que quelques auteurs ont soutenu, il nous semble bien rare, et nous inclinons à accepter qu'il s'agit plutôt d'une coïncidence morbide bien explicable, parce que parents et enfants sont en général soumis aux mêmes conditions précaires de nourriture et de logement.

Les observations abondent qui prouvent que les enfants de rachitiques peuvent être atteints de la maladie ou indemnes selon qu'ils ont été élevés d'une façon défectueuse ou rationnelle, et M. *Comby*, entre autres, en a fourni d'excellents exemples.

Nous pouvons ajouter, comme un bon argument confirmatif de cette façon d'interpréter les faits, que chez nous à Buenos-Ayres il est très fréquent d'observer de très beaux enfants nullement rachitiques, fils d'immigrants européens qui portent des difformités rachitiques bien remarquables.

La lutte contre le rachitisme est donc, en même temps, la lutte contre la morbidité de la première enfance, la lutte contre les troubles gastro-intestinaux, leurs conséquences directes; les hypertrophies et les atrophies infantiles et leurs suites indirectes ou plus éloignées: le manque de résistance aux causes morbides et notamment à la tuberculose, de plus en plus répandue sur tout le monde civilisé.

Cette campagne ne doit donc pas viser seulement l'enfant, mais, avant tout, la famille dont les conditions hygiéniques, l'aisance et l'instruction dominent entièrement la vie et la santé de l'enfant.

Inutile, en effet, de tâcher d'améliorer les conditions de l'enfant si on ne commence par préserver les parents de toutes les tares et dégradations organiques (alcoolisme, surmenage, infections et intoxications chroniques); inutile de vouloir bien nourrir le fils si la mère n'est pas bien nourrie elle-même ou si elle doit abandonner les enfants pour aller travailler rudement à l'atelier ou à l'usine; inutile, enfin, de s'intéresser au développement parfait et à la vigueur des enfants si on n'instruit pas les parents sur les moyens de les élever hygiéniquement et de les protéger d'une façon efficace contre les mille causes de maladie et de mort qui les menacent.

Nous croyons donc devoir séparer en deux groupes les procédés et mesures à employer dans cette campagne, l'un concernant la collectivité et la famille, l'autre l'enfant lui-même.

I. — *Il faut, avant tout s'efforcer pour améliorer le sort des classes pauvres*, en réglementant le travail, en diminuant la fatigue et en réduisant au minimum possible les risques provenant du travail même ou des locaux où il s'exécute.

L'État et les communes ont le devoir non seulement d'édicter des lois et des règlements pour *assainir les logements des pauvres* mais de leur fournir aussi — directement ou par leur protection à des entreprises humanitaires et hygiéniques — des *maisons salubres, aérées, ensoleillées et à bon marché*, en les construisant de préférence dans les quartiers suburbains et même aux environs des grandes villes et en les dotant de moyens de communication faciles et rapides.

Ce chapitre des logements hygiéniques pour les pauvres doit être une des plus grandes préoccupations des pouvoirs publics et des philanthropes.

Les rues larges et aérées, les grands jardins et parcs publics, doivent naturellement compléter les bénéfices des bonnes maisons et les suppléer, en une certaine mesure, en tant qu'elles n'existent pas.

Il faut, en outre, impérieusement, *augmenter le rendement du* travail des classes moyennes et pauvres, dégrever les articles de première nécessité, la viande, le lait et le pain en premier terme, en augmentant, s'il le faut, les impositions au luxe et au libertinage.

Il faut surtout que, dans la famille, l'homme gagne suffisamment pour faire innécessaire le travail de la femme. La mère doit travailler seulement chez elle, il faut qu'elle surveille les enfants, il faut surtout qu'elle les nourrisse.

En attendant que les mères soient libérées des travaux des usines et des ateliers, il faut leur assurer le *repos, avec subside, pendant les derniers temps de la grossesse et le post-partum, réduire les heures de travail, leur donner de fréquents intervalles pour se reposer et pour allaiter leurs enfants et installer à côté des fabriques les crèches,* qu'on a commencé à fonder dans certains centres industriels de la France.

D'ailleurs, il devient absolument nécessaire de secourir efficacement les mères qui pour soigner et allaiter leurs enfants sont obligées d'abandonner leurs occupations ou de changer, un métier pour un autre moins rémunérateur (subsides en argent, en vêtements, en nourriture).

Il faut combattre par tous les moyens possibles l'alcoolisme, ce terrible fléau des populations.

Il faut, enfin et surtout, vulgariser l'hygiène, vulgariser la prophylaxie, instruire, instruire toujours et partout, et encore instruire.

Tant que les parents ne seront pas passablement heureux et instruits, ils ne s'occuperont pas assez de leurs enfants.

II. — *L'enfant nouveau-né a droit au sein de sa mère.* On l'a dit maintes fois, mais on l'oublie trop souvent. *Il faut faire respecter ce droit* qui est, en général, pour l'enfant une garantie de santé et de vie.

Pour les classes aisées, c'est à nous, médecins, de persuader les mères des avantages qu'elles et leurs enfants trouveront à l'accomplissement de ce devoir. Nous avons le devoir de nous opposer aux caprices, à l'indolence, à la tyrannie de la vie sociale, de n'accepter une nourrice mercenaire qu'en cas de nécessité absolue, lorsque l'allaitement maternel exclusif ou mixte, est absolument impossible.

Pour les classes pauvres, il faut prêcher partout, dans les conférences publiques, dans les maternités, dans les consultations, qu'il n'y a pas moyen de remplacer l'allaitement naturel, que c'est un devoir primordial pour les mères qui peuvent le remplir et un facteur capital pour le développement et la vigueur de l'enfant.

La législation et la société ont en outre le devoir de protéger, de secourir et de respecter les mères qui, mariées ou non, remplissent avec conscience et avec amour les devoirs de la maternité en soignant et en nourrissant leur fils. C'est surtout la crainte du mépris social qui est la cause de l'abandon et de l'exposition des enfants; or, l'humanité, la raison, l'intérêt de la société, exigent qu'on entoure de respect la femme qui sait se montrer mère digne et amoureuse.

Il faut multiplier les institutions destinées à surveiller les nourrissons, à diriger les mères et à les secourir.

Les *consultations des nourrissons*, les *dispensaires*, les *crèches* et les *gouttes de lait*, sont des institutions qui se complètent et qu'on ne doit pas opposer les unes aux autres, mais, au contraire, s'efforcer de réunir et de perfectionner. C'est très bon de surveiller les enfants et de conseiller les mères, mais ce n'est pas moins bon de leur venir en aide, de prendre et nourrir leurs enfants pour quelques heures si elles ne peuvent pas laisser d'aller au travail et, enfin, de leur donner gratuitement ou à un prix très réduit du lait pur ou convenablement dilué et préparé et le plus parfaitement possible aseptique.

On a beaucoup critiqué les «Gouttes de lait», en les accusant de favoriser l'indolence ou la cupidité des mères. Or, ce reproche n'est mérité que pour certaines institutions mal dirigées. *Une «Goutte» ou une «distribution» de lait ne doit fonctionner que sous la direction de médecins compétents et enthousiastes, qui ont l'occasion de faire là une vraie école maternelle, qui doivent y être les propagateurs actifs et zélés de l'allaitement naturel et qui seulement au cas où celui-là est absolument impossible* (et cela arrive malheureusement assez souvent) *doivent fournir le lait ou l'aliment artificiel en quantité nécessaire et suffisante pour le compléter ou le remplacer.* C'est suivant ces principes que fonctionne l'institution que nous dirigeons à Buenos-Ayres, qui est à la fois «consultation» et «Goutte de lait» et que nous serions très heureux de pouvoir compléter avec une «crèche» pour recevoir les enfants pendant certaines heures de la journée et un asile avec des nourrices qui donneraient le sein en même temps à leur propre enfant et à un autre dont la mère manquerait ou qui ne serait pas capable de le nourrir.

Il faut aussi édicter et faire observer partout des lois protectrices de l'enfance: empêcher le placement de nourrices dont l'enfant serait encore trop petit ou ne resterait pas en des conditions qui garantissent son alimentation rationnelle et les soins dont il a besoin et instituer sur tous ces enfants une inspection obligatoire et efficace.

Il est, enfin, nécessaire de réglementer sévèrement le commerce du lait pour assurer, non seulement sa composition, mais aussi sa pureté, en surveillant les animaux et leur nourriture, l'asepticité de la traite et du transport et même la température à laquelle il doit être distribué et vendu. *Il faut aussi supprimer tous les impôts qui pèsent sur cet article* de façon à en réduire le prix en même temps qu'on en améliore la qualité.

THÈME 5 — LUXATION CONGÉNITALE DE LA HANCHE

(Traitement de la luxation congénitale de la hanche)

Par M. le Prof. Carlos Lima (Porto)

Sans vouloir faire l'histoire détaillée du traitement de cette affection, on peut dire que c'est surtout depuis 1888 que la thérapeutique de cette difformité est entrée dans une voie vraiment scientifique et rationnelle.

Le professeur Agostino Pacé a eu le mérite d'être le premier à émettre l'opinion que l'on pouvait traiter les luxations congénitales de la même façon qu'une luxation traumatique quelconque.

D'après ce principe, il faisait endormir le malade et cherchait à réduire la luxation par la flexion complète, suivie de l'abduction et rotation externe, en terminant par l'extension complète.

C'est presque toujours ce que l'on fait dans la luxation traumatique coxo-fémorale postéro-supérieure, justement la variété la plus fréquente de la luxation congénitale.

En 1890, Hoffa présentait à la Société allemande de chirurgie sa méthode sanglante de traitement, basée surtout sur l'idée que la difficulté de la réduction venait non seulement du défaut de capacité du cotyle, mais de la rétraction des muscles pelvi-trochantériens, surtout des fessiers. Il les coupait, refaisait à la curette le cotyle et y remplaçait la tête fémorale en l'abaissant.

Bientôt Lorenz, remarquant le grave inconvénient fonctionnel de ces sections musculaires, modifiait le procédé d'Hoffa, en portant l'incision entre le couturier et le fascia lata, incision depuis modifiée par plusieurs chirurgiens en la rapportant du côté externe de la hanche, pour mieux aborder l'article.

Malheureusement, à part un nombre restreint de cas suivis de bonne réussite, le traitement par la méthode Hoffa-Lorenz donnait parfois l'ankylose, souvent la reluxation, et surtout il était très grave, étant donnée la fréquence de la production de la septicémie.

En remarquant ces inconvénients, Lorenz, depuis 1896 s'adonna tout à fait à la méthode non sanglante, en suivant la voie ouverte par Pacci, quoique modifiée.

Depuis lors, les travaux se sont multipliés sur ce sujet et cependant, à l'heure actuelle, on peut dire que le problème thérapeutique n'est pas encore résolu d'une façon complète.

Pourquoi cela? Je crois que cela dépend grandement du manque de connaissances sur ce sujet de la part d'un grand nombre de médecins et chirurgiens non spécialistes, par suite incapables de porter un diagnostic sûr et, surtout, fait de bonne heure.

Dans le traitement Pacci-Lorenz on débute presque toujours par fléchir la cuisse sur le ventre.

Pourquoi? Pour *abaisser* la tête fémorale au niveau ou au-dessous de la ligne de Nélaton. C'est qu'il y a eu une *ascension* de cette tête.

Et cependant, cette ascension et le raccourcissement qui en résulte sont remarqués seulement dès que l'enfant fait ses premiers pas et, surtout, quand il marche depuis quelque temps.

Est-ce que cette ascension aurait eu lieu, si le diagnostic avait été posé de bonne heure?

Non, certes, parce qu'on aurait commencé dès lors à soigner l'enfant.

Heureusement, les derniers travaux parus sur le sujet obéissent un peu à ce courant, en simplifiant les détails et marquant bien les symptômes et la façon la plus pratique et plus sûre de faire le diagnostic et de soigner la difformité.

Lorsque tous les médecins et chirurgiens seront en mesure de faire le diagnostic de ce vice de conformation, si toutefois ils ne voudront pas tenter eux-mêmes le traitement, ils pourront en connaissance de cause envoyer les enfants de bonne heure aux spécialistes qui se chargeront du traitement. Dans la luxation congénitale de la hanche il y a, au point de vue du traitement et de la réussite, des cas simples (assez nombreux), d'autres de moyenne difficulté (les plus fréquents) et enfin un nombre limité de cas très difficiles, qui se restreindra de plus en plus, grâce au diagnostic précoce.

On pourrait ajouter une dernière catégorie de luxations irréductibles par n'importe quelle méthode, mais où le traitement arrive toujours à faire bénéficier le patient, en mettant le membre luxé dans une position moins défavorable pour la marche.

Le diagnostic précoce résout une des nombreuses difficultés du traitement, savoir l'âge où on a plus de chance de réussir.

Actuellement, presque tous les spécialistes s'accordent à marquer comme limite maxima de réductibilité l'âge de 7 ans pour la luxation bilatérale et 9 ans pour les luxations simples.

Il va sans dire qu'il y a toujours des exceptions, pas très nombreuses, à cette règle.

A treize, quatorze et même seize ans, on en a pu réduire. C'est l'exception.

Toutes circonstances égales d'ailleurs, la réduction ou reposition est presque toujours très facile avec des manœuvres d'extrême douceur, de deux à trois ans. De trois à cinq, la méthode Pacé-Lorenz exige, pour réussir, plus d'efforts et de persistance, de cinq à sept ans la réduction devient beaucoup plus difficile. Pour la luxation bilatérale c'est même la limite maxima.

Les luxations de sept à neuf ans sont d'une très difficile réduction ; les probabilités de réussite décroissent considérablement et la force à employer augmente beaucoup.

Je n'ai pas la prétention de marquer des étapes rigoureuses sur ce point, quoique en m'appuyant sur l'opinion des spécialistes les plus autorisés, parce que la réduction ne dépend pas seulement de l'âge.

L'arrêt de développement, puisque telle est la théorie plus rationnelle et plus généralement adoptée pour expliquer la difformité, peut porter sur le cotyle, la tête, le col et la capsule.

Voilà des obstacles à la réduction qui, heureusement dans la pratique ne se présentent pas toujours simultanément ou très accusés.

La cavité cotyloïde peut se présenter à peine ébauchée, ou même ne pas exister. C'est presque l'exception.

Dans la majorité des cas il y a un cotyle plus ou moins profond, assez oblique en avant et avec un sourcil le plus souvent marqué du côté postéro-supérieur.

La capsule un peu allongée, dans un bon nombre de cas, est

complètement perméable, en permettant que la tête glisse jusqu'à la cavité.

D'autres fois, elle se présente en sablier ou très raccourcie. Dans ces cas même, les manœuvres de douceur, surtout les mouvements de circumduction, arrivent presque toujours à vaincre l'obstacle. Du côté de la tête fémorale, elle peut être trop volumineuse par rapport au cotyle, ou trop déformée. Heureusement ce sont des cas rares. Mais il peut arriver encore que le col fémoral soit tellement raccourci ou effacé qu'il n'y ait presque pas d'angle entre l'épiphyse supérieure et le reste de l'os.

Le fémur, ainsi apposé latéralement sur l'os iliaque, a toujours tendance à monter jusqu'à la crête iliaque, en se mettant en abduction exagérée (et c'est le cas le plus favorable) ou en adduction. Dans ce dernier cas, il faut à tout prix modifier cette position très fâcheuse pour la marche, ce dont nous parlerons à propos des cas irréductibles. Traiter de bonne heure, voilà le point principal. De cette façon on arrive presque toujours à triompher des principaux obstacles et à réussir dans la majorité des cas, soit d'une façon radicale (anatomique) ou palliative (position sub-spinale). Ce dernier résultat du traitement est encore assez bon, puisqu'il permet au malade de marcher aisément et sans trop de fatigue. Cela arrive à peu près dans la moitié, ou même plus, des cas traitables.

La réduction obtenue, voilà la première étape vers le chemin de la guérison. Mais alors se lève une difficulté plus grande. Il s'agit de maintenir la réduction.

Nous avons vu que Pace finissait ses manœuvres de réduction en mettant le membre en extension complète. Une très mauvaise position, assurément, permettant presque toujours l'ascension de la tête qui s'échappait facilement d'une cavité ordinairement très peu profonde. C'est vrai que l'illustre professeur génois affirmait modestement qu'il tentait une guérison palliative.

Lorenz modifia la méthode italienne, en mettant la cuisse en flexion et abduction rectangulaires, position la plus favorable, selon lui, pour maintenir la tête fémorale dans l'axe de la cavité et procurer une guérison radicale.

Après la pose de l'appareil plâtré, il fait marcher le malade dès les premiers jours, afin que la pression de la tête puisse creuser plus facilement le cotyle. Depuis lors, presque tous les chirurgiens orthopédistes ont suivi la méthode Pace-Lorenz plus ou moins modifiée.

Quant au degré de flexion, abduction et rotation imprimés à la cuisse, je crois que c'est une affaire de pratique et de tact, du moins quand on ne peut pas s'aider de la radiographie pour contrôler, une fois le plâtre mis, la position de la tête.

Plus on entend et on sent la réduction, moins on a besoin d'abduction et de flexion pour maintenir la tête dans la cavité.

La réduction est silencieuse, alors c'est que le cotyle est très peu profond et pour maintenir la tête dans la cavité il faut exagérer la flexion et l'abduction.

Quant au degré de rotation externe ou interne, il est nul dans la plupart des cas. Cependant on est forcé quelquefois de faire un peu de rotation dans l'un des deux sens, à cause du plus ou moins de torsion présentée par le fémur.

La contention obtenue, est-ce que l'on peut affirmer qu'il y a eu une vraie réduction dans le sens anatomique du mot? Cela arrive dans presque la moitié des cas, d'après l'avis des principaux spécialistes. Quand on ne peut pas obtenir cette guérison idéale (qui au point de vue pratique n'est pas indispensable), on s'efforcera de mettre la tête en position sub-spinale, au niveau, ou à peu près, de la ligne de Nélaton. Dans cette position, avec un peu d'abduction et rotation externe, le malade marche facilement et sans trop de fatigue.

Voilà ce qui est essentiel comme résultat pratique.

Quant à la reluxation, elle dépend assez souvent d'un défaut quelconque dans la pose de l'appareil plâtré. Elle est à craindre, surtout quand elle se fait en haut et en arrière. Au contraire, si la tête butte contre l'épine iliaque antérieure, il n'y a pas grand mal.

C'est la transposition sub-spinale dont nous venons de parler. Et dans tous les cas on est à même, en surveillant de près l'enfant, de réduire à nouveau, en diminuant ou augmentant le degré de flexion et d'abduction.

D'après l'avis de presque tous les spécialistes, la durée totale du traitement peut varier depuis 5 à 6 mois jusqu'à 10 ou 12 et même au delà. Cela dépend non seulement de la réduction et contention plus ou moins facile et durable, mais encore de la deuxième phase du traitement, la période de correction, où il faut ramener le membre à la situation normale en une ou plusieurs séances.

Il peut arriver qu'en cherchant à corriger l'attitude du membre, il se fasse une reluxation. Il faudra alors recommencer. D'autre part, à côté des cas où cette correction peut se faire en une seule séance, il y en a d'autres où il faut mettre plusieurs appareils plâtrés avec flexion et abduction progressivement moindres.

Voilà des circonstances qui allongent la durée du traitement. Et encore pour la guérison complète faut-il compter le temps dépensé à réveiller l'énergie musculaire et la souplesse des articulations du membre, surtout celle du genou.

Il me reste encore à parler des cas extrêmement difficiles à réduire ou même irréductibles.

En principe, on est d'accord ou presque d'accord, aujourd'hui, sur l'emploi de la méthode Pacé-Lorenz dans tous les cas, ou du moins dans ceux où la radiographie n'indique pas un obstacle invincible par les seules manœuvres de douceur. Échouent-elles, il faut tenter la méthode sanglante de Hoffa-Lorenz.

Nous avons vu que, aux débuts du traitement de cette difformité, beaucoup de spécialistes se sont attachés à la méthode préconisée par ces deux chirurgiens. Les échecs s'étant multipliés, un revirement d'opinion s'est produit. La majorité des chirurgiens orthopédistes abandonna la réduction à ciel ouvert pour la méthode non sanglante, aujourd'hui méthode de choix, suivie presque toujours d'heureux résultats pratiques.

Quant aux échecs de la méthode sanglante, il me semble que cela arrive souvent dans les débuts d'une nouvelle intervention chirurgicale.

Comme on est loin aujourd'hui du grave pourcentage de léthalité qui a marqué si sombrement les premières tentatives de chirurgie abdominale! On s'exerça, on perfectionna les détails de technique et d'instrumentation, etc., et aujourd'hui les statistiques sont vraiment éclatantes. Je ne veux pas dire qu'il faut faire systématiquement la réduction par la méthode sanglante.

Primum non nocere.

Dans presque tous les cas, nous pouvons obtenir avec la méthode Pacé-Lorenz les deux grands desiderata du traitement — l'innocuité et l'efficacité.

Le traitement par la méthode Hoffa-Lorenz doit se maintenir pour les cas extrêmement difficiles qui, répétons-le, tendront à se réduire dès que l'on soigne de bonne heure tous les malades.

Dans tout ce que je viens de dire, je me rapporte surtout aux cas de luxations simples, puisque c'est la grande majorité.

Pour ce qui est des luxations bilatérales, les mêmes considérations sont de mise, en faisant remarquer que la réussite est

moins constante et que le traitement peut se faire successif ou simultané. Cela dépend, non seulement de l'âge, mais du degré de
surveillance que l'on peut exercer sur l'enfant.

Quant aux cas, rares, de complète irréductibilité, on ne peut
pas et on ne doit pas abandonner les malades à leur triste sort.
Il faut du moins mettre le membre dans une position moins
défavorable. Et comme cette position se caractérise d'habitude
par un fort degré d'adduction, il faut corriger en attitude opposée,
soit par le pétrissage des adducteurs suivi d'immobilisation en
abduction, avec un appareil plâtré, pendant 3 à 4 mois, soit, en
cas d'échec, par l'ostéotomie sous-trochantérienne de Kirmisson.

De tout ce que je viens de dire, je conclus,

1° Que, pour être vraiment méthodique, utile et systématique,
le traitement de la luxation congénitale de la hanche doit être
précoce, ce qui dépend d'une connaissance plus généralisée de
cette difformité parmi le corps médical;

2° La méthode Pacé Lorenz, plus ou moins modifiée selon les
besoins, est le traitement à choisir dans la grande majorité
des cas;

3° Dans les cas très difficiles où les manœuvres de douceur
ont échoué, on est en droit et dans le devoir d'employer la méthode sanglante;

4° Dans les luxations congénitales irréductibles par n'importe
quelle méthode, il faut corriger ou atténuer la mauvaise attitude du
membre, soit par le pétrissage des adducteurs et immobilisation
en position opposée, soit par l'ostéotomie sous-trochantérienne de
Kirmisson.

Comptes Rendus des Séances

Sous-section de Médecine

SÉANCE D'OUVERTURE (2º AVRIL)

Présidence: MM. DIAS D'ALMEIDA et JULIO CARDOSO

Le bureau de la sous-section est confirmé.

M. DIAS D'ALMEIDA prononce une brève allocution, souhaitant la bienvenue à tous les membres présents et les remerciant de sa réélection comme président.

Sont nommés présidents d'honneur: MM. Gregorio Aráoz Alfaro, Buenos-Ayres; Leopold Baumel, Montpellier; S. Caravassili, Athènes; L. Emmett Holt, Haushalter, Nancy; Albert Josias, Paris; Julio Cardoso, Foz do Douro; F. W. Warfvinge, Stockholm; Martinez Vargas, Barcelone; Mossé, Toulouse; Richard Peters, St. Pétersbourg; Rothschild, Paris; Henry L. K. Shaw, Albany; Teixeira de Mattos, Rotterdam; J. W. Troitzky, Kharkow.

Affections spastiques de l'enfance; classification et pathogénie

Par MM. GEORGE F. STILL, Londres (v. page 87),
et P. HAUSHALTER et R. COLLIN, Nancy (v. page 75).

Sur des cas cliniques de paralysie spasmodique

Par M. J. DICE CABRAL, Lagos.

Je communique trois cas concernant des enfants de la même famille (trois frères) qui ont présenté le syndrome de la paralysie spasmodique généralisée. Ces enfants présentent tous les caractères de dégénérescence: ils ne savent pas parler, ni avaler, ni réaliser des mouvements quels que ce soient.

Ces enfants, dont le plus âgé a déjà atteint la 18e année, sont nés à terme, d'accouchement normal; ils n'ont pas présenté l'asphyxie des nouveau-nés, ni les infections ou les maladies inflammatoires communes à cet âge n'ont pu être incriminées. En compensation, ils ont dans leur famille des individus porteurs de tares nerveuses très chargées. Les cas en question doivent être, je crois, classés parmi les diplégies cérébrales familiales.

(Présentation d'une brochure écrite sur ce sujet en 189*, accompagnée de photogravures; separata de la *Medicina Contemporanea*).

La myotonie spastique persistante de Hochsinger ou le pseudo-tétanos d'Escherich ; sa clinique, son anatomie pathologique

Par M. RICHARD PETERS, St. Pétersbourg [1].

1. La myotonie n'est pas une entité morbide, c'est plutôt un syndrome, en partie cérébral, en partie spinal, qui peut se trouver également dans chaque forme de méningite cérébro-spinale.

2. La différence entre la myotonie et le syndrome pareil de la méningite cérébro-spinale aiguë consiste en ce que la myotonie a une marche chronique, ne donnant pas de températures élevées, s'attachant à l'athrepsie et ne s'observant que chez les enfants en bas âge et nourris artificiellement.

3. Souvent la myotonie est accompagnée de troubles intestinaux, p. e. la diarrhée, mais ce n'est pas de rigueur. Il y a des cas où la digestion est tout-à-fait normale, tandis que la myotonie et l'athrepsie sont extrêmes.

4. Chaque athrepsie n'est pas forcément accompagnée de myotonie.

5. La myotonie n'est pas une maladie fonctionnelle, comme prétendent les auteurs, mais une maladie organique.

6. Le substratum anatomo-pathologique de la myotonie consiste en une *Méningite cérébro-spinale sèche* (voir ma communication: Les méningites, etc.; sous-division: sclérosante).

SÉANCE DU 21 AVRIL
Présidence: MM. HENRY L. K. SHAW et RICHARD PETERS

Sur la lutte contre le rachitisme, lait, lactaires, etc.
Par M. GREGORIO ARAOZ ALFARO, Buenos-Ayres (v. page 278).

DISCUSSION

M. DIAS D'ALMEIDA: Pour contribuer au dressement d'une statistique des rachitiques en Portugal, je présente les chiffres suivants, se rapportant à la ville d'Oporto:

---

[1] L'auteur n'ayant pas remis l'original que nous lui avons démandé, nous publions les conclusions de son travail.

Sur 3 265 inscriptions, à la consultation des enfants de l'Hôpital St. Antoine, pendant 11 années (1895-1905), on compte 224 rachitiques, soit une moyenne de 6,85 %.

Comme étiologie: alimentation vicieuse 221 cas; alimentation normale, mais habitation humide et sombre, 3 cas.

Ces chiffres démontrent, selon mon avis, que les troubles digestifs figurent au premier rang dans l'étiologie du rachitisme. Le pourcentage si faible (sujet encore à correction, par l'addition d'autres statistiques) est en rapport avec les faits, c'est-à-dire, la rareté relative de l'alimentation artificielle chez nous.

Il est curieux de constater que l'habitation des classes ouvrières est tout ce qu'il y a de plus anti-hygiénique, et malgré cela le rachitisme est loin de présenter la fréquence signalée dans d'autres pays.

La maladie de Barlow et le rachitisme à Lisbonne

Par M. SALAZAR DE SOUZA, Lisbonne.

Depuis la seconde partie de l'année 1900 je trouve inscrits dans les livres de ma consultation à l'hôpital de S. José 5081 malades, et de ceux-ci 483 sont inscrits comme rachitiques. Comme ce nombre représente ceux qui ont appelé notre attention seulement pour leur rachitisme, je crois pouvoir affirmer que beaucoup d'autres cas qui sont inscrits comme des gastro-entérites, des bronchites, etc., appartiennent en même temps au rachitisme, quoique d'une manière atténuée. Je veux dire que ce nombre de 483 n'est nullement exagéré et représente presque exclusivement des rachitiques de moyenne intensité ou graves.

Tous ces malades ont présenté toutes les formes classiques du rachitisme. J'ai vu des difformités thoraciques incroyables, avec un enfoncement des côtes donnant au contour du thorax la forme d'un sablier, dont une partie serait plus grande que l'autre. Le plus grand correspondait au côté du dos, l'autre au côté du sternum. De tous les cas enregistrés, j'en détacherai seulement un, remarquable par sa rareté quoiqu'il soit connu.

Un enfant de 18 mois, parfaitement bien portant, a eu une broncho-pneumonie et ensuite immédiatement une gastro-entérite. Au lieu d'une convalescence, comme je m'attendais à voir, je remarque que le petit malade continue à souffrir, qu'il commence avec une sudation exagérée de la tête, que la fontanelle se tend, que le thorax commence à s'enfoncer latéralement, qu'il présente des nouures rachitiques au thorax et aux membres, c'est-à-dire, en quelques semaines je vois se développer un rachitisme, qui a eu une évolution vraiment aiguë, et qui jeta le malade en cachexie rachitique, le tout se passant en deux mois! C'est bien une forme aiguë ou au moins subaiguë du rachitisme. Déjà M. Comby le dit: «Le rachitisme est essentiellement une maladie chronique...» Cependant le rachitisme survient quelquefois sans *prodromes* à la manière d'une maladie aiguë!!

Je dois encore signaler dans mon cas que le petit malade qui avait déjà ses dents n'a pas présenté le moindre signe de gengivite, ni aux membres le moindre signe d'hématome; c'est-à-dire je n'ai jamais trouvé le moindre signe de Barlow.

Tous ces malades ont eu une alimentation défectueuse; soit le biberon, donné presque toujours sans les soins indispensables, soit, ce qui est le plus fréquent, l'allaitement maternel, en même temps que du lait de vache, ou des potages, des farines (farine de blé ou de Nestlé) et des panades. On peut dire que cette association de soupes, panades, pomme de terre, etc., avec l'allaitement maternel, est presque la règle depuis le 3ᵉ mois, et bien souvent avant, chez ces malades rachitiques. Dans bien des cas, j'ai enregistré l'usage du vin rouge, depuis le 3ᵉ ou 4ᵉ mois! On peut dire que presque tous les petits enfants de ma consultation ont déjà goûté le vin quand ils sont âgés d'un an.

Certes, on n'en fait pas un usage quotidien, mais j'ai enregistré quelques cas de gastro-entérites aiguës et chroniques qui sont, je n'ai aucun doute, causées par le vin.

L'on ne fait jamais usage des laits pasteurisés et condensés, ou des aliments artificiels; les seules farines de commerce qui sont employées sont les farines Fallières et Nestlé; presque toujours cette dernière. Après la première année, un grand nombre d'enfants mangent tout ce que les parents mangent, des soupes de haricots, des fruits, du vin, des pommes de terre et des panades faites avec l'huile d'olive. On voit donc que le régime ne peut pas être plus détestable; et voilà une explication du pourcentage trop élevé de rachitiques.

Trois fois seulement j'ai constaté l'apparition du rachitisme, chez des enfants nourris par leurs mères.

L'un des cas se rapporte à un garçon de 7 mois, avec un rachitisme très accentué, surtout par les déformités thoraciques, qui n'avait jamais eu d'autre alimentation que le sein de la mère, mais sans aucune règle. Mais ce qui est important c'est que j'ai pris la note suivante: «la mère est anémique, souffre de l'estomac, et a un rhumatisme chronique»; dans ces conditions, l'alimentation maternelle était certainement loin d'être bonne.

L'autre cas est celui d'un garçon de 6 mois inscrit comme rachitisme léger; nourri par la mère exclusivement, mais sans aucune règle. Je n'ai pris aucune note sur l'état de santé de la mère.

Le troisième cas est aussi celui d'un garçon de 7 mois, allaité par sa mère, mais sans aucune règle.

Ce pourcentage exagéré de rachitiques dépend aussi, selon mon opinion, du peu d'hygiène des habitations, qui manquent presque toujours d'air et de lumière. On voit souvent des appartements intérieurs où dorment les parents et deux ou trois petits enfants, et dans lesquels le soleil ne vient jamais. Certes, toutes les habitations des classes pauvres ne sont pas ainsi, mais malheureusement à Lisbonne, dans les quartiers anciens, elles le sont le plus souvent. Je crois que cet élément n'est point à mépriser dans l'étiologie du rachitisme, et je le mets au rang de l'alimentation, parce que, à la campagne, la classe pauvre élève les enfants de la même manière, et le pourcentage des rachitiques m'a semblé évidemment moindre et la maladie beaucoup moins grave. Or, les habitations des paysans des alentours de Lisbonne sont presque toujours d'un seul étage, moins encombrées, le soleil entre facilement et, ce qui est important, les enfants sont toute la journée au grand air, s'amusant au milieu de la rue. Même les nourrissons partagent cette même vie, portés sur les bras des sœurs plus âgées (6 ou 7 ans).

En résumé, le pourcentage des rachitiques à la consultation d'enfants malades de l'hôpital de S. José peut être calculé à plus de 9,5 % pour les cas graves et de moyenne intensité!

Comme causes présumées de ce pourcentage vraiment effroyable, on doit incriminer l'ignorance absolue du peuple pour les règles les plus banales de l'élevage des enfants, ainsi que les mauvaises conditions hygiéniques des logis, où l'air et le soleil manquent généralement, et où l'encombrement est la règle!

Maintenant, si nous cherchons les cas de Barlow, on trouve seulement 11 cas, et de ceux-ci un très léger et presque limité à un hématome dans un des fémurs, chez un enfant de 21 mois, dont le principal symptôme était la gingivite saignante et que j'ai vite guéri avec le régime approprié et avec le sirop iodo-tannique. Tous les autres cas ont été relativement légers, excepté deux d'entre eux, dont un a progressé malgré le régime approprié et qui mourut de broncho-pneumonie et convulsions, et l'autre très grave auquel il ne manqua pas même des pétéchies, et qui s'améliora avec le régime, mais qui mourut de convulsions, quand je le comptais déjà comme une guérison parfaite. Finalement, j'indiquerai comme digne de remarque un cas de Barlow chez un enfant de 2 mois, qui ne présentait encore aucun signe de rachitisme, et qui était alimenté au sein et avec des farines. Chez ce malade, le Barlow se traduisait par l'anémie et des hématomes aux huméras. Il guérit bien avec l'alimentation exclusive au sein et avec le jus de citron en sirop, et ensuite le sirop iodotannique.

Finalement, je dois faire remarquer que ces cas de Barlow ne correspondent pas aux cas de rachitisme les plus invétérés et les plus graves.

*

*   *

Pourquoi donc à un pourcentage si exagéré de rachitiques (9,5 %) correspond un pourcentage relativement petit (0,2 %) de Barlow? Je crois que ce fait est un argument de plus contre l'idée que le Barlow est le rachitisme aigu. C'est que, comme j'ai indiqué, le régime des enfants que j'ai inscrits parmi les rachitiques est bien un régime propre à produire des troubles gastrointestinaux et le rachitisme, mais c'est surtout un régime antiscorbutique. On n'emploie que le lait fraîchement acheté au jour le jour et bien souvent deux fois par jour. On croit le bouillir en le laissant monter une seule fois, et aussitôt qu'il monte on le retire immédiatement du feu. C'est-à-dire qu'on emploie le lait vif. On donne des potages dans le bouillon, des végétaux et des fruits à des enfants âgés de quelques mois à peine; on n'emploie que la farine de froment et des farines de commerce, presque exclusivement la farine Nestlé. On donne du vin, ce qui est certainement mauvais, mais qui par le tannin naturel qu'il contient est contraire à la production du scorbut.

Des renseignements colligés à ma consultation, je crois pouvoir conclure:

1. Que le rachitisme est une maladie très fréquente à Lisbonne;

2. Que l'alimentation, ainsi que les mauvaises conditions des logis, où le soleil n'entre pas et où l'on manque d'air, sont les causes principales du rachitisme;

3. Que c'est l'alimentation qui explique la fréquence du rachitisme, et la rareté du Barlow;

4. Que le rachitisme peut avoir une évolution aiguë, sans que, pour cela, il présente des signes de Barlow;

5. Que la maladie de Barlow ne peut être considérée comme

un rachitisme aigu, mais seulement comme une complication du rachitisme, et pas même en rapport avec la gravité de celui-ci.

DISCUSSION

M. HENRY L. K. SHAW: Rachitis is not at all infrequent in the United States especially among the negro and Italian population. It occurs among the rich as well as the poor. Maternal nursing unfortunately is not very successful among the rich and improper artificial feeding is one of the principle etiological factors.

Barlow's disease is not uncommon in the United States. Several years ago the American Pediatric Society made an exhaustive study of nearly four hundred cases and found the chief etiological element was the long continued use of sterilized milk or the prepared infants food. Rachitis was present in a number of the cases but the speaker does not believe the two diseases are identical or are different manifestations of the same disease.

In the United States the greatest advance in artificial feeding has been the improvement in the milk supplied to the public. He spoke of the so called certified milk, which is under the control of a commission of medical men and regularly examined by them with especial reference to the number of bacteria.

M. TEIXEIRA DE MATTOS: Il y a une grande confusion dans la pédiatrie sur les statistiques du rachitisme; il faudrait s'entendre sur ce que chacun d'entre nous appelle rachitisme. La nécessité nous a paru évidente surtout à Paris au Congrès dernier, où il y avait des médecins, comme c'est connu dans la littérature, qui niaient complètement le rachitisme pour Paris, en contradiction avec d'autres collègues français qui le croyaient aussi fréquent que chez nous; 70 – 80 % des cas de polyclinique, et comme d'ailleurs j'ai eu l'occasion de voir p. ex. dans la polyclinique de Comby.

Le rachitisme étant une maladie constitutionnelle avec beaucoup de symptômes et beaucoup de causes, je voudrais ne pas oublier l'influence des races et de l'hérédité comme il a été dit par notre confrère tout à l'heure et démontré p. ex. dans le travail de Stœger et de tant d'autres.

La maladie de Barlow, encore fréquente (malgré les publications toujours continuées), est relativement bien rare chez nous et ne peut donc pas être la même chose que le rachitisme; mais il y a beaucoup plus de cas que ceux qu'on diagnostique, il y a des formes frustes, reconnaissables seulement par l'effet immédiat du traitement. En réponse à notre collègue, il faut dire que certainement il y a du rachitisme chez les enfants nourris par le babeurre, mais généralement pas aussi prononcé que dans les cas d'enfants de la même famille, nourris artificiellement avec d'autres nourritures. Il y a eu aussi beaucoup de cas de Barlow chez les enfants nourris au babeurre, quand le babeurre était préparé et cuit à la manière connue, mais il n'y a pas de cas de Barlow, que je connaisse, chez des enfants nourris au babeurre cru.

M. MADEIRA PINTO dit que dans tous les cas de l'alimentation par le babeurre on n'a pas noté en Portugal des cas de rachitisme et de Barlow, et se rapporte au cas d'un enfant ne présentant aucun symptôme de rachitisme, quoique alimenté au babeurre pendant 11 1/2 mois, la fontanelle étant à sept mois tout à fait close.

M. RICHARD PETERS dit qu'à St. Pétersbourg on ajoute de la crème au babeurre.

M. SALAZAR DE SOUZA: En Amérique (à New-York et Boston) je n'ai pas vu de rachitiques graves comme j'en ai vus à Lisbonne.

On sait qu'à New-York les Italiens (chez qui, de l'aveu de M. Shaw, le rachitisme est le plus fréquent) vivent dans la partie mauvaise de la ville (Five Points) et à Boston de même (à North-End).

La classification du rachitisme en léger, moyen et grave est artificielle comme toutes les classifications. En tous cas, j'appelle rachitisme léger quand il y a seulement des formes viciées sans difformités thoraciques et la fontanelle pas fermée à 7—8 mois. Ces rachitiques marchent généralement à 15 mois.

Dans le rachitisme moyen il y a des difformités des membres inférieurs et léger aplatissement du thorax, réduction, éruptions, etc., sans gravité.

Dans le rachitisme grave, les difformités thoraciques et des membres, mais surtout les premières, sont suffisantes pour rendre graves le cas en vue de l'avenir, puisque les complications pulmonaires sont graves et fréquentes, produisant fréquemment la mort de l'enfant.

Les rachitiques de moyenne intensité marchent généralement à 18 mois, 2 ans, et les graves, après.

Pour ce qui se rapporte au babeurre, j'ai été le premier à l'employer à Lisbonne dans un cas de débilité chez un enfant allaité par sa mère, qui était épuisée par des grossesses fréquentes (14 en 17 ans, toutes à terme). Avec le babeurre le résultat fut merveilleux.

Lutte sociale contre le rachitisme

Par M. J. W. TROITZKY, Kharkow.

Parmi les principaux dérangements de nutrition de l'organisme infantile, le rachitisme, grâce à son extension, occupe presque la première place et c'est pourquoi il n'y a qu'à remercier le bureau organisateur d'avoir mis au nombre des questions du programme cette question si grave en pratique.

Autant qu'on peut s'en souvenir, il ne s'est pas passé un seul congrès international où cette question n'ait été discutée. Le grand mérite du congrès rassemblé en ce moment dans la capitale du Portugal est d'avoir posé cette question d'une manière si large, si grandiose. Je dis ceci car il est temps de sonner l'alarme: la maladie anglaise des os a pour suite la modification des races, multiplie les organismes trop faibles pour soutenir la lutte de la vie, provoque la déviation du corps humain et anéantit de cette façon l'harmonie propre aux formes du corps, qui est cependant considérée comme faisant partie du beau existant sur terre.

Pour illustrer la thèse émise, il suffit que l'honorable assemblée ne tienne compte que des considérations suivantes: Le trait caractéristique du procès rachitique des os consiste en ce que les différentes parties du squelette ne sont pas également atteintes par la maladie. Dans un cas les mesures du crâne, l'irrégularité de sa forme et l'asymétrie du visage nous sautent brusquement aux yeux. Dans un autre cas, on observe à première vue la poitrine étroite, ayant des mesures différentes au côté droit et au côté gauche, avec des parties ressortantes ou enfoncées et la déviation de l'épine dorsale.

La souffrance prééminente des os tubuleux provoque tantôt une petite taille avec des formes gauches, tantôt un long torse avec une poitrine étroite, une grande tête et de longs membres. D'après la durée du procès et la promptitude de sa cessation, les bras et les jambes peuvent être plus ou moins longs ou courts, leur forme subit les modifications les plus diverses, qui présentent souvent de vraies difformités. La participation au procès de tous les os du bassin, participation plus ou moins égale, a pour résultat un bassin proportionnellement étroit, tandis que l'affection prédominante de différentes parties cause l'espèce variée dont la grâce de la tenue et la démarche souffrent le plus.

C'est peu de dire que le squelette change différemment dans des portions diverses, le rachitisme agit sur les os du même groupe à un degré différent. Si nous ajoutons que le rachitisme atteint, outre les os, les appareils ligamenteux et musculaires avec une force inégale dans diverses parties du corps, alors il est facile de se peindre le tableau bigarre qui exclut complètement la possibilité de la beauté et de la régularité des formes, en présentant une disharmonie accablante.

La gaucherie et le manque de conformité dans les corrélations normales des diverses parties de l'organisme et des organes sont la preuve convaincante de telles ou telles déviations dans la sphère des fonctions physiologiques. La fermeture retardée des fontanelles et des sutures du crâne, dont les dimensions sont augmentées, forme des conditions favorables pour les phénomènes tels que congestions, stagnations du sang, qui ont eux-mêmes pour résultat une activité cérébrale forcée, l'exaltation du système nerveux et la psychique se développant rapidement. Le rachitisme des os crâniens, lorsqu'il cesse vite, peut nuire aux fonctions des centres, qui gèrent les appareils de la vie végétative et intellectuelle, car il cause la clôture prématurée des fontanelles, qui jouent le rôle de soupapes préservatrices contre les hyperémies si fréquentes chez les enfants, vu le développement rapide de la cervelle. Autant au premier abord l'enfant étonne tout le monde par son rapide développement intellectuel, sa grande impressionnabilité et réceptivité, autant, dans le second cas, il est loin des enfants du même âge développés normalement, quant à son esprit de combinaison, son indifférence pour les personnes qui l'entourent, pour les phénomènes qui s'accomplissent autour de lui et la compréhension lente de tout ce qu'il voit et entend.

Personne, parmi nous, ne se risquera d'appeler les enfants d'un type pareil arriérés ou imbéciles, mais cependant ils sont un peu singuliers et ils n'ont pas beaucoup de ces traits de gaîté qui caractérisent l'enfance insouciante.

En somme, la tête est petite comparativement au torse et la microcéphalie est de trois genres: le crâne allongé, normal et raccourci (dolicho, méso et brachycephalia). Le thorax, rétréci des côtés, avançant dans la région du sternum, empêche la régularité de l'échange des gaz, en diminuant la «vital capacity» et la surface respiratoire des alvéoles pulmonaires. L'échange des gaz diminué entraîne à la suite le manque chronique d'oxygène, la diminution des procès oxydants du corps, la chute dans le sang de l'hémoglobine, diverses formes d'anémie, l'affaiblissement de l'échange des matières et son achèvement incomplet.

Le rétrécissement de la poitrine agit désavantageusement sur l'activité du foie, qui se trouve gêné et soumis à la stagnation hyperémique, car le sang n'arrive pas en assez grande quantité dans les poumons. Comme le foie joue le rôle grand d'un appareil aseptique pour tout ce qui provient de l'appareil intestinal, il peut se trouver plus ou moins in statu insufficientiæ et agit comme l'huile sur le feu, en donnant la possibilité aux éléments nuisibles de circuler impunément dans le sang et empoisonnant de cette sorte l'organisme déjà affaibli. Les déviations de la régularité de la partie cervicale et de la partie thoracique de la colonne vertébrale avec les modifications du thorax agissent désavantageusement sur la fonction du cœur en la gênant plus ou moins, vu le degré de développement du rachitisme sur les vertèbres, sur les côtes, sur les clavicules et les omoplates. L'affection de la partie inférieure de la colonne vertébrale, des dernières côtes et des os du bassin peut agir sur la topographie du contenu de la cavité abdominale et du bassin et provoque la disharmonie dans les fonctions des différentes parties des intestins, du système nerveux, des voies urinaires et génitales.

Les modifications considérables des os du bassin ont pour résultat un bassin étroit, ce qui est d'une grande importance lorsque les fillettes deviennent nubiles et lorsqu'elles deviennent mères.

Ajoutons encore que l'affection inégale des os du torse et des extrémités trouble l'harmonie de l'action musculaire, car dans ces cas il y a de nouveaux points d'application des forces équivalentes avec les résultats correspondants. Quoique l'habitude et l'expérience reprennent leurs droits, même dans de conditions pathologiques, le travail fait par les muscles est beaucoup moins grand et les mouvements mêmes se distinguent par leur maladresse, leur gaucherie et sont privés de leur grâce habituelle. L'appareil ligamenteux des capsules articulaires et les muscles eux-mêmes étant atteints par la maladie, il est facile de se rendre compte des différentes conséquences du procès rachitique sur le développement physique.

D'après la loi commune de la nature «tel père, tel fils», les enfants, nés de parents faibles, maladroits, gauches, de petite taille, conservent, grâce à l'hérédité, le type et la constitution de leurs parents; c'est pourquoi le rachitisme doit être considéré comme un mal social, qui affaiblit la race et cause la dégénération des nations. S'il en est ainsi, la section est moralement obligée de faire sérieusement attention à cette question brûlante et, s'appuyant sur son autorité universelle, de recommander les mesures nécessaires pour lutter contre cet ennemi fréquent et terrible, quant aux suites pour l'organisme infantile.

Le fait que la vraie nature du rachitisme n'est pas encore connue ne donne pas le droit d'attendre tranquillement de nouvelles recherches concernant cette maladie, dont les causes essentielles sont assez éclaircies et les remèdes nécessaires sont assez définis par la science et les indications données ci-dessous par les meilleurs représentants de la pédiatrie de nos jours.

J. Comby. Traité du rachitisme. Paris, 1901, pp. 274-282-372.

Les causes de caractère social: 1) la pauvreté matérielle comme un mal inévitable et dont l'éloignement est impossible; 2) l'institut de nourrices mercenaires; 3) le prolétariat des villes.

L'enfant complètement abandonné par la nourrice et les enfants de la classe ouvrière, privés du sein pendant un temps assez long, reçoivent en attendant une nourriture qui ne convient pas et qui le plus souvent est nuisible à l'intestin.

Mesures sociales pour la lutte: 1) Organisation raisonnable de crèches, 2) Amélioration des conditions de la vie pour la femme qui allaite, nécessité d'un logement hygiénique et d'une nourriture rationnelle et suffisante.

Les intestins de l'enfant doivent être bien observés, car «c'est en effet par l'estomac, non pas par la peau, ni par le poumon, qu'on devient rachitique.»

A. Monti. Kinderheilkunde in Einzeldarstellungen. 2 Vol. 1901. S. 344.

Les causes sociales: 1) L'anémie ou la faiblesse des mères; 2) Leur mauvaise nourriture; 3) La nourriture insuffisante du fruit pendant la grossesse.

W. H. Wells. Manual of the diseases of children. 1900, pp. 363-366.

Les causes sociales: 1) Le manque de blancs et des graisses dans la nourriture; 2) La faiblesse des parents; 3) Leur mauvaise nourriture; 4) Conditions difficiles de la vie; 5) La fatigue chronique et, comme suite, le manque de nourriture; 6) Le changement d'un climat chaud pour un climat modéré ou froid.

Les mesures pour la lutte: 1) Interdire l'entrée du pays aux émigrés qui présentent les symptômes de dégénération physique; 2) Fortifier la santé des femmes enceintes en les plaçant dans des conditions de vie favorables, en leur donnant une nourriture suffisante et, de cette façon, aider à la prospérité du pays qui aura « a moderately good population ».

Ph. Biedert — B. Fischl. Lehrbuch der Kinderkrankheiten. 1901, S. 179.

Les mesures de la lutte: 1) L'éloignement des conditions nuisibles de la vie des pauvres gens; 2) Une nourriture rationnelle et suffisante.

On trouve ici cette remarque que les enfants qui vivent dans des conditions parfaites et qui sont bien nourris peuvent aussi être atteints de rachitisme.

A. M. Crandall. How to keep well. 1903, p. 302.

Les causes sociales: 1) L'accroissement rapide des villes; 2) L'augmentation des éléments venus d'autres pays.

W. Stoeltzner. Pathologie und Therapie der Rachitis. 1904, pp. 101, 106, 145.

Toutes les causes, ayant un caractère commun, citées par les auteurs, doivent être considérées seulement comme possibles, car il n'y a pas encore de prophylaxie sûre et l'application la plus exacte des remèdes indiqués par la science ne peut garantir un succès sûr.

La nutrition naturelle de l'enfant, c'est-à-dire l'allaitement par la mère, est le meilleur moyen de prévenir la maladie, mais cependant on ne peut le déclarer comme certain.

L. Brunier. Traité d'hygiène et de pathologie du nouveau-né et des enfants du premier âge de H. de Rothschild. T. I, 1904, pp. 708, 726. *Rachitisme.*

Les causes sociales: 1) La misère matérielle; 2) Le rachitisme est « la maladie du pauvre ».

Les mesures de la lutte: 1) Contribuer à l'allaitement naturel; 2) Propager les renseignements sur la nutrition normale de l'enfant et son entretien; 3) Organisation en grand des consultations des mères et des nourrissons; 4) Arranger pour les habitants de la classe pauvre de bons logements avec de petits squares et de petits jardins pour les enfants.

J. Comby. Traité des maladies de l'enfance. Le rachitisme, 2e édit. T. I, 1904, par *J. Grancher et J. Comby*, p. 958.

Les causes sociales: 1) L'institut des nourrices, qui est une des causes du rachitisme; 2) La pauvreté morale, l'ignorance et l'insouciance.

Nil Filatoff. La séméiotique et le diagnostic des maladies des enfants. 7e édit. par *J. M. Rachmaninoff*. 1905, p. 479.

Il admet l'identité des causes des scrofules et du rachitisme.

F. Criado y Aguilar. Traité théorique et pratique des maladies de l'enfance. 1905, p. 962.

Les causes sociales: 1) Les logements trop petits, froids, humides, mal aérés; 2) La faiblesse de l'organisme; 3) Le manque de nourriture ou une nourriture mauvaise.

Prenant en considération les opinions citées, l'expérience personnelle et nos essais sur les animaux, il faut en venir à conclure qu'il est temps de mettre en avant la question de la nécéssité des mésures sociales à prendre contre le rachitisme, qui apparaît comme un mal social.

Les objections présentées par la science sur la possibilité de l'affection décrite même lorsque les conditions sont des plus favorables, lorsque la nourriture et l'entretien sont excellents, ces objections ne veulent rien dire; de pareils cas sont des exceptions ainsi que les faits opposés; parfois le rachitisme n'apparaît pas dans les conditions favorables pour son développement. Il faut considérer comme causes sûres du rachitisme les causes qui n'ont jamais été contredites: le mépris des lois hygiéniques en ce qui concerne la nourriture de l'enfant et son entretien. S'il y a parmi les enfants de la classe privilégiée des rachitiques, bien que nourris exclusivement par le sein, cela ne prouve pas que le rachitisme a été acquis et non hérité, il a pu être hérité seulement sous forme de disposition, mais cette disposition a tant de force que les meilleures conditions de nutrition et d'entretien ne suffisent pas pour lutter contre.

Les faits et les observations accumulés en grand nombre sont trop éloquents pour être combattus; ils montrent la puissance d'une nutrition pas suffisante à l'organisme dans l'origine de l'affection rachitique des os. Les mêmes données persuadent le plus grand sceptique: les mauvaises conditions de la vie, le manque d'air frais, de lumière, de chaleur, la trop grande humidité, ne sont pas moins dangereux et peuvent causer, malgré l'influence du régime nutritif, l'affection caractéristique des os ou la maladie anglaise.

Les modifications du système osseux apparaissent plus vite et plus fortement lorsque les causes citées agissent ensemble en se complétant.

Une nourriture ne convenant pas à l'animal, unie au manque de lumière et d'air frais, suffit à tel point pour provoquer le rachitisme expérimental que dans mes expériences j'ai pu constater l'affection des os une semaine après le commencement des observations.

Les mauvaises conditions de vie, une nourriture peu substantielle et un travail physique excessif accompli dans un air étouffant et corrompu, apparaissent comme le revers des conquêtes du progrès et causent les dérangements de nutrition chez les enfants des pauvres et des travailleurs, en provoquant aussi le rachitisme. C'est ce qui arrive aux petits employés des institutions administratives et scolaires, forcés, à cause de leurs petits appointements, de vivre et de se nourrir avec peu; leur génération est menacée du même danger que la génération des gens qui gagnent leur vie par un travail physique. Ce prolétariat privilégié est le milieu où l'affection décrite se manifeste dans sa forme la plus rude, car la faiblesse physique héréditaire est cause du manque de résistance de l'organisme infantile et se joint aux causes qui provoquent la maladie.

Ajoutons encore à tout cela que le rachitisme peut atteindre les enfants encore dans le sein de la mère; dans ce cas le procès pathologique peut être terminé avant la naissance de l'enfant, ou bien l'enfant apparaît au monde avec la maladie anglaise (Rachitis fœtalis et congenita). Il est évident que ces enfants, nés dans de pareilles conditions, sont faibles pour toute leur vie ou bien souffrent de sérieux dérangements de nutrition et ces dérangements mêmes sont occasionnés souvent par une cause insignifiante.

Il ne faut pas exagérer la crainte des influences étrangères et des émigrations en ce qui concerne la force et la pureté de la race. Dans les pays où la vie publique et privée est normale, la civilisation apparaît comme une garantie sûre en ce qui concerne la santé de ses citoyens, même dans le cas où l'élément essentiel de la population est réuni à une nation étrangère. Parmi les causes du rachitisme, les conditions du sol, du climat et les conditions météorologiques jouent sans doute un rôle, mais d'un autre côté les influences qui règnent sur les vastes espaces du globe terrestre sont à tel point vaincues par le genre humain qu'elles ont peu d'importance. Si les enfants des tropiques, où la maladie anglaise est très rare, sont atteints de rachitisme après leur transition dans un climat modéré, c'est une grande question de savoir si c'est vraiment l'influence du climat ou si ce climat est accusé sans preuve. Nous supposons que le climat seul ne peut pas provoquer le rachitisme, qu'il y a encore d'autres causes plus graves.

Voici les mesures que l'auteur propose:

1.° Le desséchement des marais, la plantation et la conservation des forêts, l'entretien des sources d'eau potable, des rivières, des lacs et des puits;

2.° Exiger l'entretien d'une grande salubrité dans les villes et les campagnes, dans les contrées où il y a beaucoup de fabriques, d'usines ou d'autres institutions semblables;

3.º Organiser des secours systématiques et raisonnables pour les pauvres des diverses classes de la population;

4.º L'organisation de logements commodes à bon marché pouvant satisfaire les exigences de l'hygiène, donner un salaire pouvant garantir une existence modeste. Attribuer pour différents emplois un salaire plus fort;

5.º L'augmentation du salaire pour le travail doit être proportionnelle à l'augmentation de la famille ainsi que l'amélioration des conditions de la vie;

6.º Le règlement par la loi des heures de travail conformément aux indications de la science;

7.º Organiser des restaurants où la nourriture sera hygiénique, construire des bains, des maisons de campagne pour la saison d'été, des magasins pour le linge, les chaussures, les vêtements, organiser des plaisirs esthétiques et des distractions raisonnables et tout cela à bon marché;

8.º Organiser des récompenses, des prix, des subsides et autres signes d'encouragement pour les pauvres, dont les enfants seront présentés sains et bien portants moralement et physiquement;

9.º Faire une large propagande de l'allaitement par la mère au moyen de la presse et sous forme de conférences; présenter des comptes rendus périodiques montrant tous les avantages qui en résultent pour l'individu et la société. Propager des renseignements sur les suites des tristes résultats de l'allaitement par une femme étrangère (nourrice) et surtout de l'allaitement artificiel;

10.º Interdiction aux femmes enceintes d'exécuter un travail pénible, systématique et à terme, les mettre dans de bonnes conditions de vie en leur procurant la possibilité de jouir de plus grands avantages pendant la période de l'allaitement de l'enfant. Les institutions publiques, privées ou de bienfaisance, doivent prendre toutes les mesures possibles pour que la nutrition de l'enfant s'accomplisse tout à fait normalement pendant la période fixée par l'hygiène. Pendant les derniers trois mois de la grossesse et les premiers quatre mois de l'allaitement la femme ne doit accomplir que des travaux domestiques peu fatigants;

11.º Supprimer complètement l'allaitement par des femmes louées, sauf quelques cas rares, autrement la prospérité de la famille, de la nation et du gouvernement est en danger. L'intervention des nourrices étrangères doit être permise seulement lorsqu'il s'agit de sauver la vie d'un enfant fort, privé de la possibilité de prendre le sein de la mère, et lorsque l'enfant de la nourrice peut lui même être bien nourri, ou qu'il n'existe plus;

12.º Organisation du plus grand nombre possible de crèches et d'asiles pour les petits enfants où les femmes pauvres travaillant dans des fabriques, des usines ou d'autres institutions, ou celles qui cultivent la terre, peuvent placer pour des termes plus ou moins longs les enfants qu'elles nourrissent selon que l'enfant est exclusivement nourri avec le sein ou par allaitement mixte, lorsque le temps du sevrage n'est pas éloigné;

13.º L'organisation générale de fermes modèles, pouvant fournir du bon lait de vache aux pauvres, gratuitement ou à un prix modéré;

14.º Des institutions gratis ou peu payées, où l'on contrôle si l'allaitement de l'enfant est correct, et où l'on donne des conseils sur toutes les questions d'hygiène concernant le premier âge (consultations des mères et des nourrissons.)

Contribution à l'étude de la cryoscopie des urines chez les enfants

(Travail du laboratoire de l'Hôpital de Santo Antonio d'Oporto)

Par M. ANTONIO ANDRADE, Oporto.

Je ne connais actuellement aucun travail spécial sur la cryoscopie des urines des enfants portugais.

J'ai entrepris cette étude dans un petit nombre de cas, non comme étude complète, mais simplement comme contribution pour de nouvelles recherches.

J'ai fait l'examen des urines de 25 enfants, appartenant aux deux sexes, mais avec une petite variation dans leurs âges.

La plupart sont internés à l'Hospice des Orphelins à Oporto.

I. TECHNIQUE

La technique employée fut la même que celle de MM. Claude et Balthazard, décrite dans leur ouvrage — *La cryoscopie des urines.*

L'appareil était construit par la maison E. Adnet.

J'ai trouvé des chiffres différents de ceux indiqués par MM. Claude et Balthazard; je suis bien surpris de ces différences, ne pouvant pas m'expliquer cet écartement quelquefois très élevé.

Je suis d'avis qu'il faut contrôler tous ces résultats par de nouveaux examens, faits avec les mêmes méthodes.

J'ai déjà dit que l'examen était fait sur 25 enfants, à savoir :

2 de	....	4 ans
2 »	....	5 »
1 »	....	7 »
9 »	....	9 »
10 »	....	10 »
1 »	....	12 »

II. *Résultats expérimentaux*

$\triangle$. — La valeur de $\triangle$ oscillait, d'après nos observations, de — 0°,72 à — 3°,20.

Il est notable que les chiffres les plus élevés appartiennent aux enfants âgés de 9 et 10 ans ayant le même régime alimentaire et à peu près les mêmes exercices. Quelques essais qui ont donné un chiffre plus élevé, furent faits deux et trois fois sans écartement sensible.

Les différentes valeurs sont :

4 ans	5 ans	7 ans	9 ans	10 ans	12 ans
— 1,02	— 1,12	— 1,96	— 1,08	— 1,24	— 1,60
— 2,10	— 1,73		— 2,13	— 0,72	
			— 0,96	— 1,08	
			— 1,12	— 1,80	
			— 2,04	— 1,78	
			2,38	— 1,28	
			— 2,14	— 1,60	
			3,20	— 2,42	
			3,20	— 2,70	
				— 3,10	

$\dfrac{\triangle V}{P}$ (valeur moléculaire totale). — La valeur de la diurèse moléculaire totale présente aussi de grandes oscillations = de 2560 à 13040.

Les enfants de 9 et 10 ans sont ceux qui présentent les chiffres les plus élevés. Voici les nombres par années :

4 ans	5 ans	7 ans	9 ans	10 ans	12 ans
7840	9680	8440	4560	5440	5800
4700	4830		7100	3330	
			5900	6800	
			6560	9320	
			3850	12570	
			11520	3880	
			11060	2560	
			13040	9670	
			9840	8930	
				12230	

Cryoscopie des urines chez les enfants.

N.°	1	2	3	4	5	6	7	8	9	10	11	12	13	14	15	16	17	18	19	20	21	22	23	24	25
Age	10	10	9	4	5	10	10	10	[illegible]	7	8	10	9	9	10	4	9	13	9	10	9	9	10	9	10
Poids	33	29	29	20	25	26	22	29	24	25,25	20,2	31	26	33	32	13,1	28	33	20	33	33	26	28	26	32,5
Volume	1440	940	1110	950	1080	1020	1140	2020	80	1460	1130	190	1000	1130	820	300	160	1160	1270	1320	1000	1160	880	800	1280
NaCl	7,41	7,37	7,98	7,08	10,12	9,82	9,42	10,29	9,5	10,12	6,21	11,41	6,86	7.	8,67	14,03	13,02	11,23	11,23	11,23	11,11	11,7	11,23	11,23	11,34
Δ	124	77	108	105	112	186	180	178	243	198	175	128	96	111	100	210	201	150	238	242	241	390	270	320	3,0
$\frac{\Delta V}{P}$	4410	3330	1530	1790	1830	6820	9780	12770	7100	8440	963	3880	5900	6900	150,4	7840	3350	5800	11625	9780	11060	13610	8930	9830	12200
$\frac{8\Delta}{P}$	3640	1380	3330	2570	2190	2960	6370	8170	3430	7790	6580	1230	3350	3780	1110	4480	1150	3350	8700	690	8050	10150	9080	7750	9500
$\frac{\Delta}{\delta}$	1,58	2,07	1,30	1,80	2,20	2,77	1,46	1,33	1,62	1,63	1,92	3,1	1,26	1,65	2,10	1,72	0,55	1,73	1,40	1,36	1,38	1,38	1,35	1,20	1,28

$\frac{\delta V}{P}$ (diurèse des molécules élaborées) — Les chiffres trouvés dans cette valeur oscillaient de 1210 à 10150.

Je suis d'avis que ces variations sont produites par une alimentation très riche en chlorure de sodium.

Les enfants qui séjournent à l'orphelinat mangent trop de viande fumée et des poissons salés pendant toute l'année.

Le tableau suivant montre les variations de $\frac{\delta V}{P}$

4 ans	5 ans	7 ans	9 ans	10 ans	11 ans
2570	2190	7790	2530	3440	3380
4490	6540			3450	1260
				3350	2990
				3780	6370
				2150	8170
				8300	1280
				8030	1210
				7750	6980
				10130	6680
				9500	

$\frac{\Delta}{\delta}$ (mesure du taux des échanges moléculaires) — Les valeurs qui montrent la mesure des échanges moléculaires de l'organisme présentaient des variations qui allaient de 1,26 à 2,26; un seul cas présente 3,1.

Il me semble que les remarques présentées à propos du point cryoscopique (Δ), ont ici leur place, quoique moins nettes. Le tableau ci-dessous montre les différentes valeurs

1 an	3 ans	7 ans	8 ans	10 ans	12 ans
1,86	2,20	1,45	1,80	1,58	1,73
1,72	1,17		1,62	2,62	
			1,70	2,27	
			1,08	1,46	
			1,55	1,55	
			1,40	3,10	
			1,28	2,10	
			1,28	1,39	
			1,26	1,30	
				1,25	

Voilà les résultats que j'ai obtenus dans mes examens pratiqués sur les vingt cinq enfants à Oporto.

* * *

Je propose pour les valeurs cryoscopiques des enfants portugais (provisoirement) la moyenne suivante:

	1 a.	5 a.	7 a.	9 a.	10 a.	13 a.
Δ	$-1,56$	$-1,42$	$-1,96$	$-2,06$	$-1,71$	$-1,60$
$\dfrac{\Delta V}{p}$	6310	7240	8110	8090	7470	5800
$\dfrac{\Sigma V}{p}$	3520	4360	7790	5500	4880	3820
$\dfrac{\Delta}{x}$	1,79	1,83	1,45	1,52	1,80	1,73

Je propose:

1.º Que ces chiffres moyens soient adoptés, provisoirement, pour le calcul et l'interprétation des analyses cryoscopiques;

2.º Que tous ces nombres soient contrôlés par de nouvelles analyses;

3.º Que ces analyses soient faites avec les mêmes méthodes;

4.º Qu'on dose aussi l'azote total, l'urée et le résidu total et minéral;

5.º Qu'on adopte la méthode de Volhardt (méthode rapide) ou le dosage dans les cendres des chlorures urinaires.

Les lavages intestinaux à haute température contre l'entérocolite (¹) de la première enfance

Par M. CARANASSILIS, Athènes.

Nous avons l'honneur de vous communiquer les résultats thérapeutiques des lavages intestinaux à haute température (en généralité 40°-42° C.) contre l'entérocolite des enfants.

(¹) Sous le nom d'entérocolite nous voulons désigner l'entérite folliculaire et ses formes dys-entériques.

Nous basons notre communication sur 53 cas, dont 38 nous appartiennent personnellement et les autres 15 à mes confrères MM. Macaronopoulos, Valtzis, Karantzalis et Katsas, qui ont bien voulu suivre notre indication, ce qui a contribué à augmenter les preuves de l'efficacité de notre méthode thérapeutique, et ils ont eu la gracieuseté de joindre leurs cas et leurs jugements aux nôtres.

Dans l'absence d'un examen microscopique, qui pouvait nous donner des bases plus solides et rendre la communication plus scientifique, celle-ci ne doit être examinée qu'au point de vue clinique, c'est pourquoi nous offrons notre communication comme une œuvre préliminaire en nous réservant de la compléter plus tard par une enquête microscopique.

LES CAS DE M. CARAVASSILIS

Des susdits 38 cas 13 appartiennent à la clinique des enfants malades de l'Université, dont nous avons l'honneur d'avoir la direction et 25 appartiennent à notre clientèle privée.

Cas de la clinique. — I. Démus, âgé de 6 mois, sevré, poids du corps 5.500 g., enfant épuisé, présente des symptômes de bronchopneumonie et de pseudo-méningite; les selles sont caractéristiques de l'entérocolite; elles sont formées par un mucus glaireux, spumeux, mélangé de sang, leur quantité est minime, elles se répètent à court intervalle et sont accompagnées de coliques et de fortes épreintes; température à aisselle 39°. L'enfant souffre de l'entérocolite depuis quatre jours. Traitement : Huile de ricin, lait de vache à doses réglées, lavage de l'intestin à 40° C.

Après le lavage, les symptômes de l'entérocolite sont sensiblement améliorés, les selles, plus fécales, sont plus abondantes, les évacuations rares avec moins d'épreintes et de coliques; température à aisselle 38°, la bronchopneumonie et pseudoméningite ont une petite amélioration.

Nous n'avons pas fait d'autre lavage, l'amélioration de l'entérocolite se complétant par la diète seule; les selles sont fécales sans épreintes ni coliques, on y trouve seulement quelques gouttelettes de pus, mais les symptômes de la bronchopneumonie et de la pseudoméningite s'accentuant, l'enfant meurt de l'asphyxie deux jours après.

II. Jean, âgé de 3 mois, sevré, poids du corps 4.290 gr. Après une gastro-entérite simple de deux jours, il se présente chez l'enfant, le troisième jour, des évacuations souvent répétées, à selles muqueuses, spumeuses, avec quelques stries de sang et de légères épreintes; température à l'aisselle 40°, pouls fréquent, et légère somnolence.

Par la diète hydrique, le lait de la nourrice, un léger purgatif et le lavage de l'intestin à 40° C., l'amélioration devient évidente, les évacuations sont rares, les selles fécales sans sang ni épreintes et la fièvre tombe au normal. Il y eut guérison en trois jours sans autre lavage.

III.   Hélène, âgée de 16 mois; poids du corps 4.320 gr.; elle a des selles de diarrhée chronique, accompagnées de légères épreintes; le lendemain les selles deviennent sanguinolentes, accompagnées de coliques et d'épreintes médiocres.

La maladie a changé son caractère dysentériforme après cinq lavages à 40° C. en cinq jours.

IV.   Vincent, âgé de 11 mois; allaitement mixte; poids du corps 6.850 gr.

L'enfant a des selles diarrhéiques, vertes, dont quelques unes avec de petits grumeaux de sang; température à l'aisselle 38,5. Traitement: Diète hydrique pendant vingt-quatre heures, calomel à dose antiseptique (1 centigr. par jour); mais la maladie continue avec plus d'acuité, on voit dans les selles des gouttelettes de pus; c'est alors que le lavage intestinal à 40° C. fut pratiqué, mais sans résultat. L'enfant meurt quelques jours après.

V.   Spiridula, âgée de 4 ½ mois; allaitement mixte; poids du corps 2.850. Dans le cours d'une gastro-entérite se présentent les phénomènes d'une entérocolite intense. Le lavage intestinal est sans aucun résultat; l'enfant meurt dans l'espace de 24 heures.

VI.   Georgia, âgée de 4 ½ mois; allaitement mixte. Enfant atrophié souffrant de diarrhée chronique, présente les caractères d'une entérocolite légère; après le lavage intestinal à 40° C. on a pu remarquer une certaine amélioration. Cependant, comme après 3 lavages pratiqués à des intervalles de 20 heures le résultat fut le même, nous avons abandonné ce traitement.

VII.   Eleuterius, âgé de 4 mois; allaitement mixte. Enfant atrophié souffrant d'une entérocolite médiocre; peu de fièvre. Après l'huile de ricin, le lait de nourrice et un lavage intestinal à 40° C. les selles prennent le caractère fécal. Guérison en 4 jours.

VIII.   Raoul, âgé de 13 mois; sevré; l'enfant souffre de tuberculose des poumons et d'entérocolite.

La dernière a cédé en trois jours à la diète, au calomel et à trois lavages intestinaux à 80° C.

IX.   Marie, âgée de 6 mois; nourrie au sein; poids du corps 4.390 gr. Elle souffre d'une entérocolite intense; température à l'aisselle 40°,5. Traitement: calomel, diète hydrique, calomel à doses antiseptiques, lavage intestinal à 40° C.; après quoi les évacuations continuent dysentériformes, mais moins fréquentes, les coliques et les épreintes sont atténuées et la fièvre tombe à la normale.

Cet état continue pendant 24 heures après lesquelles un second lavage à 40° est pratiqué, qui réduit la maladie à une gastro-entérite simple, qui est guérie en deux jours.

X.   Photini, âgée de 20 mois; poids du corps 6.200 gr. Au cours d'une gastro-entérite chronique, il se présente chez l'enfant des évacuations abondantes souvent répétées, demi-liquides, vert-jaunes, à stries de sang, accompagnées d'épreintes sans coliques et d'une odeur non-séabonde; température à l'aisselle 38°. Traitement: Huile de ricin, diète lactée.

Le lendemain, l'état est stationnaire, mais avec l'apparition, dans les selles, de gros grumeaux de sang. Traitement: Diète hydrique, tannigène, lavage intestinal à 40° C. Dès ce moment, la petite patiente n'a plus que 3 évacuations en 24 heures, liquides, sans épreintes, sans sang; trois jours après les selles prennent le caractère fécal, mais à la fin du 3e jour on y voit du sang en abondance. Cette hémorrhagie, pour la réduction de laquelle aucun remède intérieur, ni l'ergotine, ni le perchlorure de fer, n'a eu de l'effet, a cédé à deux lavages intestinaux à 40° C.

XI. — Perséphone, âgée de 2 ans; poids du corps 6250 gr., soignée d'une diarrhée chronique, a des évacuations toutes les 4 heures, alternant tantôt avec des selles diarrhéiques, tantôt légèrement diarrhéiques à stries de sang, accompagnées d'épreintes légères; l'enfant est agitée, sans fièvre. Traitement: Huile de ricin, diète lactée; lavage intestinal à 38° C. Les résultats furent médiocres; l'enfant, quoique n'ayant que deux évacuations dans les 24 heures, les selles diarrhéiques contiennent des grumeaux de sang et sont accompagnées d'épreintes légères; un lavage intestinal à 40° C. a eu pour résultat de faire disparaître définitivement le sang et les épreintes; l'enfant n'a pas tardé de tomber dans un sommeil doux et calme.

XII. — Antoine, âgé de 4 mois; poids du corps 4,650 gr., allaitement mixte. L'enfant a dans les 24 heures quatre évacuations vertes muqueuses, dont deux à stries de sang accompagnées d'épreintes assez fortes; fièvre 38,5. La maladie a cédé au traitement suivant: lait de nourrice, calomel à doses antiseptiques et 4 lavages intestinaux à 40° C. en cinq jours, pendant lesquels après chaque lavage on pouvait voir les selles s'atténuer et changer graduellement leur caractère dysentériforme.

XIII. — Spiridion, âgé de 12 mois, sevré, un peu atrophié, souffrant de fièvre paludéenne et de gastro-entérite simple, est attaqué de l'entérocolite contre laquelle les lavages intestinaux à 40° C. n'ont pas eu d'effet.

Cas de notre clientèle privée. — XIV. — G. de Last, âgé de 18 mois, sevré, est bien développé. L'enfant en convalescence d'une entérocolite, à la suite d'un écart de la diète prescrite, a une rechute de la maladie; le spasme du rectum est si fort qu'il est excessivement difficile d'introduire la sonde pour les lavages; malgré la grande température (40°) du liquide employé, les trois lavages que nous avons pratiqués n'ont eu aucun résultat, ainsi que les autres moyens thérapeutiques auxquels nous avons eu recours; l'enfant meurt dans l'intensité de la maladie.

XV. — Em. Chal, âgé de 18 mois. L'enfant, sevré, robuste, est attaqué d'entérocolite intense; il a des évacuations très nombreuses accompagnées de coliques modérées et d'épreintes intenses, sans fièvre. Traitement: Huile de ricin, diète hydrique de 24 heures, lait de nourrice par cuillerées et des sangsues autour de l'anus.

Les symptômes se trouvent évidemment améliorés pour reparaître avec plus d'intensité 24 heures après; nous avons alors pratiqué un second lavage intestinal à 40° C. dont le résultat fut excellent; l'enfant, calmé, dort tranquillement; il n'a eu dans les 36 heures que 4 évacuations à peine dysentériformes, accompagnées de légères épreintes sans coliques. Ensuite, la maladie accentuée a cédé définitivement à un second lavage à 40° C. et s'est transformée en une gastro-entérite simple, le troisième jour après le lavage.

XVI. — Léon C., âgé de 2 1/2 ans, enfant bien robuste, attaqué d'entérocolite intense, est amené de Calamus. Nous ne l'avons vu que le cinquième jour de la maladie et nous en avons confié le traitement à M. le dr. Macaronopoulos. Dix lavages intestinaux ont eu raison de l'entérocolite en 8 jours.

XVII. — Nic. Oec., âgé de deux ans, sevré. L'enfant, en convalescence d'une fièvre paludéenne, assez robuste, est attaqué d'une entérocolite légère; les symptômes se sont vite améliorés par le règlement de la diète en deux jours, quand à la suite d'un écart de régime, ils se montrent avec plus d'intensité; les coliques et les épreintes sont bien fortes et l'enfant est très agité, mais sans fièvre. Traitement: Diète hydrique de 36 heures, lait de vache à petites doses et un lavage intestinal à 40° C.

Les coliques et les épreintes cèdent tout de suite après ce premier lavage, les évacuations sont rares et plutôt fécales; l'enfant dort bien et son état général est bon; cependant après deux jours et demi la maladie récidive sans cause appréciable, pour céder définitivement à un second lavage à 40° C.

XVIII. Em. Chal., âgé de 19 mois, se trouvant en convalescence d'une entérocolite, dont il a souffert il y a vingt jours (voir le 16e cas), présente de nouveau les symptômes d'une entérocolite intense sans fièvre. Traitement: Huile de ricin, diète hydrique de 16 heures, pendant lesquelles l'état de la maladie reste stationnaire, l'enfant paraît abattu, son pouls est faible et très fréquent; nous lui avons donné du lait de nourrice par cuillerées, du calomel à dose antiseptique et nous avons pratiqué un lavage intestinal à 40° C., après lequel l'enfant présente une amélioration notable, c. à d. évacuations rares, selles plutôt fécales sans coliques, avec de très légères épreintes; l'enfant est de bonne humeur et son pouls est ralenti.

Cette amélioration dura 24 heures, après lesquelles les symptômes de l'entérocolite se renouvellent avec une force meilleure, ce qui nous a engagé à pratiquer un second lavage à 40° C., dont le résultat fut excellent, la maladie s'étant transformée en une gastro-entérite simple, qui est guérie en quelques jours.

XIX. L'enfant susdit Em. Chal., en pleine convalescence de l'entérocolite est de nouveau attaqué 14 jours après l'attaque précédente. Dans ce cas nous nous sommes servis du lait de nourrice donné par cuillerées, du calomel et nous avons pratiqué 2 lavages par jour. Ne voyant malheureusement aucune amélioration après six lavages, nous avons eu recours aux petits lavements avec solution de nitrate d'argent, d'amidon et de décoction de graines de lin, cependant sans beaucoup d'efficacité. L'enfant était complètement épuisé, sa faiblesse est telle qu'il succombe en peu de jours.

XX. D., âgé de 13 mois, nourri au sein et robuste. L'enfant souffrant de fièvres paludéennes est attaqué d'entérocolite médiocre sans fièvre, contre laquelle nous avions appliqué, sans effet, les moyens connus et employés dans ces circonstances. C'est alors que, deux jours après, comme les épreintes devenaient intenses, que les évacuations dysentériformes se multipliaient, et que l'enfant, quoique sans fièvre, était fort agité, nous avons pratiqué un lavage intestinal à 40° C. dont le résultat a été immédiat; les symptômes sont atténués, mais pour reparaître 14 heures après avec plus d'intensité. Un second lavage à 40° C. a le même résultat que le premier lavage.

La maladie présentant ces oscillations d'amélioration et d'aggravation a duré trois jours, pendant lesquels nous avons encore pratiqué deux fois dans les 24 heures des lavages intestinaux à 40° C. et après en avoir administré quatre, la maladie s'est transformée en une simple gastro-entérite guérie en quelques jours.

XXI. E. D., âgé de deux ans, sevré et en pleine santé, présente les symptômes d'une entérocolite légère. Nous lui avons donné l'huile de ricin et réglé la diète, malheureusement sans résultat, car 24 heures après, les évacuations dysentériformes se multiplient, accompagnées de coliques et d'épreintes intenses; on voit l'enfant agité, son sommeil interrompu, mais sans fièvre.

C'est alors que, sans interrompre l'alimentation et sans donner d'autre médicament, nous avons pratiqué un lavage intestinal à 40° C. Aussitôt l'enfant se ranime, dort tranquille et sans évacuations pendant 12 heures, mais après ce laps de temps les symptômes réapparaissent et s'accentuent graduellement; nous pratiquâmes alors un second lavage intestinal à 40° C., dont le résultat fut aussi satisfaisant qu'auparavant, mais avec un répit plus long (26 heures), après quoi commencent des évacuations rares et plutôt fécales avec de très légères épreintes; un troisième lavage à 40° C. est pratiqué avec les mêmes bons résultats et une même durée de 26 heures. Un quatrième et dernier lavage fait entrer l'enfant complètement dans le stadium de la convalescence.

XXII. Panay Nes d'Eleusine, âgé de 10 mois, allaitement mixte. L'enfant, en pleine santé attaqué d'entérocolite, est apporté à Athènes le 6e jour de sa maladie avec des symptômes très prononcés : les évacuations sont innombrables (toutes les cinq minutes) à stries de sang et gouttelettes de pus, accompagnées de coliques et de fortes épreintes; l'enfant est abattu, sommeil interrompu, fièvre à aisselle 38°2. Traitement : Huile de ricin, diète hydrique de 36 heures et le lait de sa mère. L'état reste stationnaire jusqu'au lendemain, quand nous avons tenté un lavage intestinal à 41° C. mais sans succès; alors 12 heures après nous avons répété le lavage à une température de 43° C. dont le résultat fut immédiat, l'enfant n'ayant pendant 11 heures que trois évacuations légèrement modifiées sans pus, avec rares stries de sang, sans coliques, mais avec de légères épreintes; mais ensuite le nombre des évacuations augmente de nouveau (une tous les quarts d'heure) ainsi que les coliques et les épreintes, qui réapparaissent avec force. Nous avons donc pratiqué, après avoir donné intérieurement le tannigène, un troisième lavage à 43° C., dont le résultat, quoique assez bon, n'était pas comme après le second; cette amélioration dura seulement 8 heures, après lesquelles les symptômes de l'entérocolite s'accentuant, nous crûmes devoir répéter les lavages et même d'en faire, pendant plusieurs jours, deux par jour au même degré de température, ce qui fait en tout 16 lavages. Quinze jours après notre intervention l'enfant entra en convalescence.

XXIII. Georges K., âgé de 15 mois, sevré, souffre d'une entérocolite intense; des évacuations dysentériformes bien fréquentes (toutes les dix minutes) avec coliques et de fortes épreintes; agitation et sommeil interrompu, fièvre légère. Après un lavage intestinal à 41° C. l'enfant dort bien toute la nuit et n'a que deux évacuations plutôt fécales avec de légères épreintes; mais le matin, 12 heures après le lavage, la maladie s'accentue de nouveau pour céder définitivement à un second lavage intestinal à 41° C. puisqu'après ce lavage il n'y a eu qu'une évacuation normale après 16 heures. La guérison complète se fit en trois jours.

XXIV. Tars, Cz., âgée de 20 mois, sevrée, robuste. L'enfant souffre d'une entérocolite intense avec fièvre légère. Nous pratiquons tout de suite à l'invasion de la maladie un lavage intestinal à 41° C., et nous faisons observer la diète convenable. La conséquence fut la guérison en 4 jours pendant lesquels le dr. A. Tsangas a encore pratiqué deux lavages intestinaux.

XXV. Penel, Ch., âgée de 11 mois; allaitement mixte. Enfant très robuste, est attaquée d'une entérocolite légère; elle n'a que deux évacuations dans les 24 heures à stries de sang avec épreintes légères; l'enfant est agitée, son sommeil est interrompu, température à aisselle 38°, elle souffre aussi d'une dentition difficile.

Malgré le traitement à l'huile de ricin, la diète hydrique pendant 24 heures et ensuite le lait de la mère, l'état subit une légère aggravation, de sorte que nous avons cru devoir pratiquer un lavage intestinal à 41° C., ce qui a eu lieu en présence d'un docteur étranger, M. Kiossès, de Nicomédie. Après ce lavage, l'enfant a bien dormi sans avoir d'évacuations pendant 9 heures; mais ensuite celles-ci réapparaissent toutes les quatre heures sous les mêmes formes, mais avec peu d'épreintes. 24 heures après le premier lavage, la maladie augmente d'intensité:

les évacuations se multiplient, les épreintes sont plus fortes et l'enfant est agitée; température à l'aisselle 38° C., nous avons donc pratiqué un second lavage à 4·° C., et nous avons donné intérieurement le chlorate de potasse pour aider la dentition.

L'enfant, après ce lavage, dort bien, elle n'a eu dans les 24 heures que 2 évacuations plutôt fécales, à rares stries de sang, sans épreintes, et elle est guérie en deux jours sans autre intervention; ainsi la maladie n'a duré que 6 jours.

XXVI. Papamanolis, âgée de 4 mois, sevrée dès le premier mois de son âge. Elle allait bien au lait de chèvre jusqu'au quatrième mois, quand elle fut attaquée par une gastro-entérite simple subaiguë, qui a duré 20 jours; ensuite les évacuations prennent le caractère de l'entérocolite, elles sont multiples, minimes en quantité, spumeuses à stries de sang, mucopurulentes, et il y a un léger abaissement du rectum, dont la muqueuse a la couleur de cerise. L'enfant est abattue, son sommeil est interrompu, le pouls est fréquent et faible sans fièvre et elle n'a pas la force de téter. Traitement: Huile de ricin, diète hydrique de 24 heures et le lait de nourrice ensuite; mais l'état restant le même, nous avons pratiqué avec le dr. Phiaretopoulos un lavage intestinal à 43° C., après lequel on voit l'enfant plus tranquille, son pouls est bon et moins fréquent, elle tette avec force le sein de la nourrice, le sommeil est calme et elle n'a eu pendant 26 heures que 4 évacuations plutôt fécales; le rectum aussi est remonté et la muqueuse a repris une couleur presque normale. Nous avons alors opéré un second lavage à 43° C., après lequel, n'ayant que deux évacuations presque normales toutes les 24 heures, nous avons considéré l'enfant comme convalescente.

XXVII. Georges Mim, âgé de 23 mois: enfant lymphatique, ayant toujours eu, dans le passé, une prédisposition à la diarrhée, sevré à l'âge de 21 mois, nourri au lait de vache, est attaqué d'une entérocolite intense avec des évacuations toutes les dix minutes à épreintes fortes; il est agité, sans fièvre, le pouls est bien fréquent et un peu faible. Traitement: Après l'huile de ricin et la diète hydrique pendant 10 heures, nous avons pratiqué un lavage intestinal à 41° C. avec le maintien de la nourriture au lait de vache.

Ce lavage a eu pour résultat un sommeil profond de 4 heures sans évacuations; le pouls est ralenti; les évacuations reviennent ensuite s'accentuant graduellement tous les trois quarts d'heure avec leur caractère changé et moins d'épreintes. 24 heures après le premier lavage nous en avons pratiqué un second à 43° C.; le résultat en fut meilleur; l'enfant n'ayant eu des évacuations qu'à des intervalles de trois heures, entre en convalescence en dix jours, pendant lesquels nous avons encore administré 5 lavages, dont le premier à 41° C. et les autres à 43° C.

XXVIII. Dem. Sally, âgée de 13 mois, nourrie au sein, est apportée du Laurium le troisième jour de son entérocolite, qui est de moyenne intensité. Avec l'huile de ricin, le calomel à dose antiseptique et la diète hydrique de 24 heures, nous avons seulement 5 évacuations dysentériformes à stries de sang, à coliques et épreintes médiocres, mais au retour à l'allaitement maternel le nombre des évacuations s'accentue, avec hémorrhagie abondante et des épreintes plus fortes. Nous avons alors pratiqué un lavage intestinal à 44° C. après lequel il y a eu, dans un intervalle de 11 heures, 4 évacuations plutôt fécales à quelques stries de sang et de légères épreintes.

Cependant, les évacuations continuant toutes les deux heures et la quantité de sang y augmentant, nous avons pratiqué un second lavage à 44° C. dont le résultat fut le même que celui après le premier lavage: alors, comme l'état de l'enfant était bien faible, nous avons ordonné des bains sinapisés, nous avons fait des injections de calcium et de sérum artificiel et pratiqué le lendemain deux lavages en 24 heures. De cette manière nous avons réussi à faire cesser l'hémorrhagie et à transformer l'entérocolite en gastro-entérite simple qui a été guérie en quelques jours.

XXIX. Basile M., âgé de 19 mois, sevré, enfant robuste, est attaqué d'une entérocolite assez intense, guérie en six jours par cinq lavages intestinaux à 43° C. Les résultats après les lavages furent évidents; après chaque lavage on put voir la maladie changer tout de suite de caractère; les évacuations diminuaient sensiblement et prenaient graduellement le caractère normal, de sorte que l'enfant devenait mieux disposé et dormait tranquillement.

XXX. Anast. Br., âgé de 2 ans, sevré, enfant robuste, est apporté de Chalandri, atteint d'une entérocolite assez intense sans fièvre.

Traitement: Huile de ricin et diète hydrique de 18 heures, puis diète lactée et trois lavements à l'eau chaude toutes les quatre heures; les évacuations et les épreintes sont un peu diminuées pour s'accentuer de nouveau bientôt après. Nous avons fait le lendemain un lavage intestinal à 43° C. après lequel l'enfant n'a pas eu d'évacuations pendant 12 heures.

Après cette amélioration, les parents sont repartis pour leur village.

XXXI. Const. S., âgé de 18 mois, nourrie au sein. L'enfant, se trouvant en convalescence de la rougeole, est prise le 12e jour après l'irruption d'une entérocolite bien intense avec des coliques et de fortes épreintes, fièvre à l'aisselle 38° C. Outre la diète sévère et le calomel, nous avons pratiqué dans l'intervalle de 12 heures trois lavages intestinaux à 44° C.

L'enfant acceptait bien les lavages, elle devenait mieux disposée, les coliques cessèrent et les épreintes diminuaient, même les évacuations; mais cette amélioration ne dura pas longtemps; au contraire, la maladie devenait plus intense et même après le troisième lavage de tels symptômes généraux se présentèrent, agitation, fièvre à l'aisselle 39°,5, etc., que nous n'avons pas cru devoir répéter les lavages et nous avons employé les autres moyens d'usage qui, de même, n'eurent pas le moindre résultat. L'enfant mourut en quinze jours de la maladie, qui s'était compliquée d'une bronchopneumonie.

XXXII. Csambr., âgé de 11 mois, sevrée dès le premier mois de son âge et nourrie de farine lactée. L'enfant se portait bien, quand à la suite d'un écart de régime pendant l'été, elle est attaquée d'une entérocolite intense.

Traitement: Diète hydrique de 36 heures et ensuite le lait de nourrice; un lavage intestinal à 43.° C., pratiqué avec le dr. Tsambris, a produit une certaine amélioration; les évacuations ayant cessé pendant 5 heures, l'enfant s'était un peu calmée, mais ensuite les symptômes revinrent avec plus d'intensité et le second lavage à 43° C., pratiqué quelques heures après, n'a pas eu le moindre effet; les symptômes pseudoméningitiques ayant évolué, l'enfant meurt le quatrième jour de la maladie.

XXXIII. Argyro Gui, âgée de 4 ans, attaquée à Chalcis d'une entérocolite intense, est apportée à Athènes le 4e jour de sa maladie. L'enfant a de l'agitation et une faiblesse générale, fièvre 38°5; le pouls est fréquent et bien faible. Outre la diète hydrique de 36 heures et ensuite le lait de nourrice que nous avons donné par cuillerées, nous avons pratiqué avec le docteur Nicolaïdes 4 lavages intestinaux. Les résultats furent les suivants: a) Le nombre des évacuations s'élevant pendant les 24 heures à 33, descend après le premier lavage à 25, après le second à 16; après le troisième à 7 et après le quatrième à 3; b) Chaque lavage mit aussi en évidence une amélioration quant à la qualité des selles, qui prirent presque la consistance fécale après le troisième lavage pour devenir normales après le quatrième; c) Les coliques cessèrent définitivement après le premier lavage et les épreintes après le quatrième; d) La température du corps et le pouls devinrent normaux dès le premier jour après le lavage; e) L'enfant reprend graduellement ses forces, a meilleure mine et dort bien après chaque lavage.

XXXIV. Anth. Tr., âgée de 7 ans, est amenée par son père de Chalcis à Athènes. Elle a une entérocolite en voie de guérison, mais qui, cependant, ne pouvait être définitivement maîtrisée; étant donné que les évacuations, deux par jour, avaient continué à être, pendant un mois, hentériques, sanguinolentes, accompagnées d'épreintes et de très mauvaise odeur. Après un réglement de la diète et un lavage intestinal à 13° C., l'enfant n'a plus qu'une évacuation après 20 heures et celle-ci même est provoquée par un lavement à l'eau glycérinée; les selles de cette évacuation paraissent (c'est la première fois depuis un mois) être plus normales, sans sang et sans odeur. Après un second lavage à 43° C. l'enfant est guérie et part pour son pays.

XXXV. Alcibiade Marg., âgé de 3 ans. L'enfant, en convalescence d'une fièvre paludéenne et en assez bon état général, est attaqué d'une entérocolite à huit évacuations dans les 24 heures; les selles en sont caractéristiques, à coliques et à fortes épreintes, sans fièvre. Traitement: Lavage intestinal à 12° C., diète hydrique de 36 heures et ensuite le lait de vache à petites doses. Le résultat de ce traitement fut excellent; l'enfant a eu 3 évacuations en 24 heures, plutôt fécales, de rares stries de sang, sans coliques, mais avec de très légères épreintes. C'est alors que l'enfant est saisi d'un accès de fièvre paludéenne à 39,5 qui, tombée après quelques heures, est suivie de sueurs abondantes. Deux injections de quinine de 0,25 cgr. et encore deux lavages intestinaux à 42° C. font entrer l'enfant en convalescence.

Il est à noter que l'enfant, non seulement acceptait volontiers l'opération des lavages, mais encore, quand après 24 heures les épreintes recommençaient à devenir plus fortes, il les demandait lui-même et ne pouvait être tranquillisé que quand on le mettait en posture pour les recevoir, sans toutefois les lui administrer.

XXXVI. Marius Mout., âgé de 13 mois, allaitement mixte. Après un écart de régime, l'enfant, en pleine santé, est attaqué d'une entérocolite intense à fièvre modérée. Comme traitement nous avons ordonné l'huile de ricin, la diète hydrique de 36 heures, le lait de sa mère et ensuite nous avons pratiqué trois lavages intestinaux à 42° C. à des intervalles de 24 heures. L'enfant entre en convalescence; mais cinq jours après il a une rechute de la maladie, qui cependant a aussi cédé à la diète mentionnée ci-dessus et à deux lavages intestinaux à 42° C.

XXXVII. G. M., âgé de 3 ans. Cet enfant, dont nous avons fait mention dans le cas 27 en décrivant sa guérison, est repris de cette maladie après un an. Sa mère n'ayant pas les moyens de faire appeler un médecin a eu l'habileté et l'ingéniosité de soigner son enfant elle-même et trois lavages intestinaux à 43° C. qu'elle a administrés elle-même ont eu raison de la maladie.

XXXVIII. Basile Papam., âgé de 11 mois, sevré le 3e mois de son âge, souffrant de fièvre paludéenne, un peu atrophié, est attaqué d'une entérocolite intense. On nous a appelés le 16e jour de cette maladie. L'enfant est épuisé, il a des évacuations dysentériformes avec coliques et fortes épreintes, nous voyons aussi un léger prolapsus du rectum, dont la muqueuse a une couleur rouge-cerise et présente trois taches ulcéreuses d'environ 5mm. d'étendue, couvertes d'exsudat purulent; l'enfant a des accès de fièvre paludéenne.

Après une diète hydrique de 36 heures et deux injections de quinine de 0,25 cg. dans l'intervalle de 24 heures, nous avons mis l'enfant au régime de féculents et nous avons pratiqué six lavages intestinaux à 42° C., deux dans les 24 heures. Les coliques et les épreintes diminuaient sensiblement après chaque lavage, mais ils revenaient avec force quelques heures après; les évacuations aussi ont un peu changé leur caractère, mais leur nombre est considérablement augmenté; la maladie ayant pris la forme cholérique et l'épuisement de l'enfant est tel qu'il ne peut résister et meurt cinq jours après notre intervention.

Observations

I) Comme base de notre mode de traitement nous avons pris la diète rigoureuse et les lavages intestinaux à haute température.

II) Dans l'opération des lavages nous avons continué le mode prescrit par Lesage (*Traité des maladies de l'enfance*, Grancher, etc., 1.re édition, vol. 2, p. 609) avec la seule différence que, pendant le temps que nous mettons pour introduire la sonde par le rectum dans le cœcum et après son introduction, nous ne fermons pas hermétiquement l'anus avec le doigt, mais nous laissons le liquide s'écouler librement à côté de la sonde. Nous retirons enfin celle-ci lentement avant que le liquide ne se soit complètement écoulé.

III) La durée du lavage depuis le moment de l'introduction de la sonde jusqu'au moment de la retirer est d'environ 25 minutes au plus.

IV) Nous pratiquons généralement un lavage dans les 24 heures, rarement deux, et cela seulement quand nous voyons que la maladie ne peut être maîtrisée autrement.

V) La quantité du liquide pour chaque lavage est d'environ trois litres. De cette quantité la troisième partie plus ou moins, selon que les circonstances l'exigent, est employée au moment de l'introduction de la sonde; un litre est employé pendant que la sonde est immobile et le reste, soit un litre ou plus ou moins, pour servir au moment de retirer la sonde.

VI) La température du liquide est généralement de 40 à 43° C.

VII) Pour être certain que la température du liquide reste permanente pendant tout le temps de l'opération nous mettons dans le bock un thermomètre et nous y versons alternativement du liquide bouillant ou refroidi pour maintenir toujours le même degré de température.

VIII) Nous faisons usage d'eau bouillie, rarement d'eau salée pour 1000 ou de décoction de graines de lin très légère.

Jugement. En jetant un coup d'œil sur les cas précédemment rapportés, on verra que

I) De 33 enfants attaqués d'entérocolite 27 sont guéris, soit une moyenne de 71,06 %; 3 sont améliorés et 8 sont morts.

II) Dans tous les cas les lavages intestinaux à haute température agissent plus ou moins avec grande efficacité contre les symptômes locaux de l'entérocolite, attendu que

a) les coliques cèdent souvent après le 1er lavage, les épreintes sont positivement calmées dès le premier lavage pour reparaître ensuite 4 à 12 heures plus tard, mais rarement avec le même degré d'intensité, et ils cèdent définitivement souvent après le 4e lavage;

b) les selles ne tardent pas à se modifier;

c) pour les susdites raisons la moyenne des lavages se trouve réduite.

III) Les lavages intestinaux à haute température agissent avec plus d'efficacité et les résultats deviennent plus évidents au commencement de la maladie, étant donné que plus on intervient tard, plus est grand le nombre de lavages requis et le résultat est assez souvent sans effet évident.

IV) D'autres maladies auxquelles s'ajoute l'entérocolite comme complication, telles que la diarrhée chronique et surtout la rougeole, mettent un obstacle au bon résultat des lavages.

D'un autre côté nous n'avons pas à nous préoccuper beaucoup de la fièvre paludéenne que nous pouvons rencontrer quand celle-ci n'a pas provoqué un grand affaiblissement du corps.

V) Les cas de la clientèle privée ont présenté des issues meilleures que ceux de la clinique, attendu que dans ceux de la première catégorie, parmi 25 enfants, 19 sont sauvés, soit 76; dans ceux de la seconde, parmi 13 enfants, 8 sont sauvés, soit 61,53.

Si nous voulons chercher la cause de cette différence en moins pour les enfants de la clinique, nous croyons devoir l'attribuer d'abord à leur petit âge; en second lieu à ce que les enfants de la clinique ont une nourriture mixte ou même sont sevrés dès les premiers mois de leur âge; en troisième lieu il faut encore remarquer que ces enfants, vivant dans divers quartiers de la ville dans des conditions hygiéniques très défavorables, puisque la diarrhée y règne en permanence, sont pour la plupart apportés à l'établissement dans un état déjà avancé de la maladie.

VI) Nous ne pouvons pas porter un jugement strict sur la différence de la température du liquide employé, attendu que le nombre de cas ne fut pas le même pour chaque température. Nous avons eu 21 cas pour la température de 40° C., 9 cas pour la température de 43° C., 3 cas pour celle de 42° C., 3 cas pour la température de 41° et 2 cas pour celle de 44°. Il nous est loisible cependant (par ce que nous avons vu) de porter ce jugement hypothétique que la meilleure température du liquide employé pour le lavage est celle de 40° C., 42°.

VII) Les lavages intestinaux à haute température, en plus du résultat connu des irrigations intestinales, de calmer la soif des petits malades, d'élever la tension vasculaire (car une partie de l'eau du lavage est absorbée), de ralentir le pouls et de donner de la force à l'enfant, ont encore l'avantage d'agir avec efficacité contre les hémorrhagies intestinales et en même temps de faciliter l'introduction de la sonde dans l'intestin à cause de la grande chaleur du liquide, qui éloigne les obstacles causés par les contractions quelquefois tétaniques du rectum.

Indication des lavages intestinaux à haute température

Les lavages tout d'abord ne sont pas volontiers acceptés par les parents; c'est pour cette raison et encore parce que les familles pauvres vivent, pour la plupart, dans des conditions si défavorables qu'il est très difficile, pour ne pas dire impossible, d'appliquer chez elles une pareille opération, que nous nous bornons à recommander les observations suivantes:

Nous pratiquons les lavages

I. lorsque l'entérocolite nous paraît grave;

II. lorsque les symptômes locaux, quel que soit leur degré d'intensité, n'ont pas montré une amélioration évidente par la diète rigoureuse et les autres moyens thérapeutiques employés dans ces circonstances;

III. lorsque coexiste une hémorrhagie de l'intestin;

Il n'y a pas de circonstances qui parlent contre l'emploi de la haute température dans les lavages, attendu que les enfants la supportent très bien et sont bien souvent insensiblement amenés à un sommeil doux et bienfaisant.

RAPPORT DU DR. MACAROSOPOULOS

Traitement de l'entérite par les lavages selon la méthode du dr. Sp. Caravassilis

1er cas. Marie Tz., âgée de 7 mois, nourriture mixte. A notre arrivée nous avons trouvé l'enfant (qui depuis trois jours paraissait inquiète, avait continuellement la fièvre, des vomissements, des évacuations muco-sanguinolentes, 10 à 12 par jour) de mauvaise mine; elle était abattue, très pâle et geignant sans cesse.

fièvre à l'aisselle 38°2, pouls peu sensible et très fréquent, le regard est inquiet, les yeux sont hâves et cernés, langue chargée et sèche avec une soif ardente, le sommeil inquiet, petit gonflement du foie et de la rate. L'urine en petite quantité; les évacuations, accompagnées de légères épreintes, sont liquides, muco-sanguinolentes, vertes, de mauvaise odeur et au nombre de 18 en 24 heures. Traitement: Sulfate de soude, diète hydrique de 24 heures, lait de sa mère et bains tièdes. L'enfant est tant soit peu mieux, c.-à-d., les vomissements sont plus rares, la soif est diminuée, les évacuations sont moins sanguinolentes, mais de la même couleur et consistance et 14 en 24 heures.

Nous avons alors pratiqué un lavage intestinal à 41° C. avec une décoction très légère de graines de lin et voici le résultat: 1) Durant le lavage l'enfant s'est assoupie et a continué à dormir pendant 4 heures sans interruption 2) La fièvre est tombée à 37° C. et le pouls est assez plein; 3) Les vomissements ont cessé; 4) L'urine est devenue abondante; 5) Le nombre des évacuations est diminué de moitié et leur consistance modifiée, un peu sanguinolentes, bien vertes et sans épreintes.

Le lendemain, le pouls est plein, l'enfant paraît bien disposée, elle tette avec force le sein, mais elle a peu d'urine; on aperçoit une augmentation du nombre d'évacuations avec de légères épreintes, leur consistance continue à être la même.

Nous avons donc pratiqué un second lavage à 41° C., avec la même décoction.

Trois heures après, l'enfant pisse en abondance; ce n'est que 11 heures après qu'elle a eu 6 évacuations dans l'espace de 24 heures avec une consistance muco-purulente, sans sang, sans odeur ni épreintes.

Le jour suivant, n'ayant eu que cinq évacuations jaunes-vertes, plutôt fécales, nous n'avons pas fait d'autre lavage.

La petite patiente entre en convalescence.

2° cas. Marie Diaz, âgée de 7 mois, nourrie au sein. L'enfant, souffrant déjà depuis cinq jours, est pâle, abattue, les chairs sont flasques, le regard est inquiet, la soif est ardente, la langue est chargée, rouge à ses bords, l'haleine est aigre, elle a une légère stomatite érythémateuse; le ventre est ballonné et douloureux, les évacuations, au nombre de 19 dans les 24 heures, muqueuses, à peine vertes, à stries de sang, accompagnées de fortes épreintes et une légère baisse du rectum; fièvre 39°3, respiration 68 par minute; à l'auscultation on entend des râles sibilants et sous-crépitants généralisés.

Traitement: Léger purgatif, diète hydrique de 18 heures, lait de sa mère. La fièvre tombe à 38°6, respirations 56, l'état général reste le même, évacuations muqueuses, vertes, au nombre de 16 dans les 24 heures avec le même degré d'épreintes.

Après un lavage intestinal à 41° C. avec une décoction très légère de graines de lin, nous avons remarqué que l'enfant, inquiète avant, se calme pendant le lavage, s'endort même et continue à dormir pendant deux heures, la fièvre tombe à 37°; l'enfant a pissé deux fois dans l'espace de 6 heures sans avoir d'évacuations pendant ce temps.

La petite patiente paraît plus tranquille et mieux disposée; elle prend le sein avec avidité; les symptômes du côté de la poitrine paraissent améliorés; elle a cinq évacuations dans les 24 heures, dont trois sont muqueuses et purulentes, et les deux autres muco-fécales. L'état ainsi amélioré, la petite malade, maintenant constipée, est guérie deux jours après.

* *

3e cas. Christofore Acr., âgé de 14 mois, nourriture mixte. L'enfant souffre de diarrhée chronique, compliquée d'entérocolite; il est atrophié; fièvre 38o,3, pouls à peine sensible; il a 18 évacuations en 24 heures, muco-purulentes, à stries de sang et à épreintes médiocres.

Traitement : Diète hydrique de 24 heures, lait de nourrice. Son état restant le même, nous avons pratiqué trois lavages intestinaux à 40o C. avec une légère décoction de graines de lin. Après le troisième lavage, le nombre des évacuations est réduit à 5 dans les 24 heures, leur consistance continue à être la même, mais sans épreintes; l'enfant commence à reprendre, le pouls est plein, pas de fièvre. Les évacuations devenant graduellement plus fécales, la guérison est complète cinq jours après.

4e cas. Léonidas Ph., âgé de 12 mois, nourriture mixte; il souffre depuis huit jours d'entérocolite sans fièvre : son état général paraît assez bon; il a de 10 à 14 évacuations en 24 heures, muco-sanguinolentes, accompagnées de fortes épreintes et d'un léger prolapsus du rectum.

Après une diète hydrique et le lait de sa mère, la couleur et la consistance des selles ne sont pas changées et le nombre des évacuations n'a pas du tout diminué. Nous avons donc pratiqué deux lavages intestinaux à l'eau bouillie de 41o C. dans les 24 heures. Ayant ainsi réussi à modifier sensiblement la consistance et à en réduire le nombre à 4 dans les 24 heures, la guérison se fit en 48 heures.

5e cas. Procopios D., âgé de 4 ans, robuste. L'enfant, ayant depuis 6 jours la rougeole compliquée d'entérocolite, a des évacuations muco-sanguinolentes toutes les heures. Malgré l'application de la diète rigoureuse et des lavages intestinaux avec une décoction légère de 40 — 41o C., la consistance des évacuations n'est pas modifiée, mais leur nombre est diminué de 24 à 16, et elles continuent à être dans le même état pendant toute la période de l'éruption, pour se modifier et diminuer graduellement dès que la desquamation eut commencé.

6e cas. Jean D., âgé de 2 ans. Pendant la période de l'éruption de la rougeole il se présente chez l'enfant des symptômes d'entérocolite à évacuations muqueuses liquides, de 16 à 20 en 24 heures, accompagnées d'épreintes médiocres. L'application des lavages avec une décoction de graines de lin à 41o C. a eu pour résultat de diminuer un peu le nombre des évacuations, sans changer leur consistance ni diminuer les épreintes, néanmoins l'entérocolite a cédé à la fin de la période de la desquamation.

7e cas. Georgia, âgée de 8 mois, prématurément sevrée, a une dyspepsie chronique compliquée d'entérocolite à évacuations muco-sanguinolentes, de 10 à 12 en 24 heures. Un lavage intestinal à l'eau bouillie de 41o C. a eu raison de la maladie en deux jours.

Jugement : L'hésitation avec laquelle nous avons, pour la première fois, élevé la température des lavages à 40o C. et 41o C. n'a pas tardé de se changer en assurance 18 heures après, à la suite de l'excellent résultat obtenu par les lavages, résultat qu'aucun autre traitement employé dans les mêmes circonstances n'a pu atteindre, attendu que dans tous les cas précédemment décrits, sauf ceux de la rougeole, nous avons eu comme résultat :

1o — L'abaissement de la fièvre de 1o à 1o,5;
2o — Le sommeil dans lequel tombaient les enfants durant le lavage;
3o — L'augmentation de la tension artérielle;
4o — L'excrétion abondante de l'urine;

5° — La diminution du tiers et quelquefois du quart du nombre des évacuations ;

6° — La vitesse de la modification de la consistance des évacuations vers le féral ;

7° — La diminution des épreintes.

Dans les cas où l'entérocolite est une complication de la rougeole, l'intervention par les lavages est moins efficace.

Conclusion. Par les lavages intestinaux à la température de 10° à 11° C., la maladie est amenée à un caractère avortif — Signé : *Dr. C. Macaronpoulos.*

RAPPORT DU DR. VALTSIS

Traitement de l'entérocolite par les lavages selon la méthode du dr. Caramassidis

1er cas. I. P., âgé de 18 mois, sevré. L'enfant ayant souffert d'une gastro-entérite simple pendant un mois, est attaqué d'une entérocolite intense avec les symptômes suivants : l'enfant est complétement épuisé avec des yeux hâves, geignant continuellement ; la langue est chargée, sèche et rouge aux bords ; les lèvres sont brûlées, la soif est excessive, le ventre est un peu ballonné et douloureux par pression sur le côté du cæcum descendant ; il y a un léger affaissement du rectum par suite d'épreintes fréquentes et fortes ; fièvre à l'aisselle 39,5 ; les selles sont spumeuses, à stries de sang, opaques et gluantes avec peu de caséine coagulée, accompagnées de coliques et de bien fortes épreintes se répétant tous les quarts d'heure ; de rares vomissements.

Après un traitement de trois jours, pendant lequel nous avons employé l'huile de ricin, la diète hydrique pendant 12 heures suivie du lait d'ânesse, le calomel tronsqué toutes les deux heures à 5 mg. la dose, des compresses chaudes sur le ventre et des bains sinapisés. Voyant, malgré tout, l'état de l'enfant s'empirer, nous avons pratiqué un lavage intestinal à l'eau bouillie de 12° C., ce que nous ne sommes parvenu à accomplir qu'avec beaucoup de patience et de persévérance, vu que l'anus et le rectum étaient tellement contractés qu'il était extrêmement difficile d'y introduire la sonde. Après le lavage, l'enfant, calmé, se ranime, les coliques et les épreintes sont diminuées et les évacuations n'ont lieu que toutes les deux heures ; le lendemain, le mieux se poursuit de même. Nous avons donc continué les lavages pendant cinq jours avec le même traitement interne et la même diète, ce qui a eu pour résultat une amélioration graduelle évidente. Après le sixième lavage, les coliques disparaissent, les épreintes sont à peine sensibles et les selles commencent à devenir plus normales. Nous avons alors continué le lait d'ânesse et envoyé l'enfant à la campagne pour y compléter sa convalescence.

2e cas. Ev. Phil., âgé de 15 mois, enfant robuste et bien développé ; nourriture mixte, il a eu plusieurs accès de gastro-entérite simple pendant 17 jours quand il est attaqué d'entérocolite. C'est à ce moment que nous sommes appelés auprès du petit malade dont voici l'état : L'enfant a bonne mine, il a des coliques par moments ; sa langue est chargée, l'haleine aigre ; le ventre est ballonné et douloureux, fièvre 38° ; les selles sont muco-fécales, à peine sanguinolentes, d'une odeur fétide et nauséabonde, abondantes en quantité, 8-10 dans les 24 heures, à médiocres coliques et épreintes. Traitement : Huile de ricin, calomel à des doses de 1 cgr. toutes les 2 heures. Ce traitement fut continué pendant trois jours sans que nous puissions remarquer d'autres améliorations que la disparition de l'odeur nauséabonde et fétide des évacuations. Nous avons alors proposé le lavage intestinal à haute température, mais les parents s'y sont positivement opposés et ont appelé un autre spécialiste en consultation. Celui-ci, entrant dans les vues des parents, a péremptoirement rejeté le traitement au lavage et conseillé de continuer la diète commencée en y ajoutant le tannigène. Cependant, voyant la maladie faire des progrès et l'état du malade s'empirer, nous avons pris sous notre responsabilité le lavage, que nous avons effectivement pratiqué le 10e jour après notre intervention avec de l'eau bouillie et à une température de 42° C. L'enfant est resté calme pendant l'opération et l'effet en fut sensible, car la consistance des évacuations se trouvait améliorée, les coliques et les épreintes étaient presque disparues. En présence de cette amélioration, nous avons continué pendant 4 jours à pratiquer un lavage toutes les 24 heures à la même température, continuant en même temps le calomel et le lait de la mère. Après le cinquième et dernier lavage, l'entérocolite s'est transformée en gastro-entérite simple guérie en cinq jours.

3e cas. Dem. R., âgé de 5½ mois, sevré, enfant bien développé et robuste, est attaqué d'une gastro-entérite simple, transformée le 3e jour en entérocolite; il est agité, se roule dans son lit et pousse des cris à cause des fortes coliques dont il est saisi, fièvre 40° C., langue chargée, soif ardente, ventre peu ballonné et douloureux, vomissements, des évacuations bien fréquentes, muco-fécales et sanguinolentes, avec épreintes.

Traitement: Huile de ricin, bain tiède sinapisé et diète hydrique de 24 heures, acide lactique avec sirop de papaïne. Par ce traitement les vomissements cessent, les coliques sont diminuées, mais elles se répètent dès que nous essayons de lui donner le lait de vache de sorte que nous nous sommes vus obligés de lui donner du lait d'ânesse, du calomel à dose de 5 mg toutes les 2 heures pendant deux jours consécutifs. Cependant, l'état en général continue à être le même sauf des vomissements qui sont disparus. C'est alors que nous avons pratiqué deux lavages à l'eau bouillie de 42° C. en 24 heures et nous les avons continués pendant deux jours consécutifs à raison d'un lavage toutes les 24 heures; après cela, l'enfant n'a plus de fièvre et seulement trois évacuations presque normales dans les 24 heures, de sorte qu'après avoir administré le lait d'ânesse pendant une semaine suivi du régime primitif ensuite, il est guéri.

4e cas. George D., âgé de 9 mois, presque sevré, souffrant depuis un mois de diarrhée chronique, est attaqué d'entérocolite.

L'enfant est abattu, agité, langue chargée, les lèvres sèches, altéré, des vomissements rares, des évacuations fréquentes, mucofécales à petits morceaux de caséine coagulée, à stries de sang, avec coliques et épreintes médiocres, fièvre 38° C. Après la diète hydrique de 6 heures, le lait de la mère, l'acide lactique avec sirop de papaïne, nous avons réussi à faire cesser les vomissements et la fièvre, mais les autres symptômes continuant à montrer une aggravation graduelle de la maladie pendant trois jours, nous avons cru devoir pratiquer des lavages intestinaux et nous en avons fait six à la température de 42° C., en toutes les 24 heures, après lesquels la maladie s'est transformé en gastro-entérite simple guérie en peu de jours.

5e cas. Irène Th., âgée de 11 mois; nourriture mixte, souffrant de diarrhée chronique compliquée d'entérocolite, enfant très atrophiée qui a 5 à 6 évacuations dans les 24 heures avec odeur fétide et nauséabonde, hentériques, à stries de sang, de rares coliques légères et de médiocres épreintes. Ayant persisté sans résultat pendant plusieurs jours dans le traitement habituel, nous avons pratiqué

4 lavages à 42° C. dans les quatre jours et nous avons eu la satisfaction de voir la maladie se transformer en gastro-entérite simple; mais quelques jours après la maladie revient et nous avons de nouveau pratiqué 4 lavages en 4 jours avec le même bon résultat, de sorte que l'enfant put être envoyé à la campagne pour y terminer sa convalescence.

Jugement et conclusion:

I. De peu de cas que nous avons devant nous, nous pouvons juger que par les lavages selon la méthode de M. Caravassilis les coliques cessent presque définitivement après le premier et tout au plus après le second lavage;

II. Les épreintes, quelque fortes qu'elles soient, se modifient après le 3° lavage et cessent complètement après le 5°;

III. Les évacuations perdent leur caractère sanguinolent;

IV. Chaque lavage est suivi d'un sommeil doux et calme;

V. La durée de la maladie, soit intense ou légère, est raccourcie.

Nous sommes en général très satisfait de ce mode de traitement, d'autant plus que, dans les cas que nous mentionnons, nous n'avons eu aucun cas funeste à rapporter. — Signé: *Dr. Dem. Valtzis.*

RAPPORT DU DR. KARANTZALIS

Traitement de l'entérocolite par les lavages selon la méthode du dr. Caravassilis

1er cas. Une petite fille âgée de 15 mois, nourriture mixte, de constitution robuste, a souffert pendant 7 jours d'une gastro-entérite simple, quand le 8e jour les symptômes d'une entérocolite se sont déclarés; les évacuations sont très fréquentes, minimes en quantité, muqueuses, puro-sanguinolentes, avec, en petite quantité, de la caséine en morceaux, d'odeur mauvaise et accompagnées d'épreintes, vomissements fréquents; fièvre 39°,5, pouls fréquent et faible. Nous n'avons pas vu une grande amélioration pendant trois jours par le traitement de diète hydrique de 38 heures, lait de la mère et antisepsie intestinale, sauf une baisse de la température et une moindre fréquence des vomissements. Nous avons alors eu recours aux lavages intestinaux à l'eau bouillie de presque 45° C. dont nous avons administré 6 en 3 jours en donnant intérieurement une solution d'acide borique avec sulfate de soude et la diète rigoureuse. Le résultat des lavages fut bien satisfaisant: Dans les premières 24 heures, les évacuations sont diminuées de moitié, ainsi que la mauvaise odeur, leur consistance n'est plus aussi sanguinolente, les épreintes ont presque disparu, la fièvre tombe à 37,5, pouls fréquent, mais plein; dans les secondes 24 heures, les évacuations sont réduites au nombre de 6 et ayant perdu leur caractère puro-sanguinolent; température 36,6; aux 3es 24 heures, les évacuations au nombre de 4 sont muqueuses, plutôt liquides et un peu vertes, sans mauvaise odeur; température 36,6; pouls plein tant soit peu fréquent.

Ceci nous amène à une gastro-entérite simple guérie en quelques jours par une diète rigoureuse et une légère antisepsie intestinale.

2e cas. Un nourrisson de trois mois, né débile, et dans des conditions mauvaises, atrophié, est attaqué d'une entérocolite; les évacuations, d'abord liquides, vertes, sont devenues muqueuses, sanguinolentes, très fréquentes et accompagnées de coliques et de fortes épreintes; il y a une baisse du rectum, fièvre 38°, pouls fréquent et bien faible. Traitement: le même que dans le premier cas. L'issue fut désagréable, l'enfant meurt le lendemain du 8e lavage à 45,17° C., quoique le nombre des évacuations et leur mauvaise odeur eussent diminué, que leur consistance fut améliorée, que les coliques et les épreintes fussent réduites après les premiers lavages et que la fièvre, montée au commencement, fût tombée graduellement à 36°.

Jugement : On ne peut rien conclure de positif de ces deux cas, les deux enfants s'étant trouvés dans des conditions bien différentes : le premier, robuste et bien développé et d'un âge plus avancé, pouvait résister ; le second, atrophié, faible et en très bas âge, était prédestiné à succomber, mais ce que, en dehors de cette comparaison, nous avons pu observer, c'est que les lavages intestinaux à une température de 45-47° C. étaient volontiers acceptés par les enfants et, on peut le dire, leur étaient agréables ; les coliques et les épreintes cessent presque dès le commencement, les évacuations diminuent de même, leur consistance se modifie vite pour le mieux et la mauvaise odeur disparaît ; l'enfant tombe dans un doux sommeil et devient graduellement plus dispos ; son pouls est plus plein parce que, par les lavages, une quantité d'eau est absorbée par l'organisme.

Après de tels résultats nous pouvons considérer les lavages à haute température dignes d'une étude plus minutieuse et d'une application plus étendue. — Signé : *Dr Sp. Karaitzalis.*

RAPPORT DU DR. KATSAS

Traitement de l'entérocolite par les lavages selon la méthode du dr. Caravassilis

1 cas. Milliades Lasc, âgé de 13 mois, nourriture mixte. L'enfant en assez bonne condition est attaqué d'entérocolite, fièvre 38°, pouls fréquent, la langue chargée, vomissements assez fréquents, les évacuations en grand nombre, vertes, muqueuses, à stries de sang en abondance et avec de la caséine coagulée, accompagnées de coliques et d'épreintes ; le ventre est douloureux ; l'enfant se roule de douleur.

Après un traitement d'huile de ricin, de diète hydrique, de lait de sa mère, de lavements à l'amidon, de cataplasmes sur le ventre et de bains, les vomissements cessent, les évacuations tombent de 20 à 15 dans les 25 heures avec moins de mauvaise odeur, mais l'état du malade continuant à être le même pendant six jours, la fièvre monte à 39°, les évacuations reprennent leur mauvaise odeur, les épreintes s'accentuent. C'est alors que nous avons pratiqué avec le dr. Caravassilis un lavage à l'eau bouillie de 42° C, qui a eu pour résultat de n'avoir d'évacuation qu'après neuf heures, abondante, muco-fécale, jaune-verte, avec peu d'épreintes et sans coliques. Celle-ci a été suivie par d'autres dans la proportion de 7 en 15 heures, un peu muqueuses, accompagnées d'épreintes, fièvre 38°,8. Nous avons alors jugé nécessaire d'appliquer un second lavage, après lequel le patient n'a eu que cinq évacuations dans les 24 heures.

Après trois autres lavages, la maladie se transforme en gastro-entérite simple et l'enfant entre en convalescence.

Jugement : Comme nous n'avons qu'un seul cas à rapporter, il n'y a pas matière à une conclusion et nous devons nous borner à ne faire qu'un jugement par lequel nous pouvons affirmer que l'enfant acceptait très bien le lavage à 42° C. et ne s'en montrait aucunement incommodé, malgré la haute température de l'eau et la longue durée du lavage, occasionnée par la grande quantité d'eau ; les coliques ont cédé après le premier lavage et les épreintes ont sensiblement diminué ; la couleur des évacuations commençait à devenir jaune et leur nombre, qui était diminué après le lavage, avait des tendances d'augmenter de nouveau, si on n'y avait pas mis obstacle par d'autres lavages. — Signé : *Dr. Katsas.*

CONCLUSIONS GÉNÉRALES DU DR. CARAVASSILIS

Par ce qui a été exposé plus haut, on voit séparément les jugements sur les trente-huit cas personnels et ceux sur les quinze cas appartenant à quatre de mes confrères, MM. Macaronopoulos, Valtzis, Karantzalis et Katsas, c.-à-d. des jugements sur la totalité des 53 cas.

Or, si nous nous appuyons, en premier lieu, sur les jugements exposés, provenant de 53 cas et, en second lieu, sur un jugement qu'il nous est loisible de faire sur quelques-uns de ces 53 cas, jugement qui prouvera que chez les enfants mentionnés il n'y a pas eu d'amélioration dans la maladie par les autres moyens thérapeutiques, qu'au contraire on y a vu une aggravation de l'entérocolite, tandis que par notre mode de traitement ces mêmes enfants ont été guéris et même en peu de jours; en troisième lieu, puisque nous savons que le traitement de l'entérocolite par les autres modes thérapeutiques entraîne pour la plupart une longue durée de la maladie et que toutes les maladies de longue durée sont toujours suivies d'une convalescence tardive, et leur pronostic devient problématique, tandis que par notre mode de traitement la durée de la maladie est considérablement réduite; nous croyons, par ce qui est précédemment exposé, que nous avons le droit de porter les conclusions suivantes pour les lavages intestinaux à haute température, savoir:

1° Ils agissent comme moyen topique important pour le traitement de l'entérocolite de la première enfance;

2° Ils réduisent la durée de l'entérocolite à une moyenne de 5 à 3 jours;

3° Ils diminuent la mortalité provoquée par cette maladie.

Malheureusement, il n'est pas facile de démontrer par une statistique la supériorité de notre mode de traitement comparé aux autres méthodes thérapeutiques employées dans les mêmes circonstances, étant donné que les indications sur la base desquelles nous avons, en ville, employé les lavages intestinaux à haute température sont bien restreintes. Nous souhaitons cependant que d'autres soient plus heureux de faire une enquête statistique dans les hôpitaux des enfants où les lavages intestinaux à haute température pourraient être employés sur une plus grande échelle.

L'éducation de la fonction respiratoire chez l'enfant et l'adolescent.

Par M. MAURICE FAURE, La Malou.

§ I — L'éducation de la fonction respiratoire est *possible*, parce que cette fonction est due au jeu des muscles du thorax, du diaphragme et du larynx soumis à l'action psychique. Sans doute, ces muscles ont aussi un mécanisme réflexe qui fonctionne en dehors de la volonté; mais celle-ci est capable de suspendre, ralentir, modifier de toutes façons ce mécanisme, et même de se substituer complètement à lui. De là, la possibilité d'une respiration volontaire dont le rythme, l'amplitude, la profondeur, peuvent être réglés suivant l'éducation.

L'éducation de la respiration est *utile*, parce que de nombreux sujets respirent mal, c'est-à-dire qu'ils se servent incomplètement des ressources que la nature met à leur disposition: Les uns se servent seulement du diaphragme (respiration diaphragmatique);—les autres, seulement des muscles costaux (respiration costale);—d'autres respirent inégalement des deux poumons;—d'autres ont eu des obstructions naso-pharyngées momentanées et ont pris l'habitude d'une respiration buccale superficielle et incomplète;—d'autres sont des atoniques du système musculaire et ne mettent en jeu leur musculature thoracique que le moins possible, d'où une course respiratoire insuffisante, etc.

L'éducation de la fonction respiratoire est *nécessaire*, parce qu'il est des affections perturbatrices de cette fonction qui exigent une intervention médicale spéciale. Nous allons les énumérer plus loin.

§ II — La fonction respiratoire emploie: 1.º Un appareil neuro-moteur qui met en jeu le squelette (colonne vertébrale et côtes), formant le soufflet thoracique; 2.º Des viscères (poumons, petite et grande circulations) dans lesquels l'air inspiré entre en contact avec des tissus spécialement chargés d'en absorber les parties nutritives. Suivant que ces appareils seront l'un ou l'autre lésés, il en résultera des divisions nécessaires dans l'ensemble des pratiques thérapeutiques ou prophylactiques, constituant l'éducation de la fonction respiratoire. Mais parce que ces études et leurs applications ne sont pas encore assez répandues en France et dans les pays latins, des confusions entre ces différentes espèces, des indications inexactes sur des cas déterminés y sont assez souvent rencontrées, même dans des travaux récents, même dans des ouvrages classiques.

§ III — Si les deux appareils sont en bon état, le trouble de la respiration est alors purement fonctionnel et des exercices très simples suffisent à le corriger. C'est dans ce but que dans différents pays il a été réglé certains exercices gymnastiques ayant pour objet le redressement de la colonne vertébrale, la fixation de la tête et de l'épaule en bonne attitude, l'élévation des côtes, l'ampliation thoracique, etc. C'est dans l'École de gymnastique suédoise de Ling (1815 à nos jours) et dans l'enseignement français de Demény (1880 à nos jours) que ces exercices ont été le mieux compris. Ils sont à la portée de tous les médecins, à la seule condition que ceux-ci se soumettent eux-mêmes à un entraînement technique préalable. Ils s'adressent non seulement aux sujets atteints de perturbation fonctionnelle de la respiration, mais plus généralement à tous les enfants et adolescents dont on veut améliorer l'oxydation et la nutrition. Ils ont une portée considérable pour le perfectionnement de l'espèce, la prophylaxie des maladies de la nutrition, des maladies pulmonaires, nerveuses, etc. Il est donc à souhaiter que tous les médecins se mettent réellement au courant de ces pratiques et les répandent dans les familles. Ils peuvent, même pour cela, se servir d'auxiliaires non médecins. En France, ce mouvement est déjà commencé, d'ailleurs, depuis une vingtaine d'années.

En quelques semaines, ou quelques mois d'exercices, on peut augmenter la quantité d'air courant habituelle à chaque sujet, dans de très larges proportions ($\frac{1}{2}$ environ), voire même la doubler (statistique avec C. Reymond et G. Racine — *Revue de Médecine*, janvier 1906). Mais il est indispensable que l'enfant soit exercé en plein air et autant que possible soumis pendant la cure à la vie à la campagne. Les exercices dans un air confiné (salles de gymnastique, salles d'armes, salles d'hôpital, d'écoles etc.) doivent être proscrits, à moins d'une très large aération. En effet, l'exercice respiratoire, ayant pour objet et pour résultat immédiat une augmentation de la consommation d'air, devient dangereux si cet air est déjà usagé et chargé de principes toxiques. (De même, on ne doit pas faire de la suralimentation avec des aliments avariés.)

§ IV — Si le sujet n'a pas de lésions de l'appareil neuro-moteur et du squelette, mais des lésions des organes de l'hématose, les exercices respiratoires peuvent alors avoir pour objet spécial la cure de ces lésions. Mais ils exigent alors des précautions exceptionnelles, et ne peuvent être faits que par le médecin lui-même et à la condition qu'il soit avisé, prudent, et spécialement instruit. Les résultats de cette *almothérapie* sont encore controversés sur plusieurs points. Il paraît indiqué de les rechercher dans beaucoup d'affections du poumon, des plèvres, du cœur et, plus encore, dans les états généraux appelés chlorose, anémie, etc.

§ V—Lorsque le système neuro-moteur est lésé, il ne peut plus être question de faire exécuter seulement aux sujets (comme dans les cas précédents) des mouvements respiratoires, presque toujours volontaires, car c'est précisément le mouvement volontaire qui est impossible ou compromis. Ici, l'éducation de la respiration comprend des mouvements passifs, avec ou sans résistance, exigeant l'emploi d'appareils spéciaux, d'aides experimentés et la collaboration de la mécanothérapie et de l'orthopédie. Il est évident qu'en ce cas la pratique médicale courante ne peut plus suffire aux indications et qu'il faut avoir recours à la spécialisation, comme lorsqu'il s'agit de certaine opération chirurgicale spéciale et compliquée. Le traitement d'une scoliose, d'une déviation vertébrale, d'une insuffisance thoracique vraie, d'une paralysie du diaphragme, incoordination des muscles du thorax ou de la colonne vertébrale, exige des techniques nettement différenciées. En outre, les résultats sont beaucoup plus lents et difficultueux à obtenir que dans les catégories précédentes, où des exercices très simples ont souvent des effets rapides et considérables.

(Après-midi)

(Sous-sections de Médecine et de Chirurgie réunies)

Présidence: MM. Dias d'Almeida et Auguste Broca

Traitement de la tuberculose abdominale

Par M. A. Broca, Paris (v. page 44).

DISCUSSION

M. Peters: Je suis médecin, mais je ne suis pas tout à fait de l'avis de M. Broca et je crois que la chirurgie peut encore sauver quelques cas qui sont perdus quand on les traite seulement par la médecine et la suralimentation.

M. Broca donne la statistique des enfants mal nourris, placés dans les hôpitaux où l'amélioration seule du régime peut guérir la tuberculose péritonéale. Mais quand on prend les chiffres concernant les malades de la clientèle bien aisée, qui nourrit toujours bien, même trop bien, ses enfants, on reçoit l'impression que la nourriture seule ne fait pas assez et qu'il faut recourir au bistouri.

M. Barbarin: Je puis apporter un cas de tuberculose péritonéale avec as-

...cile chez un jeune garçon de sept ans opéré par moi en juin 1900. La simple incision sous-ombilicale, faite après deux mois d'immobilisation sans amélioration,
donne issue à 6 ou 8 litres de liquide.

L'enfant était dans de bonnes conditions hygiéniques, vivait à la campagne et
fut opéré chez ses parents.

La guérison suivit immédiatement l'opération et s'est maintenue parfaite.

M. PRINCETEAU: J'ai observé un certain nombre de péritonites tuberculeuses,
une dizaine environ, dont les unes chez des adultes et les autres chez des enfants.
Le plus souvent, j'ai eu affaire à des péritonites tuberculeuses localisées, tuberculose iléo-appendiculaire, 4 cas opérés dont trois guéris; tuberculose des organes pel-
viens, 3 cas dont un opéré par castration utéro-ovarienne, avec utérus didelphe,
guéri. Les deux autres non opérés se sont comportés différemment: l'une des jeunes filles est morte et l'autre a guéri sous l'influence d'injections d'huile gaïacolée
iodoformée, formule du prof. Picot, de Bordeaux. Un cas de péritonite périombili-
cale a succombé un mois après intervention à la suite d'une scarlatine violente.

Deux fois je me suis trouvé en présence de péritonite généralisée à forme
ascitique. Dans le premier cas, jeune homme, la guérison opératoire est survenue,
mais la mort s'est produite 8 mois après par tuberculose généralisée.

Le second cas est le plus intéressant, car les deux traitements médical et chirurgical se sont succédés dans un ordre inverse à celui qui est habituel. La jeune
femme dont il s'agit, âgée de 24 ans, récemment mariée, avait vu survenir six
mois avant un ballonnement du ventre qui n'avait fait que progresser. Cette jeune
femme, dont la digestion et la respiration même étaient gênées par l'abondance de
l'épanchement, fut envoyée à Bordeaux avec le diagnostic de péritonite tuberculeuse aux fins d'opération.

J'ai pratiqué la laparotomie et je suis tombé sur une vaste péritonite généralisée avec liquide très abondant et un péritoine tant pariétal que viscéral parsemé sur toute sa surface de granulations tellement serrées que toute cette surface
au contact de l'air laissait transsuder un peu de sang. Le plus léger attouchement,
même avec les compresses stérilisées, faisait écouler du sang. Je me suis donc
contenté d'évacuer le liquide et j'ai fermé la plaie sous-ombilicale par deux plans
de suture.

La guérison opératoire a été obtenue très promptement et la réunion par
première intention s'est faite en 12 jours.

La jeune malade rentrait au 20e jour dans sa famille, considérablement
améliorée, en tous cas très soulagée.

Un mois plus tard, son médecin ordinaire m'écrivait que l'épanchement in-
tra-abdominal se reproduisait, que la gêne respiratoire et digestive recommençait
et me demandait s'il ne faudrait pas recourir à une laparotomie itérative. Je lui
conseillai de faire tous les 4 jours une injection sous-cutanée d'huile gaïacolée
iodoformée à la dose de 4 à 5 cc. Ce traitement purement médical a eu pour résultat de faire rétrocéder l'ascite, de ranimer l'appétit et d'augmenter les forces de
la malade. Bien que cette jeune femme ne soit pas hors d'affaire, car il n'y a que
deux mois que cette dernière phase d'amélioration s'est produite, je considère
néanmoins que l'association des traitements chirurgical et médical dont il n'a pas
été question pourrait peut-être donner des résultats satisfaisants en utilisant des
forces parallèles et qui, dans tous les cas, ne sauraient se contrarier.

M. SALAZAR DE SOUSA: J'ai aussi exécuté des laparotomies avec du résultat sur bien des enfants atteints de la forme ascitique de péritonite tuberculeuse.

Je rapporterai deux cas seulement:

Le premier fut celui d'un enfant supposé guéri d'une tuberculose ascitique et qui était porteur d'une hernie. Quand je vais l'opérer de sa hernie, je reconnais qu'il a dans le sac des tubercules gris; le péritoine étant ouvert plus largement, j'ai pu vérifier que sa tuberculose n'était nullement guérie.

L'autre malade avait une ascite qu'on ne peut expliquer par lésion soit du foie, soit des reins ou du cœur. Diagnostic: ascite tuberculeuse. J'opère le petit malade par laparotomie infra-pubique et je vérifie que le péritoine est sain. L'ascite se reproduit et quelques semaines après commencent à se présenter des symptômes de lésion cardiaque, avec symphyse péricardiaque.

A l'autopsie, on reconnait qu'il existait une péricardite tuberculeuse avec symphyse consécutive à une péritonite tuberculeuse sub-diaphragmatique, où les lésions étaient très avancées. Du moins avant l'opération, le malade ne présentait rien du côté du cœur. Le reste de la cavité péritonéale était plein de granulations tuberculeuses jeunes et évidemment secondaires aux lésions sub-diaphragmatiques. Partant l'ascite était primitivement produite par les lésions tuberculeuses sub-dia-phragmatiques et on comprend alors l'échec de la laparotomie infra pubique d'abord exécutée.

M. KIRMISSON: Je m'associe entièrement aux conclusions très sages du rapport de M. Broca. Comme lui, je pense que l'intervention chirurgicale dans le traitement de la péritonite tuberculeuse chez l'enfant ne doit constituer qu'une exception. C'est surtout dans les formes ascitiques généralisées ou enkystées que l'intervention chirurgicale peut fournir un bon résultat. A cet égard je rappellerai le cas d'une petite fille de 4 ans opérée autrefois par moi dans le service du prof. Pinard; elle reste aujourd'hui guérie, 16 ans après l'opération. Puisqu'il a été question de l'occlusion intestinale au cours de la péritonite tuberculeuse, je rappellerai également un fait de cette nature que j'ai eu l'occasion d'observer il y a un an dans mon service des Enfants malades, chez une jeune fille de 13 ans. La laparotomie nous permit de constater une coudure de l'intestin en deux points, coudure maintenue par des brides péritonéales. L'intervention a fourni à la fois la guérison de l'occlusion et celle de la péritonite tuberculeuse.

SÉANCE DU 21 AVRIL [1]

(Sous-section de Pédiatrie VIa et Section de Médecine réunies)

Présidence: M. DIAS D'ALMEIDA

Méningites cérébro-spinales

Par M. ANTON WEICHSELBAUM, Vienne (v. page 28 du volume
de la Section de Médecine).

Méningites cérébro-spinales; étiologie, traitement, etc.

Par CARLOS FRANÇA, Lisbonne (v. page 1).

Méningites cérébro-spinales

Par M. JUDICE CABRAL, Lagos (v. page 81 du volume de la section de Médecine).

---

[1] La journée du 22 avril fut employée à faire une excursion à Setubal et au Santuario de Outão.

La méningite cérébro-spinale en Portugal

Par M. Silva Carvalho, Lisbonne

Je vais faire un très court résumé de mes recherches [1] sur l'histoire de la méningite cérébro-spinale en Portugal, présentant quelques notes sur la symptomatologie et surtout sur les éléments du pronostic de cette maladie.

La méningite cérébro-spinale épidémique sévit en Portugal depuis le premier quart du dix-neuvième siècle, ayant été probablement apportée par l'invasion française.

Il y a eu plusieurs épidémies liées entre elles par des séries de cas sporadiques en chapelet. Le développement et l'extinction des épidémies ne sont pas brusques, mais graduelles.

En Portugal, les épidémies se succèdent avec un intervalle de 15 à 20 années.

L'étude de l'épidémie de 1900-03, la seconde en importance de celles connues jusqu'à présent, permet de dire que la maladie est transmise surtout par la contagion indirecte et médiate, dont le linge des malades est le principal véhicule, le germe morbigène pouvant vivre et se perpétuer en dehors de l'organisme pendant longtemps, jusqu'au moment où les conditions du climat, exaltant son pouvoir, facilitent son action morbide chez plusieurs personnes, et l'épidémie éclate.

Il est possible que dans ces conditions une altération du climat soit comprise, qui se traduise par une considérable augmentation de l'ozone atmosphérique.

L'incubation de la maladie est de 2 à 5 jours.

La morbidité, bien plus grande chez les hommes et les enfants, décroît avec l'âge, surtout après la trentième année.

La maladie sévit surtout partout où l'hygiène manque, elle est plus fréquente dans les villes et elle préfère les altitudes et les rivages de la mer.

Chez les adultes, les professions les plus attaquées sont la profession militaire, celle des domestiques des deux sexes, et celle des blanchisseuses et de leur famille.

En dehors des cas suraigus, dans plus de 25 % des cas l'invasion n'est pas brusque et elle se manifeste par des signes qui font croire dans les premiers jours à un embarras gastrique fé-

---

[1] Epidemiologie portugaise.

brile ou à la grippe. Cela dure pendant un à trois jours et dans des cas exceptionnels pendant dix ou quinze jours.

D'après mon observation, il se présente des cas sans fièvre et d'autres n'ayant seulement que l'hyperthermie des premières heures.

Il est relativement fréquent que la température du matin soit supérieure à celle du soir.

Le signe de Kernig peut apparaître très tard, quelquefois après 14 ou 15 jours de maladie.

Les éléments de mauvais pronostic, d'après mon observation, sont les suivants:

— les âges extrêmes;

—chez la femme, la ménopause, la grossesse et surtout l'accouchement;

—les infections et les intoxications chroniques et notamment le paludisme et surtout l'alcoolisme;

—les maladies concomitantes et spécialement le paludisme, les infections gastro-intestinales, les bronchopneumonies, les infections septiques et surtout celles que dérivent des procès suppuratoires des téguments;

—la marche prolongée de la maladie;

—les rechutes;

—l'hypothermie continuelle, l'absence de rémissions thermiques, l'hypotension accentuée, la cyanose, les grandes hémorrhagies et l'hyperhidrose précoce.

Pathologie de la méningite cérébro-spinale. Localisation dans le tissu péri-spinal (extra-dura). Pathogénie

Par M. RICHARD PETERS, St. Pétersbourg

(Ce travail sera imprimé à la fin du volume si l'auteur nous l'envoie, ainsi que nous le lui avons demandé)

(Sous-section de Pédiatrie VI a)

Présidence: M. DIAS D'ALMEIDA

Traitement de la paralysie diphthérique par le sérum Roux

Par M. RAMÓN GÓMEZ Y FERREU, Valence.

Je désire constater devant la Section de Pédiatrie de ce Congrès le résumé des cas de paralysie diphthérique traités par le sérum antidiphthérique dont je me suis informé jusqu'à présent, et les conclusions que je puis en tirer actuellement, comme ampliation à celles que je fis sur le même sujet au XIII Congrès International de Médecine réuni à Paris (août 1900).

Pour être bref, j'omets les détails des observations que j'ai eu l'occasion de faire personnellement, ainsi que les raisonnements sur lesquels se fondent les conclusions que je présente, en renvoyant ceux qui désireront les connaître aux numéros 54, 55 et 60, année 1905, de la revue intitulée *La Medicina Valenciana*, fondée par feu le dr. Orellano et que j'ai à présent l'honneur de diriger.

Les détails qui se rapportent à d'autres observateurs se trouvent dans les autres publications professionnelles que je citerai plus tard.

OBSERVATION I. — V. Agut, enfant âgé de deux ans. *Paralysie diphthérique généralisée.* Traitement par des injections du sérum anti-diphtérique Roux (4 injections de 20 c. c. chacune. Observé par moi le 26 octobre 1899). Fin du traitement le 10 novembre de la même année. Guérison.

OBSERV. II. — M. Garcia, fille âgée de neuf mois. *Paralysie diphthérique généralisée.* Traitement, quatre injections de sérum Roux de 20 c. c. En outre 9 gouttes chaque jour de la dissolution de perchlorure de fer à 30° Beaumé et une petite dose de hypophosphate de chaux et de soude avec quelques gouttes de teinture de noix vomique. Observée par moi le 10 décembre 1899. Fin du traitement le 21 décembre. Guérison.

OBSERV. III. *Paralysie diphthérique.* Enfant âgé de 4 ans et demi. Traitement au moyen du sérum. Guérison en dix jours. (Observ. du dr. Morquio, de l'Uruguay, 1906).

OBSERV. IV et V. Deux enfants attaqués de *paralysie diphthérique.*

Traitement par le sérum. Guérison. Observ. du dr. Mongour, Bordeaux, août 1900.

OBSERV. VI. *Paralysie diphthérique* d'accommodation et de convergence dans une fille de 9 ans. Traitement par le sérum (2 injections de 10 c. c.). Observ. du dr. Ginestous. Bordeaux, oct. 1902.

OBSERV. VII. Enfant attaqué de *paralysie diphthérique* du voile du palais. Traitement par le sérum. Deux injections de 20 c. c. Observ. du dr. Comby. Guérison en 3 jours (1902).

OBSERV. VIII. Enfant de 5 ans. *Paralysie généralisée.* Traitement par le sérum. (Deux injections de 10 c. c. et une de 5 c. c.). Guérison. Obs. du dr. Ed. Soulié, Bordeaux, 1903.

*. OBSERV. IX. Enfant de trois ans et demi. *Paralysie diphthérique du voile du palais avec extension progressive* (parésie générale) et généralisation à redouter. Traitement par le sérum (63 c. c. en cinq jours), 2.5 milligrammes de sulfate de strychnine et frictions avec le baume de Fioravanti, deux fois par jour. Observé par le dr. Comby, le 26 mai 1903. Fin du traitement, le 13 juin. Guérison.

OBSERV. X. Jeune fille de 7 ans. *Paralysie diphthérique du voile du palais.* Observ. par le dr. Comby le 3 mars 1903. Traitement par le sérum (20 c. c.). Guérison.

OBSERV. XI. Enfant âgé de 4 ans et 9 mois. *Paralysie du voile.* Observ. par le dr. Comby le 15 mars 1904. Traitement par le sérum 20 c. c. Fin du traitement le 25 mars. Guérison.

OBSERV. XII. Jeune fille de 13 ans. *Paralysie diphthérique du voile du palais* avec parésie de extrémités inférieures. Traitement par le sérum (trois injections de 20 c. c.). Observ. par le dr. Mandras, de Fayl-Billot (Haute-Marne), au mois de juin 1903. Guérison.

OBSERV. XIII. Jeune fille âgée de 28 mois. *Paralysie du voile du palais, des constricteurs du larynx et extenseurs de la tête.* Obs. du dr. Pillon, de Vezelay. Traitement par le sérum: une injection de 10 c. c. et deux de 5 c. c. Guérison (v. *Arch. de Méd. des enfants*, n.º du 1er janvier 1905).

OBSERV. XIV. E. Esteve, enfant de quatre ans et demi. *Paralysie diphthérique généralisée.* Observé par moi, en union avec M. le dr. A. Cubells (oct. 1900). Traitement par le sérum. Cinq injections de 20 c. c. Guérison.

OBSERV. XV. Jeune fille nommée Marina X. âgée de onze ans. *Paralysie du voile du palais.* Obs. par moi au mois de décembre 1902. Traitement par le sérum (deux injections de 20 c. c.). Guérison.

OBSERV. XVI. Enfant, nommé V. Mompó, âgé de deux ans. *Paralysie généralisée.* Obs. par moi le 7 janvier 1905. Traitement par le sérum (quatre injections de 20 c. c.). Guérison.

OBSERV. XVII. J. Cuadrillero. Enfant de onze ans. *Paralysie généralisée.* Obs. par moi. Traitement par le sérum: deux injections de 20 c. c. et un milligramme chaque jour de sulfate de strychnine. Guérison

OBSERV. XVIII. F. Cuadrillero. Enfant de 4 ans. *Paralysie généralisée.* Obs. par moi à la même date que l'antérieur (son frère) le 20 mars 1905. Quoiqu'on lui eût indiqué le sérum, on ne le lui appliqua que le 29 mars (première injection de 20 c. c.). On la répéta le 30 et 31 mars. Je le vis de nouveau le premier avril. Paralysie aggravée. Je recommandai de nouvelles injections. Je crois qu'on lui en appliqua quelques-unes. Résultat. Décès.

OBSERV. XIX. Enfant, J. Alegre, de quatre ans. Obs. par moi le 8 mars 1905. Huit jours avant l'enfant bronchait et tombait avec grande facilité. La première injection se fit le 10 mai (20 c. c. du sérum Roux). Deux injections les jours suivants. Aggravation de la paralysie; symptômes de paralysie bulbaire. Décès.

OBSERV. XX. Enfant âgé de huit ans, nommé J. Villar. *Paralysie des noyaux bulbaires du pneumogastrique* avec de graves phénomènes syncopaux. Obs. par moi le 26 juin 1905. Traitement par le sérum (deux injections de 20 c. c.). Guérison.

OBSERV. XXI. Jeune fille âgée de vingt mois. *Paralysie généralisée.* Obs. par le dr. Gallego, de Murcie, 17 nov. 1901. (V. *Revista de Medicina y Farmacia de Murcie* et *Medicina Valenciana* n.º 60). Traitement par le sérum. Guérison en 14 jours.

OBSERV. XXII. Jeune fille âgée de trois ans. *Paralysie du voile, des muscles du cou et des deux yeux.* Obs. par le dr. Gallego, un de mes anciens élèves, au mois d'avril 1903. Traitement par le sérum. Guérison

OBSERV. XXIII. Juanita Martinez, jeune fille de trois ans et huit mois, d'Almansa, obs. par moi dans ma consultation privée le 14 nov. 1905. Un mois avant, selon ce que dit son père, des angines avec membranes aux deux amygdales, un farcin des ganglions du cou et de la fièvre modérée. On la traita au moyen d'attouchement avec du suc de citron et au bout de six ou sept jours on la croyait guérie. Quand elle fut attaquée de cette maladie, elle était en convalescence d'une fièvre qui durait 30 jours, pendant lesquels la jeune fille ne gardait pas un jour complètement le lit (elle se levait et se couchait plusieurs fois).

Au bout de 18 jours à peu près après la disparation des angines, ses parents remarquaient qu'elle tournait un œil et la bouche. Ensuite, les deux yeux strabiques. Cinq ou six jours après avoir remarqué ces symptômes, on observa une difficulté dans l'allure, qui allait s'augmentant progressivement, en remarquant aussi une voix nasillarde, et que la tête s'inclinait en avant et qu'il lui était très-difficile de la tourner en arrière avec l'effort des muscles de la nuque..

Dans l'observation on apercevait une paralysie du facial droit, de la luette, parésie des muscles de la nuque et des canaux vertébraux, du voile du palais, des extrémités inférieures (la fille peut se tenir droite et marcher en s'appuyant sur le bras d'une autre personne, mais avec une allure oscillante, sans mesure dans les pas comme une fausse ataxie; on ne peut pas apercevoir les réflexes rotuliens, la sensibilité paraît normale, le pouls à 120, température axillaire 36°5. En résumé: *paralysie diphthérique du facial et de la luette, parésie généralisée* (paralysie généralisée imminente) Je prescris des injections de sérum antidiphthérique. Le médecin qui la visitait dans sa ville appliqua six injections en neuf jours (de 10 c. c.). Aggravation le jour après ma visite (elle ne pouvait rien avaler, selon ce que me dit son père dans une lettre). Deux jours après qu'elle eut trois injections, elle pouvait avaler quelque chose. Le 23 novembre, grand allègement excepté dans le strabisme et dans l'allure que la fille refusait de crainte de tomber; je n'en appris plus rien jusqu'au 29 décembre quand on me dit qu'elle se portait bien.

Je me suis arrêté dans l'exposition de ce cas, parce qu'il n'a pas encore été publié et parce qu'on y voit l'effet rapide du sérum, quoiqu'on ait commencé à l'employer seize jours après que la famille eut observé les premiers symptômes de paralysie, dont le crescendo paraît s'être arrêté avec l'application du sérum en deux jours, en tardant à disparaître totalement peut-être parce que l'application a été faite tard, pour ne pas avoir appliqué le sérum un mois avant quand elle avait des angines qui étaient indubitablement diphthériques et peut-être aussi parce que l'organisme était affaibli par la récente maladie fébrile de longue durée.

OBSERV. XXIV. S. Margen, jeune fille de onze ans. *Paralysie diphthérique généralisée.* Traitement par le sérum (3 injections de 20 c. c.). Obs. de M. Blay, de Casinos (Valencia), 16 décembre 1902. Guérison.

OBSERV. XXV. A Civera de Alcublas (Valencia). Enfant de six ans. *Paralysie diphthérique généralisée.* Traitement par le sérum (deux injections de 20 c. c., et une autre de 10 c. c.). Obs. par M. Blay, de Casinos. Guérison.

En résumé, 25 observations faites en des enfants de différents âges et avec des formes variées: beaucoup en sont généralisées ou se trouvent en danger imminent de se généraliser, quelques-unes avec des phénomènes très graves de la part du cœur et un assez grand nombre d'entre elles dans lesquelles la date de l'apparition de la paralysie était assez éloignée de l'époque où l'on pouvait appliquer le sérum, et comme résultat définitif nous avons 23 guérisons et deux décès.

Je ferai ici peu de réflexions sur les cas mentionnés. Ils paraissent révéler que l'opportunité du sérum dans les affections diphthériques ne peut pas être considérée comme complètement passée dans aucun moment, puisque des paralysies de longue date se modifient dans certaines occasions avec rapidité; il est bien certain que plus promptement on l'applique, plus son efficacité sera sûre.

Dans les deux cas de décès, l'application du sérum a eu lieu trop tard sans doute, la lenteur du pouls (68 par minute) et sa faiblesse, l'inappétence, les vomissements, une très légère faiblesse des extrémités inférieures ayant dû suffire pour qu'on eût employé les injections. Quand on commença à les appliquer il était déjà tard (29 jours). Le premier avril, je vis l'enfant de nouveau et il lui était impossible d'avaler quelque chose, parce qu'il tombait des liquides et des particules solides dans la trachée, l'anémie était intense, la paralysie généralisée.

Au second cas, terminé par décès, les premiers phénomènes paralytiques furent aperçus par la famille dix-huit jours avant la première injection.

CONCLUSIONS

1. Dans les 25 cas observés, la mortalité qui en résulte est de 8 %, ce qui marque quelque avantage sur celle produite par la paralysie non traitée par le sérum, qui donnait 12 % (Lorain et Lépine) et même 15 à 16 % (Cadet de Gassicourt).

2. La modification prompte de quelques paralysies traitées par le sérum, comparable au changement rapide des symptômes que présente la gorge envahie par de fausses membranes, quand on applique à l'individu diphthérique les injections du dit agent curatif, indique l'efficacité du sérum pour traiter la paralysie mentionnée.

3. Le traitement doit être prompt.

4. Il devra être intensif lorsque la paralysie affecte des centres bulbeux, en se présentant des signes de la part du cœur.

5. Peut-être le traitement ne sera pas efficace contre les paralysies qui sont dues à la diffusion des toxines diphthériques, en agissant sur les fibres musculaires (cas rares de paralysie prolongée du voile du palais), quelque myocardite survenue au cours d'une diphthérie grave.

6. Il est possible que quelques formes de paralysie diphthérique, due à une polynévrite et à une imprégnation de filets nerveux de muscles qui se trouvent sous une membrane muqueuse blessée par la diphthérie, ne soient pas modifiables par le sérum, soit parce que la première suppose une diffusion étendue de la toxine et une imprégnation intense du cylindre-axe, bien avant que les symptômes fassent la lésion ostensible au clinicien, soit parce qu'il ordinairement il est déjà trop tard pour que l'antitoxine du sérum puisse développer son action.

7. Certaines paralysies diphthériques étant dues, non pas à des toxines qui restèrent dans l'organisme après la disparition du bacille de Kleber Loeffler, mais à celles qui se produisent par des bacilles qui vivent et prospèrent dans des centres nerveux, dans celle-ci on peut espérer que l'antitoxine du sérum agira sûrement, toutes les fois qu'elle soit appliquée promptement et à dose suffisante.

8. Puisqu'on n'a pas encore signalé ni cliniquement ni anatomiquement les variétés de paralysie diphthérique qui assurément ne sont pas toujours dues à une polynévrite, il faudra en tous cas employer le traitement par le sérum antidiphthérique, puisqu'il *existe des formes de paralysie diphthérique* (la plus commune selon mes observations) qui peuvent être guéries *par le sérum, qui sont arrêtées dans leur marche croissante et envahissante pour rétrograder et disparaître rapidement et totalement sous l'action du sérum antidiphthérique.*

Gonococcus infections in children, with especial reference to their prevalence in institutions and means of prevention

Par M. L. Emmett Holt, New York.

This records five outbreaks or house epidemics of gonococcus vaginitis in a hospital for young children. In all 172 children contracted the disease and with these 24 children, 17 being males, developed acute gonococcus arthritis.

Disinfection and sterilization of napkins and, in fact, all other means of checking the spread of the infection proved unavailing until complete isolation of both the patients and their attendants was practised. As a means of preventing the introduction of gonococcus vaginitis into an institution, the only thing to be relied upon is a microscopical examination of the vaginal discharge of every female child admitted. Besides this, regular routine examinations of all the inmates of the institution should be made to detect cases that might otherwise be overlooked.

The Babies' Hospital is an institution exclusively for the care of infants and young children, admitting only patients under three years of age. It has a city branch now with 60 beds and a country branch with 40 beds, which is open during the summer.

This paper records the experience of the past 14 years in this institution with gonococcus infections and the measures by which they have finally been overcome.

Up to the year 1899 no general epidemic of gonococcus infections of any sort had been observed in the institution. During the five years previous there had been observed 47 cases of vaginitis, of which 14 had developed while in the Hospital; 31 cases of gonococcus ophthalmia in the patients, of which only one developed in the Hospital and one other case in the person of a nurse. There had been admitted one case of gonococcus arthritis and one had developed while in the house, in the person of a little boy, five months old, admitted for marasmus. During this time no special precautions were taken against the spread of infection. Napkins, however, were disinfected, care was taken that the hands of nurses taking charge of the ophthalmia cases were washed in bichloride solution and, although no rigid quarantine of these children was observed, a degree of isolation was maintained. In looking backward, it seems rather surprising that, in view of the number and severity of cases admitted with gonococcus infections, no striking spread of the infection occurred.

During the year 1899 we experienced our first general epidemic and realized what a scourge gonococcus vaginitis might become in an institution. In the beginning of June, three children were admitted and transferred at once to the country branch, before it was discovered that they were suffering from vaginitis. These cases proved to be the beginning from which there developed a serious house epidemic which continued during the entire summer. Eight other children who were admitted were found to have the disease, and 15 girls contracted gonococcus vaginitis while in the Hospital, these being practically all the inmates of one of the cottages.

The united efforts of the physicians and superintendent in quarantine and disinfection proved ineffectual to check the spread of the disease. There were separate nurses for infected cases; napkins were boiled and afterwards disinfected.

The napkins and clothing from the infected cottage were washed separately from the others. Yet in spite of these precautions every girl placed in this dormitory cottage contracted vaginitis; occasionally a case would break out in one of the other cottages.

During the following five years four more such outbreaks occurred; three of these were in the country branch of the institution. The worse one experienced, however, occurred in the fall of 1902 in the city branch of the Hospital.

In November of that year, the new building of the Hospital was opened, and into the wards a child with a severe gonococcus vaginitis was accidentally readmitted as she had been known as an intractable case during the previous summer. Although no other cases of vaginitis were received, and but one of ophthalmia, during the next few weeks, with absolutely clean new wards, 11 fresh cases developed, and 3 of gonococcus arthritis, all in boys under two and a half months old. In spite of all the precautions taken it seemed almost impossible to check the spread of the infection. For a time female children were refused admission unless suffering from urgent symptoms requiring hospital treatment, and then, if received, were put in the infected ward and kept there in quarantine. At first we allowed male children to remain in the same ward with cases of vaginitis, until the occurrence of arthritis indicated the danger.

During the first six months in the new building, from 5 cases of vaginitis admitted, there developed 29 cases of vaginitis and 8 cases of gonococcus arthritis.

There were observed during these six years, in all, 226 cases of vaginitis, of which 158 acquired the disease in the Hospital; 25 cases of arthritis, of which 23 developed in the Hospital; 16 cases of ophthalmia, of which 4 developed in the Hospital.

Clinical manifestations

The statistics previously presented in the paper relate only to the three principal clinical forms of gonococcus infection which we have observed: vaginitis, ophthalmia, and arthritis. It should be remembered that these observations have been made upon infants and children up to three years of age. Besides these, three cases of meningitis occurred in children suffering from gonococcus arthritis, in no one of which, however, was the gonococcus found in the meninges, one was staphylococcus, one is put down as pneumococcus. As this was several years ago, this may possibly be regarded as doubtful; in the third no bacteriological examination of the exudate was made. In two instances abscesses containing the gonococcus elsewhere than in the joints were observed, one in the axilla and one in the wall of the trachea, to which I shall refer in another connection. Only one case of gonococcus urethritis in a male child was seen; this boy, two years old, was admitted with it and a clear history was obtained of infection in his home. There were no instances of endocarditis or pericarditis, of peritonitis or pelvic inflammation, and none of proctitis.

Vaginitis. — There were in eleven years 273 cases of vaginitis observed, 101 of which were admitted with the disease and in 172 cases it was acquired. In well marked cases of gonococcus vaginitis in young children the symptoms are fairly easy of recognition. The discharge is moderately abundant, of a yellow or greenish yellow color, occasionally tinged with blood. An extension of the inflammation to the uterus, tubes, and peritoneum we did not observe, nor was cystitis met with; urethritis also was not common and seldom severe.

In the milder cases in infants the discharge may be so slight as to escape observation except by close inspection. If in such cases careful attention to cleanliness is practised the disease may remain unnoticed for a long time. The detection of such cases we have found to be facilitated by placing between the labia a fold of gauze, upon which the yellow discharge can readily be seen. The hospital nurses are instructed to report such a condition and the microscopical examination almost invariably establishes the fact that with such discharges the gonococcus is present.

The question has often arisen whether these mild cases which remain mild are really cases of gonococcus vaginitis.

There can I think be no doubt upon this point, both from the bacteriological examinations and from the clinical course, since some such cases may if neglected grow and develop into a typical form of the disease. At all times mild and severe cases have been found associated, exactly as they are seen in other forms of infection.

Constitutional symptoms with gonococcus vaginitis, even when of a severe form, are very few and insignificant; seldom was there a temperature noted over 101. I do not know how to explain the fact that sporadic cases, even of considerable severity, now and then have occurred in the ward without any general spreading of the infection. This seems surprising in that cases, apparently no more severe, so frequently prove the beginning of house outbreaks.

The difference possibly may be due to the less virulent type of organism in the one case than in the other.

The diagnosis of gonococcus vaginitis is generally easy by the microscopical examination of smears.

It is well known that the gonococcus is a diplococcus which decolorizes when stained by Gram's method; also that to be diagnostic it must be found within the pus cells. It is characteristic of gonococcus vaginitis that this organism, though existing in large numbers, is usually the only variety present, which fact materially assists in diagnosis. If there are many varieties of bacteria in a vaginal secretion, the case will seldom be one of gonococcus vaginitis.

If pus is found and few organisms detected, it is probably a case of gonococcus vaginitis, even though pus may be small in amount; in such cases subsequent examinations usually reveal the gonococcus. It has been the custom in the hospital to class as «suspicious» all cases of vaginal discharge in infants in which many leucocytes were present, most such turning out to be genuine cases. In our experience a non-specific purulent vaginitis has been uncommon, such cases forming hardly five per cent of the vaginitis cases seen in the hospital.

One of the most troublesome features of gonococcus vaginitis is not its severity, but its intractability. Frequently cases that were only moderately severe would continue for six or eight weeks in spite of constant local treatment. One of the greatest difficulties is in the use of proper local measures in these very young patients.

Ophthalmia. — I have nothing to add to what is well known regarding the gonococcus ophthalmia of young infants. Early in the history of the hospital it was customary to admit these cases in small numbers, almost all of them being in newly born children and of a very severe type. We do not now receive these cases, for, although hospital treatment is absolutely necessary, they can be best cared for in special hospitals for diseases of the eye. It is gratifying to record the fact that during the eleven years there were only 6 children who contracted gonococcus ophthalmia in the institution, and as 4 of these had also a gonococcus vaginitis they may be considered cases of autoinfection.

Arthritis.—On account of the acute febrile nature of the joint symptoms accompanying gonococcus infection these cases may perhaps be more exactly characterized as *gonococcus pyæmia*. Clinically this was the most interesting phase of the gonococcus infection observed. A study of the entire series of 26 is interesting, since I believe that nowhere in the literature of gonococcus infections is there a record of so large a group of cases of this kind in a single institution.

It is a striking fact that 19 of these were male children and 7 female. Four of the females suffered also from vaginitis, while in only one of the males was there other clinical evidence of gonococcus infection, this patient having also ophthalmia.

Sixteen of these joint patients were three months old or under, two of them being under one month; one of these was the boy with ophthalmia and the other had also vaginitis. Five cases occurred between the fourth and sixth months, three in the second and two in the third year.

A single joint only was involved in but 5 cases, twice the knee, and once each the ankle, wrist, and metacarpus. Three or more joints were involved in 16 cases, the largest number being 8 joints, viz., both wrists, both ankles, both knees, one shoulder, and one temporomaxillary. In most of the cases four or five joints were affected. The order of frequency in which the joints were involved was as follows:

	Times
Finger or metacarpal	20
Ankle	18
Knee	17
Wrist	12
Toe or metatarsal	10
Shoulder	9
Elbow	5
Temporomaxillary	1
Hip	1

The local symptoms were best seen in the superficial joints, such as ankle, wrist, or knee. There was a rapidly developing articular swelling with early redness, very acute tenderness and, in the cases going on to suppuration, usually fluctuation at the end of a week. There was not much œdema or swelling in the neighborhood of the joints, but all the usual characteristics of an acute pyæmic arthritis were seen. I cannot state accurately the number of joints in which the inflammation terminated in suppuration, but fully one third and I think rather more than this resolved. The pus drawn by a needle or evacuated by incision was more frequently a thin seropus than thick and creamy. The diagnosis of gonococcus infection was determined by bacteriological examination in every case.

The general symptoms were of a pyæmic character. Of the 21 cases in which temperature charts are preserved, the fever reached 103° or over in 15 cases; in 5 it was 104° and in one 105°. The usual range was between 100° and 102° or 103°. The temperature curve was an irregular one, exacerbations in the fever occurring very often as the successive joints became involved. The fever lasted in one case for eight weeks; in nine cases either three or four weeks, in four cases two weeks, and in seven but one week. The other symptoms were wasting, prostration, and exhaustion. Fourteen of the children died and twelve recovered or were discharged and subsequently lost sight of. In many of the cases death was not due to gonococcus pyæmia, but to the condition of general marasmus with which it was often associated.

The pathological process in the joints, in so far as we had an opportunity to observe it, was an acute inflammation chiefly affecting the synovial membrane, rarely involving the cartilage or other joint structures and no destructive changes were observed. A very considerable number, but not all of those which survived, were followed, so that the ultimate result of the joint inflammation could be obtained, some being seen as late as a year after the attack. There was complete recovery of function in many and slight stiffness in a small number, and marked fibrous ankylosis in only one or two. In none was bony ankylosis seen. In children, whose general condition was even fairly good, early incision and washing out usually sufficed for a rapid cure, and in some incision only was practised and the joints were healed inside of a week. Prolonged discharge with the formation of sinuses was not seen.

The difficulty in diagnosis in some of these cases has already been referred to, the first case seen very closely resembling acute articular rheumatism. The latter disease, however, is so exceedingly rare in an infant under a year that a pyæmic arthritis should always be suspected with such symptoms as those which we have described. A pyæmic arthritis in a young infant I believe is very much more frequently due to the gonococcus than to the streptococcus or any other pyogenic organism.

The prevalence of gonococcus vaginitis in New York in the form of house outbreaks has not been confined to the Babies' Hospital. Physicians, superintendents and nurses have come to us from almost every large hospital in the city, seeking to learn what they might do in their own institutions to eradicate this form of infection from their children's wards, since they found it was of frequent occurrence. Another evidence of how wide spread this form of infection is, has been the number of children received from other institutions while suffering from the disease. Very many such have come from the day nursery (crèche); these are places where children are kept during the day while their mothers are at work, and where they are washed, dressed, bathed and cared for as in a hospital, although they sleep at home at night. Matrons of such are, I believe, seldom aware of the existence in little children of such a form of infection as gonococcus vaginitis and of its very contagious character, and even when recognized, such cases are, I think, often concealed or ignored. In order to determine to what extent gonococcus vaginitis existed in other institutions for children, I requested Dr. Dorothy Reed, Resident Physician of the Babies' Hospital, to make routine examinations of a certain number of children in three of the larger institutions of New York.

I. This was a large institution receiving infants and young children, containing from 500 to 600 inmates. Isolated cases of vaginitis were known to have occurred from time to time, although it was also known there had been no general epidemic for at least a half dozen years. No especial isolation was practised when cases occurred, no examinations of vaginal discharges are made on admission. The only treatment employed is douches where the discharge is noticed. The nurses in charge stated that, at the time of the observation, there were no cases in the house.

Smears were made from the vaginal secretion of 100 infants and young children, the cases being taken without selection. In 12 a yellow purulent discharge was present; pus and gonococci in numbers were found in all the smears by microscopical examination. Twenty other cases showed a slight discharge; the microscope revealed many pus cells, but no gonococci in the smears. A considerable proportion of such cases from our experience we have found subsequently to show the organism when repeated examinations are made.

II. An institution receiving infants and young children, containing about 150 inmates. It was stated that smears were made of the vaginal secretion of children on admission and that cases were isolated when recognized. In this institution it was known that several severe outbreaks had occurred during the past two or three years, which had been controlled with considerable difficulty. The authorities conceded the existence of two cases of vaginitis, at the time of the inspection.

Fifty-six children were examined. The smears in 6 showed the gonococcus and a purulent vaginal discharge; in 4 it was abundant. In none of these cases was any attempt at isolation made. Numerous pus cells were found in the secretion of 13 other children, but no gonococci were present. These may justly be regarded as suspicious or doubtful cases.

III. A home for children from two to ten years of age, containing over 200 inmates. No microscopical examinations had been made here; children were quarantined for six weeks before they were received into the general household. A careful inspection was made by an efficient superintendent twice a week to discover cases of vaginal discharge. She reported that during her seventeen years residence there had never been a general epidemic in the institution.

Smears were made from the vaginal secretions of 77 children; in 2 of these there was a purulent discharge showing the presence of the gonococcus; there were 10 suspicious cases, i. e. a slight discharge of pus, but no specific organisms present.

It will, I think, be evident from these facts that gonococcus infections, especially vaginitis, are exceedingly frequent in institutions for children, highly contagious, and at times very difficult to control. The duration of quarantine required by its prolonged course makes it exceedingly difficult to eradicate vaginitis from an institution. I cannot resist the conclusion that this disease is on the increase in New York city. In a single summer's day five children applying at the Hospital for admission were found to be suffering from gonococcus vaginitis; this was of course an exceptional experience. Usually in summer several such cases are discovered each week, in the winter there are not generally so many, but there are rarely less than five or six a month among an average of 125 applications.

Means by which gonococcus infections are spread

These will of course differ somewhat with the age of the children. Our patients have been for the most part infants and children under three years, nearly or quite all wearing napkins. At this age direct contact, sexual or through the hands, plays no part.

The first and most obvious means of communication is through the medium of napkins. I have no doubt that gonococcus vaginitis is more frequently spread among young children in this way than in any other, especially in such institutions as day nurseries and homes for foundlings. Thorough disinfection of napkins is seldom practiced in such places. For several seasons almost our entire efforts to arrest the spread of the disease were directed toward the handling of napkins. These were soaked in disinfectants, boiled in soap suds, and put through a steam sterilizer. During one outbreak we even went so far as to abolish ordinary napkins and to use only gauze and cotton pads, which were burned as soon as soiled. Yet in spite of all these measures the infection spread unchecked. Thermometers were suspected and a separate one for each child employed, kept in 50 per cent. alcohol when not in use. Bottles and nipples were kept separate with the greatest care. Sponges were early abolished; wash cloths likewise were dispensed with, and only pieces of gauze or absorbent cotton used for bathing, which were immediately destroyed.

Bathing in tubs was interdicted, yet, notwithstanding, case after case developed so long as children remained in the ward with those who were infected. These children came into no direct contact with one another, and even autoinfections, such as ophthalmia from vaginitis, were exceedingly rare. There could be but one explanation, viz., that infection was carried by the nurses in the process of bathing and feeding, but particularly in the changing of napkins. When it is realized that this is a thing which must be done from twelve to fifteen times every day, the possibilities will readily be appreciated. Not only was it found impossible to keep infected children in the wards with others, but they could not be cared for by the same nurses. Quarantine of both children and attendants was therefore demonstrated to be the only means by which spreading could be checked.

What seems to be conclusive proof that the disease can be

carried by nurses has twice been seen in the hospital. On the fourth floor was a ward containing cases of gonococcus vaginitis; on the seventh floor a child in quarantine for suspected diphtheria. Owing to a shortage of night nurses it became necessary for the same nurse to change napkins in the ward containing the cases of gonococcus vaginitis and of the child in quarantine three floors above. This child developed gonococcus vaginitis and no other communication than through the night nurse could be traced. There was no gonococcus vaginitis on the fifth and sixth floors, the day nurses were separate, different thermometers were used, and the napkins did not go to the same laundry. It seemed therefore conclusive that the nurse had conveyed the disease. The same thing occurred again a few months later under circumstances precisely similar. The night nurse now wears rubber gloves if she has to change napkins of gonococcus cases and others at the same time.

One of the most interesting as well as the most difficult questions to solve has been the portal of entry of the organism in the cases of gonococcus arthritis. It will be recalled that of these 26 patients 19 were males, and that only one of these had ophthalmia. In none was a urethral discharge observed. Many cultures were made from urethra, eyes, nose, mouth of these children — all with negative results. The time after admission when the symptoms of gonococcus arthritis were first noticed is worth recording. In 5 cases they appeared during the first week after admission and in 11 cases during the second week; the others varied from the fourth to the eleventh week.

I do not think we can state definitely just how these children were infected, but I have a strong conviction that it was through the mouth. Most of these patients were very young infants, many suffered from marasmus and also from thrush. In one fatal case an abscess in the tracheal wall was found, the pus from which contained the gonococcus. The method of cleansing the mouth formerly employed in the hospital was that now in vogue in many institutions, and consists in the use of the nurse's little finger upon which is wound absorbent cotton. From the facts cited above I strongly suspect that this was the mode of infection, though we were never able to recover the gonococcus from the mouth by culture. This use of the nurse's finger has now been abolished and a small swab made with a wooden toothpick and absorbent cotton substituted, a method in every way to be preferred.

The possibility that either nurses or servants might be the origin of the house infection in children was constantly in our minds. Yet, although the closest watchfulness was constantly maintained, no evidence whatever could be found to support this opinion. Routine microscopical examination of vaginal discharges in nurses were not made; but this was done in several cases where some suspicions attached to wet nurses or servants, but always with negative results. I do not think that this could have been the source of infection in our institution. In every ward epidemic of gonococcus vaginitis we were able to trace the infection to one or more children admitted with the disease.

It is also worthy of record that during the entire twelve years we could find no evidence that any nurse or servant contracted gonococcus vaginitis from the children; the only case of infection among nurses being one of ophthalmia already mentioned.

Prophylactic measures.

In a disease so difficult to cure and so highly contagious the utmost importance attaches to measures of prevention. In the light of our experience two things are essential in institution practice. First, cases of gonococcus vaginitis must so far as possible be excluded. In the second place, if admitted by accident or otherwise, they must be quarantined. In excluding cases only one thing can be depended upon, viz., microscopical examination of a smear from the vaginal secretion before the child is received. This rule has been followed in the Babies' Hospital now for over two years with the effect of practically ending our difficulties. Certain cases can no doubt be recognized without a microscopical examination, but there are many others in which this is not possible. Mothers or others desiring admission of children frequently bathe them carefully before applying, especially if they have been refused admission elsewhere because of the discharge, and at the time of the application none may be noticed. Again, the milder forms cannot be detected by a gross examination. We must regard as dangerous, not only cases with much pus and the gonococcus present, but also those with little pus and the gonococcus, and as very suspicious and requiring the closest kind of observation cases with a moderate number of pus cells, even though no specific organisms are found. Of course at a general hospital children often apply with conditions, such as pneumonia and appendicitis, where they must be received, even though suffering from vaginitis. In special hospitals for diphtheria or scarlet fever also they must be received. For such children isolation wards should be provided. They should never be placed in the general ward with other children, the danger to boys being of course very much less than to girls.

Cases to be excluded from general wards should be not only those of vaginitis, but of ophthalmia and acute gonococcus arthritis as well; the latter may at first thought possibly seem quite unnecessary. No infection is possible from the joints themselves unless they have been opened. But such cases no doubt acquire the disease through some mucous surface, and if so acquired it may spread from the same one. In fact, in one instance a boy with gonococcus arthritis of the elbow and with no lesion of the mucous membrane discoverable was apparently the source of infection for others in the ward. At present, therefore, and until the exact mode of entry of the gonococcus in these cases is positively known, I believe it is safer to isolate recent cases of gonococcus arthritis.

Even with the rigid entrance conditions imposed, we have found that occasionally a case of vaginitis escapes detection. In order that such may be discovered and any spreading of the infection prevented, we adopted and for two years have continued the practice of examining microscopically once a week a smear from the vaginal discharge of every girl in the house. With these precautions not a single case of vaginitis has developed in the hospital for over a year. In a hospital where the admissions amount to from 50 to 100 children each month such frequent examinations seem to be necessary; they are certainly an added safeguard. In institutions which serve as homes for young children, where the admissions are fewer, less frequent general examinations may suffice, but they are very desirable. In institutions where microscopical examinations are not possible, the use of the labial fold of gauze mentioned previously will be found valuable to detect slight discharges in infants; if these are purulent the case should be regarded as specific, unless shown by microscopical examination to be otherwise.

If children are isolated, the quarantine must extend to their nurses and attendants. Not only should the day nurses, but the night nurses, be separate. The latter are I believe a not infrequent cause of spreading infection of all kinds in hospitals. On no account should napkins, underclothing, or sheets from infected children go into the general laundry of the institution.

The duration of quarantine it is difficult to fix accurately. It is not enough to continue it until all inflammation has subsided and a single negative examination for the specific organisms has been made; such children must be closely watched for two or three weeks longer and even then we may err.

In addition to the methods already considered, prophylaxis should include the most scrupulous care with reference to the napkins and clothing, especially the underclothing, of infected children.

Napkins should be worn by all children with gonococcus vaginitis, no matter of what age, in order to prevent infection of the hands and thus a transference of the organism to the eyes or other parts. After their removal, napkins should be thrown into a strong disinfectant solution—we are now using formacrol from 2 to 5 per cent—and should invariably be washed separately from those of the rest of the institution. At present it is our custom to boil the napkins in hot suds, after which they are put through a steam sterilizer. The underclothing and sheets from the beds of infected children should be treated in the same way. In the case of young children special care is to be taken with reference to the toilet.

Sponges are an abomination and should never be used in bathing in institutions. Wash cloths also may be a means of conveying infection and should not be employed about the buttocks or genitals, but only muslin, gauze or absorbent cotton, which can be destroyed after once using.

Infection, no doubt, in many cases is spread by the bath water where more than one child uses the same bath, as is not uncommon in many institutions. Even the bath tub may harbor the infection and convey the disease, although the water has been changed. During an epidemic tub baths should be forbidden. A separate towel for each child is absolutely essential, and since towels easily become mixed these should be frequently sterilized like the napkins.

The most scrupulous precautions should be taken with reference to the nurse's hands: not only on account of the danger to herself, but also lest she may by the hands spread the disease in cleansing the mouth or in handling the nipples of the feeding bottles.

Nurses' hands should be carefully washed in a disinfectant solution after bathing or changing the napkins of each child.

Thermometers, catheters, syringes, or tongue depressors used for infected children may be a medium of contagion unless boiled or otherwise sterilized after use. It is hardly necessary to add that the system of feeding should be such that there is no possibility of the same nipple being used by different children.

After an outbreak in a ward, general fumigation and disinfection should be employed with as much thoroughness as after an outbreak of diphtheria or scarlet fever. Not only woodwork, beds, and bedding should be washed, but bath tubs, basins, and everything else which comes in contact with the child. The above measures if thoroughly carried out will do much to minimize the danger of ward infection. But we frequently saw all these things thoroughly done and yet the disease spread from one child to another until isolation was practised.

General conclusion

1. We must recognize gonococcus vaginitis as very frequent disease and one to be constantly reckoned with in institutions for children. It is also very frequent in dispensary and tenement practice and not uncommon even in private practice of the better sort.

2. In its milder forms and in sporadic cases it is extremely annoying because so intractable; in its severe form it may be dangerous to life through setting up an acute gonococcus pyæmia or infection of the serous membranes, and in its epidemic form it is a veritable scourge in an institution.

3. The highly contagious character of gonococcus vaginitis makes it imperative that children suffering from it should not remain in the same wards or dormitories with other children. A similar danger though less in degree exists with the gonococcus ophthalmia and acute gonococcus arthritis or pyæmia.

4. It is practically impossible to prevent the spreading of the disease if infected children remain in the wards with others. They must either be excluded from the hospital or if admitted immediately quarantined.

5. Cases of gonococcus vaginitis can only be excluded from hospital wards by the systematic microscopic examination of smears from the vaginal secretion of every child admitted. If a

purulent vaginal discharge is present, such examinations are imperative and should be made as much a matter of hospital routine as the taking of throat cultures in children with tonsillar exudates. In the absence of microscopical examinations a purulent discharge in a young child may be assumed to be due to the gonococcus.

6. The quarantine to be effective must extend to nurses and attendants as well as to children. Furthermore, the napkins, bedding, and other clothing of infected children must be washed separately from that of the rest of the house.

7. Where the gonococcus is found with no vaginal discharge or with a very slight discharge, children should also be quarantined, although it is impossible at present to say to what degree such cases may be dangerous in a ward. One of the greatest difficulties in connection with the gonococcus vaginitis arises from the prolonged quarantine rendered necessary from the fact that these cases are of very chronic character and very resistant to treatment.

8. The danger to nurses from accidental infection, especially in the eyes, is considerable. At the present time they are not sufficiently instructed in this respect.

La suralimentation comme cause de troubles digestifs chez le nourrisson

Par M. Felix Ysleño, Buenos Aires.

La suralimentation chez les nourrissons peut être réalisée, soit par des repas très copieux ou très rapprochés, soit encore par un lait très riche en principes nutritifs.

Nous savons que l'estomac du nouveau-né a une capacité de 40 à 50 centimètres cubes; à un mois cette capacité est de 60 à 70 c. c., à trois mois de 100, de six mois à un an de 200 à 250. Les rations se mesurent proportionnellement à l'âge et au poids, mais il est difficile, dans quelques cas, d'établir avec précision à quel moment commence la suralimentation. La puissance digestive et aussi la capacité stomacale varient d'un enfant à l'autre. Si certains enfants supportent un excès de nourriture, d'autres peuvent en vomir une partie sur-le-champ ou pendant la digestion. De plus, il n'est pas prouvé qu'un repas remplisse complètement l'estomac, car une partie du lait ingéré passe immédiatement dans l'intestin. Sans donner de grandes quantités de lait, la suralimentation peut survenir si ce lait est très riche en caséine ou en beurre; l'excès de ces deux principes restant dans l'estomac sans être complètement digérés donne lieu à des fermentations, causes de dyspepsie qui diminue le pouvoir du suc gastrique.

Il est bien certain que l'enfant doit se nourrir plus que l'adulte. Une ration d'entretien suffit à l'homme arrivé à son complet développement. Mais pour l'enfant qui doit grandir, se développer, augmenter de poids, en outre de la ration d'entretien une ration d'accroissement est indispensable. La surface spécifique qui est de 2.70 pour un adulte de 1 m., 70 de taille est à peu près pour un nouveau-né de 5.7. L'enfant, dont la surface spécifique est relativement plus grande, a donc besoin d'une quantité d'aliments plus considérable. Un adulte de poids moyen n'a besoin que de 3 litres de lait environ, tandis que nous indiquons pour un enfant de 6 à 7 kilogr. 600 à 700 grammes de lait; ce qui constitue sa ration d'entretien et d'accroissement.

C'est peut-être là l'origine de la tendance si répandue chez les mères de suralimenter les enfants.

Il n'est pas rare, dit M. Budin dans son dernier ouvrage, de voir des enfants âgés de un ou deux mois et pesant 4 kilos par exemple auxquels on administre un litre de lait. C'est comme si l'on faisait prendre à un adulte de 70 kilos 17 litres et demi $\left(\frac{70}{4} = 17,50\right)$.

Les travaux de laboratoire faits par M. Maurel ont démontré que la suralimentation peut aussi produire des troubles digestifs chez des animaux, qui comme les nourrissons ne prennent qu'une seule sorte de nourriture.

Les recherches expérimentales ont été faites sur des herbivores, des cobayes, que l'on nourrissait avec du blé et des carottes; sur des carnivores, des hérissons, qu'on alimentait exclusivement avec de la viande de cheval. Le poids de ces animaux soumis à ce régime déterminé resta stationnaire et leurs excréments normaux.

Mais la suralimentation occasionnait chez eux de la diarrhée.

Voici les conclusions:

1° Chez les animaux dont l'alimentation est bien réglée, il suffit d'augmenter les aliments d'un cinquième à un tiers sans en changer la nature pour produire des troubles digestifs et notamment la diarrhée.

2° Par contre, il suffit de ramener l'alimentation de la même quantité au-dessous de la ration d'entretien sans changer d'aliments pour permettre aux organes de reprendre l'intégrité de leurs fonctions.

Il est à remarquer que pour un animal omnivore on serait

arrivé à des résultats directement opposés. Il en est de même
pour l'homme adulte qui grâce à la suralimentation, en cas de to-
lérance stomacale, peut augmenter de poids; on peut en voir les
bons résultats chez les tuberculeux.

Chez les animaux des recherches de M. Maurel, on a observé
de la diarrhée et même de la diarrhée fétide, mais non pas de la
fièvre, ni de vomissements.

Mais l'observation clinique journalière nous fait voir les
effets de la suralimentation chez les jeunes enfants. Nous ne
croyons pas, comme M. Lesage, que le nourrisson puisse jamais
subir un véritable entraînement à ce sujet. Quelques-uns supportent au début la suralimentation, ils engraissent plus vite;
mais ils vont droit à la gastro-entérite ou au rachitisme en passant par la cachexie grasse. Sous l'influence de la suralimentation
le poids augmente dans des proportions exagérées: 60, 70, 80
grammes et même davantage par jour; l'enfant tette gloutonne-
ment, mais il urine constamment et a des garde-robes fréquentes.
Mais bientôt l'accroissement cesse et des phénomènes de gastro-
entérite surviennent avec de la diarrhée, des coliques, cris, etc.
(Budin).

M. Terrien dit dans son beau livre *Sur l'alimentation des jeunes enfants*: «On a le plus souvent trop de tendance à donner des
quantités de lait trop fortes pendant les premiers jours de l'existence.

«Beaucoup d'ictères des nouveau-nés ou de troubles digestifs
précoces n'ont pas d'autre cause. Chez les enfants au sein on
peut observer deux ordres de manifestations; tantôt *l'enfant est
trop beau*, sa courbe de poids est très supérieure à celle d'un
enfant normal; cependant il ne présente aucun trouble digestif
encore, mais seulement assez souvent des manifestations cutanées
(urticaire, eczéma de la face à type séborrhéique), tantôt on observe
des troubles digestifs. Au début, ceux-ci n'affectent guère que
l'estomac: il y a des régurgitations aussitôt après la tétée, indice
de l'intolérance stomacale commençante, puis le rejet du lait
devient tardif, c'est un vrai vomissement une ou deux heures après
la tétée; enfin les phénomènes intestinaux entrent en scène: diarrhée
jaune ou verte.»

Nous savons aujourd'hui que les microbes exogènes ne sont
pas les uniques facteurs dans la pathogénie des troubles digestifs
(gastro-entérite) et qu'il faut donner une grande importance, peut-
être bien la plus grande, aux microbes endogènes.

L'estomac recevant une quantité trop grande d'aliments, une partie de ceux-ci ne sont pas digérés ou le sont mal, ce qui se traduit par des fermentations anormales, et même par des putréfactions qui créent un milieu favorable à la multiplication des bactéries.

Le tube digestif est alors dans des conditions de moindre résistance, ce qui favorise le passage des microbes normaux à l'état de pathogènes; la cause des troubles digestifs survenant sans le concours de germes venus de dehors.

Ce fait est bien démontré par M. Maurel dans ses expériences sur un lapin auquel il injecte par la voie hypodermique du bichlorure d'hydrargyrium à la dose de 0 gr., 01 par kilogr. d'animal. On voit apparaître chez le lapin une entérite et souvent du coryza. Mais quelques jours suffisent pour le guérir. On ne peut penser qu'un microbe spécial ait pénétré par les voies digestives, bien que l'on ait pratiqué une injection hypodermique. Ce même savant cultiva les microbes autochthones de l'intestin du lapin: il injecta ces cultures à la fois dans le tissu cellulaire sous-cutané de lapins sains, servant de témoins, et chez des lapins mercurialisés à la dose de 0 gr.,01 par kilogr.

Les résultats étaient nettement démonstratifs: les mêmes cultures restèrent inoffensives chez les animaux sains, tandis qu'elles produisirent des abcès chez les lapins mercurialisés, chez lesquels apparut en même temps l'entérite. La mercurialisation avait permis aux microbes de l'intestin, habituellement inoffensifs, de devenir pathogènes, et ce fait se produisit en même temps dans le tissu sous-cutané et dans le tube digestif.

Un des facteurs importants de la grande mortalité infantile par gastro-entérite à l'époque des chaleurs, c'est encore la suralimentation.

En été, chez l'adulte et chez l'enfant, se produit une moindre dépense d'énergie, on doit donc prendre moins d'aliments. En été, avec une différence de 15°, les dépenses sont dans le rapport de 3 à 2, c'est-à-dire inférieures d'un tiers à celles de l'hiver. Et, si l'on ne diminue pas la ration du nourrisson, il en résultera une véritable suralimentation relative. Les recherches expérimentales à ce sujet sont particulièrement probantes. On nourrit des cobayes et des hérissons dans une pièce dont la température est déterminée et fixe. Les rations qu'ils prennent maintiennent leur poids constant, leurs excréments sont normaux; ils prennent donc exactement leur ration d'entretien.

Si l'on élève de 15° degrés la température en gardant la même quantité d'aliments, les animaux ont des crottes molles et de la diarrhée; ils sont suralimentés. Il suffit alors de diminuer les quantités prises, ou de ramener la température de la pièce au même degré qu'auparavant, pour que les digestions redeviennent normales. Il faudra régler de même la ration du nourrisson d'après ces données: si l'enfant prend par ex. 150 gr. par tétée, la ration devra tomber de 100 à 120 gr. environ pendant les chaleurs.

Dans les gastro-entérites qui ont lieu au moment de la dentition, la cause principale est la suralimentation qui s'exerce, soit *directement*: quand l'enfant pleure et ne dort pas à cause de ses gencives, pour le calmer, on le met au sein, ou bien on lui donne des rations fortes et répétées d'aliments artificiels; soit encore *indirectement*: la poussée des dents occasionne de la douleur, par conséquent de la fièvre, et de l'insomnie; or, si un enfant a de la fièvre, nous savons que la sécrétion de ses sucs gastriques est moindre, sa puissance digestive se trouve diminuée. On devrait alors lui donner une ration moindre, ce qui ne se fait jamais dans le public. De cette manière, les souffrances, qui pourraient rapidement disparaître, constituent, sous l'influence de cette suralimentation directe et indirecte, une gastro-entérite des plus dangereuses.

C'est encore la suralimentation qui est cause de troubles digestifs à l'époque du sevrage. Une certaine quantité d'aliments étant donnée, il faudrait supprimer une quantité de lait donnant un nombre équivalent de calories. Mais on ne tient généralement pas compte de ces proportions et par conséquent on suralimente.

CONCLUSIONS

Première: Il est nécessaire d'attirer l'attention des mères sur ce point: les quantités d'aliments doivent être moindres en été, et pendant la dentition et l'époque du sevrage faire bien attention de ne pas suralimenter les enfants.

Deuxième: Si l'on alimente artificiellement, les quantités doivent être moindres et les repas plus éloignés qu'au sein.

Troisième: La suralimentation ne peut être regardée comme un entraînement pour les nourrissons.

Éducation psycho-physique des enfants vicieux et dégénérés

Par M. Coquoux, Lyon

Le fait même que la question de l'éducation des enfants vicieux et dégénérés figure à l'ordre du jour du Congrès est une preuve que cette question mérite de retenir l'attention et qu'elle est d'actualité.

Bourneville, qui depuis de longues années se consacre avec un infatigable dévouement à plaider la cause des anormaux, n'a pas prêché dans le désert; sa voix a été entendue; son exemple a été suivi; le vieux lutteur écrivait l'an dernier, non sans quelque mélancolie:

«Si nous disparaissons, notre œuvre périclite ou disparaît en France, comme a disparu tout ce que Leuret et Séguin avaient organisé, car nous ne nous faisons pas d'illusion sur l'absence de conviction administrative, nous avons le ferme espoir qu'elle sera continuée, développée, perfectionnée dans les autres pays et peut-être aussi en province. Notre plaidoyer en faveur de ceux qui ne peuvent plaider pour eux-mêmes n'aura donc pas été stérile.»

Bourneville parlant ainsi sous l'impression du chagrin que devait éprouver cet homme de cœur à la veille de se voir atteint par l'impitoyable limite d'âge, forcé de quitter la direction de ce service des Enfants de Bicêtre qu'il a créé de toutes pièces. Nous faisons des vœux pour que ses craintes soient vaines; nous avons le ferme espoir que la section des Enfants de Bicêtre continuera a exister et à prospérer.

En province, l'élan est donné; dans plusieurs asiles, des sections d'enfants ont été ou vont être créés. Nous sommes heureux d'avoir pu, marchant sur les traces de Bourneville, contribuer, avec nos collaborateurs le dr. Larrivé et le professeur Grandvilliers, à faire germer la bonne semence dans la région de Lyon et du Sud-Est de la France. Nous avons prêché, non seulement par la plume et la parole, mais aussi par l'exemple: en dehors de nos articles dans la presse, de nos communications à de nombreux congrès, de nos pétitions aux pouvoirs publics, ce qui constitue le côté propagande de notre action, nous nous sommes placés sur le terrain pratique en fondant aux portes de Lyon l'établissement médico-pédagogique de Meyzieu. Depuis quatre ans, cet établissement a ouvert ses portes. Une soixantaine d'enfants y ont séjourné pendant un temps plus ou moins prolongé, quarante y sont actuellement en traitement; entrer dans le détail des procédés employés par nous serait beaucoup trop long et risquerait de fatiguer votre bienveillante attention.

Nous avons pris pour point de départ la belle formule du précurseur Séguin:

«Arriver à rendre les idiots capables de devenir des hommes utiles, fût-ce dans les positions les plus humbles, dans les emplois les plus modestes et les plus simples; leur donner la capacité de faire un travail dont le produit compense leur consommation, tel est le but de leur éducation.»

Voilà le but: rendre les anormaux à la société et les rapprocher autant que possible du type normal de l'homo sapiens.

En 1901, à Ajaccio, au Congrès de l'Association française pour l'avancement des sciences, nous disions:

Ce traitement de l'idiotie peut être étudié au point de vue préventif, au point de vue chirurgical, au point de vue médical, au point de vue pédagogique.

Les précautions à prendre pour empêcher autant que possible les cas d'idiotie de se multiplier sont les unes d'ordre individuel, les autres d'ordre social.

Il suffit pour les préciser de se rapporter à l'énumération des causes de la maladie; pour les individus, éviter les excès de toute nature; pour la société, épargner à ses membres, même indigents, les privations; organiser la protection et l'assistance des femmes enceintes et particulièrement des filles-mères; l'assistance aussi des enfants en bas âge; rendre plus sérieuse et plus efficace la protection des enfants placés en nourrice; donner des pouvoirs plus étendus aux commissions d'hygiène, principalement en ce qui concerne les habitations ouvrières et les usines, trop souvent insalubres; dans la famille, surveiller les petits, leur éviter les chutes, ne jamais les frapper à la tête, fût-ce par jeu; observer minutieusement le développement de leurs facultés, et surtout les préserver de cette terrible manie: l'onanisme conscient ou inconscient, etc., etc.

Au point de vue chirurgical, ce n'est que pour mémoire que nous citerons la craniotomie et l'ablation de végétations adénoïdes.

Comme soins médicaux, on peut indiquer:

1.° l'hydrothérapie: bains simples ou médicamenteux; douches complètes ou locales;

2.° l'emploi des préparations antiscrofuleuses, sirop antiscorbutique, sirop d'iodure de fer, huile de foie de morue, etc.;

3.° la surveillance d'un régime alimentaire: ce régime doit être varié suivant les cas. Il est évident que la même alimentation ne saurait convenir aux idiots inertes, aux débiles, et aux idiots nerveux; pour les premiers, des stimulants prudemment dosés peuvent être salutaires alors qu'ils seraient nuisibles au premier chef pour les derniers; pour les débiles, la suralimentation combinée avec des exercices physiques gradués peut être indiquée, sous réserve de fatigue de l'appareil digestif; pour les nerveux enfin, un régime presque exclusivement végétal et lacté nous paraît le plus salutaire.

4.° l'emploi des bromures (pour les idiots nerveux); cependant il convient de formuler quelques réserves et de ne pas, sous prétexte de diminuer la fréquence ou la violence des crises, s'exposer à amoindrir l'apathie des fonctions cérébrales; il y a là une question de juste milieu à garder;

5.° dans certains cas, le massage et l'électrisation;

6.° pour les myxœdémateux, l'ingestion de glande thyroïde de mouton ou de thyroïdine; ce traitement doit être suivi avec une extrême prudence et interrompu à la première manifestation fébrile trop accentuée.

Au point de vue pédagogique surtout, l'exposé des méthodes et procédés à employer pour éduquer les anormaux exigerait des développements hors de proportion avec le cadre restreint d'une communication à un Congrès.

Nous nous bornerons à dire qu'à ce point de vue les procédés varient presque à l'infini, puisqu'ils doivent se modifier presque avec chaque cas particulier. Quant au principe directeur, il peut se résumer à ceci: hors de la méthode instractive, point de salut; concrétiser; partir des perceptions sensorielles directes, les faire distinguer par opposition décroissante, et n'arriver à l'abstraction et à la généralisation que lorsque les premières notions auront été fixées aussi définitivement que possible. Ce n'est point tant l'instruction proprement dite qu'on doit se proposer pour but que l'acquisition des connaissances usuelles indispensables et surtout le développement des facultés intellectuelles; l'établissement de l'équilibre aussi normal que possible entre ces facultés; enfin le développement et la fixation du sens moral, de la conscience.

Puisqu'il s'agit surtout ici, d'après l'intitulé du programme, d'enfants vicieux, permettez-moi de résumer rapidement les observations de trois malades auxquels nous avons donné nos soins à l'établissement médico-pédagogique de Mevzien.

OBSERVATION I

M... J. — Entré à l'âge de 5 ans. — Antécédents héréditaires: alcoolisme du père; misère physiologique de la mère; accouchement difficile. — Antécédents personnels: dentition et marche à peu près normales; crises épileptiformes à ? mois, de plus en plus fréquentes; aggravation; instabilité mentale; inductilité. État à l'entrée: accès nombreux, 2 à 3 par jour; grossier, turbulent, indiscipliné, violent, incapable d'attention soutenue; parole bonne comme articulation, rudimentaire comme vocabulaire et phraséologie. Scolarité nulle.

À l'heure actuelle, l'enfant n'a plus de vertiges, sauf le cas d'émotion vive; les accès sont beaucoup moins fréquents, un par mois environ, avec souvent des périodes de deux et trois mois de rémission; il ne profère plus de paroles grossières; est beaucoup plus calme; obéissant; ne s'est pas livré depuis longtemps à des accès de colère ou de violence; attention fixée et bien soutenue en classe comme au jeu; vocabulaire considérablement étendu, phraséologie beaucoup plus correcte; sait compter, faire de petits calculs mentaux; connaît les lettres, commence à écrire, a acquis les connaissances usuelles d'un enfant de son âge.

En résumé, amélioration à tous points de vue, malgré les rechutes passagères auxquelles l'enfant a été exposé par suite de séjours dans sa famille à l'occasion de congés: il s'agit surtout ici de la fréquence et de la violence des crises épileptiformes; le père, paraît-il, ferait boire à l'enfant de l'alcool et même de l'absinthe lorsque celui-ci lui est momentanément confié.

OBSERVATION II

Mo... P. — Entré à l'âge de 13 ans. — Antécédents héréditaires difficilement connus: père professeur, paraît très émotif; mère névropathe; tous deux fort cultivés et très intelligents. Antécédents personnels: enfance à peu près normale au début; caractère sournois et indiscipliné; intelligence vive; fugues nombreuses, accompagnées d'actes d'indélicatesse. Est placé à l'établissement aux corrections pendant ses vacances.

Au début du séjour, sournois, semblant toujours méditer une évasion, ou quelque farce de collège. Ne se pliant à la discipline — toute familiale d'ailleurs — que par crainte de voir son séjour à la maison se prolonger. Croit un jour surprendre pendant une promenade la vigilance des surveillants, et cherche à fuir; on le laisse faire en le suivant à distance; au bout de plusieurs heures, il rentre à l'établissement, épuisé, l'oreille basse; pas de reproches. «Tu as faim, mange; tu es las, va te reposer; nous parlerons ensuite de tes incartades.» Larmes, accueillies par une indifférence glaciale, au lieu de la sympathie ordinairement témoignée; après le repos, pas d'observations, pas de reproches, pas de punition; une surveillance étroite avec affection; aucune marque de cette familiale affection qui est la règle, l'enfant... qui cherche continuellement à *se rendre intéressant*, est complètement dérouté par cette manière d'agir; peu à peu, il s'insinue auprès de nous, cherche à regagner notre confiance et notre affection; peu à peu, nous semblons oublier ses torts; et tout rentre dans l'ordre. A son départ, Mo..., en se séparant de nous, verse des larmes et nous promet de se bien conduire, en nous remerciant bien de ce que nous lui avons fait. Depuis, nous avons eu fréquemment de ses nouvelles; il continue ses études au collège de X..., et est bon élève; dans sa famille, il a, disent les parents, présenté parfois un peu d'inégalité dans le caractère; mais nous devons faire la part des choses, et peut-être, et certainement, les parents y sont pour quelque chose.

OBSERVATION III

La... R. — Entrée à l'établissement à 11 ans. — Antécédents héréditaires inconnus (enfant assistée). Antécédents personnels inconnus en ce qui concerne la première enfance. Très belle fillette; très avancée pour son âge au point de vue des questions sexuelles; a accusé son nourricier d'avoir abusé d'elle, en donnant des détails tellement circonstanciés qu'on ne pouvait que croire à sa véracité; or, un examen médical a constaté qu'elle est vierge; a simulé chez ses parents adoptifs un empoisonnement par le sublimé; kleptomanie; onanisme; gâtisme nocturne; mensonges à jet continu.

Traitement psychothérapique : résultats : après quatre mois de présence :
disparition de l'onanisme et du sadisme ; calme parfait ; l'équilibre moral paraît
rétabli. L'enfant est très attachée aux personnes qui la soignent ; elle tient beaucoup
à leur estime et cherche à la mériter par sa franchise. Depuis sa sortie, a continué
à donner toute satisfaction ; est aujourd'hui une grande fille de quatorze ans,
offrant l'apparence d'une véritable femme, et dont la conduite est exemplaire.

L'Inspecteur départemental de l'Assistance publique, dans son rapport officiel au Conseil général, s'exprime ainsi au sujet de l'enfant :

Je dois signaler la pupille B..., atteinte de nymphomanie très prononcée,
qui, après un traitement approprié, a été rendue corrigée et guérie à la famille qui
l'élève. Elle est actuellement irréprochable et vient d'obtenir le certificat d'études
primaires.

De ce qui précède, il résulte que le principal facteur de l'amélioration des sujets dont nous venons de parler a été — en dehors
bien entendu du traitement médico-pédagogique — *le changement
de milieu.*

Le même traitement, suivi dans la famille, n'aurait certainement pas donné des résultats semblables ; nous vous avons
intentionnellement présenté deux cas sur trois où les enfants
étaient placés dans un milieu familial cultivé ; où les meilleurs
soins leur étaient prodigués, cependant en vain ; ceci pour appuyer notre conclusion, qui sera celle-ci :

*Le traitement médico-pédagogique des enfants anormaux de
toute catégorie ne peut se faire utilement que dans des établissements spéciaux et le plus souvent dans des internats.*

Nous terminerons par un appel à nos confrères : il vient de
se constituer à Lyon un Comité national français pour l'étude et
la protection de l'enfance anormale.

Ce comité a pour but :

1° De grouper les philanthropes, les médecins et les éducateurs qui s'intéressent aux enfants anormaux en France et de rendre leurs efforts plus féconds par
l'union.

2° D'étudier, dans ses réunions et dans des congrès organisés par lui, les
questions relatives à l'éducation, au traitement, à l'étude et à l'assistance de ces
enfants.

3° De vulgariser les résultats de ses études par la voie de son bulletin officiel, de conférences, brochures, etc.

4° De provoquer la fondation dans les villes importantes, et plus spécialement dans les villes possédant une université, de groupes régionaux, affiliés au
Comité, mais autonomes ; ces groupes ayant pour mission de fonder ou de faire
fonder par les pouvoirs publics ou par l'initiative privée des établissements mé-
dico-pédagogiques régionaux ou de patronner s'il y a lieu les établissements de ce
genre déjà existants ; de fonder ou de faire fonder des asiles-ateliers pour anormaux adultes améliorés ; de patronner, après leur sortie des établissements médico-

pédagogiques les enfants anormaux guéris et de leur procurer autant que possible les moyens de gagner leur vie honnêtement.

5° De participer par ses délégués aux travaux du Comité international pour l'étude et la protection de l'enfance anormale.

Le Comité international auquel il est fait allusion ci-dessus n'existe guère que virtuellement, ou plutôt à l'état provisoire de Comité d'initiative. La fondation a été provoquée à Liège, en septembre dernier, par MM. Grandvilliers et A. Courpon, à l'occasion du premier Congrès international d'éducation et de protection de l'enfance; le Comité international provisoire s'est borné à désigner pour chaque nation représentée dans son sein des délégués chargés de fonder dans leur patrie respective des comités nationaux.

Les délégués pour la France ont rempli leur mission.

Il serait à souhaiter qu'un tel exemple fût suivi dans tous les pays civilisés et que le Comité international définitif, composé de délégués de tous les comités nationaux officiellement constitués, centralise au plus grand profit de tous les résultats des expériences et des études faites dans le monde entier sur la question qui nous occupe.

En attendant que ce programme soit réalisé, le Comité national français sera heureux d'admettre à titre de membres correspondants étrangers tous ceux d'entre vous que ses travaux peuvent intéresser; les colonnes de son bulletin officiel réserveront la plus large hospitalité à tous les écrivains amis des anormaux, et c'est avec reconnaissance que la rédaction de cette revue accueillira les travaux ou ouvrages que vous voudrez bien lui faire parvenir.

SÉANCE DU 25 AVRIL

Le Dispensaire pour enfants malades de S. M. la Reine

Par M. Silva Carvalho, Lisbonne.

Le 25 décembre 1893 a eu lieu l'inauguration du dispensaire pour enfants pauvres jusqu'à l'âge de 12 ans, destiné à la vaccination gratuite, à l'enseignement maternel des pratiques de l'hygiène et assistance infantile, à la distribution de lait aux enfants ne pouvant pas être nourris au sein et à l'assistance alimentaire, médicale et chirurgicale des enfants pauvres.

Dans toutes les parties du monde civilisé, les buts de cette institution, réalisés pendant les douze ans de son existence, sont aujourd'hui atteints par les établissements spéciaux intitulés: instituts vacciniques, consultations de nourrissons, gouttes de lait, soupes économiques et dispensaires.

A Lisbonne ou plutôt en Portugal rien de ceci n'existait en 1893.

L'assistance de la première enfance se bornait aux hôpitaux généraux, aux secours médicaux et pharmaceutiques et aux subsides de lactation dispensés par les confréries de Miséricorde et les communes de quelques localités.

Poursuivant notre dessein et prétendant démontrer par la pratique, non seulement la nécessité et les avantages de l'assistance aux enfants, mais la facilité de la réaliser, on a délibérément choisi un vieil édifice cédé par l'Etat qui a été adapté au but proposé, ayant en vue d'obtenir l'indispensable avec le minimum de dépenses d'installation et d'entretien.

Avec deux médecins, un pharmacien et neuf infirmières religieuses, dont le service est digne d'éloge, on a fait, en douze ans et quelques mois, 16.000 vaccinations, soigné 18.000 malades, distribué plus de 20.000 litres de lait et plus de 714.000 repas.

A l'admission de malades qui affluent d'une aire ayant plus de vingt-cinq kilomètres de rayon, concurrence augmentant de jour en jour, on refuse ceux qui par la nature de leur maladie constituent un danger de contagion pour les autres enfants, sollicitant dans ce cas leur entrée dans les hôpitaux, Institut bactériologique ou sanatoria de l'Assistance nationale des tuberculeux.

La mortalité a été très petite, même sans déduire les cas dont le décès, causé par la gravité de la maladie au moment de l'admission, a suivi celle-ci de quelques heures. Effectivement en 18.000 cas il n'y a eu que 1511 décès, ce qui correspond au taux de mortalité de 3 °/₀.

Pour donner un aperçu du service réalisé dans cet établissement, il suffit de dire que, jusqu'à la fin de 1905, la statistique en enregistre:

Consultations	108238
Pansements	174324
Opérations chirurgicales	689
Applications électriques	13734
Massages et applications de gymnastique médicale	2444
Bains d'immersion	19053
» de douche	6217 25270
Formules pharmaceutiques fournies	107399
Vaccinations	15133
Repas	6908 3
Certificats	15-33

Le tableau suivant montre la fréquence et la mortalité depuis le 25 décembre 1893 jusqu'au 31 décembre 1905.

La morbidité et la mortalité considérées dans les deux sexes et les différents groupes d'âge sont les suivantes:

	Malades			Décédés		
	♂	♀	total	♂	♀	total
De 0 à 1 an	1566	4043	5609	338	272	610
De 1 à 2 ans	3900	3325	7225	230	203	433
De 2 à 5	6890	6846	13739	182	169	351
De 5 à 8	3855	4418	8273	40	28	54
De 8 à 12	3052	4963	8015	15	15	30
	21957	21127	48984	811	693	1504

On voit donc que les malades du sexe féminin sont plus nombreux que ceux du sexe masculin dans la proportion de 91 garçons pour 100 filles; cependant jusqu'à l'âge de 2 ans la proportion est la même, mais en sens inverse.

Quant aux décès, ceux des filles sont seulement 85 % de ceux des garçons et à tous les âges ceux-ci sont supérieurs à ceux-là, excepté de 8 à 12 ans où les deux sexes présentent le même nombre.

En faisant la proportion des décédés aux malades on trouve:

Taux de mortalité pour cent

	♂	♀	total
De 0 à 1 an	7.1	6.7	7.1
De 1 à 2 ans	5.9	6.5	6.2
De 2 à 5	2.8	2.5	2.6
De 5 à 8	1.2	0.6	0.9
De 8 à 12	0.5	0.4	0.4
	3.7	2.9	3.0

Considérant la totalité des malades, on observe que la mortalité des filles est inférieure d'un cinquième à celle des garçons; dans tous les groupes d'âge examinés séparément la mortalité masculine est supérieure à la mortalité féminine, les différences étant plus grandes de 0 à 1 an et de 5 à 8 ans.

Par le tableau suivant, on voit que par ordre de fréquence en ordre décroissant les causes de mort sont l'entérite, la broncho-pneumonie, la tuberculose, les méningites, la grippe et les bronchites, les convulsions, l'athrepsie, la rougeole et la syphilis héréditée.

Dans deux groupes de maladies qui ont causé la mort, il est curieux de remarquer que dans celui des affections non tuberculeuses de l'appareil respiratoire et celui constitué par les infections (paludisme, purpura hémorrhagique, érysipèle, etc.) les décès sont égaux pour les deux sexes, tandis que dans tous les autres groupes les garçons sont beaucoup moins épargnés que les filles.

	G.	F.	TOTAL
Anémie	3	7	10
Débilité congénitale	5	3	8
Athrepsie	29	28	57
Mort-né	1	1	2
Rachitisme	13	8	21
Laryngite, œdème de la glotte	6	11	17
Bronchite	30	41	71
Bronchopneumonie	138	140	278
Coqueluche	15	14	29
Grippe	21	57	78
Pleurésie	4	5	9
Cholérine	15	3	18
Diarrhée verte	27	14	41
Entérite	186	153	339
Endocardite	3	—	3
Néphrite	13	12	25
Convulsions	38	29	67
Méningite cérébro-spinale	18	11	29
Méningite simple	41	31	72
Brûlure	3	—	3
Paludisme	2	—	2
Purpura hémorrhagique	4	5	9
Érysipèle	2	1	3
Septicémie	12	21	33
Noma	3	3	6
Rougeole	24	25	49
Syphilis	23	21	44

Tuberculose des méninges	7	6	13
» mésentérique	25	13	38
» des os, articulations	3	1	4
» pulmonaire	11	35	81
Autres maladies	30	12	42
	811	693	1504

Les bons résultats de notre institution peuvent être constatés directement ou indirectement.

Ils nous sont démontrés indirectement par l'affluence toujours croissante des malades qui même de bien loin viennent au Dispensaire, et directement par le bilan des décès des enfants à Lisbonne, avant et après l'existence de cette institution. Or donc les résultats sont qu'en nombre absolu, il meurt aujourd'hui moins 16 %₀ d'enfants de 0 à 10 ans que dans la période de 1887-1896.

Moyenne annuelle des décès

	[illegible]	[illegible]
Enfants de 0 à 1 an	1801.1	1843.5
» de 1 à 5 ans	1891.7	1193.5
» de 5 à 10 »	225.6	200.0
	3918.4	3237.0

Pourtant le bénéfice est plus grand que celui que ces nombres indiquent, vu que la population enfantine a beaucoup augmenté pendant les derniers douze ans, plus de 25 %, et faisant le calcul, en rapport à la population calculée de ces deux périodes, on trouve que la mortalité de 0 à 10 ans a été réduite de plus d'un quart, de 69 %₀ a 50 %₀.

Il est à remarquer que la décroissance des décès est plus considérable dans le groupe de 1 à 5 ans, lequel correspond exactement à la limite d'âge qui paraît plus fréquemment dans notre Dispensaire.

Et les résultats ne seront pas moins brillants, si on emploie une autre manière d'en faire le calcul. Le taux obituaire qui partout se montre le plus rebelle à être réduit est celui des enfants âgés de moins d'un an.

En un grand nombre de villes européennes et américaines dont le progrès est plus grand que le nôtre, les efforts multiples du pouvoir central, des administrations communales, des sociétés scientifiques et de bienfaisance, luttent en vain pendant longtemps sans obtenir de résultat appréciable dans la réduction du rapport du nombre d'enfants qui naissent chaque année avec ceux qui meurent avant le douzième mois.

Cependant, nous avons le plaisir de constater que, quand le Dispensaire a ouvert ses portes, de chaque centaine d'enfants qui naissaient, il en mourait plus de vingt-deux avant l'âge d'un an, tandis qu'à présent (1903-1904) ce nombre n'atteint pas dix-neuf.

Et encore nous avons à lutter avec une circonstance très défavorable, l'illégitimité toujours croissante et progressive des naissances. En 1887-96, sur mille naissances il y en avait 327 illégitimes, de 1903 à 1904 il y en a 350. Ceci devrait faire augmenter la mortalité; mais la bienfaisante assistance dont Sa Majesté la Reine a doté notre ville a été cause qu'elle diminue et de beaucoup.

Et tout ceci s'est fait avec une dépense relativement insignifiante, puisque l'appropriation de l'édifice et l'installation ont à peine coûté 31.000 francs et son entretien pendant les douze ans 248.000 francs, somme qui doit être divisée en deux parties — 4.280 francs destinés à la vaccination et de 243.720 francs pour les services restants (1). Le prix de revient de chaque vaccination est de 27 centimes et celui du traitement de chaque malade, tout compris, est de 5 francs.

Cependant la concurrence toujours plus grande au Dispensaire et l'insuffisance sous tous les rapports de l'installation actuelle en exigeaient une autre plus ample et plus complète.

Le gouvernement ayant reconnu cette œuvre d'utilité publique s'est offert de faire construire un nouveau Dispensaire, ce qui a été accepté par Sa Majesté la Reine.

Aussitôt son installation terminée, on développera autant qu'il faudra les services que le Dispensaire rend à la population pauvre, continuant à démontrer pratiquement que ce sont ces établissements qui sont les plus utiles à la prophylaxie et à l'assistance de l'enfance.

Il faut cependant que ceux qui prétendent suivre notre exemple n'oublient pas les préceptes suivants:

— Le Dispensaire doit servir exclusivement à la population pauvre;

— Les installations destinées aux gouttes de lait et à la vaccination doivent être absolument isolées des autres services du Dispensaire;

---

(1) Sa Majesté la Reine se charge de tous ces frais, sans accepter les donations offertes par plusieurs personnes voulant contribuer à cette œuvre.

— Il est utile que les parents des malades les accompagnent au moment de recevoir les pansements et autres traitements et qu'ils aident à les administrer;

— On doit restreindre le plus possible la distribution des remèdes destinés à être employés à domicile;

— L'administration abondante de bains thérapeutiques et hygiéniques est d'une grande utilité;

— Il est avantageux de ne pas faciliter l'admission des malades dans un état de maladie avancée et qui doivent être considérés incurables;

— A tout prix, il faut réduire au minimum la permanence des enfants au Dispensaire, évitant les accumulations qui créent de sérieux inconvénients.

En rendant compte des résultats de la bienfaisante œuvre qui prouve encore une fois, non seulement les inestimables sentiments du noble cœur de Sa Majesté la Reine, mais aussi la juste compréhension des besoins sociaux de la plus grande partie de la population, je souhaite ardemment que son exemple et sa leçon profitent à tous les grands centres, ayant moi-même la certitude que, dans l'assistance des enfants pauvres par les dispensaires d'initiative privée, on réussit bien mieux que par toute autre institution officielle visant au même but.

DISCUSSION

M. ANGELO VAZ: Je demande à notre cher confrère M. le dr. Silva Carvalho si, au Dispensaire de S. M. la Reine pour Enfants Malades, on fait la propagande, entre les mères, des notions les plus rudimentaires de puériculture si utiles aux petits enfants. A ce propos je trouverais raisonnable de distribuer des imprimés dans ce but.

M. DIAS D'ALMEIDA propose de donner ces instructions moyennant de petites affiches illustrées, parce que le grand pourcentage des analphabets, en Portugal, ne permet pas qu'on les comprenne par la lecture.

La méthodification des secours à la première enfance a été inaugurée en Portugal par S. M. la Reine. C'est pour compléter le Dispensaire de la Reine que le sanatorium de Carcavellos a été bâti.

Il propose un vœu de félicitation à S. M. la Reine pour son œuvre charitable et sociale de secours à l'enfance.

M. SILVA CARVALHO: Je trouve très juste et je tâcherai d'en faire profiter la population pauvre qui fréquente mon dispensaire. Une grande partie de cette population ne sait pas lire, mais en tous cas je trouve que c'est un avis judicieux et digne d'être mis en pratique. Nous tâchons toujours de faire l'instruction hygiénique et l'assistance aux adultes qui fréquentent le Dispensaire et c'est pour cela que nous les invitons à voir et à aider aux traitements, bains, etc. et je trouve aussi très digne d'être mise en pratique l'idée de M. le prof. Dias d'Almeida de faire la propagande et l'enseignement de l'hygiène et l'assistance par l'image qui fixe les idées très bien et qui est comprise par tout le monde, et de tout le monde attire l'attention.

La valeur du babeurre

Par M. MADEIRA PINTO, Lisbonne.

Le babeurre, médicament-aliment si vite répandu en Europe et en Amérique pour ses nombreuses indications et pour ses excellents résultats si chaleureusement vantés, est encore aujourd'hui presqu'inconnu en Portugal et, par conséquent, son emploi est très restreint.

En effet, la seule application donnée au lait de beurre, dont il y a de grandes fabriques en province, est d'engraisser les porcs et les petits veaux.

Ce serait même un crime de mettre en vente dans les rues des villes et même dans les provinces ce breuvage aigre, naturellement écœurant pour le peuple portugais, peu habitué aux boissons acides. Cette répugnance est si grande que des conseils pressés et des renseignements sur le nouvel aliment, préparé d'avance et présenté comme un produit pharmaceutique, n'arrivent pas souvent à vaincre l'intolérance des familles.

Et, cependant, au point de vue social et médical, le babeurre est un aliment qui semble être trouvé exprès pour ces pauvres enfants qui se présentent aux hôpitaux, gouttes de lait et dispensaires, enfants dont la seule étiologie de leurs maladies serait la misère de leurs mères.

Parce que cette population consultante de mères anémiques est fréquente et toujours très grande. Ce sont des êtres usés par les fabriques ou par les ateliers, qui, ne pouvant pas allaiter, ont recours à toute espèce d'aliment à bon marché ou envoient leurs enfants à des nourrices, souvent des créatures exploratrices et imbéciles qui pour obtenir un soi-disant embonpoint leur fournissent une alimentation très défectueuse.

L'ignorance des préceptes d'hygiène et d'alimentation infantiles est dans les classes pauvres des villes et encore dans tout le pays tout simplement déplorable, quoique dans ces dernières années on ait fait plus d'attention à la surveillance des enfants et à l'éducation des mères, soit du côté de l'État, soit du côté des particuliers.

Chargé par la section d'une communication sur l'emploi et les résultats du babeurre en Portugal, comme il s'agit d'une question moderne dans l'histoire de l'alimentation infantile, je ne pourrai pas vous présenter mes conclusions appuyées sur de nombreuses observations.

Je ne suis à la tête d'aucun établissement d'enfants et seulement j'ai pu, lorsque j'étais interne des hôpitaux, en 1904, essayer le babeurre sur des enfants sains que j'ai surveillés méticuleusement dans l'infirmerie de S. Barbara de l'Hôpital de S. José, grâce à l'amabilité de M. le prof. Alfredo da Costa, sur quelques cas pathologiques hospitalisés (un petit nombre) et sur d'autres à la Consultation externe des maladies des enfants, grâce aussi à M. le prof. Salazar de Sousa.

Après le travail que j'ai publié sur ce sujet, en 1904, j'ai pu recueillir d'autres cas, où le babeurre a été employé sur la clientèle personnelle selon mes indications ou celles du prof. Salazar.

Ce babeurre a été préparé dans les proportions indiquées par le dr. Teixeira de Mattos — 1 litre de lait de beurre, 10 à 15 grammes de farine de blé (celle de fromage ou de riz n'étant pas employée en Portugal), 70 à 90 gr. de sucre de canne — procédé universellement suivi, les proportions de Caro étant abandonnées. Comme il n'y a pas qu'un seul babeurre, mais des babeurres, qui diffèrent non par leur préparation, mais par les divers procédés pour obtenir le lait de beurre, ce qui influe énormément sur les résultats, comme Décherf l'a bien démontré, je me fais un devoir de dire en peu de mots comment on l'a obtenu chez nous.

Au commencement, le babeurre étant pour nous tout à fait inconnu, de collaboration avec M. le prof. Salazar nous avons essayé de l'obtenir directement du lait. On le laissait aigrir pendant 24 heures et quelquefois encore plus longtemps, selon la température (printemps); on séparait le babeurre par siphonage, pour ne pas laisser couler la crème qui surnageait, et de cette façon nous avons obtenu le petit lait aigri ayant en suspension des coagules bien petits de caséine, qui avaient passé par l'étroit siphon de verre. C'était donc un liquide contenant une petite quantité d'élément azoté et cependant, après la préparation, fourni à un enfant de 6 mois, souffrant d'une dyspepsie chronique, datant de 3 mois, avec une auto-intoxication intestinale, qui lui produisait des accidents tétaniques, 10 jours après il avait augmenté de 100 gr. et après il a progressé de plus en plus et le tableau nosologique a vite disparu. Ce fut le seul enfant qui a pris ce babeurre. A cause des difficultés dans l'obtention du lait de beurre tiré directement du lait et sachant déjà à quoi correspondait le babeurre, ayant eu aussi les valables indications directes de M. le dr. Teixeira de Mattos, on commença à employer et on emploie encore aujourd'hui le lait de beurre obtenu dans les laiteries.

Dans celles-ci, la crème obtenue par le repos du lait pendant 9 à 12 heures après l'avoir trait est encore laissée aigrir pendant 10 à 12 heures; après, elle est battue dans des machines spéciales où les industriels lui ajoutent beaucoup d'eau (chaude en hiver et froide ou même de la glace en été) pour que la graisse puisse s'agglomérer. Le lait de beurre ainsi obtenu est bientôt bouilli et préparé

On notera, peut-être, comme je l'ai remarqué alors, l'inconvénient d'une telle quantité et qualité d'eau, pourtant, avec ce babeurre, je n'ai pu observer une seule gastro-entérite et les enfants ont progressé en général très bien.

Il semble donc que cette addition d'eau n'ait aucun inconvénient comme du reste, l'a démontré Bicherf, avec ses mauvais cas en employant le babeurre soigneusement préparé avec des cultures pures de bacille lactique et sans addition d'eau.

Et voilà qu'avec ce babeurre qu'on a employé d'abord et dont j'ai déjà parlé on a obtenu de bons résultats.

Ce qu'on déduit c'est que l'addition d'eau est nécessaire et les bons résultats en sont rationnels, car elle permet de rapprocher sa teneur en caséine de celle du lait de femme, et il devient alors facilement digestible.

Par la réaction le lait de beurre, souvent mauvais par les eaux des fabriques, devient stérile.

Densité et pourcentage en caséine à peu près comparables à ceux du babeurre employé par Teixeira de Mattos et Bicherf.

Sur la question de l'acidité, notre lait de beurre est beaucoup plus acide, mais je l'attribue à l'alimentation et à la race des vaches, puisque l'acidité originaire du lait analysé à l'occasion de la traite est de beaucoup supérieure à celle des laits étrangers.

Le babeurre a été employé chez nous:

I — Chez les enfants sains;

II — Dans les états pathologiques:

    a) — dans les dyspepsies congénitales ou acquises portant à l'atrophie,

    b) — dans le rachitisme,

    c) — dans la gastro-entérite chronique, avec athrepsie très accentuée,

    d) — dans les gastro-entérites aiguës et subaiguës,

    e) — dans les états cachectiques de l'hérédo-syphilis et de la tuberculose,

    f) — dans les cas de débilité congénitale dans lesquels les enfants ne progressent pas malgré les divers moyens appliqués.

I — Dans l'état normal:

De 23 enfants, dont 21 suivis pendant leur séjour à l'hôpital, nouveau-nés, dont j'ai publié les graphiques, on peut dire, pendant 15 à 20 jours, le temps qu'ils restent à l'infirmerie après leurs naissance, que le babeurre est un aliment à employer chez les enfants dans ces conditions, pouvant soutenir la comparaison avec le lait de vache ou le lait humain. Moyenne d'augmentation 40 à 50 gr. par jour. Jamais de diarrhée ni de vomissements.

II — Dans les états pathologiques:

a) — Dans la dyspepsie congénitale ou acquise. — Dans ces cas, le babeurre s'est montré toujours supérieur; 4 observations. 1 celle dont j'ai parlé en résumé, 2 enfants de 13 mois ne pouvant même pas s'asseoir sur leur lit, seulement une dent, plusieurs érythèmes, ayant à l'occasion de la diarrhée jaune-verdâtre très fétide et une indifférence absolue pour tout ce qui l'entourait; en moins de deux mois, il gagna 2120 gr. La diarrhée s'arrêta immédiatement et peu de temps après l'enfant paraissait tout autre.

La 3ᵉ, due à M. le prof. Salazar, est aussi intéressante parce qu'il s'agissait d'un enfant âgé de 3 ans, qu'une alimentation vicieuse depuis l'âge de 6 mois avait poussé à la voracité et à l'atrophie; malgré les lavages intestinaux et la cure au bord de la mer aucun mieux n'était constaté; au contraire, il avait perdu 500 gr. en une année (auparavant il pesait 1100 gr.). Aussitôt qu'on le nourrit exclusivement avec du babeurre, la constipation disparut, le caractère devint meilleur et il augmenta de 1350 gr. en moins de deux mois et demi.

L'observation due à M. le prof. José Gentil démontre combien le babeurre a profité malgré le mauvais résultat avec diverses nourrices, lait maternel et encore le lait condensé. Avec le babeurre il commença immédiatement à progresser, un mois après il avait gagné 825 gr., tandis qu'avec les autres aliments il dépérissait de jour en jour. Jamais il n'y eut le moindre signe de diarrhée, pendant cinq mois de babeurre, tandis qu'on avait constaté une fois de l'entérite avec l'autre alimentation.

b) — Rachitisme (manifestations accentuées). — 4 cas. Presque pas de résultat. A peine le dépérissement qui se produisait avec un autre genre d'alimentation n'était pas aussi fort.

c) — Gastro-entérites chroniques bien confirmées. — Résultat nul aussi: 12 cas.

Je crois que cet état cachectique continue à être incurable avec celui-ci ou tout autre procédé d'alimentation, comme du reste le remarque aussi Arraga (Buenos Ayres). Malgré tout, je dois dire que ces observations ont été faites sur des malades qui ont couru longtemps plusieurs consultations gratuites très nombreuses dans toute la ville, allant alors, comme dernier refuge, à la Consultation externe des enfants malades; on ne peut pas affirmer qu'ils ont eu une diète exclusive de babeurre, car ils n'ont pas été surveillés dans un internat et n'ont été assujettis pas plus de 8 à 10 jours, parce que les mères les abandonnèrent ou par incurie ou par mécroyance et, vraiment, les enfants pesés à plusieurs reprises ne progressaient pas, l'état général restant le même.

d) Gastro-entérite aiguë et sub-aiguë. — 6 cas. Tous guéris, même dans de mauvaises conditions, puisque un d'eux, prématuré, âgé d'un mois, hérédo-syphilitique, était dans l'imminence de manifestations et un autre, extrêmement débile, pesait, même habillé, 2600 gr.

e) — Cachexie hérédo-syphilitique et tuberculeuse. — 5 cas. Les enfants prenaient bien le babeurre, mais la désassimilation, toujours en augmentation, les a conduits en peu de temps à la mort.

Parmi les cas simples de débilité congénitale dans lesquels les enfants n'ont pas progressé malgré qu'ils fussent alimentés au sein ou au lait de vache coupé d'eau, je puis vous présenter un cas d'observation personnelle, minutieusement suivi grâce à la famille de l'enfant qui a apporté une aide précieuse, extrêmement soigneuse.

Voilà que ce cas vient confirmer ce que dernièrement on a assuré. On ne doit pas craindre de continuer longtemps ce genre d'alimentation.

En effet, l'hypothétique rachitisme produit par le babeurre administré pendant longtemps n'a pas raison d'être.

Je ne voudrais pas trop abuser de votre patience. Je vais résumer cette longue observation :

C'était un enfant d'un mois et demi. Quand il commença à prendre le babeurre, il pesait 2 750 gr. et avait été jusqu'à ce moment alimenté au sein maternel, sans la moindre manifestation morbide. Du mariage, il y eut un fils qui est mort au bout de huit jours de débilité congénitale d'après le diagnostic du médecin.

Après 11 mois et demi de régime au babeurre il pesait dix mille grammes. Jamais il n'eut de vomissements ni de diarrhée que deux fois où il prit le lait de vache ; on fut forcé de retourner au babeurre et l'entérite est guérie par ce seul moyen.

Cet enfant, quoique faisant usage d'un aliment si acide pendant longtemps, ne présente aucun symptôme de rachitisme.

La fontanelle se ferma au 7e mois ; aujourd'hui il est âgé de 13 mois, ayant pris du babeurre depuis 11 mois et demi et mangeant du bouillon de farine à peine depuis quelques jours ; il est bel enfant, gai et vigoureux.

Cette petite contribution à l'étude du babeurre démontre que chez nous aussi cet aliment a réussi brillamment, dans beaucoup de cas, et je me permets de dire avec Baginsky, Heubner et tant d'autres, même avec celui qui s'appelle Comby, que cette conquête de l'empirisme vient enrichir l'alimentation artificielle en l'amenant souvent en triomphe.

OBSERVATION PERSONNELLE

Gabriel, âgé d'un mois et demi, est le deuxième fils d'une mère anémique et d'un père de constitution régulière, sans tare pathologique. Du mariage il y eut un autre fils qui mourut au bout de 8 jours de débilité congénitale, d'après le diagnostic du médecin qui le soignait.

Plusieurs fois ils me consultèrent pour que je leur indiquasse quelque moyen qui fît avancer la progression de l'enfant, qui, allaité au sein maternel, restait après sa naissance très débile et chétif sans que jusqu'alors il y eût quelque manifestation morbide.

J'insistai sur l'allaitement maternel, les prescriptions hygiéniques nécessaires. Le résultat étant nul, je résolus d'essayer le babeurre.

L'enfant ayant alors un mois et demi pesait 2750 gr., le 6 mai 1905.

À cause des difficultés de la préparation, seulement le soir du 7 il commença à prendre le babeurre qu'il absorba tout à fait avec plaisir mais cependant en petite quantité. Il n'eut ni vomissements ni régurgitations. D'après mon conseil, le lait maternel n'est jamais abandonné et l'alimentation de l'enfant est faite alternativement toutes les deux heures avec le lait de la mère et avec le babeurre.

Poids le 9 mai (deux jours après) .... 2990 gr. Selles normales.
  «   « 15 « .... 3140 « Il est bien. Il ne ressemble en rien à l'état où je l'ai trouvé il y a 9 jours. Plus gras et plus animé.
Poids le 18 mai ..... 3270 gr. Il va bien prenant le babeurre avec plai-
  « « 23 « .... 3140 « sir, sans vomissements et avec des selles
  « « 27 « .... 3140 « bien moulées. Il a pris peu de lait maternel.
  « « 2 juin ..... 3620 « —En 24 heures il a bu 5 à 6 décilitres de
  « « 6 « ...... 3720 « babeurre.

Le 10 juin il pèse 3770 gr. Il y a deux jours qu'il prend du lait de vache à cause de l'impossibilité d'obtenir du babeurre; comme il y a plus d'un mois que l'enfant est sujet à cet allaitement et qu'il est beaucoup plus vigoureux, au dépit des parents enthousiasmés du progrès de l'enfant par l'alimentation que j'avais ordonnée, je propose le lait de vache cru coupé d'eau.

L'enfant est donc alimenté par le lait de vache et après par le lait maternel, mais celui-ci toujours en petite quantité, l'enfant le refusant souvent.

Le 16 juin, il pèse 3880; on le voit par le diagramme que l'enfant progresse aussi bien, que lorsqu'il est soumis au babeurre.

Le 21 — 4050 gr. Il va bien quoique l'augmentation soit petite.

Le 26 — 4200 gr. La courbe s'est élevée rapidement et l'enfant va toujours bien.

Le 1er juillet — Il pèse 4110 gr. Il a perdu 270 gr. Diarrhée séreuse, jaune. Prescription: Calomel.

Le 3 — Pèse 3870 gr. Par rapport au dernier pesage, il perdit 240 gr. en deux jours. La diarrhée a augmenté, les selles étant plus de 12 ou 24 heures. Apathie profonde. Il n'y a pas d'élévation thermique, ni de vomissements. Prescription: potion d'acide lactique une demi-heure après le lait de vache qu'il prend toutes les 3 heures, additionnant à celui-ci une cuillerée d'eau de chaux. Lavages intestinaux.

Le 4 — La diarrhée a diminué. La descente de la courbe continue; il pèse 3780 gr. Il a perdu, donc, en 8 jours 540 gr. L'aspect de l'enfant montre bien la gravité de son état. Je me résous à retourner au babeurre qu'il commence à prendre depuis aujourd'hui en conservant encore l'alimentation mixte avec le lait de sa mère duquel cependant il prend peu.

Le 5 — Il avale avec plaisir six décilitres en 24 heures. Il tette à peine 4 fois dans la journée et toujours par petite quantité. Il dort bien. 7 selles plus jaunes et moins liquides. Il pèse 3910 gr. ayant augmenté de 130 gr. en 24 heures.

Le 6 — Nouvelle perte de poids 160 gr. Agitation, selles vertes, plus liquides. Il continue seulement avec le babeurre et le lait maternel.

Le 7 — Même état; cependant il a augmenté de poids, 3950 gr.

Le 8 — La diarrhée a diminué; moins d'agitation. Il a perdu depuis hier 100 grammes.

Le 9 — Augmentation de 90 gr. Il va mieux.

Le 10 — Nouvelle descente; moins 30 gr. Cependant la diarrhée est bien moindre et il dort tranquille.

Le 11 — Augmentation de 70 gr. (3920). Il y a amélioration. Selles pâteuses et plus rares.

Le 12 — Augmentation de 50 gr. (3970).

Le 13 —   »   »   30 »   (4000).

Le 14 —   »   »   50 »   (4050). Selles normales, il a toujours bien pris le babeurre. L'aspect de l'enfant est beaucoup meilleur. Il sera pesé à partir de là tous les 4 jours.

18 — 4250 gr. Il a repris le poids du 2? juin. Il va bien.

22 — 4480 »

26 — 4590

30 — 4710 »

3 août — 4980 gr. Il continue toujours très bien.

7 »   — 5200 »

11 » — 5240 » Quoiqu'il n'ait pas augmenté, rien de notable n'est arrivé.

15 » — 5240 » Stationnement. Je prescris le lait de vache alternativement avec le babeurre. 2 bouillères de celui-ci par jour.

19 — 5160 gr. Perte de poids, 70 gr. Les selles ont été plus fréquentes et liquides; il n'y a pas d'agitation, ni plus rien d'anormal.

21 — La diarrhée continue; cependant sans répercussion sur l'état général. Augmentation seulement de 10 gr. Je décide de suspendre le lait de vache et je reviens exclusivement au babeurre.

25 — Selles normales. 5250 gr.

27 — 5410 gr. Il va bien.

29 — 5520 gr. Bien.

2 — septembre — 5780 gr.

9 —   »   — 6080 gr.

16 —   »   — 6200 gr. On voit bien que l'enfant, depuis qu'il prend le babeurre et le lait maternel (mais celui-ci toujours en très petite quantité, selon l'affirmation de sa mère), a progressé toujours bien; il est gai, dort bien et les selles ont été normales.

23 — 6650 gr.

30 — 6820 gr.

3 octobre — Il continue bien. Fontanelle presque fermée. Epiphyses normales. On l'a vacciné. Il pèse 7000 gr.

12 — 7200 gr.

21 — 7250 gr. Il a eu deux jours de fièvre. Otite externe. Agitation intense.

25 — Il n'y a plus d'écoulement, l'inflammation ayant disparu. Il pèse 7380 grammes.

31 — Pèse 7470 gr. Il va bien.

7 novembre — Fontanelle fermée. Il va bien. 7650 gr.

13 —   »   — 8020 gr.

20		»		— 8260 gr.
27		»		— 8130 gr. Légère bronchite.
5		décembre — Il a augmenté, 220 gr. (8370). Bien.
11		»		— 848? gr.
18		»		— 8520 gr.
4		janvier (1900) — 8743 gr.
9		»		— 8870 gr.
16		»		— 8910 gr.
23		»		— 8984 gr.
31		»		— 9000 gr. Rien d'anormal.
8		février — 9100 gr.
16		»		— 9090 gr. Impétigo à l'oreille droite. Plus rien d'anormal
malgré le stationnement. J'apprends que sa mère ayant l'habitude d'allaiter l'enfant seulement la nuit, parce qu'elle travaille dehors, il y a près d'un mois étant chez elle toute la journée l'allaite de temps en temps, l'enfant ayant pris 6 à 7 décilitres de babeurre par jour. Augmenté la dose ; 15 décilitres.

26 — Pèse 9332 gr. L'impétigo s'est généralisé, s'étendant sur la face et la tête. Il y a 4 jours que sa première dent a percé. L'enfant est très gai, vigoureux, se mettant debout facilement.

2 mars — Mieux de l'impétigo. Une dent de plus. On ne l'a pas pesé.
9 » — 9380 gr. On commence à lui donner un jaune d'œuf par jour et continue seulement avec le babeurre.
15 — 9540 gr. Impétigo tout à fait sec. Il y a plusieurs jours qu'il ne s'allaite pas. Il prend 15 décilitres de babeurre.
22 — 4 dents. Aspect magnifique. 9600 gr.
30 — 9720 gr.
5 avril — 9820 gr.

Maintenant (10 avril) il va très bien. Il commence à s'alimenter avec des farines et aussi du babeurre.

OBSERVATION DE M. LE PROF. JOSÉ GENTIL

X — Poids à la naissance, 3700 gr. Elle fit des progrès avec le lait humain pendant trois mois, cependant après elle augmentait peu, la nourrice ayant peu de lait.

Nouvelle nourrice. — Pendant un mois, au commencement, quelques progrès, après elle resta stationnaire pendant 26 jours.

Nouvelle nourrice. — Petite augmentation après, arrêt pendant 3 jours.

Lait maternisé. — Gastro-entérite. Elle perdit 325 gr. pendant un mois.

Lait condensé — Perte de poids, 175 gr. en 20 jours.

Babeurre. — 4 jours après, 125 gr. de plus. Toujours bien depuis le 11 novembre. Un mois après, elle avait gagné 825 gr. Le 10 du mois suivant, 900 gr. de plus sur ce dernier poids. Comme à la fin de janvier le poids avait diminué un peu, elle fut alimentée avec du babeurre et des farines. Après, elle fut toujours très bien.

OBSERVATION DE M. LE PROF. SALAZAR DE SOUZA

On m'a appelé pour voir un enfant âgé de trois ans, pesant 9900 grs.

On m'a dit que depuis 6 mois la nourrice l'alimentait avec ce qu'elle entendait, parce qu'elle n'avait pas de lait, trompant ainsi la famille.

Cette situation s'est maintenue jusqu'au 12e ou 13e mois, après quoi la nourrice fut renvoyée. Alors la famille fut étonnée de la facilité et de la voracité avec laquelle l'enfant prenait toute espèce d'alimentation. Seulement alors elle sut ce qui était arrivé.

L'enfant commence à être alimenté selon son âge, mais toujours en excès, étant vorace.

Malgré cela, il n'augmentait pas de poids, ayant tendance à la constipation et au météorisme.

Vu par plusieurs confrères. L'alimentation exclusive de lait, farines, œufs, lui fut prescrite, le tout réglé par heures; lavages intestinaux.

Malgré cette rigoureuse diète pendant un an et une cure marine, l'enfant, au lieu d'augmenter de poids, diminua de 500 gr. au courant de cette année.

Ce fut alors que je le vis.

Poids 9900 gr. Prurigo généralisé, gros ventre lâche, estomac descendant presque à l'ombilic, foie et rate normaux, constipation pertinace. Il n'y a pas de fièvre. Polyadénites, poumons normaux. Il n'y a pas de tuberculose chez les parents. Les trois autres fils (deux plus âgés et un plus jeune) sont normalement développés.

L'enfant se présente toujours profondément triste.

Je fais le diagnostic de la dyspepsie chronique gastro-intestinale, laquelle, en se maintenant encore pour quelque temps, jetterait sans doute l'enfant dans l'atrophie intestinale athrepsique.

Je prescris l'usage exclusif du babeurre.

Le 29 janvier, il pèse 9900 gr. (jour où commence le traitement).

Le 5 février, il pèse 9850 gr. (perte 50 gr.).

Le 12   »   »   9900 gr. (augmentation 50).

Le 19   »   »   9900 gr. (état stationnaire).

Le 26   »   »   10250 gr. (augmentation 350).

Malgré que l'augmentation soit petite, on doit noter que l'enfant est beaucoup plus animé, moins triste, et n'a pas eu de constipation.

Le prurigo persiste à peu près dans le même état.

4 mars — 10250 — stationnaire.

11   »   — 10450 — aug. 200.

17   »   — 10700 — aug. 250.

23   »   — 11000 — aug. 300.

31   »   — 10800 — aug. 200.

Cette semaine, il n'a pas pris le babeurre avec autant d'appétit. Ration journalière, 2 litres.

On doit noter ces arrêts pour augmenter de poids la semaine suivante. Les pesages ont été faits par sa famille.

7 avril — 11250 gr.

<h3 style="text-align:center">DISCUSSION</h3>

M. ANGELO VAZ : Comme contribution à l'emploi du babeurre en Portugal, j'ai à dire que je l'ai employé à Oporto dans le cas d'une petite fille de 3 ans qui souffrait de gastro-entérite. La guérison a été rapide. Je pense que le babeurre, comme aliment médicament, doit avoir un usage bien large dans l'avenir.

M. SALAZAR DE SOUZA : Je crois fermement que, quand le clinicien général commencera à employer le babeurre chez les enfants gastro-entéritiques chroniques, l'usage du babeurre se généralisera à cause de ses merveilleux résultats.

Jusqu'à présent, en Portugal, le clinicien doute de son efficacité. J'invite donc à l'employer avec la ferme conviction qu'il réussira.

M. MADEIRA PINTO. Ne connaissait pas l'observation de M. le dr. Angelo Vaz. Sur la question de l'empirisme dont M. le prof. Salazar a parlé, on croit que les résultats bienfaisants sont dus : à l'acidité, au faible pourcentage de graisse et à l'état de division de la caséine, qui la rend très absorbable.

Le lait de beurre est un liquide à très bon marché, d'où le bénéfice pour les gens pauvres ; mais il serait presque impossible de le faire accepter dans cet état et il faut le vendre à la famille tout préparé ou des flacons spéciaux, parce que dans le babeurre cuit préparé, peuvent vivre aisément les micro-organismes pathologiques, ce qui n'arrive pas dans le babeurre cru.

Je suis sûr, avec M. le dr. Vaz et le prof. Salazar, que le babeurre profitera à beaucoup d'enfants, surtout dans la classe pauvre.

Le myxœdème atrophique congénital ou très précoce

Par M. SILVA CARVALHO, Lisbonne.

J'ai observé vingt-deux cas de myxœdème atrophique congénital ou très précoce et je vais résumer les résultats de cette observation, quant à la symptomatologie et le traitement, pour attirer ensuite l'attention de la section de pédiatrie sur ce qu'il y a d'intéressant dans la fréquence et l'étiologie de cette maladie à Lisbonne.

Quant à la symptomatologie de la maladie, sans parler de l'absence ou atrophie de la glande, du facies spécial et de l'idiotisme ou état crétinoïde caractéristique, j'ai observé que les symptômes les plus importants sont :

—l'hypothermie ;

—le retard de l'ossification du crâne, de l'allongement des membres, du développement de la taille, l'ensellure nasale et la cyphose avec ou sans scoliose ;

—les altérations cutanées ;

—les symptômes buccaux : macroglossie véritable, sialorrhée, retard et dépérissement de la dentition ;

—hernies, luxations congénitales, cryptorchidie et autres stigmates physiques de dégénérescence.

Je désire à peine faire ressortir la grande importance de l'observation journalière de la température, qui d'un côté permet d'apprécier avec assurance l'efficacité du traitement et d'un autre côté peut, par elle-même, prévenir à temps la famille de l'imminence d'une aggravation du malade par maladie intercurrente ou, ce qui est plus fréquent, de l'apparition d'une des nombreuses intoxications, à quoi les malades sont sujets.

Pour cela, je me suis toujours bien trouvé d'exiger que la

famille enregistrât l'observation de la température de l'enfant,
prise aux mêmes heures, matin et soir.

L'hypothermie et les symptômes buccaux sont encore précieux, parce qu'ils se manifestent toujours très tôt, quand souvent
le faciès n'est pas encore très évident.

La radiographie et la radioscopie peuvent aussi rendre de
grands services pour le diagnostic précoce.

Comme diète j'ai toujours défendu les boissons alcooliques,
viandes et sauces, et en général tout ce qui pourrait favoriser
l'infection ou l'intoxication gastro-intestinale, qui dans les myxœdemateux est toujours imminente, et qui, en plus du mal qu'elle détermine directement, a l'inconvénient d'imposer l'interruption forcée du traitement. Ces incidents qui se manifestent toujours par
de la fièvre, des vomissements, de la diarrhée et une grande
prostration doivent être bien connus de la famille, non seulement
pour être évités, mais pour y être rapidement remédié.

Le procédé que j'ai adopté a toujours été d'abord l'interruption dans l'administration de l'iodothyrine, diète lactée absolue et
administration de salol, trois doses par jour d'un décigramme
aux enfants âgés de moins d'un an et demi.

Le traitement a toujours été fait par l'iodothyrine Know et
les résultats que j'ai obtenus ont été remarquables et appréciables,
non seulement par l'élévation graduelle de la température, l'amélioration évidente de l'état crétinoïde, mais par la modification
favorable de tous les autres symptômes.

Je rapporterai spécialement le seul cas d'un enfant de dix
mois ayant une macroglossie véritable, congénitale, si considérable qu'il y avait procidence de deux centimètres de la langue; en
quatre mois de traitement j'ai obtenu la réduction complète de la
langue, en même temps que tout l'état général s'améliorait considérablement.

Mais ce n'est pas seulement pour dire ceci que je prends
aujourd'hui la parole.

C'est en premier lieu pour signaler la fréquence extraordinaire de cette maladie parmi la population pauvre de Lisbonne.
Mes vingt-deux cas ont été rencontrés parmi 48.000 enfants pauvres, malades, dans une période de douze ans, ce qui correspond
à un cas pour 2.200 de toutes les maladies. Or je n'ai pas vu
tous les cas de cette maladie qu'il y a eu à Lisbonne, dans les
dernières années. M. le professeur Salazar en a observé deux et
mon collègue Evaristo, un; ceux-ci n'ont pas été ceux que j'ai

observés; on peut donc voir la fréquence relative de cette maladie
à Lisbonne, fait qui n'a pas été mentionné et pas même suspecté.

Il est connu que M. Baillayer affirme que dans le myxœdème,
comme dans le crétinisme des adultes, la maladie est plus fréquente parmi le sexe féminin. Néanmoins, de mes vingt-deux cas
14 ou 64 % appartenaient au sexe masculin et seulement 8 ou
36 % au sexe féminin.

Les trois malades de mes collègues Salazar et Evaristo
étaient des garçons.

M. le professeur Dias d'Almeida a à peine observé deux cas:
l'un peu précoce chez une jeune fille et l'autre chez un garçon.
Ces cas ont été uniques et trouvés entre mille autres environ de
toutes les maladies traitées à l'infirmerie de M. le professeur Dias
d'Almeida.

Le professeur Candido de Pinho et son collègue Maia Mendes
n'ont observé aucun cas dans leur nombreuse clientèle d'enfants.

Ceci semble démontrer que la fréquence de la maladie observée à Lisbonne n'a pas lieu à Oporto.

Quant à l'étiologie, il serait intéressant de démontrer l'existence d'antécédents morbides chez les parents et d'accidents de
grossesse qui puissent expliquer la raison de la maladie.

J'ai seulement rencontré une fois la syphilis dans l'histoire
du père, cinq fois l'hystérisme dans l'un ou les deux ascendants.

Parmi les seize cas où j'ai pu rechercher s'il y avait ou non
alcoolisme chez le père, j'ai vérifié son existence dans huit cas,
c'est-à-dire dans 50 %.

Dans plus de la moitié des cas, il y avait eu un accouchement prolongé, durant toujours plus de cinq heures.

Dans 75 % des cas, l'histoire de la grossesse révélait toujours l'existence d'une ou plusieurs impressions vivement souf-
fertes par la mère, presque toujours de grandes frayeurs provo-
quées par des accidents et encore plus par des menaces et des
violences de la part du mari.

Pour cela, je me crois autorisé à la conclusion que la grande
fréquence de myxœdème parmi la population pauvre de Lisbonne
est due à l'alcoolisme ou à l'hystérie du père et aux mauvais traitements et autres circonstances défavorables qui ont lieu pendant
la grossesse, qui à leur tour sont dus à l'alcoolisme, à la misère
et au manque d'éducation, etc.

Comme cependant tous ces agents doivent exister avec une
fréquence approximative dans les autres localités du pays où la

maladie est considérée comme très rare, j'en conclus qu'aux causes mentionnées plus haut on doit joindre une autre ou d'autres encore ignorées.

Je crois devoir appeler l'attention des praticiens sur l'étude du myxœdème congénital, parce que je pense qu'il est plus fréquent qu'on ne le croit et qu'il détermine quelques-uns des décès dans les premiers mois de la vie, qui sont ordinairement considérés comme produits par l'anémie, la bronchite et la débilité congénitale.

De l'assistance infantile à Oporto

Par M. Dias d'Almeida, Oporto.

L'assistance infantile à Oporto est presque exclusivement à la charge de la charité privée. Ses institutions sont nombreuses, la plupart sous la simple surveillance des fonctionnaires administratifs.

Leurs buts sont variés (traitement, enseignement, éducation professionelle, etc.).

En voici le dénombrement :

Pour garçons

- Asylo-Escola D. Maria Amelia
- Asylo profissional do Terço.
- Asylo de S. João.
- Collegio dos Orphãos.
- Instituto de surdos-mudos Araujo Porto.
- Officinas de S. José.
- Seminario dos Meninos desamparados

Pour filles

- Asylo de Villar do Arcediago Winzeller.
- Asylo Manuel Pinto Mourão.
- Recolhimento das meninas abandonadas.
- Recolhimento de N.ª S.ª das Dores das meninas desamparadas.
- Recolhimento do Bom Pastor.
- Recolhimento das Orphãs.
- Asylo da infancia desvalida.
- A Estrela
- Associação protectora da infancia.

Pour les deux sexes

- Instituto penitenciario de beneficencia e caridade.
- Commissão do patronato.
- Creche de Cedofeita.
- Creche de S. Vicente de Paula.
- Asylo de S. Manoel.
- Escola de Cegos.
- Dispensario da Rainha D. Amelia.
- Casa-hospicio do Porto.
- Estabelecimento do Barão de Nova Cintra.
- Hospital de creanças Maria Pia.
- Hospital de S.to Antonio (section de pédiatrie).

Un accident très rare et tardif de la sérumthérapie dans la diphthérie

Par M. DIAS D'ALMEIDA, Oporto.

Le 27 juin 1901 m'a été présentée à la consultation de l'hôpital une enfant, de 26 mois, avec diphthérie laryngée et conjonctivale. Après trois injections de sérum, de 20 cc. chacune, provenant de l'Institut bactériologique de Lisbonne, l'enfant guérit.

Le 15 octobre, par conséquent trois mois et demi après les injections, l'enfant me fut présentée de nouveau, avec des taches d'un bleu-violet foncé, situées des deux côtés du ventre, juste à l'endroit des piqûres des injections, comme on peut voir dans la photographie que je vous présente. L'état général était excellent, l'examen des divers appareils et émonctoires en décelait l'intégrité parfaite; la peau et les muqueuses ne présentaient pas la moindre suffusion sanguine.

Ces taches siégeaient sur une base indurée, un empâtement légèrement douloureux à la pression; le pourtour était bien net, sans la gradation qui dans les ecchymoses établit la transition pour la peau normale. Le troisième jour, ce pourtour était limité par un liseré très étroit, surélevé, couleur rose sèche. Les jours suivants, le centre prend la même nuance et se déprime au fur et à mesure que le périmètre se fendille et se détache; le 12 novembre toute l'eschare est tombée, laissant à découvert une surface ulcérée, qui cicatrise rapidement sous la protection d'un pansement salolé.

C'est donc un accident tardif de la sérumthérapie. Mais à quoi attribuer ces eschares qui paraissent juste au même endroit des injections et avec la forme des poches ovalaires sous-cutanées, formées par l'accumulation du sérum?

Tout étrange que cela paraisse, je crois qu'un processus dégénératif très lent des éléments cellulaires, qui souffrirent plus longtemps l'action locale de l'antitoxine, pourrait terminer par la nécrose des susdits éléments.

Les bains chauds dans le traitement de la coqueluche

Par M. ADRIANO BURGUETTE, Alvito.

Dans la petite ville où j'exerce est survenue une épidémie de coqueluche, dont l'intensité a été considérable, et l'extension à tous les villages de la commune a été l'œuvre d'un mois.

La broncho-pneumonie, survenue surtout faute de traitement prophylactique, a causé la presque totalité des décès et la diphthérie, deux fois observée, a aussi fait une victime.

Je vous informe d'avance que le traitement hydrothérapique que je vous communique, institué après une course thérapeutique presque stérile sur les agents médicamenteux connus et à ma portée, a tout à fait transfiguré le tableau clinique de la maladie et dans sa marche et durée et dans ses complications et accidents.

J'appliquais couramment depuis longtemps, le tenant pour le meilleur des traitements dans les pharyngites et trachéites catarrhales, l'hydrothérapie locale fort chaude, et je m'étonnais de ne pas voir ce traitement tout à fait généralisé, en vue de l'entière assurance qu'il me donnait qu'on lui doit de nombreuses vies, surtout chez les nourrissons campagnards.

Si d'un côté donc ma pratique m'encourageait, de l'autre il me semblait que la physiologie et la physiopathologie m'imposaient le devoir d'essayer l'hydrothérapie fort chaude, visant tout d'un coup et complètement l'appareil respiratoire.

En effet, qu'est-ce que je faisais à mes *coquelucheux*, qu'est-ce que nous leur faisons en administrant un anesthésique, un calmant, un antispasmodique, un expectorant, un vomitif ou un doux révulsif? Souvent quelque chose de bon, parfois quelque chose de mauvais.

Qui pourra nier qu'une bronchite capillaire ou une broncho-pneumonie ne puissent être la conséquence d'un antispasmodique?

Combien de fois des vomissements incoercibles, fréquents, ne seront-ils pas l'œuvre d'une gastropathie médicamenteuse!

Pourra-t-on nier que les applications locales laryngées puissent provoquer des quintes et même des spasmes de la glotte?

Que de complications ne surviennent pas faute de ménagement et surveillance aux reins, lorsqu'on administre des médicaments actifs, les narcotiques par exemple?

Et, somme toute, nous allons toujours heurter contre l'insuffisance de tous ces recours pour maîtriser une simple quinte.

Or, avec une immersion très chaude, complète, jusqu'à la bouche, qu'est-ce que j'obtiendrais?

Je n'en avais pas de notice clinique, mais la physiologie me rappelait cela, et la pathologie et la clinique ne m'en entravaient pas l'observation:

1) que du bain chaud advient une élévation thermique;

2) que la plus petite ascension de la température du sang accélère les mouvements respiratoires par l'intermédiaire immédiat des centres respectifs;

3) qu'avec l'accélération des mouvements respiratoires, l'évaporation pulmonaire augmente et que l'activité de cette évaporation sera, comme la voie de défense qu'elle est contre le calorique, directement proportionnelle à l'intensité du degré thermique;

4) que de cette activité de la circulation pulmonaire s'ensuivra aussi une plus facile résorption pour les sécrétions de l'organe respiratoire;

5) que les applications chaudes, n'étant pas suivies de réaction du côté de l'organisme, dont le système nerveux souffre une vraie fatigue, leurs effets seront maintenus dans un espace de temps appréciable;

6) que d'autant plus le bain est prolongé et sa température élevée, d'autant plus fermes se maintiennent les effets sédatifs;

7) Et donc que:

—de la vraie douche de vapeur par l'hyper-exhalation pulmonaire;

—de la sédation incontestable;

—de la plus grande activité de la résorption des produits des sécrétions de l'appareil respiratoire;

—de la forte révulsion qu'apporte un bain de 40 à 42°, et peut-être encore

—de l'interférence directe du calorique comme agent bactéricide, je devrais obtenir les bienfaits que l'essai clinique m'a tout à fait corroborés.

J'adopte une baignoire cylindrique où l'enfant, debout ou assis, soit immergé jusqu'à la bouche. Je la fais remplir d'eau à 34°, et l'enfant y étant entré, j'additionne petit à petit, mais sans délai, de l'eau à 50°, jusqu'au bain entre 40 et 42°, selon l'état morbide et la constitution de l'enfant.

La température maxima est bien marquée dans la pratique par l'excitation qui seconde les cris d'ordinaire jetés lorsque la température atteint 38°. Je l'y maintiens pendant 10-15' et je répète le bain une, deux ou trois fois dans la journée.

Lors de l'institution de ce traitement j'avais dans la même maison deux malades: l'une, étant déjà à la fin de la seconde période de la maladie, a continué le traitement médicamenteux; elle vomissait presque tout ce qu'elle mangeait, ses quintes étaient formidables, et ce n'est qu'à la fin de cinq mois qu'elle a pu congédier sa coqueluche. L'autre commençait sa seconde période; elle n'avait encore eu qu'une douzaine de quintes, mais si violentes que j'ai été obligé de réserver sérieusement le pronostic. C'est-à-dire que cette malade, juste dans les mêmes conditions d'installation et d'alimentation, moins robuste et moins âgée que la première, prise déjà par des quintes d'une très grande violence, était bien plus mal que la plus âgée. Elle avait déjà commencé, à peu près inutilement, le traitement médicamenteux. Je l'ai suspendu et je l'ai fait soumettre à l'hydrothérapie à 42° en prenant des bains de 15 minutes à intervalles de 6 heures. C'est moi-même qui lui ai donné ces bains, et si j'ai pu constater que la violence des quintes a été frappée après le premier bain, je ne dois pas vous cacher mon étonnement par l'effacement des quintes après le sixième bain.

Au moment des bains, les exsudats de l'appareil respiratoire sortent abondamment et facilement.

Au troisième jour, avec le neuvième bain, le traitement est fini, et une simple bronchite restait, pour disparaître à la fin de deux semaines sous l'action du baume de Tolu et terpinol et de promenades à la campagne.

Je ne vous fatigue pas avec l'indication de quelques dizaines d'observations similaires et de quelques autres où, la période des quintes n'étant pas encore arrivée, j'obtins un effet abortif. Au commencement de la période d'état et pendant toute cette période même, ce traitement l'emporte de beaucoup sur l'action de toutes les autres médications.

Les contre-indications n'ont rien de spécial.

En résumé:

De l'examen clinique de 300 malades, à l'occasion d'une épidémie de coqueluche, j'ai conclu:

1° que les agents chimiques ont une efficacité presque nulle sur la marche de la maladie;

2° que les bains chauds de 40-42° C., d'une durée de 15 minutes et renouvelés toutes les 6, 8 ou 12 heures, constituent le vrai traitement de ce terrible morbus;

3° que ces bains ont un effet abortif sûr, dans la première période;

4° qu'ils donnent à la maladie un cachet de bénignité caractéristique et incomparable avec les résultats de tout autre agent thérapeutique, au commencement de la seconde période;

5° qu'ils constituent le meilleur traitement jusqu'à la période de déclin;

6° que les agents médicamenteux les plus profitables dans la thérapeutique symptomatique sont le terpinol, la belladone, l'ipéca, l'eucalyptus et l'euquinine.

DISCUSSION

M. DIAS D'ALMEIDA: Je ne suis pas d'avis que les agents chimiques soient d'une efficacité presque nulle. Pour moi, la difficulté c'est de trouver la dose efficace, parce qu'on risque, pour y arriver, d'atteindre la dose toxique. Un enfant avale par mégarde, en une seule fois, une dose de bromoforme qui devait suffire pour les 24 heures. Les quintes descendirent tout de suite de 50 a 4, le jour suivant à 3, et quatre jours après l'enfant était guéri.

L'efficacité par ordre décroissant des médicaments que j'ai expérimentés dans une grande épidémie qui sévit à Oporto, il y a quelques années, est la suivante: bromoforme, antipyrine, belladone.

Il faut s'insurger contre l'opinion du vulgaire, qui croit qu'il ne faut pas traiter la coqueluche. Oui, il faut la traiter, parce que si l'on ne peut pas couper net la maladie, on peut diminuer le nombre et l'intensité des accès, et restreindre la durée de la maladie.

M. LEITE LAGE: A propos de la communication de M. le dr. Burguete, je dis que j'ai vu aussi M. le dr. Comby employer les bains chauds dans le traitement de la coqueluche; moi-même je les emploie dans la pratique, en donnant néanmoins d'autres médicaments.

M. CALATRAVENO trouve le traitement de cette maladie très difficile, non pour la maladie elle-même, mais pour les conditions très mauvaises dans lesquelles se trouve l'organisme des enfants qui en souffrent, scrofuleux, attaqués de rougeole ou de tuberculose; il croit que le grand nombre de médicaments employés prouve leur peu d'efficacité. De tous, le phénocolle est un de ceux qui lui ont donné les meilleurs résultats dans sa pratique; il appelle l'attention sur le fait d'avoir observé beaucoup de fois une épidémie de rougeole suivre celle de la coqueluche, attaquant les convalescents de rougeole et d'autres qui, sans avoir souffert de cette maladie, se voient pris de la coqueluche.

Sous-section de Chirurgie

SÉANCE D'OUVERTURE (20 AVRIL)

Présidence: MM. CARLOS LIMA, KIRMISSON, CODIVILLA, REBARD

M. CARLOS LIMA: Messieurs: En remerciant vivement cette illustre assemblée pour l'honneur immérité qu'elle m'accorde en me nommant président de cette section, je commence par remplir le devoir, pour moi un vrai plaisir, de saluer avec le plus grand enthousiasme tous les membres de ce Congrès et surtout ceux de nos confrères étrangers qui ont bien voulu, par leur présence, leurs rapports et communications, contribuer largement à l'éclat et à la bonne réussite des travaux de cette Section.

Ce fut avec une vraie joie que nous apprîmes, il y a trois ans, que le XV Congrès International de Médecine serait tenu à Lisbonne.

Pour nous, portugais, fils d'un pays modestement situé dans ce petit recoin de l'occident, cette délibération représenta un grand honneur et une haute distinction de la part du dernier Congrès International de Madrid. Et puisque vous avez bien voulu venir, je peux vous assurer dès maintenant que vous serez reçus, dans n'importe quel endroit de notre pays, comme des frères, de vrais compatriotes. C'est bien là la caractéristique du peuple portugais — l'affectueuse et cordiale hospitalité pour l'étranger. Vous la trouverez partout, j'en suis sûr et je m'en enorgueillis.

En visitant nos hôpitaux, nos laboratoires, certes, vous ne trouverez rien d'extraordinaire. Nos installations sont bien modestes, en cela d'accord avec les ressources de notre pays, cependant, suffisantes pour les besoins les plus urgents de la science d'aujourd'hui.

Le Portugal intellectuel, en ne comptant pas trop d'hommes illustres, tâche cependant de se mettre de pair avec les plus récentes acquisitions scientifiques, dans toutes les branches de l'activité humaine.

On a dit souvent, et on le répète encore, que ces sortes d'assemblées générales de la médecine, presque toujours, n'aboutissent à rien d'utile et de pratique et que la plupart des congressistes n'y tiennent que par le côté amusant du voyage et des fêtes.

C'est là une erreur.

D'abord, il faut remarquer le nombre et l'importance des rapports et des communications présentés dans toutes les sections de ce Congrès.

On peut, tout au plus, critiquer cette abondance, comme obstacle à la complète discussion de chaque sujet, puisque le temps est insuffisant pour ce faire.

Mais elle démontre d'une façon évidente que dans le corps médical, depuis les plus grands jusqu'aux plus modestes, tout le monde travaille, en poursuivant le but de cette science, si haut et si noblement placé — le bien être de l'humanité.

Et cependant, plusieurs de ces rapports et communications n'auraient pas été faits sans un peu d'amour-propre, bien justifié d'ailleurs, et que, seules, ces grandes assemblées peuvent stimuler.

D'autre part, il faut considérer les rapports que ces réunions contribuent grandement à établir entre les médecins de tous les pays.

Lors même que ces congrès n'auraient pas d'autre valeur, celle-là suffirait à démontrer l'utilité de ces rapports, soit au point de vue de la solidarité et de l'entente entre tous ceux qui travaillent pour le même but, soit comme exemple à suivre dans tous les rangs de la société, dans tous les pays où l'on s'occupe sérieusement de la solution des grands problèmes sociaux de l'heure actuelle.

Les travaux de ce Congrès se divisent en XVII sections, dont plusieurs ont, comme celle-ci, des sous-sections.

C'est dire que la loi de la division du travail, nécessaire au développement progressif de toutes les manifestations de l'activité humaine, s'impose chaque jour davantage, dans l'étude de la médecine, comme le principal moyen de progrès sûr et toujours croissant.

Pour ce qui est de la chirurgie orthopédique qui fait l'objet de cette Section de la Pédiatrie et dont les principaux sujets vont commencer à être discutés ici, dans quelques instants, il est presque inutile de faire valoir sa haute importance et son rang élevé dans la science médicale d'aujourd'hui.

Une seule considération suffira. Puisque, au point de vue social, nous cherchons par tous les moyens à améliorer et fortifier les races, de façon à obtenir dans un corps robuste une mentalité également saine, et puisque l'homme de demain c'est l'enfant d'aujourd'hui, ce n'est pas trop de dire qu'en bien soignant les enfants dès leur naissance, on assure de cette façon la place utile de l'homme dans le milieu social où il doit évoluer.

Sur l'enfant sévissent plusieurs maladies générales qui lui appartiennent presque en propre et dont le traitement est purement médical. Mais à côté de ces maladies, dont l'énumération est inutile tellement elles sont connues, il y a beaucoup d'affections qui empruntent leur caractère particulier à leur prédilection marquée pour le système osseux de l'enfant.

Soit pendant la vie intra-utérine, soit après la naissance, le squelette de l'enfant accapare, pour ainsi dire, les principales affections dont le traitement appartient à la chirurgie orthopédique.

Tous, nous connaissons la fréquence des vices de conformation congénitaux dus à un arrêt de développement osseux et traduits cliniquement par le bec de lièvre compliqué, la luxation congénitale de la hanche, le pied bot, la spina bifida, etc.

Après la naissance, il est à remarquer la fréquence de l'ostéomyélite, de la tuberculose osseuse et articulaire, du rachitisme avec toutes ses modalités cliniques, ainsi que les difformités résultant de la maladie de Little ou de la paralysie infantile.

Eh bien, ce simple aperçu suffit pour démontrer la haute valeur de la chirurgie orthopédique moderne.

Avant l'ère de l'antisepsie, c'est-à-dire, avant les travaux de Pasteur, dont le nom jamais assez prononcé symbolise l'intelligence, l'énergie et l'altruisme, cette branche de la Pédiatrie était bien délaissée, puisqu'on se sentait presque impuissant à guérir la plupart des affections chirurgicales infantiles. On se limitait souvent à soigner l'état général.

Quant à la correction de la forme, on employait presque exclusivement des moyens mécaniques, des appareils qui remplissaient tant bien que mal leur but et qui, souvent, après de longs essais de plusieurs mois et même de plusieurs années, étaient mis de côté comme inutiles.

L'antisepsie, en bénéficiant largement la chirurgie en général, contribua d'une façon puissante aux progrès et au développement de la chirurgie orthopédique actuelle. Aujourd'hui, l'orthopédie utilise simultanément les moyens chirurgicaux et mécaniques mis à sa disposition.

On était impuissant à guérir, d'une façon radicale, un pied bot d'origine osseuse, avec les seuls appareils.

Eh bien, aujourd'hui on en fait couramment le traitement chirurgical, dont on maintient les résultats avec des appareils portés plus ou moins longtemps, au moyen d'une opération relativement facile et mise à la portée de tous les chirurgiens.

Voilà un exemple, comme tant d'autres semblables, démontrant d'une façon évidente que le traitement orthopédique de toutes ces affections est entré dans une voie vraiment méthodique, utile, pratique et presque toujours d'exécution facile.

Aux bienfaits portés par l'antisepsie s'ajoutèrent bientôt les progrès extraordinaires accomplis dans le domaine de l'anatomie pathologique et de la bactériologie de plusieurs de ces affections. De cette façon, on s'est assuré une facilité plus grande pour faire le diagnostic, encore aidé puissamment dans ces dernières années par la découverte vraiment extraordinaire des rayons Röntgen.

Et c'est vraiment un plaisir, une grande joie du cœur, que de nous savoir apprêtés aujourd'hui pour bien soigner et guérir par des moyens sûrs, simples et presque indolores, ces pauvres petits êtres déformés, incapables à eux seuls de lutter pour l'existence et qui nous regardent presque toujours avec une telle tristesse dans leurs yeux qu'il faut être bien dur de cœur pour ne pas s'émouvoir devant cette plainte muette, mais si expressive, du pauvre enfant contre son triste sort.

Et c'est encore une belle preuve de la pitié humaine que

cette production incessante de travaux remarquables sur des sujets de clinique orthopédique, qui visent non seulement à placer bien haut cette branche de la chirurgie générale, mais surtout à améliorer davantage le sort de ces pauvres petits malheureux.

Dans quelques instants nous aurons le plaisir d'entendre quelques-uns des auteurs de ces travaux, dont le renom et l'autorité sont universellement reconnus.

En terminant, je tiens à m'excuser non seulement des fautes commises dans ces brèves considérations, faites dans un langage qui n'est pas le mien et dont je n'ai pas une longue pratique, mais aussi du temps que je vous ai pris inutilement.

En ouvrant cette séance, j'ai le plaisir de proclamer devant cette illustre assemblée les noms des présidents d'honneur de cette section, à qui, dès maintenant, je demande de vouloir bien m'aider dans la direction des travaux qui vont commencer.

Messieurs, la séance est ouverte.

Sont nommés présidents d'honneur MM. Auguste Broca, Paris; J. F. Calot, Berck-s/M; Alessandro Codivilla, Bologne; Joachimsthal, Berlin; Kirmisson, Paris; Thomas H. Openshaw, Londres; Richard Péters, St. Pétersbourg; Princeteau, Bordeaux; Paul Redard, Paris; Ramon Torres; Roque Macouzet, Mexico; Fernando Calatraveño, Madrid.

Die bisherigen Erfolge der Plattfusschirurgie

Par M. Oskar von Hovorka, Vienne.

Die heutige Behandlung des Plattfusses hat sich im Vergleiche zu jener in früheren Zeiten derart vervollkommnet, dass es sich der Mühe lohnt, eine besondere Art derselben, nämlich die blutige, herauszugreifen und so eine sozusagen retrospectiv-kritische Uebersicht dieser immerhin nach seltenen Operation vorzuführen. Es wäre wohl sehr verlockend auf die anatomischen Verhältnisse der verschiedenen, hier in Betracht kommenden Plattfussformen, auf die Bedeutung ihrer pathologisch-anatomischen Befunde, besonders aber auf die höchst wichtige Indikationsstellung der blutigen Behandlung des Plattfusses einzugehen. Doch verbietet es uns die Zeit und der Raum diese für uns so bedeutsamen Vorbedingungen gründlich zu erörtern. Wir wollen deshalb sofort in medias res eingehen, indem wir es uns vorbehalten, den aus äusseren Gründen absichtlich zurückgestellten Theil dieses Vortrages bei einer anderen Gelegenheit nachzutragen.

Die heute geübten blutigen Operationen am Plattfusse zerfallen in solche an den *Weichtheilen* und solche an den *Knochen*.

I. Die ersteren betreffen fast ausschliesslich die Sehnen und beziehen sich

1. auf ihre Durchschneidung (Tenotomie),
2. Verkürzung oder Verlängerung,
3. Transplantation.

Die TENOTOMIE betrifft vorzüglich die Achillessehne und wird besonders von *Hoffa* befürwortet, welcher darauf aufmerksam macht, dass man staune, wie leicht sich ein Redressement des Plattfusses nach vollzogener Achillotenotomie ausführen lasse. Indem bereits *Schaffer* und *Kraus* die Beobachtung machten, dass beim Plattfuss eine starke Spannung und sogar Verkürzung der Achillessehne vorkomme, empfahl *Schultze* im J. 1895 die Achillotenotomie bei Plattfuss, doch nur als Vorakt einer komplizierten chirurgischen Operation, welche in folgenden drei Akten bestand: a) Achillotenotomie und Eingypsung in Hakenfussstellung unter gleichzeitiger Adduktion und Supination, b) Redressement des Vorderfusses in extremer Spitzfussstellung, c) Ueberführung des Fusses in rechtwinkelige Stellung. Nachher Nyrop'scher Schienenschuh, welcher durch ein Jahr getragen wird. Allerdings blieb *Schultze* nicht bei dieser Operationsmethode, sondern ersetzte sie durch eine später zu erwähnende.

Die SEHNENVERKÜRZUNG ist durch die Vorstellung indiziert, dass beim Plattfuss eine Reihe von Muskeln eine bedeutende passive Dehnung erleide; dies bezieht sich vorzüglich auf den M. tibialis post., welcher infolge des fächerförmigen Ansatzes seiner Sehne am inneren und unteren Fussrande als eine Stütze des Fussgewölbes gilt. Seine Insertion erstreckt sich auf eine ganze Reihe von Fussknochen und zwar sind dies das Kahnbein, die Keilbeine, Theile des Würfelbeins sowie des zweiten und dritten Metatarsus. *Hoffa* beschrieb in J. 1900 den Fall eines hochgradigen Knickfusses, welchen er durch Sehnenverkürzung des M. tibialis p. zwecks Beseitigung der Abduktion des Fusses vollkommen geheilt hat. Solche Plattfüsse müssen allerdings noch vollkommen beweglich sein. *Franke* verkürzte den M. tib. post. durch Vernähen der über einander verzogenen Schnittenden um anderthalb Zentimeter. Nachher legte er einen Gypsverband in starker Adduktions- und Supinationsstellung an, welchen er drei Wochen liegen liess. Als er bald darauf bei einem vierjährigen

Mädchen diese Operation wiederholen wollte, fand er, dass die Sehne zum grossen Theile mit der Sehnenscheide verwachsen, verlagert, daher ihre Wirkung ausgeschaltet war. Deshalb entschloss er sich rasch den M. tibialis *anticus* zu verkürzen. Er that dies in der Weise, dass er seine Sehne am Ansatze loslöste und an die Unterseite der Basis des ersten Mittelfussknochens annähte. *Franke* erklärt diese Operation als einen einfachen, ungefährlichen Eingriff, welcher sich bei einem noch nicht fixierten und noch nicht deformierten Plattfuss leicht ausführen lässt.

In ähnlicher Weise operierte später *Vulpius*.

E. Müller zieht nach vollzogener Achillotenotomie die von der Insertion abgelöste Sehne des M. tibialis ant. durch einen künstlich gebohrten Kanal des Schiffbeins und fixiert sie durch Drahtnähte auf dem Knochen, nachdem er sie nach oben herumgeschlungen hat. Nachher legt er für vier Wochen einen Gypsverband an und wendet bei der Nachbehandlung konsequent Massage und Gymnastik an.

Die paradoxe Thatsache, dass gegen eine und dieselbe Krankheit zwei völlig entgegengesetzte Methoden, die Verkürzung und die VERLÄNGERUNG einer und derselben Sehne in Anwendung kommt, wird uns durch das Bestreben erklärt, die Achillessehne temporär zu erschlaffen und zu gleicher Zeit in entgegengesetzter Richtung auf das Fersenbein durch Zug einzuwirken. Beim statischen Plattfusse hat dies zuerst *Schultze* versucht, indem er die Achillessehne nach der Methode *Baier* verlängerte. *Gocht* verlängert die Achillessehne durch einen T förmigen Schnitt, löst dieselbe von ihrem Ansatze am Fersenbein und vernäht sie nach innen von ihrem Ansatze mit dem Periost des Fersenbeins. Hiedurch sucht er eine Wiederkehr der Senkung des hinteren Fussabschnittes nach innen zu verhindern. Auch *Hevesi* empfiehlt eine Verlängerung der Achillessehne, indem er auf beiden Seiten derselben Einkerbungen und zwar abwechselnd zwei bis drei auf jeder Seite anbringt, dadurch wird die Supination und Dorsalflexion leicht erzielt. Die Sehne des M. tibialis post. verkürzt er dagegen mittelst Raffnaht und näht sie mit dem abgetrennten Zipfel der Achillessehne zusammen.

In eine neue Phase schien die operative Plattfussbehandlung einzutreten, als *Nicoladoni* mit seiner SEHNENTRANSPLANTATION im Jahre 1880 auftrat. Allerdings führte er diese Operation an einem operativ ungünstigen und technisch schwer zu beherrschenden paralytischen Hakenfuss aus; desshalb blieb sie so gut wie unbeachtet und wurde in ihrer Bedeutung für die Orthopaedie nicht richtig gewürdigt. Erst im Jahre 1892 wendete *Parrish* die Sehnentransplantation bei einem paralytischen Plattfuss an, indem er den gelähmten M. tibialis ant. seitlich auffrischte, dasselbe mit seinem Nachbar, dem M. extensor hallucis longus, that und die beiden Sehnen seitlich vernähte. Beim paralytischen Plattfuss ist nämlich der M. extensor hallucis long. meist noch recht kräftig und kann deshalb leicht zur Sehnentransplantation verwendet werden. Allerdings war die ursprüngliche Nicoladoni'sche Methode zu jener Zeit bereits so gründlich vergessen, dass zwischen *Parrish* und *Milliken* sogar ein peinlicher Prioritätsstreit bezüglich dieser Operation entstehen konnte.

Indessen wurde die Operation wiederholt und zwar in derselben Weise wie Parrish von *Phocas* im J. 1893; im selben Jahre operierte Phelps einen paralytischen Hakenfuss durch Einnähen des M. flexor digitorum und des M. tibialis post. in die verkürzte Achillessehne. *Ghillini* verpflanzte im J. 1904 statt des Tibialmuskels den M. peroneus. Aehnlich ging im selben Jahre *Winkelmann* vor, indem er bei einem paralytischen Spitzklumpfuss die gesunde Achillessehne halbierte und mit dem durchtrennten M. peroneus longus vernähte. Wie wir sehen, wurden allmählig alle Fussdeformitäten in das Gebiet der Sehnentransplantation eingeführt.

Die getheilte Transplantation wurde im J. 1895 von *Milliken* weiter ausgebildet, welcher bei einem paralytischen Plattfuss einen Zipfel des M. extensor hallucis longus mit dem gelähmten M. tibialis ant. verband. Milliken war es auch, welcher von Parrish im Prioritätsstreite heftig angegriffen, darauf hinwies, dass keinem von ihnen die Priorität zukomme, sondern dass sie bereits in Nicoladoni und Winkelmann ihre Vorgänger hatten. Doch berichtete im J. 1896 *Drobnik* über Transplantationen an 16 Kranken, nachdem er bereits im J. 1892 in einer polnischen medizinischen Zeitschrift die Aufmerksamkeit auf die Sehnentransplantation zu lenken versucht hatte. Er unterschied bereits die totale Transplantation als Funktionsübertragung von der partiellen als Funktionstheilung.

In den nächstfolgenden Jahren ist in der operativen Plattfussbehandlung ein zeitweiliger Stillstand eingetreten; nur die Auswahl der einzelnen Sehnen erfuhr seitens der Chirurgen einige Abänderungen; so überpflanzte *Franke* den M. tibialis ant. auf die untere Fläche des Keilbeins, *Bardenheuer* den M. tibialis posticus auf den anticus. *Alexandriai* verwendete 1902 den M. extensor hallucis long. zu einer rückläufigen, interossalen Transplantation, indem er seine tief unten durchgtrennte Sehne durch das Spatium interosseum durchzog und knopflochartig am M. tibialis post. befestigte; den peripheren Stumpf verband er mit dem M. extensor communis.

Die operative Plattfussbehandlung schien erst im J. 1902 neue Wege einzuschlagen, als *Nicoladoni* von der operativen Behandlung des paralytischen Plattfusses zu jener des statischen überging und zu diesem Zwecke den M. tibialis post. durch die halbierte Achillessehne zu verstärken suchte um die vermeintlich schädliche Wirkung der Fussabwickelung beim Gehen zu vermeiden. Doch bald überzeugte er sich selbst von der Unrichtigkeit seiner ursprünglichen Annahme und musste dann selbst die Bedeutung des M. tibialis post. für die Entstehung des Plattfusses in Abrede stellen. Für das normale Vorhandensein des Fussgewölbes ist nach Nicoladoni in erster Linie die Aktivität der eigentlichen Sohlenmuskulatur massgebend.

Durch Uebermüdung der Lähmung der letzteren sinkt das Fussgewölbe ein, weil beim Fussabwickeln an der Ferse dann nur der M. triceps surae allein wirkt und so das Fussgewölbe einseitig ausdehnen kann. Aus diesem Grunde nahm er eine temporäre Ausschaltung des Antagonisten der Sohlenmuskulatur vor, indem er die durchtrennte Achillessehne zeitweilig unter die tiefe Suralfaszie verlagerte und erst dann wiedervereinigte, bis sich ein gesetzmässiger Pes calcaneus entwickelt und allen Unformen des Pes valgus auf rein funktionellem Wege sich selbst behoben haben. Für leichtere Fälle empfahl er die Verwendung eines Schaukelapparates. Leider starb Nicoladoni zu früh, um weitere Konsequenzen aus seiner Lehre zu ziehen. Dessenungeachtet gab die letztere den Anstoss zur Ausbildung weiterer Behandlungsmethoden.

So löste *Müller* im J. 1903 den M. tibialis ant. an seiner Insertionsstelle ab und zog ihn durch einen Kanal, welchen er vorher durch das Schiffbein durchgebohrt hatte; auf diese Weise versuchte er durch Verkürzung der Sehne das Fussgewölbe hinaufzudrängen und eine Hebung desselben zu erreichen, wie wir dies bereits früher erwähnt haben. Beim paralytischen Plattfuss hat er ausser der Sehne des M. tibialis ant. noch die Sehne des M. extensor hallucis longus, beziehungsweise des M. extensor digitorum communis zu diesem Zwecke verwendet. Müller hat bis Anfangs 1905 etwa 25 Fälle auf die beschriebene Weise operiert und war mit dem Ergebnis der Operation sehr zufrieden. Weniger befriedigt war von dem Heilerfolge *Chlumsky*, welcher die Operation allerdings in der Weise modificierte, dass er nur die Hälfte der gespaltenen Sehne durch den Kanal durchführte und die beiden Theile dann zusammennähte. Auf ähnliche, doch noch kompliziertere Weise versucht *Heresi* 1904 durch den überpflanzten, verkürzten und verstärkten M. tibialis anticus die Fusswölbung zu heben und so die Supination zu erzielen. Wie dies vorauszusehen war, fehlt es freilich auch nicht bereits an Reaktion. So warnt z. B. *Hoffa* direkt vor dieser Art der Sehnenplastik, weil dann der Patient, wenn es einmal doch zur Vereiterung kommen sollte, seine Sehne vollkommen einbüsst.

Auf eine andere, wenn auch nicht einfache Weise versuchte 1904 *Schultze* zum Ziele zu gelangen, indem er bei der operativen Behandlung des statischen Plattfusses den Hinterfuss des narkotisierten Kranken in Hakenfussstellung in den Lorenz'schen Osteoklasten spannt und unter starkem Redressement mit Hilfe des Heusner'schen Hebels das Fersenbein herunterholt. Nach vollständiger Mobilisierung stellt sich der Fuss so, dass der Fussrücken mit der Kniescheibe in derselben Ebene, ferner in Abduktion und Supination steht. Der Vorderfuss befindet sich zum Hinterfuss im rechten Winkel und wird in dieser Weise eingegypst. Dann folgt die Plastik der Flexoren und die eventuelle Korrektur der Extensoren. Sie besteht vorzüglich in dem Durchziehen der halbierten Tricepssehne durch einen Spalt des M. tibialis post. von vorn nach hinten und Vernähung desselben.

II. Die Operationen am *Knochen*, welche in der Regel bei den schwersten Plattfussformen als ultima ratio zur Anwendung gelangen, fanden merkwürdigerweise viel früher eine allgemeine Anerkennung und wurden von der Gesammtheit der Chirurgen verhältnissmässig viel früher ausgeführt und nachgeprüft, als dies bei den viel weniger eingreifenden und grösstentheils weit mehr rationellen Sehnenoperationen der Fall war. Der Grund hiefür liegt wohl zunächst in den viel greifbareren und unmittelbaren Erfolgen, besonders in den Fällen eines deformierten Plattfusses, ferner jedoch in dem Umstand, dass der Erfinder der Sehnenüberpflanzung, Nicoladoni selbst, zu wenig für seine epochemachende Operationsmethode zielbewusst eintrat und Propaganda machte, sowie in der Abschätzung derselben wiederholt schwankte, bis ihm dann andere bald den Rang abgelaufen haben.

Die Knochenoperationen beim Plattfuss müssen wir eintheilen in:

1. Keilresektion,
2. Exstirpation ganzer Knochen,
3. Osteotomie,
4. Plastik.

1. Die KEILRESEKTION (resectio cuneiformis) hat *Ogston* im J. 1884 eingeführt. Er reseziert ein keilförmiges Knochenstück aus der Gegend des Talo-naviculargelenkes und zwar den Kopf des Sprungbeines mit der hinteren Gelenkfläche des Schiffbeins, erhebt dadurch das Fussgewölbe, fixiert die resezierten Knochen durch einen Metallnagel und bildet eine Ankylose zwischen den beiden resezierten Knochen.

Die befriedigenden Resultate dieser Operation wurden durch *Kandel, Franke, Sivan, Kirmisson* u. A. bestätigt und bald wurde sie zum Gemeingute aller Chirurgen, wobei sie zugleich zum Ausgangspunkte und Anregung für ähnliche Operationsmethoden wurden.

So hat bereits im nächsten Jahre *Stokes* eine keilförmige Excision aus dem verlängerten Kopf und Hals des Talus vorgeschlagen. *Phelps* führte im J. 1892 seine bekannte Klumpfussoperation d. h. offene Durchschneidung aller Hindernisse, welche sich der Redression in den Weg stellen, in umgekehrter Weise auch beim Plattfuss durch.

Schwartz resezierte im J. 1893 mit Hammer und Meissel den inneren Fussrand ohne Rücksicht auf die einzelnen Fusswurzelknochen und zwar in Form eines Keiles, welcher zumeist das ganze Schiffbein, sowie einen Theil des Sprungbeinkopfes betrifft. Den Stumpf des Sprungbeines nähte er sodann an die Keilbeine an. Die Basis des Keiles blickt auf diese Weise medial, die Spitze gegen das Würfelbein. In dieser Operation haben wir allerdings nichts Anderes als eine Kombination der Methoden von Ogston und Stokes zu erblicken.

Auch der im J. 1897 von *Majnoni* gemachte Vorschlag stellt sich bei näherer Betrachtung eigentlich als eine Albert'sche Arthrodese heraus, indem er nämlich zu der Ogston'schen Operation noch eine Resektion der vorderen Fläche des Schiffbeines und der hinteren Fläche der drei Keilbeine hinzufügt.

Der von *Caratorti* im J. 1905 (nach Leichenversuchen) gemachte Vorschlag geht dahin, den Kopf des Sprungbeines nicht zu resezieren, sondern nur seine Knorpelfläche zu entfernen; ferner resezierte er ähnlich wie Majnoni die Hälfte der Knochentheile, welche das Gelenk zwischen dem Schiffbein und den drei Keilbeinen zusammensetzen. Diese sectio scapho-cuneiformis führt er in der Form eines mit seiner Basis nach unten gerichteten Keiles aus und fertigt diese Theile mittelst Knochennaht.

Eine wirkliche Arthrodese wegen Plattfusses auszuführen wird man wohl äusserst selten Gelegenheit haben. Doch wurde sie bereits in der That ausgeführt und zwar am Talocruralgelenk, sowie am Talo-calcaneal- und Chopart'schen Gelenk. Für den ersten Fall empfiehlt *Samter* einen hinteren Längsschnitt mit Durchschneidung der Achillessehne und Wiedervereinigung derselben nach Auffrischung beider Gelenke. Die gleichzeitige Arthrodese des Chopart'schen und des Knöchelgelenkes erfolgt dagegen am besten durch einen vorderen Bogenschnitt.

Bei der EXSTIRPATION einzelner Fusswurzelknochen haben wir als das leitende Motiv ihrer Ausführung das Hindernis des vorragenden Knochens anzusehen. Nichts liegt näher als der Gedanke jenen Knochenvorsprung von der Oberfläche des deformierten Fusses zu entfernen, welcher bei solchen schweren Plattfussformen zuerst in's Auge springt.

So wurde das Sprungbein exstirpiert von *Farabeuf, Vogt, Weinlechner, Marestin, Heinlein*; das Schiffbein von *Dary, Golding Bird, Trendelenburg*; das Würfelbein von *Dary*.

Die erste Talusexstirpation wurde im J. 1812 von *Dietz* vorgenommen, allerdings nicht wegen Plattfuss, sondern wegen Caries. Auch später wurde das Sprungbein von den Chirurgen meist nur wegen fortgeschrittener Knochentuberkulose entfernt. Wegen Luxation wurde es von *Heinlein* 1888 bei einem Maurer exstirpiert, welcher von einem drei Stock hohen Baugerüste herabstürzte und hiebei eine Luxation des Talus nach vorn erlitt. *Vogt* empfahl 1883 dieselbe Operation bei fungösen Fussgelenkserkrankungen als präliminaren Akt zwecks Ermöglichung einer genaueren Besichtigung der einzelnen Theile. Immerhin wurde die Exstirpation bis in die neuere Zeit ziemlich selten angewendet, denn im J. 1884 konnte *Robert* erst über 15 Fälle von 11 Operateuren berichten. Über eine grosse Erfahrung verfügt auf diesem speziellen Gebiete *Weinlechner*, welcher zuerst im J. 1888 das Sprungbein bei einem 28 j. Manne in zwei Hälften entfernte. Der Kranke litt seit seinem 15. Lebensjahre an einem stark deformierten Plattfuss welcher mit einem Hallux valgus kombiniert war. Durch die Herausnahme des Sprungbeines wird nach Weinlechner die Fusswölbung zuerst stark verringert, doch erleichtert man sich hiebei in hohem Grade das Redressement. Auch hat die Exstirpation, da sie nur einen Fuss betraf, eine Verkürzung der Beinlänge um 1.5 cm zur unmittelbaren Folge, doch hat sie sich später grösstentheils ausgeglichen, die Retroflexion wurde behoben, ja bei der Entlassung bildete sich sogar eine leichte Wölbung des Fusses nach oben aus. Im selben Jahre wurde auch von *Eiselsberg* über eine Talusexstirpation wegen Plattfuss von der Klinik Billroth berichtet. Im J. 1889 entfernte *Weinlechner* in dem Falle eines traumatischen Plattfusses bei einem 30 jähr. Knecht das Sprungbein und das Schiffbein; an beiden Knochen konnte er eine deutliche Osteoporose nachweisen. Der Vorsprung, welcher vor der Operation als der Taluskopf vorgetäuscht und angesehen wurde, war nicht dieser, sondern das Schiffbein.

Die Schnittführung ist je nach dem Falle und Geschmacke des Operateurs natürlich verschieden. So führt *Weinlechner* einen Schnitt längs des Malleolus int., *Langenbeck* verwendet einen bilateralen Längsschnitt, *König* zwei vordere Seitenschnitte, *Kocher* einen äussern Bogenschnitt, *Busch* einen Steigbügelschnitt.

Aus dem bisher Gesagten geht klar hervor, dass die Knochenexstirpation als operative Heilmethode des Plattfusses nur bei den allerschwersten Formen desselben anzuwenden ist, obwohl ihre Dauerheilerfolge bei richtiger Ausführung zur Nachahmung aufmuntern.

Die OSTEOTOMIE kann auf zweierlei Art ausgeführt werden: entweder an den Fussknochen selbst, oder aber am distalen Ende des beiden Unterschenkelknochen.

Im ersteren Falle handelt es sich um eine *Osteotomia calcanei*. Sie wurde im J. 1893 von *Gleich* ausgegeben. Er legt nach Durchtrennung der Achillessehne das Fersenbein durch einen Pirogoff'schen Bügelschnitt frei und durchsägt es von vorn unten nach hinten oben. Somach wird die hintere Hälfte nach vorn unten verschoben. Dadurch soll das Fussgewölbe direkt erhöht werden.

Die günstigen Heilerfolge wurden gleich in den ersten Jahren von mehreren Chirurgen bestätigt, zugleich jedoch von den meisten auch entsprechend modifiziert. So wendete z. B. *Brenner* einen seitlichen Schnitt an, *Obalinski* einen U-förmigen mit der Konvexität nach oben; von diesem Schnitte aus trennte er die Achillessehne durch; *Mikulicz-Henle* führen einen bogenförmigen Sägeschnitt in einem nach hinten und oben konvex geführten Bogen, ähnlich dem von *Kocher* und *Helferich* für die Kniegelenksresektionen angegebenen. Durch diese Operation wird die Achillotenotomie vermieden. Zum Schlusse werden die Knochentheile

durch einen Nagel fixiert. Die Nachbehandlung des Fusses befasst
sich mit seiner Feststellung in Equinusstellung; nach vier Wochen
wird sodann der Nagel entfernt. Allerdings wird zugegeben, dass
bei drei Kranken der Breslauer Klinik das so künstlich wieder
hergestellte Fussgewölbe im Laufe der Zeit allmählig wieder her-
absank.

Auf die Idee einer Osteotomie beider Unterschenkelknochen,
osteotomia supramalleolaris wurde man durch die Erwägung ge-
leitet, dass durch Frakturen dieser Knochen häufig traumatische
Fussdeformitäten, besonders aber Plattfuss, zustande komme, dass
mithin die temporäre Labilität und Modellirfähigkeit des Fussge-
rüstes einen indirekten Einfluss ausübe auf die Gestaltung des
Fussgewölbes. Sie wurde zuerst im J. 1889 von *Trendelenburg*
und *Hahn* ausgeführt. Die Operation besteht in einer linearen Durch-
meisselung des Schienenbeins und des Wadenbeins dicht oberhalb
des Sprunggelenkes. Der Unterschenkel wird unter den Arm genommen, der Fuss ohne Ueberkorrektur in die normale Stellung ge-
drückt und eingegypst. Nach 10-12 Tagen wird der Gypsverband
gewechselt; nach 4-5 Wochen darf der Kranke in einem festen
Stützverband herumgehen.

Die guten Resultate dieser Operation bestätigen *Hoffa*, W.
Meyer, *Timmer*, *Zeller*, *Kummer*; nur *Majewri* spricht sich direkt gegen ihre Zweckmässigkeit aus und hält sie für irrationell.
Hoffa erklärt sie besonders dann für angezeigt, wenn nach der
Achillotenotomie die Redression des Fusses in der Supinationsstellung nur unvollkommen gelingt. *Hahn* osteotomiert etwas höher
und kombiniert sie je nach Bedarf nach der Ogston'schen Methode.

Die OSTEOPLASTIK beim Plattfuss ist ein Ergebnis der aller-
jüngsten Zeit. So hat *Friedländer* im J. 1903 bei rezidivierendem,
nicht mehr redressierbaren Klumpfuss aus dem unregelmässigen
Sattelgelenk zwischen Fersen- und Sprungbein durch Abmeiselung
und Ausschabung ein Kugelgelenk geformt. In demselben ist sowohl die Pronation, als auch die Abduktion und Elevation möglich. Er hat nun vorgeschlagen diese Operation auch bei hartnäckig rezidivierendem Plattfuss zu versuchen. *Reiner* hat 1905 bei
einem sehr schweren Plattfuss einen Periostknochenlappen von der
Tibia in der Form eines etwa einen halben Centimeter dicken und
einen cm. breiten Stabes herausgenommen und ihn zwischen das
Fersenbein und das erste Keilbein eingepflanzt.

Der Knochenstab hat die Aufgabe, eine Reihe von Gelenken
zu überbrücken und auf diese Weise das Fussgewölbe nach Art

eines Zugankers bei einem einfachen Hängewerkdachstuhle zu stützen; allerdings muss vorher mindestens jedoch 10-14 Tage das Redressement ausgeführt werden.

Wenn wir, zum Schlusse alle hier aufgezählten Operationen einer sachlichen Kritik unterziehen, so können wir uns des Eindruckes nicht erwehren, dass wir bei der operativen Behandlung des Plattfusses über mehr Methoden verfügen, als wir deren nötig haben. Daraus erhellt, dass erst eine spätere Zeit über die einzelnen Operationen ihr endgiltiges Urtheil zu sprechen haben wird. Heute ist es allerdings bereits klar, dass bei den leichten Plattfussformen die einfacheren Weichtheiloperationen am Platze sind, während die Knochenoperationen nur für den schweren hochgradigen Plattfuss vorbehalten bleiben. Wann, wie und wo operiert werden soll, das wird jedoch immer der streng individualisierende Operateur in jedem einzelnen Falle selbst zu entscheiden haben.

LITERATUR

Albert. — Die neueren Untersuchungen über den Plattfuss. Wiener medic. Presse, 1884.

Alessandrini. — Trapianto tendineo interosseo retrocrada dell'estensor proprio dell'alluce nel piede calgo paralitico. Arch. di ortop. Milano, 1902.

Antonelli. — Zur Therapie des Plattfusses. Zeitschrift f. orthop. Chirurgie Stuttgart, 1901.

Bremer. — Zur operativen Behandlung des Plattfusses nach Gleich. Wiener klin. Wochenschr. 1894.

Cavatorti. — Théories et méthodes opératoires du pied plat. Revue d'orthopédie. Paris, 1905.

Chlumsky. — Die operative Behandlung des Plattfusses nach Müller. C. z. lek., 1903.

Codivilla. — Meine Erfahrungen über Sehnenverpflanzungen. Zeitschr. f. orthop. Chir. Stuttgart, Bd. XII, 1904.

Codivilla. — Sulla tecnica dei trapianti tendinei. Arch. di ortopedia, 1904.

Defontaine. — Traitement de pieds bots anciens paralytiques par arthrodèse. Revue de chirurgie. Paris, 1889.

Dombrowski. — Ein Fall von pes planus traumaticus dauernd geheilt nach der Methode von Gleich. Arch. f. klin. Chir., 1898.

Le Dentu. — Talus valgus paralytique traité par la résection du tendon d'Achille. Revue d'orthopédie. Paris, 1901.

Drobnik. — Weitere Erfahrungen über die Behandlung der Kinderlähmung. Now. lek., 1894.

Drobnik. — Ueber die Behandlung der Kinderlähmung mit Funktionsvertheilung und Funktionsübertragung der Muskeln. D. Zeitschr. f. Chir., Bd. 43, 1896.

Eiter. — Zur Behandlung des Plattfusses mit gewaltsamer Einrichtung und deren Beziehungen zur traumatischen Tuberkulose. Monatsschrift f. Unfallheilk, 1900.

Frank. — Naturforscherversammlung zu Aachen, 1900.

Franke. — Eine neue Methode der operativen Behandlung des Plattfusses. Therap. Monatshefte, 1901.

Franke. — Zur Aetiologie und Therapie des angeborenen Plattfusses. Langenbecks Arch. f. klin. Chir., Bd. 61.

Franke. — Ogston's operation for flat foot. British medic. Journ., London, 1885.

Friedländer. Beitrag zur operativen Behandlung des Plattfusses. Wiener klin. Woch. 1903.

Ghillini. — Pes valgus paralyticus. Neues Verfahren zur Sehnentransplantation. Zeitschr. f. orthop. Chir., Bd. IV., Berlin, 1896.

Gibney. — Operative procedures in orthopedic surgery. Transact. of the Americ. orthop. assoc., Vol. X., 1897.

Gleich. — Beiträge zur operativen Plattfussbehandlung. Arch. f. klin. Chirurgie, Berlin, 1893.

Gleich. — Die operative Behandlung des Plattfusses. XXII Kongress der D. Ges. f. Chir., Berlin, 1893.

Gluck. — Die plastische Chirurgie im 19. Jahrhundert. D. Klinik, 1901.

Gœssel. — Sehnenoperationen beim Pes plano-valgus. Zeitschr. f. orthop. Chirurgie, Stuttgart, 1905.

Golding Bird. — Operations on the tarsus in confirmed flat foot. Lancet, 1883.

Goupil. — De l'intervention sanglante dans le pied plat valgus douloureux. Thèse Paris, 1893.

Hacker. — Behandlung des pes calcaneus paralyticus. Wiener mechanische Presse, 1886.

Hahn. — Behandlung des Pes valgus durch lineare Osteotomie der fibula dicht oberhalb des Fussgelenks. Verh. des D. Ges. f. Chir., 1889.

Henslein. — Ueber Talusexstirpation. Münchener medic. Wochenschrift, 1888.

Herczel. — Radikale Heilung des rachitischen und statischen Plattfusses. D. med. Woch., 1901.

Herczel. — Sehnenüberpflanzung und Sehnenplastik bei Muskellähmungen und Kontrakturen. Pester mediz. Presse, 1901.

Hoffa. — Zur Behandlung des Pes valgus. Münchener med. Woch., 1900.

Hoffa. — Lehrbuch der orthopaedischen Chirurgie. Stuttgart, 1905.

Kirmisson. — Du pied plat valgus douloureux; différents procédés d'ostéotomie applicables à la cure de cette affection. Rev. d'orthop., 1899.

Kirmisson. — Pied plat valgus douloureux. Opération d'Ogston. Acad. de méd. Paris, 1891.

Kirmisson. — Traité des maladies chirurgicales d'origine congénitale. Paris, 1891.

Küttly. — Lehrbuch der speziellen Chirurgie, 1893.

Kummer. — Ostéotomie linéaire du tibia et du péroné pour pied valgus douloureux d'origine traumatique. Rev. d'orthop., 1891.

Lange. — Die Sehnenverpflanzung. Zeitschr. f. orthop. Chir., 1903.

Lucas-Championnière. — Bull. de la Soc. de chirurgie, Paris, 1891.

Majuoni. — Contributo a la medicina operatoria del piede piatto grave. Arch. di ortop., 1897.

Majuoni. — Nouveau procédé opératoire pour le traitement du pied plat grave. Rev. d'orthop., Paris, 1901.

Marcinowski. — Zur Therapie des erworbenen Plattfusses. Zeitschr. f. orthop. Chirurgie, 1896, Bd. IV.

Mencière. — Opération d'Ogston pour pied plat valgus. Assoc. française de Chirurgie, 1902.

Mayer. — Operative treatment of flat foot by supra malleolar osteotomy. New York medical Journal, 1896.

Milliau. — Contribution à l'étude de la pathogénie et du traitement opératoire du pied plat valgus douloureux. Thèse, Paris, 1893.

Milliken. — A new operation for deformities. Med. Record, 1895, Oct.

Milliken. — Tendon grafting. Medic. Record, 1896.

Morestin. — Pied plat invétéré et irréductible traité par l'astragalectomie. Bull. et mém. de la soc. d'anat., Paris, 1901.

Müller. — Sehnentransplantation und Verhalten der Sehnen beim Plattfusse. Zentralbl. f. Chir., 1903.

Muskat. — Ueber Verwendung von Sehnenoperationen. Zentralbl. f. Grenzgebiete der Medizin u. Chirurgie, 1904.

Nasse u. Borchardt. — Verletzungen u. Erkrankungen des Fussgelenks und des Fusses. Handb. d. prakt. Chir., Stuttgart, 1901.

Niehy. — Zur Behandlung von Fussdeformitäten bei ausgedehnten Lähmungen. Arch. f. Orthopaedie, Bd. III. 1905.

Nieße. — Die chirurgischen Erkrankungen der unteren Extremitäten. Deutsche Chirurgie, Stuttgart, 1897.

Nikoladoni. — Ueber die Bedeutung des M. tibialis post., und der Sohlenmuskeln für den Plattfuss. D. Zeitschr. f. Chir., Bd. 67, Leipzig, 1902.

Nikoladoni. — Zur Plattfusstherapie. D. Zeitschr. f. Chir., Bd. 63, Leipzig, 1892.

Obalinski. — Eine Modifikation des Gleich'schen Operationsverfahrens. Wiener med. Presse, 1895.

Ollier. — De la tarsectomie antérieure totale ou antéro-tarsectomie. Revue d'orthopédie, Paris, 1891.

Peraire et Mally. — Sur la métatarsalgie et sur son traitement chirurgical. Arch. de méd. et chir., Paris, 1892.

Phelps. — Etiology, pathology and treatment of flat foot. Medic. and surgical Reporter, 1892.

Philippoff. — Ueber den Wert der Sehnentransplantationen in der Behandlung der paralytischen Fussdeformitäten. Inaug. Diss., 1897.

Phocas. — Pied bot valgus Extirpation de l'astragale. Revue d'orthopédie, Paris, 1902.

Phocas. — Transplantation musculo-tendineuse dans le pied bot paralytique. Revue d'orthopédie, Paris, 1893, T. IV.

Renton. — Case of flat foot after the operation by Ogston method. Glasgow medic. journ., 1903.

Richard. — On excision of the scaphoid bone for the relief of confirmed flat-foot. The Lancet, 1899, 6, VIII.

Robert. — Considérations sur l'ablation de l'astragale. Arch. générales de médecine, 1884.

Schanz. — Erfahrungen mit Sehnen- und Muskeltransplantationen. Zeitschr. f. orthop. Chirurgie, 1903.

Schultze. — Eine neue Methode zur Behandlung des Plattfusses. Deutsche med. Woch., 1895.

Schultz. — Zur Behandlung des statischen Plattfusses mittelst des Redressement forcé und der Sehnenplastik. Zeitschr. f. orth. Chir., 1905.

Schwartz. — Du traitement du pied plat valgus douloureux invétéré par la tarsectomie cunéiforme interne. Rev. d'orthop., Paris, 1893.

Springer. — Zur Technik der Sehnenverlängerung. Arch. für Orthopaedie, 1909, Bd. I.

Stokes. — The astragaloid osteotomy in treatment of flat-foot. Transactions of the academy of medic. of Ireland, 1885.

Stromeyer. — Beiträge zur operativen Orthopaedik oder Erfahrungen über die subkutane Durchschneidung verkürzter Sehnen und Muskeln. Hannover, 1838.

Symonds. — Osteotomy with chain-saw for talipes equino-varus or valgus. Lancet, London, 1886.

Szymanovski. — Kritik der partiellen Fussamputation. Arch. f. klin. Chir., Berlin, 1861.

Trendelenburg. — Ueber die operative Behandlung des Plattfusses. Verh. der D. Ges. f. Chir., 1889.

Trendelenburg. — Ueber Plattfussoperationen. Arch. f. klin. Chirurgie, XXXIX, 1889.

Trendelenburg. — Vorstellung eines jungen Mannes mit geheilten Plattfüssen. Verh. d. D. Ges. f. Chir., 1892.

Tillmanns. — Handbuch der operativen Chirurgie, 1895.

Tonner. — Supramalleolaire Osteotomie bij een Geval van Pes valgus. Ned. Tijdschr. voor Geneesk., 1892.

Türk. — Zur Pathologie, Diagnose und Behandlung des Plattfusses nach Erfahrungen der chirurg. Klinik Rostock, 1903.

Vogel. — Einige neue Apparate zur gewaltsamen Redressung von Fussdeformitäten. Zeitschr. f. orthop. Chir., Bd. XI, 1903.

Vogt. — Die Ausführung der Fussgelenksresektion. Centralbl. f. Chirurgie, 1883.

Vogt. — Ueber angeborene Belastungsdeformitäten. Pes varus und valgus cong. und deren Behandlung mittelst Exstirpatio tali beim Neugeborenen. Mittheil. aus der chir. Klinik in Greifswald, 1884.

Vulpius. — Die orthopaedisch-chirurgische Behandlung der Gelenkserkrankungen an den unteren Extremitäten. Klin. therapeut. Wochenschrift, 1900.

Vulpius. — Die Sehnenüberpflanzung und ihre Verwerthung in der Behandlung von Lähmungen. Leipzig, 1902.

Vulpius. — Der heutige Stand der Sehnenplastik. Zeitschr. f. orthop. Chir., 1904.

Weinlechner. — Exstirpation des Talus bei Plattfuss. Wiener mediz. Blätter, 1898.

Whitman. — The radical cure of contracted flat-foot. New York medical Journal, 1892.

Winkelmann. — Zur Behandlung des Klumpfusses. D. Zeitschr. f. Chir., Bd. XL, 1894.

Young. — Tenotomy of the peronei for talipes valgus. New York medical Record, 1889.

Indications des transplantations tendineuses
d'après les résultats obtenus par l'auteur

Par M. A. CODIVILLA, Bologne

On peut parler aujourd'hui des indications des transplantations tendineuses, en ce moment où l'expérience permet déjà d'établir un jugement sur des résultats définitifs. En ce champ, j'ai exécuté jusqu'à ce jour 415 opérations.

Un grand nombre de cas ont été suivis et examinés à intervalles assez longs pour être sûr de la constance des résultats. Après cette étude j'ai acquis la conviction que dans un grand nombre de formes paralytiques flasques et spastiques les transplantations tendineuses sont absolument indiquées.

Cependant, pour quelques affections morbides j'applique aujourd'hui les transplantations tendineuses dans un nombre de cas plus restreint que dans les premières années de l'application de la méthode.

En effet, l'expérience m'a appris qu'il est nécessaire d'élever le taux de la force musculaire qui doit être à la disposition du chirurgien. J'ai vu qu'une certaine partie de la force qui est transportée est perdue à cause des nouvelles conditions mécaniques faites aux muscles, à cause des rapports topographiques que la transplantation lui donne et des difficultés techniques (¹), etc. On n'a pas tenu suffisamment compte dans le passé de l'importance du travail auquel étaient obligés les muscles transplantés, en partant de l'idée qu'il suffisait d'équilibrer les forces musculaires antagonistes pour obtenir l'effet recherché de la bonne position articulaire et du mouvement utile.

Maintenant, dans la considération des forces qui doivent s'équilibrer, on doit mettre en compte non seulement les forces musculaires actives, mais aussi les forces externes, desquelles ordinairement on ne tient pas grand compte. C'est pourquoi une force notable est nécessaire lorsqu'on veut rendre possible, au moyen de transplantations, par exemple la flexion dorsale du pied, l'extension du genou, etc.

C'est pourquoi dans la paralysie infantile on aura la claire indication des transplantations tendineuses seulement lorsque la

---

(¹) Sur les questions techniques j'ai insisté dans le travail: *Sulla tecnica dei trapianti tendinei*, Amosso, Biella, 1905.

poliomyélite a détruit un ou peu de muscles, laissant les autres intacts ou légèrement affaiblis, et en ces cas-là, si la technique est parfaite, le résultat est complet, tant pour la forme de la partie opérée que pour la fonction.

Je ne crois pas nécessaire de m'arrêter sur la question à savoir si le muscle transplanté peut se mettre dans la possibilité de fonctionner dans le sens désiré. Mes recherches montrent que ceci se vérifie pour tous les cas de transplantation techniquement réussis, et ce serait méconnaître les lois de la physiologie et de la biologie que de douter de cette vérité. La transplantation, non seulement entre muscles agonistes, mais aussi entre antagonistes, s'accorde avec la nouvelle individualisation physiologique du muscle transplanté dans le sens de la fonction désirée (¹).

Pour les raisons déjà dites, l'indication sera d'autant plus claire dans les cas où pour une cause différente de la poliomyélite, telle que traumatisme, lésion nerveuse périphérique, etc., on aura des muscles définitivement hors de fonction à côté d'autres parfaitement normaux. Dans ces cas le résultat est d'autant plus sûr que les muscles à transplanter n'ont subi aucune lésion originelle.

Dans les lésions qualitatives de la fonction musculaire, l'indication n'est pas aussi facile à formuler. Lorsque, dans les paralysies spastiques, des muscles aptes à développer une bonne force active se trouvent auprès de muscles vraiment paralysés, la même loi que j'ai mentionnée pour les paralysies flasques doit être appliquée à ces cas.

Au contraire, on aura une moindre certitude à déterminer l'indication opératoire lorsque, même en se trouvant en face d'une position difforme de l'articulation, la contracture spastique atteindra à peu près uniformément les divers groupes musculaires. Moi aussi j'ai pu mettre en évidence dans ces cas la salutaire influence sédative que les transplantations exercent sur l'hypertonie et la plus grande liberté de mouvement qui succède aux transplantations en comparaison des simples désunions tendineuses ou musculaires. J'ai été le premier à indiquer que par suite des transplantations les mouvements involontaires choréiques ou athétosiques cessent; mouvements qui, spécialement dans l'hémiplégie infantile, se trouvent souvent associés à la paralysie spastique. Aux

---

(¹) Voir mes travaux: *E più volte perfezionate disordini di movimento e sua influenza sulla funzionalità dei centri nervosi* — Atti d'Ortopedia, 190.. — *La cura sperimentale sui trapianti tendinei*. — Policlinico, 190..

observations que j'ai déjà publiées je puis ajouter d'autres cas pour confirmer mes affirmations.

Pour les cas de paralysie spastique que je viens de signaler, l'indication des transplantations est pour moi évidente. L'opération est faite dans le but de créer un bon équilibre périphérique, qui facilite la fonction dominatrice du cerveau. Toutefois, la méthode devra en ce cas être appliquée d'une manière toute spéciale pour éviter l'inversion de la contracture et pour rendre l'influence de l'opération salutaire sur le spasme au moyen d'une réelle uniformité de distribution des tensions autour de l'articulation.

Ce que je viens de dire peut être résumé dans les lois suivantes:

L' indication absolue des transplantations se trouve dans les cas où auprès des faits de paralysie existe encore une somme notable de forces fonctionnelles à distribuer. Les muscles qu'on veut transporter devront pouvoir développer un notable degré de force au moyen de leurs contractions. Ils correspondront d'autant mieux au but à atteindre lorsque la différence entre la force qui se manifeste par les contractions et celle déployée par les muscles au repos sera très grande.

Cette loi doit aussi guider la technique opératoire en tant que la technique doit procurer que les muscles maintiennent après les transplantations les bonnes conditions précédentes de potentialité fonctionnelle ou qu'elle doit donner les moyens pour que les muscles recouvrent cette potentialité dans les cas où les mauvaises conditions mécaniques de l'articulation déformée aient réduit les muscles à un état d'inactivité.

Pour les paralysies spastiques trois conditions sont d'un grand poids pour déterminer l'indication des transplantations tendineuses:

1.° le déséquilibre des groupes musculaires;

2.° la gravité du spasme;

3.° les mouvements involontaires athétosiques ou choréiques, etc.

Les transplantations tendineuses peuvent aussi s'appliquer dans des cas qui sont en dehors de ceux que nous avons notés, mais alors on ne peut prétendre d'eux qu'une fonction de fixation articulaire et non de mouvement, et ils doivent être mis en discussion avec d'autres méthodes de traitement: appareils orthopédiques, fixations tendineuses, arthrodèse, etc.

Pour ce qui est de l'âge, aucune contre-indication absolue n'existe. Il est toutefois nécessaire de tenir compte de ce que les condi-

-tions du trophisme musculaire et de l'adaptation fonctionnelle deviennent moins favorables avec l'âge.

Pour les régions anatomiques, aucune ne doit être exclue, pourvu qu'anatomiquement elle se prête à l'exécution de l'opération; toutefois la jambe et l'avant-bras sont les régions les plus favorables pour l'application de transplantations tendineuses.

Sur la valeur de la méthode je puis conclure que l'expérience m'a donnée la conviction que dans les cas où une stricte indication de la transplantation tendineuse existe, il n'y a aucune méthode qui puisse rivaliser avec la transplantation tendineuse qui, on peut le dire, crée la fonction absente.

Seulement les plastiques nerveuses correspondent au concept des transplantations tendineuses, mais cette méthode est à l'étude depuis trop peu de temps et la pratique ne fournit pas encore les éléments pour juger de sa valeur et pour la délimitation du champ qui lui est propre. Si les espérances qui se forment sur elle se réalisent, une partie du champ des transplantations tendineuses passera aux plastiques nerveuses, mais la méthode rencontrera dans ce champ bien des causes de limitation, c'est-à-dire dans la distribution de la paralysie, dans les rapports topographiques des nerfs à greffer, dans la dégénération totale des muscles à innerver, etc., qui laisseront toujours une large région ouverte à la transplantation tendineuse. Devant les plastiques nerveuses la transplantation tendineuse conservera enfin toujours deux grandes qualités, une très grande adaptabilité et la sûreté dans les prévisions des résultats définitifs.

Expériences personnelles dans le traitement de la paralysie spinale infantile

Par M. Oscar Vulpius, Heidelberg (v. page 158).

La chirurgie orthopédique dans les affections d'origine nerveuse, spastiques et paralytiques

Par MM. P. Redard, Paris (v. page 215), et Salazar de Souza, Lisbonne (v. page 145).

Discussion

M. Paul Barbarin: L'honorable rapporteur a bien montré que dans toutes les affections paralytiques la persistance de la contractilité musculaire pour chaque groupe ou pour chaque muscle varie dans des proportions qu'il est impossible de préciser et qui ne seront connues que par un examen électrique extrêmement soigné.

Cette étude électrique déterminera l'opération. La transplantation tendineuse donnera son maximum d'effet lorsqu'on la fera après cette étude et dans la position où les muscles ont le maximum de forces à condition qu'on ne les fixe pas *en tension*, car cette tension a pour résultat de diminuer considérablement la puissance de contractilité normale du muscle. Il ne faudra donc fixer les tendons que s'ils peuvent être transplantés sans aucune traction.

M. A. CODIVILLA: Les deux tendances opposées sur les résultats des transplantations tendineuses ont été très bien tracées dans les rapports qui ont été lus. Ces tendances ne sont conciliables qu'en admettant, pour beaucoup de cas, un mauvais choix d'individus à opérer ou une faute de technique.

Tout le monde doit être d'accord sur la possibilité qu'a un muscle transplanté de fonctionner dans un sens opposé au normal, quand on sait que, même dans des conditions normales, le cerveau, selon le besoin, contracte le muscle dans le sens propre ou dans le sens antagoniste. Et alors, la question de transplantation se réduit à une affaire de technique, difficile mais non insurmontable.

Comme j'ai dit dans ma communication, j'ai beaucoup amélioré les résultats dans ces dernières années, me bornant absolument aux indications précises des transplantations et à une technique très soignée.

Sur la grande valeur de la méthode, ma conviction est absolue.

M. LEITE LADE: J'ai vu, pendant quelques mois, dans la pratique de M. le prof. Codivilla, à Bologne, faire les transplantations tendineuses, et je puis affirmer les bons résultats de ce traitement chirurgical.

De l'appendicite chez le nourrisson

Par MM. KIRMISSON et GUIMBELLOT, Paris.

Nous avons eu l'occasion d'observer chez un enfant de 11 mois le cas suivant d'appendicite aiguë:

R. Eugène, né le 29 janvier 1905. Ses parents, bien portants, ont eu trois autres enfants: une fille de 3 ans bien portante et deux autres filles, mortes, l'une de coqueluche à 18 mois, l'autre de diarrhée infantile à 22 mois.

Le petit malade est né à terme, a été nourri au biberon et n'a eu jusqu'à présent aucune espèce de maladie. Il n'avait pas de constipation habituelle; peut-être plutôt un peu de diarrhée, et salissait ses couches 3 à 4 fois par jour.

Le début de l'affection actuelle remonte au samedi 6 janvier 1906. L'enfant est allé à la selle ce jour-là, pour la dernière fois, vers 4 heures de l'après-midi. Dans la soirée il était grognon, se plaignait, avait l'air de souffrir.

Dans la nuit du samedi au dimanche, il eut un vomissement alimentaire.

Le dimanche matin, le ventre était déjà augmenté de volume, les douleurs persistaient.

Ce jour-là et le suivant, il n'y eut point de nouveau vomissement. Mais l'enfant n'alla pas à la selle; il ne rendit point non plus de matières sanglantes par l'anus, peut-être quelques gaz; la mère n'est pas très affirmative sur ce sujet.

Le lundi, l'état général s'aggravant, un médecin est appelé et conseille le transfert immédiat à l'Hôpital des Enfants Malades. L'enfant entre le mardi 9 janvier à 8 heures du matin, salle Bamberger, lit 2.

Examen. Le 9 janvier à 8 heures, c'est-à-dire environ 60 heures après le début des accidents, nous voyons l'enfant.

Nous serons surtout frappés par le développement énorme du ventre, entraînant un élargissement de la base du thorax. La peau de l'abdomen est tendue, comme amincie. À sa surface on voit des zonuosités bleuâtres. À gauche de l'ombilic est une plaque rougeâtre de la dimension d'une pièce de un franc. L'ombilic lui-même est déplissé, mais non saillant. D'autres taches rouges, semblables à celles de l'ombilic se voient au niveau des aines.

La palpation montre que le ventre est tendu. Mais cette tension même ne permet pas la palpation profonde. La pression est douloureuse, et le maximum de cette douleur semble être dans la fosse iliaque droite.

Le toucher rectal montre le rectum libre. Le doigt est enserré seulement par la pression des anses intestinales dilatées, autour du rectum. On ne sent pas de collection. Le doigt ne ramène pas du tout de matières. Au moment de l'introduction, il s'est échappé un ou deux gaz.

À côté de cet état local, l'état général paraît gravement atteint. Le faciès est terreux, plombé, les yeux excavés, la langue blanche et sèche. Le malade est dans la prostration. Un peu de dyspnée.

Le pouls est petit à 120. La température rectale est de 39°2.

L'examen des orifices herniaires les montre absolument libres.

Devant le développement énorme du ventre, l'absence complète de matières, le jeune âge du malade, la douleur et la sensibilité dans la fosse iliaque droite, le diagnostic reste très hésitant entre une appendicite et une invagination intestinale. Quoi qu'il soit d'ailleurs, une intervention s'impose et elle est pratiquée immédiatement.

Chloroformisation. Incisions dans la fosse iliaque droite. À peine le péritoine ouvert, on voit sourdre de la sérosité purulente s'obéir les anses. En cherchant près de l'angle formé par la paroi abdominale antérieure et la fosse iliaque, on trouve très facilement le cæcum, et un autre l'appendice, qui est très long, dépourvu d'adhérences et présentant à sa partie moyenne une plaque sphacélée. On passe un catgut à sa base, et on sectionne en avant. Malheureusement l'appendice est friable, le fil lâche, et la recherche du moignon déterminé sur la paroi enflammée des deux anses crée une déchirure du feuillet péritonéal. On en vient d'ailleurs très facilement à bout, par une suture à la soie fine et le tamponnement, de la petite hémorrhagie qui s'est produite. Un drain est placé dans le bassin, un autre remonte dans la région lombaire. La plaie est tamponnée à la gaze stérilisée.

Au niveau de la plaque rouge, signalée sur la partie latérale gauche de l'ombilic, on fait un débridement de la paroi, il s'échappe là aussi de la sérosité purulente. Deux drains sont couchés de ce côté jusque dans la fosse iliaque gauche.

L'enfant est ramené dans son lit et on lui fait 200 gr. de sérum.

Il meurt le même jour vers 5 heures de l'après-midi, après avoir présenté une température rectale de 40°2.

La famille ayant fait opposition, l'autopsie n'a malheureusement pu être pratiquée.

L'examen de l'appendice, enlevé chirurgicalement, donne les résultats suivants:

L'appendice est long de 6 à 7 cm., augmenté de volume, vascularisé. Il est légèrement incurvé, sa concavité répondant à l'insertion de son méso. À l'union de son 1/3 supérieur et de ses 2/3 inférieurs, on voit sur le bord convexe une tache noirâtre ovalaire, à grand axe vertical, mesurant 1 cm. environ sur 5 millim. et répondant à une portion sphacélée de l'appendice. L'examen de cette tache montre qu'il s'agit d'une perforation; mais dans son 1 3 supérieur la perforation est complète, et l'on voit directement une boulette de matière fécale; dans les 2/3 inférieurs la perforation porte seulement sur la muqueuse et la musculeuse; la séreuse, conservée et translucide, recouvre la boulette fécale.

Au niveau de cette perforation et sur le bord concave de l'appendice, se voient, de chaque côté du méso, deux autres perforations, complètes aussi, mais beaucoup plus petites.

A son 1 3 inférieur l'appendice présente un second renflement.

L'ouverture de l'organe confirme l'existence, au niveau de la perforation, d'une boulette fécale, assez molle, du volume d'un gros pois, un peu ovoïde. Immédiatement au-dessus d'elle, est une seconde boulette fécale, de volume bien moindre, comme une tête d'épingle noire.

Le renflement inférieur de l'appendice répond à une augmentation de volume de la paroi elle-même, et non à un corps étranger.

La rareté de l'appendicite chez l'enfant au-dessous de deux ans nous a engagés à faire, à propos de cette observation, quelques recherches bibliographiques.

Cette rareté est confirmée par toutes les statistiques sur lesquelles nous n'insisterons pas, et par presque tous les traités de pathologie infantile. De ceux-ci, les uns sont muets sur ce sujet, les autres citent à titre de curiosité, suivant leur expression, une ou deux observations.

Dans ces derniers temps, trois travaux d'ensemble ont été publiés: en 1901, le travail de Griffith, qui se borne d'ailleurs à peu près à énumérer les cas déjà observés; en 1903, la très intéressante thèse de Gyr, de Lausanne, sur l'appendicite chez l'enfant au-dessous de trois ans; en 1905, la thèse de Bamberg, de Leipzig.

Au cours de nos recherches personnelles, nous avons été surpris de trouver un nombre déjà assez grand d'observations.

Nous avons tenu cependant à éliminer, contrairement à Griffith, par exemple, toutes les observations d'appendicite herniaire. On peut admettre, il est vrai, avec Estor (De la hernie étranglée du nourrisson, Revue de chirurgie, 1902, p. 727) que la fréquence des perforations des appendices herniés, chez l'enfant en bas âge, ne peut guère s'expliquer que par une appendicite antérieure aux symptômes d'étranglement. Mais l'aspect clinique revêt, du fait de la hernie, un caractère trop spécial, pour que nous fassions entrer ces cas dans notre étude.

D'autres cas cités seulement au cours de travaux d'ensemble sur l'appendicite ne peuvent être utilisés: dans leurs statistiques Bamberg cite deux cas au-dessous de 2 ans; Reginald Fitz un cas chez un enfant de 20 mois; Bull parle d'une pérityphlite à l'âge

de 6 mois après une chute; Guinard dit avoir opéré un enfant de
2 ans.

D'autre part nous n'avons pu nous procurer les travaux origi-
naux de Tordeus, à propos d'un enfant de 6 mois, de Silbermann,
chez un enfant à la dernière période de la lactation, de Cleveland,
chez un enfant de 3 mois, de Krassnobajew, chez un enfant de
cinq mois, ces deux derniers cités seulement par Bamberg.

Enfin on pourrait peut-être émettre des doutes sur l'observation de Jackson, où l'on trouve chez un nouveau-né, mort accidentellement, des adhérences anciennes, traces d'un processus ap-
pendiculaire de la vie intra-utérine, pense cet auteur.

Néanmoins, ces différents cas étant éliminés, il nous reste 23
observations, en y joignant la nôtre, où l'histoire clinique est suffisamment détaillée, où le diagnostic fut vérifié, sauf dans une,
par l'opération ou l'autopsie.

Ces 23 observations peuvent être d'emblée subdivisées en deux
groupes : 9 pour la première année, 14 pour la seconde.

Et cette distinction a certes son importance, puisque les seuls
cas de guérison appartiennent à la seconde année, et même plus
exactement au-dessus de 18 mois. Nous trouvons en effet 7 guérisons et 7 morts entre 1 et 2 ans, tandis que la mort est survenue
chez les 9 malades de la première année.

Peut-être, cependant, le pronostic est-il rendu plus grave, du fait
de la difficulté plus grande du diagnostic et de l'absence du traitement.

Laissons en effet de côté les cas observés avant que les allures cliniques et les indications opératoires de l'appendicite ne
soient nettement déterminées, il nous reste au-dessous d'un an six
cas postérieurs à 1893 et où le malade n'ait pas été vu au dernier
moment; sur ces 6 cas, le nôtre est le seul où l'on ait émis l'hypothèse d'une appendicite, et encore avec beaucoup de réserves;
c'est également le seul qui ait été l'objet d'une intervention chirurgicale, sans résultat d'ailleurs.

Au contraire, dans la seconde année, sur 13 cas postérieurs
à 1893 le diagnostic in vivo a été fait 10 fois (obs. XII, XIII, XIV,
XVI, XVII, XVIII, XIX, XX, XXI, XXII). Neuf fois, l'opération
fut pratiquée (obs. X, XIV, XVI, XVIII, XIX, XX, XXI, XXII, XXIII);
elle amena 7 guérisons et 2 morts (obs. X, XVI).

Les 10 opérations (y compris celle de la première année) du-
rent être pratiquées à chaud. L'appendice put être facilement enlevé 6 fois; 4 fois on jugea inutile de prolonger les recherches à
la première intervention.

Dans presque tous les cas l'évolution fut très rapide et terminée en quelques jours par l'intervention ou par la mort. Dans une observation cependant (obs. XX) une crise antérieure, nette et diagnostiquée, s'était terminée par la résolution. Dans 2 autres cas (obs. XIII et XVIII) il semble qu'on ait voulu laisser refroidir l'appendicite; elle se termina au bout de quelques semaines par la péritonite généralisée et la mort, sans qu'on soit intervenu.

De l'étude de ces observations se dégagent encore quelques notions utiles pour l'histoire de l'appendicite dans les deux premières années de la vie.

Les formes anatomo-pathologiques de l'appendicite sont, comme on devait le penser, en rapport avec les différences de gravité dans chaque année. Au-dessous d'un an il s'agit presque toujours de péritonite purulente généralisée ou à foyers multiples; dans certains cas, elle s'accompagne de lésions du foie, des reins, des poumons, de l'endocarde, etc.

Au contraire, entre 1 et 2 ans, les cas de péritonite localisée, d'abcès enkysté ou baigne l'appendice, prédominent.

La perforation de l'appendice est indiquée 13 fois, son absence 3 fois.

Dans un cas (obs. XI), on a trouvé dans la lumière du canal une épingle à tête noire. Dans un autre cas, l'appendice contenait des matières molles, dans quatre autres des calculs stercoraux ou même crayeux. Dans aucune observation il n'est question de parasites.

Mais la présence de ces corps étrangers est en contradiction avec l'opinion généralement admise, et adoptée aussi par Bamberg, que les calculs stercoraux ne jouent pas chez le nourrisson le rôle provocateur infectant qu'ils jouent chez l'adulte; leur formation serait impossible en raison de la valvule de Gerlach pour les uns, de la musculature de l'organe très puissante à cet age, qui expulserait immédiatement tout ce qui y pénètre, pour les autres. D'après la lecture des observations, au contraire, les calculs stercoraux ne sont guère moins fréquents dans les appendicites du nourrisson que dans celles de l'adulte. Il est donc difficile d'en déduire une théorie pour expliquer la plus grande rareté de l'appendicite dans le premier cas.

Ici par contre, peut-être plus que chez l'adulte, une grande part dans l'étiologie de l'affection semble devoir être réservée aux troubles intestinaux antérieurs, aux gastro-entérites si fréquentes chez le nourrisson. L'appendice participe aux inflammations du reste de l'intestin; sa richesse en follicules lymphatiques, surtout grande chez les sujets jeunes, l'y prédispose et aggrave les lésions à son niveau. Dans 16 cas, où il est parlé des antécédents personnels du malade, 10 fois on trouve des troubles d'intensité variable, allant depuis la constipation habituelle jusqu'à l'entérite grave.

Et à cette notion se rattache celle du mode d'alimentation, qui sur 11 observations, où nous avons des renseignements précis, était 3 fois seulement une alimentation au sein. Dans les 8 autres cas il est question de nourriture par le biberon, les bouillies, le lait malté, etc..., jamais cependant par des viandes; et nos 23 observations peuvent être opposées aux partisans de l'origine exclusive de l'appendicite dans l'alimentation carnée.

Cette notion d'entérite antérieure n'est pas seulement intéressante au point de vue étiologique, mais aussi au point de vue des allures cliniques de l'affection.

Gyr distingue avec raison deux formes de début.

Dans la première, le début est masqué par les troubles de gastro-entérite; l'enfant est atteint depuis quelque temps de diarrhée fétide ou de constipation; il vomit, il a un peu de fièvre et s'amaigrit. Les symptômes s'aggravent sans qu'il soit possible de dire quel jour l'appendicite a commencé; les vomissements augmentent, la température monte, le pouls s'accélère. L'impossibilité de l'interrogatoire, les cris que pousse continuellement l'enfant, empêchent de localiser un maximum douloureux. Le ventre se ballonne, la péritonite généralisée s'installe, et le malade meurt sans qu'on ait songé à faire le diagnostic d'appendicite.

Dans la seconde forme, le début est au contraire brusque, survenant au milieu d'une bonne santé générale, ou après des troubles intestinaux très légers.

L'enfant se met à crier, a un ou deux vomissements initiaux, de la fièvre, un ventre tendu et douloureux, un pouls rapide. N'étaient le jeune âge du sujet et la difficulté de l'examen, le diagnostic serait facile.

Nous croyons cependant devoir insister sur l'intensité de la constipation. Certainement on a signalé de tout temps la constipation du début de l'appendicite, et la difficulté du diagnostic dans certains cas avec l'occlusion intestinale. Mais il nous semble que chez le nourrisson l'arrêt des matières et des gaz est encore plus complet et plus fréquent, si ce n'étaient la fièvre et l'absence de matières sanglantes par l'anus, signes d'ailleurs quelquefois infidèles, on penserait à une invagination intestinale. Et ce n'est ni l'âge du sujet, ni les vomissements, ni le ballonnement du ventre, ni même la constatation de douleur, de tuméfaction et de matité dans la fosse iliaque droite, qui iraient contre ce diagnostic. Aussi voyons-nous le diagnostic d'invagination porté dans 4 observations (obs. VII, IX, X, XVIII) et fortement discuté dans la nôtre; dans 2 autres, on porte le diagnostic de hernie étranglée, en raison de la persistance du canal péritonéo-vaginal et de sa participation à la péritonite dans un cas (obs. IV), d'une hernie antérieurement réduite dans l'autre (obs. XXIII). Enfin dans une observation (obs. XIII) on peut affirmer l'existence d'un volumineux coprome dans le cœcum.

Nous insisterons peu sur les autres signes; non qu'ils soient moins importants pour le diagnostic, mais parce qu'ils n'ont pas chez le nourrisson une physionomie spéciale.

Le toucher rectal, toujours douloureux chez l'enfant, a rarement donné de résultats positifs, peut-être aussi en raison de la situation haute du cœcum chez le sujet jeune.

L'évolution est rapide, la péritonite généralisée s'installe en quelques jours, avec son facies spécial et sa dissociation du pouls et de la température, et la mort survient si l'on n'est pas intervenu à temps. Nous avons déjà signalé en effet les insuccès de la méthode de temporisation même dans les rares cas où elle semblait possible.

Mais cette gravité effrayante du pronostic est-elle réelle? Nous avons dit que, dans la première année, on n'a guère fait le diagnostic qu'après l'autopsie. N'y a-t-il pas de nombreux cas d'appendicite à allures plus bénignes, terminés par la guérison, qui ont passé inaperçus au milieu des phénomènes d'entérite? La question est difficile à trancher, mais c'est peut-être là la grande cause de la rareté apparente de l'appendicite du nourrisson.

Le diagnostic est en effet surtout difficile en raison de l'impossibilité de l'interrogatoire, de la difficulté de la palpation, car l'enfant se défend, de la difficulté de fixer un maximum douloureux chez un enfant qui crie constamment. Outre les diagnostics d'occlusion, de hernie étranglée, d'entérite, on trouve dans les observations ceux de pneumonie, de rein et foie polykystiques, etc.

Aussi s'explique-t-on la rareté de l'intervention, qui seule pourtant a donné des résultats satisfaisants.

Résumé et conclusions

En résumé, nous avons pu recueillir 23 cas probants d'appendicite chez le nourrisson.

Envisagés au point de vue de l'âge ils se décomposent en

9 dans la première année
14 dans la seconde année.

Pris en bloc, ces 23 cas ont donné 16 morts et 7 guérisons.

Si l'on envisage les résultats d'après l'âge, nous trouvons que les 9 cas de la première année se sont tous terminés par la mort. Ceux de la seconde année ont donné 7 guérisons et 7 morts. Encore est-il à remarquer que tous les cas de guérison ont été observés au-dessus de 18 mois.

Si nous envisageons maintenant les résultats fournis par l'intervention chirurgicale, nous voyons que celle-ci a été pratiquée 10 fois, dont une fois seulement dans la première année (c'est notre cas personnel) et 9 fois dans la seconde année, avec 7 guérisons et 3 morts.

Des faits qui précèdent, il nous semble pouvoir tirer les conclusions suivantes :

1° L'appendicite dans les deux premières années de la vie n'est pas aussi rare qu'on le pense généralement.

2° Son évolution est rapide, son pronostic extrêmement grave.

3° Les seuls cas de guérison étant jusqu'à présent ceux où l'on a opéré à chaud, l'indication de l'intervention immédiate paraît formelle.

4° Ce qui rend difficile la détermination opératoire, c'est la difficulté même du diagnostic. Aussi y a-t-il intérêt à recueillir et à publier tous les faits de cet ordre.

BIBLIOGRAPHIE

A Cas inédits

Bamberger — Virchow's Handbuch der speciellen Pathologie und Therapie — Bd. VII. Erlangen, 1864.

Reg. Fitz — American Journal of the Medical Sciences, October 1886.

Ball — New York Medical Journal, 1873.

Guinard — Traité de Le Dentu. Pellet. Tome 7, page 467.

Tordeus — Perityphlite primitive chez un enfant de 6 mois. Brochure in 8°. Bruxelles 1885. Référ. Gazette Hebdomadaire, 1885, p. 772.

Silbermann — Séance du 29 juillet 1882 de la Schlesischen Gesellschaft für vater-
    ländische Kultur (cité par Bamberg).
Cleeland — Cincinnati Lancet Clinic, N. 5 XIX, 1887 (cité par Bamberg).
Kassabojew — Djetskaja medizina, 1902, 4.
    Revue der Russischen medizinischen Zeitschrift, 1902, 12 (cité par Bamberg).
Jackson — A case of prenatal Appendicitis. American Journal of the Medical Scien-
    ces, April 1901, p. 710.

B. Observations utilisées

Obs. II — *Albrecht* — Société Impériale-Royale des médecins de Vienne. Séance du 24
    novembre 1905.
    Réf. Presse médicale, 9 déc. 1905, N° 99, p. 798.
Obs. III — *Bamberg* — Ueber Appendicitis bei Säuglingen — Inaugural-Dissertation.
    Leipzig 1905.
Obs. IV — *Gogens* — Gazette médicale belge. Liège 1900, p. 103.
    Annales de la Société Médico-chirurgicale de Liège, Mars 1900, p. 214.
Obs. V — *Demme* — XXIII. med. Bericht über die Thätigkeit des Jenner'schen Kin-
    derspitals in Bern, 1885.
Obs. VI — *Blumer et Shaw* — A case of appendicitis in an infant seven weeks old.
    Archives of Pediatrics, Août 1901, p. 593.
Obs. VII — *Griffith* — Appendicitis in Children of two years and under.
    Archives of Pediatrics, Octobre 1901 p. 751.
Obs. VIII — *Albrecht* — Loc. cit.
Obs. IX — *Betz* — Memorabilien. Heilbronn 1870, XV, p. 118.
    Begs. bei einem 7 Monate alten Kinde in Folge von Perforation des Wurmfort-
    satzes und Verwachsung der Gedärme.
Obs. X — *Taylor* — Appendicitis in an infant.
    Boston Medical and Surgical Journal, 20 mai 1897, p. 482.
Obs. XI — *Glazebrook* — A unique case of appendicitis in a child aged fourteen
    months.
    New York Medical Journal, 11 mars 1905, N.° 10, p. 483.
Obs. XII — *Gyr* — Contribution à l'étude clinique de l'appendicite chez les enfants
    en bas âge (obs. VII).
    Thèse de Lausanne, 1903.
Obs. XIII — *Gyr* — Loc. cit. (obs. IX).
Obs. XIV — *Millon* — Appendicite chez un enfant de 10 mois.
    Archives de médecine des Enfants, 1899, p. 285.
Obs. XV — *Holmes* — British and American Journal of medical and physical scien-
    ces, Mai 1847, p. 285.
    Journal für Kinderkrankheiten, 1848, p. 73.
Obs. XVI — *Weiss et Ferrier* — Sur quelques cas d'appendicite (obs. II).
    Revue de chirurgie, 10 juillet 1898, p. 599.
Obs. XVII — *Gyr* — Loc. cit. (obs. X).
Obs. XVIII — *Summers* — Philadelphia Medical News, 1891, p. 512.
Obs. XIX — *Howland* — Two cases of appendicitis in young children (obs. I).
    Archives of Pediatrics, May 1901, p. 354.
Obs. XX — *Howland* — Loc. cit. (obs. II).
Obs. XXI — *Newton* — Appendicitis in a child less than two years old.
    Journal American Medical Association (Chicago) Mai 1901, p. 1477.

Obs. XXII — *Gordon* — Thèse de Paris, 1896. Obs. I, p. 100.
Obs. XXIII — *Kaufmann* — Correspondenzblatt für Schweizer-Aerzte, 1889, p. 753.

DISCUSSION

M. *Piechaud* : À propos de la communication de M. le prof. Kirmisson, je communiquerai moi-même un cas très intéressant.

Il s'agissait d'un petit garçon de 16 mois qui souffrait de la fosse iliaque gauche depuis quelques jours et auprès duquel je fus appelé il y a d'ans pour des signes péritonéaux : douleurs, vomissements, ballonnement du ventre et signes d'occlusion. L'affecté a continué à évoluer intègre la glace intra et extra et le malade présenta 2 jours après du ténesme rectal avec épreintes et envies incessantes d'aller aux selles. Le toucher rectal m'indiqua la présence d'une tuméfaction fluctuante sur la paroi antérieure du rectum entre la cuisse et l'intestin. Je voulais alors intervenir pensant avoir affaire à une appendicite prérectale mais la famille me pria d'appeler en consultation le prof. Puchaud, lequel fut d'avis d'attendre. Quatre jours après, l'affection se terminait par l'ouverture de l'abcès et guérissait au bout de 15 jours.

Les adénites de la joue chez les enfants

*Statistique et discussion des cas observés à l'Hôpital des Enfants
de Bordeaux depuis trois ans et demi*

Par M. PIECHAUD, Bordeaux.

Les ganglions lymphatiques de la joue ne sont point une rareté, comme je l'ai démontré dans un mémoire important [1], qui a fixé la question sur ce point d'anatomie et dont les conclusions ont été reproduites depuis dans le traité d'anatomie française du professeur Poirier et dans les monographies qui ont suivi la publication de mon travail.

Si l'existence de ces ganglions lymphatiques était mal connue, leur inflammation, il faut bien le dire, avait déjà attiré l'attention d'observateurs consciencieux et le professeur Poncet (de Lyon), est le premier qui, ayant observé, en mars 1887, un cas d'adénite tuberculeuse sur la joue, eut des lors son esprit dirigé du côté des manifestations morbides des glandes lymphatiques de la joue. Il se préoccupa, à partir de cette époque, de faire réunir par ses élèves les documents nécessaires pour édifier l'histoire de ces adénites, auxquelles fut donné le nom d'adénites de Poncet.

C'est en 1892 que paraissent les premières monographies sur ce sujet. Elles sont dues à Vigier (thèse de Lyon et *Journal hebdo-*

[1] *Gazette hebdomadaire des Sciences médicales de Bordeaux*, 1899. (Société d'Anatomie et de Physiologie de Bordeaux, séance du 20 mai 1895.)

madaire de médecine et de clinique, ainsi qu'à L.-H. Petit (Union médicale, 1892).

Trois ans plus tard, en 1895, un autre élève de M. Poncet, le dr. Albertin, publie dans les *Archives provinciales de chirurgie* un travail sur les adénites géniennes ou de Poncet. Il apporte douze observations nouvelles.

En 1899, notre élève Capelle-Laplène fait paraître sur le même sujet une thèse de Bordeaux, inspirée par nous et où la question est envisagée, grâce à nos propres travaux, sous le double point de vue anatomique et clinique.

En 1899 encore, Buchbinder et Küttner publient leurs observations personnelles, dont les dernières émanent de la clinique de von Bruns, dans *Beiträge zur klin. Chir.*

Les recherches de Polya et Von Navratil n'ajoutent rien aux données positives établies par nous-même.

L'année 1900 voit éclore plusieurs travaux sur le même sujet. C'est d'abord un article de revue de Thévenot dans la *Gazette des Hôpitaux*; un article de Partsch dans l'*Odontologische Blätter*; et enfin une observation d'adénite génienne sous-muqueuse suppurée dans la *Gazette hebdomadaire de médecine et de chirurgie* par Mériel, chef de clinique à la Faculté de Toulouse.

Puis c'est, en 1901, une discussion à la Société de Stomatologie de Paris, à propos d'une communication de M. J. Ferrier, sur «une manifestation buccale de la grippe simulant une odontopathie».

C'est encore, en 1902 (juillet), un article des *Archives de Stomatologie* sur les adénites géniennes, par M. Lebedinsky, professeur à l'École dentaire de Paris.

Enfin, en 1903 (*Beiträge zur klin. Chir.*, XXXIX, 2), Trendel publie sur les adénites de la joue un mémoire des plus consciencieux et des plus documentés. Il y réunit quatre-vingt-quatre observations, dont quinze absolument inédites recueillies à la clinique de Tubingue. Tous les faits sont analysés avec le plus grand soin et les conclusions de ce travail sont absolument conformes aux nôtres.

De tout cet historique il faut conclure que si l'étude des adénites de la joue a été suivie depuis les travaux de l'École lyonnaise par un certain nombre de chirurgiens, aucune étude d'ensemble systématique n'a été faite sur cette localisation morbide chez les enfants.

Depuis deux ans et demi nous avons examiné attentivement,

à ce point de vue, tous les enfants qui ont fréquenté notre consultation de l'Hôpital des Enfants de Bordeaux, et c'est le résultat clinique et statistique de ces examens que nous publions aujourd'hui.

Mais avant d'aborder cet exposé, nous croyons utile de rappeler, en les synthétisant, les conclusions de deux mémoires que
nous avons publiés en 1899 : *Les ganglions lymphatiques de la
joue* [1] et *Les Glandes salivaires buccales ou molaires de la joue* [2].

Résumé anatomique

Les ganglions lymphatiques de la joue ont une existence in-
discutable et fréquente, vingt fois sur trente cas, d'après nos observations personnelles, sept fois sur vingt-quatre seulement d'après
Polya et Von Navratil. Ignorés ou passés sous silence par la
plupart des anatomistes contemporains, leur étude a été reprise, comme nous l'avons dit dans l'historique qui précède, sous
l'inspiration de M. Poncet (de Lyon), par deux de ses élèves, Vigier et Albertin. Dans ces deux travaux, dont l'un est la copie
de l'autre anatomiquement, il n'y a rien de précis à ce dernier
point de vue, et la division des ganglions lymphatiques de la joue
est plutôt basée sur des faits cliniques que sur des dissections
précises.

La classification de Vigier en ganglions *massétérins, commis-
suraux* et *molaires* ou *sous-orbitaires* nous a paru défectueuse,
parce qu'elle est mal définie au point de vue des rapports anatomiques des groupes ganglionnaires.

Aussi avons-nous établi la classification suivante, basée sur
des recherches cadavériques nombreuses et précises faites par
nous-même.

1° *Ganglions buccaux.* — Placés sur la face externe du muscle buccinateur, au-devant de la veine faciale. Ils sont au nombre
de un à trois, échelonnés entre la terminaison du canal de Sténon et l'insertion du buccinateur sur le maxillaire inférieur. Il
faut bien se garder de les confondre avec les glandules salivaires
buccales que l'on rencontre parfois à ce niveau.

2° *Ganglions sus-maxillaires.* — Au nombre de un à trois, ils
sont placés sur la face externe de l'os maxillaire inférieur, le plus

---

[1] Société d'Anatomie et de Physiologie de Bordeaux, mai 1899.
[2] Société d'Anatomie et de Physiologie de Bordeaux, 1899.

souvent en rapport avec la veine faciale. Cependant, on rencontre aussi quelques ganglions autour de l'artère faciale, soit en avant, soit en arrière de ce vaisseau. D'où la possibilité d'une subdivision du groupe en deux: l'un postérieur en rapport avec la veine, l'autre antérieur avec l'artère.

3.º *Ganglion infra-maxillaire.* — Bien que ce ganglion soit ordinairement unique, je n'hésite pas à lui donner une place indépendante, tant à cause de son importance anatomique que de la fréquence de ses réactions pathologiques. Il n'est pas rare, en effet, de rencontrer un ganglion sur le bord inférieur du maxillaire qui, dans un équilibre instable, peut être ramené artificiellement, à l'aide de la pression du doigt, tantôt au-dessus, tantôt au-dessous de la branche horizontale ou basilaire du maxillaire inférieur. C'est un ganglion de transition entre les sus- et les sous-maxillaires, que je n'ai trouvé signalé nulle part avant mon mémoire et que j'ai proposé de désigner sous le nom de ganglion *infra-maxillaire.*

4.º *Ganglions commissural et naso-génien.* — J'ai réuni dans ce groupe deux formations ganglionnaires que j'ai rencontrées dans la joue à titre absolument exceptionnel. Une fois j'ai pu mettre à nu un ganglion gros comme un grain de chénevis, au niveau de la commissure droite des lèvres d'un adulte, sur la face externe du muscle orbiculaire des lèvres, à 8 millimètres en dehors de la commissure elle-même: c'est mon ganglion *commissural.*

Une autre fois, j'ai rencontré un petit ganglion de même volume en avant de l'artère faciale et en regard de la partie moyenne du sillon naso-génien. Testut en cite un cas semblable dans son traité d'anatomie: c'est le ganglion *naso-génien.*

Quant aux ganglions *sous-orbitaires* et *malaires,* nous ne pouvons les faire entrer dans une classification anatomique, car nous ne les avons jamais rencontrés et ils n'ont été observés que cliniquement (voir thèse de Vigier, *loc. cit.,* et Alberta, *Archives provinciales de chirurgie,* 1895).

Nous avons résumé, dans ces quelques lignes, le résultat de nos recherches qui, d'après la plupart des auteurs, représentent l'état actuel de la science à ce sujet. Mais que devons-nous penser de cette affirmation du professeur Debierre (de Lille), qui prétend (1) qu'indépendamment des ganglions superficiels dont il vient d'être question, il en existerait d'autres plus profonds placés au-

____

(1) Sa thèse de Vigier, *loc. cit.*

dessous du feuillet externe de l'aponévrose buccinatrice? D'où la division des ganglions de la joue en superficiels et profonds.

Je ne puis mieux faire pour répondre à cette question que de reproduire ce que je disais en 1899, dans un mémoire cité plus haut:

La simple inspection du muscle buccinateur permet de reconnaître sur sa face externe des saillies plus ou moins nombreuses suivant les sujets et d'une coloration grisâtre, formées de grains plus ou moins serrés et plus ou moins nombreux, ce qui donne à chaque glandule une physionomie différente, tant par la forme que par le volume. Il est nécessaire de différencier ces glandules d'autres formations qui siègent d'une façon inconstante dans le voisinage, je veux parler des ganglions lymphatiques buccaux. J'ai utilisé pour cela plusieurs moyens, dont le meilleur était le suivant. L'injection de mercure ou d'encre de Chine dans l'épaisseur des petites masses glandulaires m'a permis de différencier ces organes les uns des autres. Si j'avais affaire à une glandule salivaire, le liquide venait sourdre, après quelques tâtonnements, sur la face interne de la joue par le conduit excréteur de la glande. Si, au contraire, c'était un ganglion, le liquide fusait entre les lymphatiques efférents.

Sur 20 sujets que j'ai examinés attentivement, en suivant les règles que je viens de poser ci-dessus, j'ai rencontré dans les trois quarts des cas la simple collerette de glandules salivaires qui ne s'étendait pas à plus d'un centimètre en avant et en arrière du canal de Sténon. Le groupe était formé de quatre à cinq petites glandes en avant, autant en arrière et deux ou trois en haut et en bas. Ces glandes sont ordinairement unies entre elles par un tissu cellulaire assez dense qui est indépendant de l'aponévrose buccinatrice. Elles ne sont cependant jamais fusionnées et leur distinction est toujours possible. Le volume de chacun de ces petits lobules est des plus variables. Les plus gros ne dépassent point en volume une grosse lentille. Les plus petits descendent au-dessous de ceux d'une tête d'épingle. La situation est également variable ; on a l'habitude de dire que ces petits organes sont placés sur la face externe du muscle buccal entre même muscle et l'aponévrose qui le revêt. Cette description ne peut s'appliquer indistinctement à tous les groupes glandulaires, et, s'il en est quelques-unes qui la réalisent, il en est d'autres qui s'en écartent, soit qu'elles restent enfoncées entre les fibres du buccinateur, ce sont les plus petites (il est à remarquer qu'elles sont aplaties entre les fibres buccinatrices en forme de crête-de-coq), soit qu'elles forcent l'aponévrose, l'amincissent même, de façon à venir faire efflorescence à la surface de cette aponévrose, ce sont les plus grosses.

Dans un quart des cas, les glandules salivaires formaient une tranchée continue qui s'étendait en arrière jusqu'à la dernière molaire supérieure de façon à se mettre à ce niveau en continuité avec le groupe de glandes palatines. En avant, je ne les ai jamais vues atteindre la commissure. Elles restaient à 1 centimètre 1/2 en arrière. Mais, en revanche, dans la presque totalité des cas, j'ai observé un petit groupe glandulaire non décrit. Ce groupe, caché par l'insertion inférieure du grand zygomatique à la lèvre supérieure, passait au-dessous de lui comme sous un pont, s'engageait de même entre le bord externe du muscle canin et l'extrémité antérieure du buccinateur, de façon à pénétrer au niveau du sillon gingivo-labial supérieur et se continuer là avec le groupe des glandes labiales supérieures qui sont conti-

queuses. Ces glandes, au nombre de trois ou quatre, forment souvent un groupe isolé mais quelquefois elles sont reliées au massif principal par une traînée ininterrompue. Je désignerai ce groupe sous le nom de groupe buccal supérieur ou *zygomato-canin* des glandules buccales.

Il semble, d'après cette description, que les glandes salivaires buccales aient une tendance à se continuer avec les glandes sous-muqueuses de la bouche en se rapprochant plutôt de la voûte que du plancher de cette cavité.

Ce n'est point que l'on ne rencontre pas sur la partie inférieure du buccinateur quelques glandes salivaires. Cependant, je dois avouer qu'elles sont beaucoup plus rares et plus grêles en cette région.

Dans un tiers des cas, j'ai rencontré une ou deux glandules un peu au-dessus de l'insertion du buccinateur sur le maxillaire inférieur et en arrière du triangulaire des lèvres. Quelquefois même l'une de ces petites glandes s'engageait dans l'interstice, établissant la séparation entre le bord antérieur du buccinateur et le bord postérieur du triangulaire des lèvres, de façon à établir ici comme pour la partie supérieure une continuité avec les glandules sous-muqueuses de la lèvre inférieure.

Je désignerai ce groupe, très inconstant comme nous venons de le voir, sous le nom de groupe buccal inférieur ou *basso triangulaire* des glandules buccales.

Je signale en passant un rapport important pour ces glandes, c'est celui de la grosse veine faciale. Ce vaisseau, qui croise l'extrémité antérieure du canal de Sténon, s'applique sur la traînée glandulaire, et la dépression qu'elle produit au niveau de l'aponévrose buccale en ce point interrompt souvent la continuité des glandules salivaires, de telle sorte que ce vaisseau se trouve couché entre deux rangées de glandules.

À cette longue citation, qui me dispense de tout commentaire, j'ajoute que je n'ai jamais rencontré de ganglions lymphatiques au-dessous de l'aponévrose du buccinateur. Cela m'amènerait à conclure que toutes les adénites buccales qui ont été décrites dans la profondeur de la joue, en saillie du côté de la muqueuse, sont ou des adénites qui ont forcé la barrière du buccinateur et de son aponévrose ou des fausses adénites. Je n'admets donc pas, pour ma part, les tendances de Lebedinsky [1] et de Trendel [2] à reconnaître l'existence, même à titre exceptionnel, d'adénites buccales profondes.

Mais avant d'aller plus loin, comme l'anatomie et la clinique doivent se prêter un mutuel appui, nous allons exposer en résumé et dans l'ordre chronologique où elles se sont présentées les observations que nous avons pu recueillir sur ce sujet.

Il nous sera possible, alors, de poser quelques conclusions exclusivement basées sur une expérience personnelle suffisamment prolongée.

---

[1] *Archives de stomatologie*, Paris, 1905, loc. cit.
[2] *Beitrage zur klin. Chir.*, 1905, loc. cit.

D'après les relevés officiels de l'Administration, depuis le 15 octobre 1903 jusqu'au 15 avril 1906, il est passé 1.746 enfants dans mon service de consultation externe de l'Hôpital des Enfants de Bordeaux. Sur ce chiffre important de malades, qui représente deux ans et demi d'observation, je me suis trouvé 302 fois en présence d'adénites de régions diverses sur lesquelles j'ai rencontré 71 fois seulement des adénites de la joue, dont le détail va suivre.

RÉSUMÉ DES FAITS CLINIQUES

Année 1903

N° 1 (21 octobre). Yves Carles, deux ans et demi. — Adénite *sus-maxillaire* droite, groupe postérieur, non suppurée, consécutive à une érosion de la lèvre supérieure. Grosseur d'un pois chiche. Traitement: Pommade à l'iodure de plomb. Guérison.

N° 2 (3 novembre). Camille Gassouot, dix ans. — Adénite *infra-maxillaire* gauche suppurée, consécutive à un eczéma du menton. Incision. Guérison.

N° 3 (18 novembre). Georges Combes, trois ans. — Adénite *sus-maxillaire* gauche, groupe postérieur, non suppurée, grosseur d'une lentille. Induration persistante; cause inconnue.

N° 4 (30 novembre). Jeanne Picque, sept ans. — Ganglion *isolé* du côté droit, non suppuré, sans cause connue, volume d'un pois chiche, siège au niveau du bord alvéolaire du maxillaire inférieur. État stationnaire.

N° 5 (24 décembre). Auguste Bandou, quatre ans. — Adénite *sus-maxillaire* droite suppurée, consécutive à des croûtes eczémateuses de la lèvre supérieure. Incision. Guérison.

Année 1904

N° 6 (19 janvier). Rosa Borel, treize ans. — Adénite *sus-maxillaire* droite, groupe postérieur, grosseur d'un haricot; tuberculose ganglionnaire, ramollissement. Incision et curettage. Guérison au bout de six mois.

N° 7 (20 février). Louis Lespeit, quatre ans. — Adénite *sus-maxillaire* gauche, groupe postérieur, grosseur d'un pois, non ramollie. Antécédents tuberculeux dans la famille. Traitement général. État stationnaire.

N° 8 (1er mars). Marguerite Bot, cinq ans. — Adénite *infra-maxillaire* double, de cause inconnue, de la grosseur d'un haricot de chaque côté. Induration persistante depuis 6 mois. Traitement iodure. Amélioration au bout d'un mois.

N° 9 (10 mars). Thérèse Tissaye, douze ans. — Masse polyganglionnaire *sous-maxillaire* et parotidienne gauche. Présence du même côté d'un ganglion *sus-maxillaire*, gros comme un gros pois en avant du masséter, sur le milieu de la face externe du maxillaire inférieur, groupe postérieur. Date d'apparition 15 jours. Cause: eczéma de la face et des lèvres. Pansements aseptiques et humides. Amélioration au bout d'un mois.

N° 10 (17 mars). Alice Morin, douze ans. — Présente deux petits ganglions *sus-maxillaires*, un de chaque côté, de la grosseur d'une lentille, en regard du bord alvéolaire de la mâchoire, groupe postérieur. Leur existence remonte à l'âge de trois ans. Cause inconnue.

N° 11 (24 mars) Lucien Ponchot, vingt mois. — Adénite suppurée d'un ganglion sus-maxillaire du côté gauche, groupe postérieur, survenu à la suite d'une adénite cervicale suppurée du même côté. Incision externe. Le pus examiné contient des staphylocoques.

Nº 12 (16 avril). Fernande Bevieu, sept mois. — Adénite sus-maxillaire gauche, du groupe postérieur, suppurant depuis deux mois. Oncle et père tuberculeux. Tuberculose probable. Curettage et chlorure de zinc. Guérison.

Nº 13 (19 avril). Henriette Courrier, 10 ans. — Adénite sus-maxillaire droite, non suppurée, groupe postérieur, sur la partie moyenne de la face externe de la mâchoire inférieure. Gros ganglion infra-maxillaire empiétant sur la face externe du maxillaire. Début depuis quatre ans. Bacillose probable. Traitement général. La malade n'est pas revue.

Nº 14 (26 avril). Madeleine Thomas, dix ans. — Eczéma impétigineux du pavillon de l'oreille gauche, avec adénite de la région sus-hyoïdienne, sous-maxillaire et un petit ganglion sus-maxillaire du même côté, groupe postérieur. Pansements humides. Guérison.

Nº 15 (28 avril). Marie-Louise Lorigeon, dix-huit mois. — Adénite suppurée d'un ganglion sus-maxillaire du côté droit, groupe postérieur. Adénite volumineuse, d'origine grippale. Incision, drainage et guérison.

Nº 16 (14 mai). André Maquerie, quatre ans. — Adénites sus-hyoïdiennes, sous-maxillaire et parotidienne du côté droit. Présence d'un petit ganglion sus-maxillaire gros comme un pois, du même côté, groupe postérieur, au milieu de la face externe du maxillaire inférieur. Cause: eczéma impétigineux autour de la bouche. Pansement humide. Guérison.

Nº 17 (18 mai). Jeanne Laussar, quatorze ans. — Adénites tuberculeuses multiples de la face et du cou. Père mort de tuberculose généralisée après tumeur blanche du genou, en 1903. Mère morte de tuberculose pulmonaire en 1904. Deux frères (8 et 2 ans) ayant eu tous les deux des hémoptysies.

Grosses adénites cervicales gauches, d'abord, datant de six mois; puis adénites sous-maxillaires bilatérales ayant suppuré et déjà cicatrisées. Présence d'un gros ganglion buccal de chaque côté, au niveau du milieu de la joue, à peu près au niveau de l'orifice de Sténon. Volume d'une petite noisette. Ganglion infra-maxillaire du côté droit.

Nº 18 (21 mai). Marcel Delrieu, neuf ans. — Adénite sus-maxillaire du côté droit et du groupe postérieur, situés au milieu de la face externe du maxillaire inférieur, du volume d'un pois aplati. Début, il y a quinze jours. Causes: carie de la deuxième petite molaire inférieure droite. Extraction de la dent. Guérison.

Nº 19 (31 mai). Marguerite Armande, quatre ans. — Adénite aiguë, suppurée, staphylococcique sous-maxillaire droite. Présence d'un petit ganglion sus-maxillaire du même côté près du bord inférieur, groupe postérieur. Incision et drainage de l'adénite sous-maxillaire. Disparition de l'adénite sus-maxillaire.

Nº 20 (31 mai). Marc Drouin, neuf ans. — Polyadénites tuberculeuses des régions parotidiennes et sous-maxillaires. Présence d'un petit ganglion prémassétérin médio-buccal. Traitement général.

Nº 21 (7 juin). Marie Dagouassat, sept ans. — Adénite tuberculeuse de la région sous-maxillaire gauche. Présence d'un gros ganglion infra-maxillaire du même côté. Pas de suppuration. Traitement général.

Nº 22 (7 juin). Jean Baptiste, un an. — Adénite infra-maxillaire aiguë du côté droit, consécutive à de l'impétigo de la joue. Suppuration. Incision et drainage. Guérison.

No 23 (2e jour). Fernande Mexes, dix ans. — Adénites sous-maxillaires et *infra-maxillaires* gauches, l'examen simultanément identiques sous-maxillaires des deux côtés, groupe postérieur près du bord inférieur du maxillaire. Cause: tuberculose. Traitement général.

No 24 (23 juillet). Magdeleine Brobillard, quatorze mois. — Grosse adénite aiguë suppurée *sous-maxillaire* du côté droit, groupe postérieur, consécutive à une carie dentaire. Incision, drainage de l'adénite. Extraction de la première petite molaire droite. Guérison.

No 25 (9 août). Germaine Delord, neuf ans. — Adénite *infra-maxillaire* gauche consécutive à une carie de la deuxième petite molaire du même côté. Extraction de la dent cariée. Guérison.

No 26 (6 septembre). Joséphine Guillemie, douze ans et demi. — Inflammation du ganglion *intra-maxillaire* du côté gauche consécutive à l'éruption de la première grosse molaire gauche. Pommade belladonnée. Guérison.

No 27 (1er décembre). Raymonde Costa, treize ans et demi. — Adénite mastoïdienne droite avec adénite *sous-maxillaire* du même côté, du groupe postérieur, près du bord inférieur du maxillaire. Volume d'une lentille. Lymphatisme. Traitement général.

No 28 (6 décembre). Marc et Cauvidou, cinq ans. — Petite adénite *infra-maxillaire* droite consécutive à végétations adénoïdes. Ablation des végétations et traitement général.

Année 1905

No 29 (5 janvier). René Lajaunie, huit ans. — Adénites *infra-maxillaires* droite et gauche consécutives à des ulcérations fréquentes des ailes du nez. Pommade anti-herpétique et traitement iodure.

No 30 (24 janvier). Georges Cintareau, huit mois. — Adénite *infra-maxillaire* droite consécutive à une ouverture de la commissure droite des lèvres. Traitement et guérison de l'ouverture, l'adénite se résorbe.

No 31 (25 janvier). Georges Gouilhem, deux ans. — Adénite *infra-maxillaire* droite, consécutive à fissure médiane de la lèvre inférieure. Traitement de la fissure. Guérison.

No 32 (2 février). René Claverie, sept ans. — Adénite *sous-maxillaire* droite, groupe postérieur près du bord alvéolaire de la mâchoire inférieure. Pas de cause connue. Traitement iodure.

No 33 (11 février). Georgette Maillard, dix ans. — Adénite *sous-maxillaire* droite, groupe postérieur près du bord inférieur de la mâchoire, grosseur d'un pois, consécutive à une croûte d'impétigo située sur le côté droit de la lèvre inférieure. Traitement de la croûte. Disparition de l'adénite.

No 34 (11 février). Robert Lacaze, six ans. — Adénites *infra-maxillaires* des deux côtés, consécutives à des végétations adénoïdes. Adénectomie. Le malade n'est plus revu.

No 35 (11 mars). Marie Blua, sept ans. — Adénite *sous-maxillaire* droite, partie moyenne de la face externe du maxillaire inférieur, groupe postérieur. Consécutive à un eczéma du pavillon de l'oreille du même côté. Traitement de l'eczéma et pommade iodurée sur l'adénite. Guérison.

No 36 (21 mars). Marthe Tinanes, sept ans et demi. — Adénite chronique d'un ganglion *sous-maxillaire* du côté droit, près le bord inférieur, groupe postérieur. Consécutive à des croûtes dans le nez. Traitement arsenio-iodure. État stationnaire.

N° 37 (28 mars). Julien Inoca, quatre ans. — Adénite *sus maxillaire* gauche suppurée, groupe postérieur. Consécutive à la rougeole. Incision, drainage. Guérison.

N° 38 (30 mars) Louis Lalaë, un an. — Adénite *infra-maxillaire* droite suppurée. Consécutive à une otite moyenne suppurée. Incision, drainage. Guérison.

N° 39 (7 avril), André Berero, huit ans. — Adénite *sus-maxillaire* gauche. Volume d'un petit pois. Groupe postérieur, près du bord inférieur de la mâchoire. Consécutive à la carie de la deuxième petite molaire inférieure gauche. Extraction de la dent malade. Guérison.

N° 40 (23 mai). Odette Deleroz, sept ans. — Adénites cervicales multiples de nature bacillaire. Présence d'un gros ganglion *infra-maxillaire* droit. Traitement général.

N° 41 (3 mai), Amélie Colombier, cinq ans. — Adénite *infra-maxillaire* droite suppurée consécutive à de l'herpès labial. Incision, drainage. Guérison.

N° 42 (25 mai). Odette Bergès, six ans. — Adénite mylo-hyoïdienne consécutive à de l'impétigo de la lèvre inférieure et du menton. Propagation au ganglion *infra-maxillaire* droit. Traitement de l'impétigo. Pommade à l'oxyde de zinc. Traitement général. Guérison.

N° 43 (30 mai). Fernande Bruneau, dix ans. — Adénites chroniques en groupe de trois ganglions du côté droit dont deux *sus-maxillaires* du groupe postérieur et un *infra-maxillaire*. Consécutive à de l'impétigo de la commissure droite des lèvres. Traitement local et général. La malade n'est pas revue.

N° 44 (15 juin). M. Richet, trois ans. — Polyadénite cervicale chronique des deux côtés, *infra-maxillaire* gauche. Tuberculose probable. Traitement général et local. État stationnaire.

N° 45 (28 juin). Germaine Arbandie, six ans et demi. — Adénite *sus-maxillaire* droite du volume et de la forme d'un gros grain de blé verticalement placé, au-devant du bord massétérin. Groupe postérieur. Consécutive à une kérato-conjonctivite phlycténulaire du même côté. Traitement général et local. Amélioration.

N° 46 (11 juillet). Georges Loutrade, treize mois. — Adénite mylo-hyoïdienne consécutive à une plaie infectée du menton. Propagation de l'inflammation à un petit ganglion *sus-maxillaire* du groupe antérieur à un travers de doigt en avant du bord antérieur du masséter. Pansement humide et aseptique. Guérison.

N° 47 (1er août). Georges Labidie, cinq ans et demi. — Adénite *infra-maxillaire* gauche, consécutive à une éruption généralisée de la face. Pansements humides. Guérison.

N° 48 (21 octobre). Marie Pantin, deux ans. — Adénite *infra-maxillaire* gauche suppurée. Incision, drainage. Présence des staphylocoques. Guérison.

N° 49 (24 octobre). Mathilde Barrère, dix-huit mois. — Adénite mylo-hyoïdienne et *sus-maxillaire* gauche, groupe postérieur. Suppuration. Impétigo du menton. Incision. Guérison.

N° 50 (31 octobre). Arnaud Gova, quatre ans. — Adénite mylo-hyoïdienne avec propagation sur la face externe de la joue droite aux ganglions *infra* et *sus-maxillaires*. Groupe postéro-inférieur. Consécutive à de l'impétigo ulcéré du menton. Pansements humides. Guérison.

N° 51 (4 novembre). Gaston Lune, neuf ans. — Adénite *sus-maxillaire*. Groupe antérieur, consécutive à vésicule d'herpès infectée de la lèvre inférieure du côté gauche. Pansements humides. Guérison.

N° 52 (16 novembre). Mathieu Barrère, vingt mois. — Adénite du ganglion in fra-maxillaire gauche consécutive à l'infection d'un ganglion mylo-hyoïdien par croûtes impétigineuses du menton. Incision du ganglion mylo-hyoïdien. Guérison.

N° 53 (30 novembre). Auguste Vignot, dix ans. — Groupe de trois adénites tuberculeuses *sous-maxillaire*, *infra-maxillaire* et *sus-maxillaire*. Groupe postérieur et côté gauche. Ces ganglions, qui font une saillie d'une grosse noix, datent de cinq ans. Ils sont séparés les uns des autres par une petite dépression qui permet bien de les distinguer comme volume et comme topographie. Le ganglion sous-maxillaire est ramolli. Opération, incision horizontale et parallèle au bord inférieur du maxillaire inférieur. Dissection et énucléation des ganglions malades sans ouvrir le ganglion ramolli. Suture du pezucier et de la peau. Pansement à la colle de Unna. Cicatrice linéaire à peine sensible.

N° 54 (28 novembre). Raymond Chevalier, treize ans. — Petite adénite *sus-maxillaire* droite du groupe postéro-supérieur. Consécutive à de l'eczéma impétigineux du nez et de la lèvre supérieure.

N° 55 (12 décembre). Albert Lacombe, vingt-huit mois. — Adénite *infra-maxillaire*. Le ganglion, du volume d'un gros pois, est situé sur le bord inférieur droit du maxillaire inférieur près de la symphyse à 1 centimètre. Il s'agit d'une situation très anormale du ganglion infra-maxillaire. Apparition depuis trois mois. Coïncidence avec l'éruption des deux petites molaires du même côté. Le ganglion est dur, indolore et facilement mobilisable. Pommade iodurée. État stationnaire.

N° 56 (20 décembre). Marthe B..., douze ans. — Adénite *infra-maxillaire* gauche tuberculeuse du volume d'une noix. Cette adénite, selon toutes probabilités, de nature bacillaire, date de l'âge de trois ans. Tous les traitements ayant échoué, la mère de l'enfant se décide à la faire entrer salle 11 ans bus d'opération. Incision horizontale. La branche inférieure du nerf facial destinée au triangulaire des lèvres et au carré du menton est vue et respectée. Extirpation. Réunion par première intention sans traces apparentes.

N° 57 (28 décembre). Alcide, dix ans. — Adénites de la joue droite consécutives à des croûtes d'impétigo de la lèvre supérieure et de l'orifice nasal. Volume d'un gros pois.

1° Ganglion *sus-maxillaire* du groupe postéro-supérieur.

2° Ganglion *infra-maxillaire*.

Lavages aseptiques et pommade à l'oxyde de zinc. Guérison.

Année 1906

N° 58 (1 janvier). Marcel F..., quatre ans. — Adénite *infra-maxillaire* suppurée du côté gauche consécutive à une ulcération syphilitique de la lèvre supérieure du côté gauche. Drainage et traitement spécifique. Guérison.

N° 59 (18 janvier). René Lacoste, dix ans et demi. — Adénite suppurée *infra-maxillaire* gauche consécutive à carie dentaire des deux petites molaires inférieures du même côté. Drainage. Guérison.

N° 60 (17 février). Émile Roche, deux ans. — Adéno-phlegmon d'un ganglion *sous-maxillaire* et d'un ganglion *sus-maxillaire* du groupe postéro-inférieur du côté droit. Consécutif à des ulcérations impétigineuses des lèvres et du pourtour de la bouche. Incision, drainage. Guérison.

N° 61 (20 février). Raymonde Allias, trois ans. — Adénite *infra-maxillaire* gauche, du volume d'un haricot, consécutive à un eczéma impétigineux de la moitié gauche des deux lèvres. Pansements humides. Guérison.

N° 62 (21 février). Georges Cortinat, sept ans et demi. — Adénite sus-hyoïdienne et *sus-maxillaire* du groupe postéro-inférieur, de la grosseur d'une lentille, un peu allongée et consécutive à des croûtes d'eczéma impétigineux de la lèvre inférieure. Lavages boriqués chauds. Pommade à l'oxyde de zinc. Traitement général. Guérison.

N° 63 (1er mars). Albert Revdlot, deux ans. — Adénite *infra-maxillaire* gauche suppurée, consécutive à des buttes d'eczéma impétigineux du menton et de la lèvre inférieure. Incision. Guérison.

N° 64 (3 mars). Madeleine Saulonnet, treize ans. — Adénites suppurées et ouvertes de tout le collier cervical. Adénites *sus-maxillaires* à latérales non suppurées du volume d'un pois, appartenant au groupe postérieur, au milieu de la face externe du maxillaire inférieur. Origine bacillaire. Curettage et badigeonnage au chlorure de zinc des adénites ouvertes.

N° 65 (15 mars). Andréa Rosier, dix ans. — Adénite mastoïdienne droite, du volume d'une cerise, datant de six ans. Coexistence d'une adénite *sus-maxillaire* du même côté, de la grosseur d'une lentille, et du groupe postéro-inférieur. Pas de cause connue. Traitement ioduré.

N° 66 (17 mars). Fernande Lemonstre, deux ans. — Adénite *infra-maxillaire* droite suppurée, du volume d'une noisette, consécutive à une éraillure de la lèvre inférieure. Incision. Guérison.

N° 67 (22 mars). Hélène Laste, deux ans et demi. — Adénites aiguës et suppurées sous-maxillaire et *sus-maxillaire* gauche, du groupe postéro-inférieur. Consécutives à de l'eczéma impétigineux de la lèvre inférieure et de la stomatite de même nature. Incision. Guérison. Traitement général.

N° 68 (24 mars). Thérèse Marie, neuf mois. — Adénites parotidiennes et mastoïdienne droites consécutives à de l'eczéma impétigineux du pavillon de l'oreille correspondante. Coexistence d'une petite adénite *sus-maxillaire* du groupe postéro-inférieur et du même côté. Soins d'asepsie. Amélioration.

N° 69 (29 mars). Blanche Laborde, sept ans. — Adénites suppurées sous-maxillaire et *sus-maxillaire* gauche, du groupe postéro-inférieur. L'inflammation était consécutive à la carie de deux dents inférieures et gauches, la canine et la première petite molaire. Incision. Guérison en bonne voie.

N° 70 (31 mars). André Daurion, quatre ans et demi. — Adéno-phlegmon des ganglions de la joue droite intéressant un ganglion buccal sur la partie moyenne du buccinateur et les ganglions parotidiens. Consécutif à la rougeole. Incision externe de la joue parallèle au canal de Sténon. Drainage. Guérison à peu près complète.

N° 71 (2 avril). René Saroy, quatorze ans. — Lupus du nez datant de six ans. Pas d'antécédents. Polyadénites cervicales et sous-maxillaires suppurés et non ouvertes. Adénite *naso-génienne* droite, isolée. Cette adénite, située au milieu du pli naso-génien, à un travers de doigt de l'aile du nez qui est corrodée par l'ulcération lupique, marche promptement à la suppuration. Incision, drainage. Le malade est encore en traitement.

Topographie et Causes

Si nous cherchons à tirer quelques-unes des données qui se dégagent des documents réunis ci-dessus, nous voyons que nous avons pu réunir:

1° Quatre cas d'adénites *buccales*, dont une appartenant au groupe inférieur (n° 4) et les trois autres au groupe supérieur (n°s 17, 20 et 70). Le n° 17 même est remarquable en ce sens que l'adénite était bilatérale.

2° Trente-neuf cas d'adénites *sus-maxillaires*, dont trente-sept appartiennent au groupe postérieur, c'est le plus riche, et deux au groupe antérieur; ce sont les n°s 46 et 51. Parmi les trente-sept cas appartenant au groupe postérieur, il en est un certain nombre de bilatéraux; ce sont les n°s 10, 23 et 64. Quelques autres coexistent avec quelques ganglions voisins et particulièrement avec l'infra-maxillaire, les sous-maxillaires et les mylo-hyoïdiens. Les ganglions de ce groupe postérieur s'échelonnant sur la face externe du maxillaire inférieur, depuis son bord inférieur jusqu'à son bord alvéolaire, leur siège a varié suivant la hauteur de cette face. Une fois (n° 23) il existait deux adénites superposées sur la dite face. Deux fois seulement j'ai rencontré des adénites sus-maxillaires appartenant au groupe antérieur (n°s 46 et 51).

3° Trente cas d'adénites *infra-maxillaires*, dont deux cas bilatéraux (n°s 23 et 34), et sept cas dans lesquels il y avait coexistence de ganglions sus-maxillaires (n°s 13, 17, 23, 43, 50, 53, 57). L'observation n° 55 est des plus intéressantes parce qu'elle permet de relever un cas d'adénite infra-maxillaire des plus rares. A cause de son siège sur le bord inférieur du maxillaire, à un centimètre de la symphyse, il semble que l'on soit en présence d'une forme nouvelle intermédiaire entre l'adénite sus-maxillaire du groupe antérieur et l'adénite mylo-hyoïdienne antérieure.

4° Un cas d'adénite *commissurale* (le n° 5) et un cas d'adénite *suso-génienne* (n° 71).

Si nous n'avons pas, comme chez l'adulte, les divers néoplasmes des lèvres et de la langue et notamment l'épithélioma comme causes des adénites de la joue, en revanche, nous rencontrons, dans la grande majorité des cas, l'impétigo et les plaies infectées des lèvres, de la langue, des narines, du menton, des joues et même du pavillon de l'oreille, etc., puis la tuberculose ganglionnaire primitive ou secondaire; dans un cas nous avons signalé le lupus du nez comme facteur étiologique. Quelques cas reconnaissent comme cause la carie des première et deuxième petites molaires du bas avec la gingivite et la périostite qui les accompagnaient. L'éruption des mêmes dents a pu suffire à elle seule à déterminer l'apparition d'une adénite de la joue. Les otites moyennes si fréquentes chez l'enfant, ainsi que les végétations adénoïdes, sont encore relevées parmi les causes. Nous avons vu aussi la rougeole entraîner à sa suite des accidents ganglionnaires du côté de la joue. Mais comme nous n'avons pas vu la maladie évoluer — et connaissant la prédilection de la scarlatine pour ce genre de complications, il faut peut-être réserver ce côté du diagnostic. Enfin, il existe un certain nombre de cas dans lesquels nous n'avons pu fixer aucune cause déterminante, soit que la porte d'entrée de l'agent irritant, peau ou muqueuse, n'ait eu qu'une existence éphémère et se soit refermée, comme cela arrive quelquefois chez l'adulte, sans attirer l'attention des parents; soit que l'infection, de nature endogène, soit venue localiser son action, par un processus encore indéterminé, sur un des ganglions de la joue. Il existe un certain nombre de ces adénites que n'explique aucune cause et qui ressemblent à de simples ganglions hypertrophiés et indurés, très mobiles sous la peau et sur les plans sous-jacents. Ils filent sous le doigt investigateur comme le testicule de l'enfant dans le canal inguino-scrotal, de telle sorte qu'il est parfois difficile de déceler leur existence. Est-ce une forme atténuée de la tuberculose ganglionnaire ou bien tout simplement de l'adénite chronique? Il est probable qu'il y a là une limite indécise et difficile à trancher pour chaque espèce. La même question se pose d'ailleurs pour nombre d'adénites d'autres régions.

L'âge et le sexe ne nous semblent pas mériter une mention spéciale dans ce relevé des influences causales, car tous les âges sont représentés dans nos observations, de sept mois à quatorze ans, et les sexes sont en proportion à peu près égales, 37 garçons et 34 filles.

Signes et Diagnostic

Les adénites de la joue doivent toujours être recherchées avec soin, car leur diagnostic ne s'impose que très rarement.

Lorsqu'elles sont volumineuses, indépendamment de la gêne qu'elles procurent au malade dont elles attirent ainsi l'attention, par la saillie anormale qu'elles font à la surface de la joue, elles sollicitent l'œil de l'observateur, et le doigt les rencontre facilement dans les manœuvres d'exploration.

Lorsqu'elles sont envahies par un processus inflammatoire aigu, la peau se tend et rougit à leur surface, trahissant ainsi leur existence.

Mais lorsqu'elles sont de petit volume rien ne vient les déceler. Leurs signes subjectifs sont nuls, les petits malades ne se rendant aucun compte de cette affection, qui ne les gêne, ni ne les fait souffrir. Quant aux signes objectifs, ils varient suivant le volume et la région. Les recherches du clinicien doivent porter en certains points d'élection où l'anatomie normale nous a déjà démontré l'existence des ganglions.

A la joue, il faut faire le palper bidigital, l'index d'une main dans le vestibule de la bouche appuyant sur la face muqueuse et l'index de l'autre main sur la peau. Les deux pulpes digitales, séparées par les plans plus ou moins épais et gras de la joue infantile, passeront au crible toute cette région, faisant une véritable expression de tous les districts ganglionnaires, marchant pas à pas, de façon à ne rien laisser échapper dans cette exploration.

Certes, il ne faut pas se dissimuler les difficultés de cette manœuvre, car l'enfant se défend; il n'aime pas qu'on lui mette les doigts dans la bouche, mais avec un peu de patience, de dextérité et parfois même un peu de brusquerie, il est possible d'arriver à ses fins. On passera d'abord en revue la commissure des lèvres et la région voisine, puis le sinus gingivo-labial supérieur en enfonçant directement son doigt vers la racine de la canine, la pulpe tournée en dehors de façon à explorer la partie moyenne du sillon naso-génien. Les doigts sont promenés rapidement dans cette région où les ganglions sont plutôt rares, et sont enfoncés plus profondément vers la partie postérieure de la joue. Les deux index sont alors promenés de haut en bas, exerçant une légère pression sur les deux faces, de façon à sentir les plus petits ressauts. En pratiquant cette manœuvre, il faut bien se rappeler les points de repère suivants. Si l'enfant serre les dents, c'est le bord antérieur du masséter que l'on sent dur et verticalement tendu de l'os malaire au maxillaire inférieur; c'est bien là, tout le long de ce bord, qu'il faut exécuter les recherches. Mais si les mâchoires restent ballantes et le masséter au repos, l'exploration est portée plus en arrière; c'est le bord antérieur de la branche montante du maxillaire inférieur qui est perçu. Il faut se défier alors des sensations pseudo-ganglionnaires que donne la partie antérieure du masséter qui déborde cette branche montante. Il suffit de provoquer la contraction des masséters pour se rendre compte de l'erreur et l'éviter. Cette exploration intra et extra-buccale s'achève par le sinus gingivo-buccal inférieur. Ici, on ne peut percevoir que les adénites des ganglions *sus maxil-*

laires les plus élevés, ceux qui avoisinent le bord alvéolaire. Quant aux autres, les *sus-maxillaires* moyen et inférieur du groupe postérieur et les *sus-maxillaires* du groupe antérieur, ils ne peuvent être perçus que par un examen méthodique de toute la face externe du maxillaire inférieur. Leur reconnaissance est plus facile, car le doigt les presse sur une surface résistante qui permet même d'en apprécier la forme, le volume et le contour. Il ne faut pas oublier cependant que ces adénites sus-maxillaires, quand elles sont petites, fuient sous le doigt avec la plus grande facilité d'une part, et que la sensation que fournissent les deux petites molaires au doigt explorateur, à travers la joue, peut influencer un observateur facile à suggestionner, d'autre part. C'est donc sans hâte et sans précipitation qu'il faudra procéder à cette partie de l'examen. Quant à l'adénite *inframaxillaire*, c'est encore avec un *modus faciendi* tout particulier qu'il faudra procéder à sa recherche. C'est avec la plus grande délicatesse de palper qu'il faut l'aborder, car, à moins qu'une inflammation aiguë ne l'ait fixé au bord inférieur du maxillaire, ce ganglion est, ainsi que je l'ai déjà dit, dans un équilibre tellement instable qu'il passe avec la plus grande facilité et aussi bien sur la face interne ou sur la face externe du corps de la mâchoire inférieure. Cette facilité de migration s'explique, à mon sens, par l'existence d'une véritable bourse séreuse que j'ai pu constater entre le bord inférieur épais et mousse du maxillaire inférieur et le ganglion. Il faut donc connaître la possibilité de cette locomotion relativement étendue et ne pas s'en tenir à un examen superficiel.

Lorsque le clinicien aura pratiqué son examen en suivant les règles que nous venons de poser, il lui restera encore, avant de parachever son œuvre par un traitement approprié, à éviter tout ce qui pourrait établir une confusion avec d'autres affections.

Il ne faudra pas confondre les adénites de la joue, et cette remarque s'adresse aux adénites *buccales* surtout, avec les kystes salivaires des glandules géniennes, les adénomes et les tumeurs mixtes des mêmes glandules. Toutes ces tumeurs développées aux dépens des petites glandes salivaires, dont nous avons fait la topographie plus haut, seront reconnues à leur petit volume, leur état lobulé, et leur siège relativement superficiel du côté de la muqueuse à laquelle elles sont toutes fixées par un pédicule plus ou moins large. Les kystes offrent même un certain degré de transparence qui les fera reconnaître.

Nous ne signalons que pour mémoire les sarcomes (¹) et les fibromes (²) de la joue à cause de leur rareté. L'histoire de ces tumeurs primitives de la paroi génienne se borne à quelques rares observations qui ne permettent pas bien d'établir leurs caractères cliniques.

Les lipomes et les kystes sébacés occupent une région plus superficielle, et ces derniers tiennent à la face profonde de la peau comme les adénomes tiennent à la face profonde de la muqueuse.

La boule graisseuse de Bichat, lorsqu'elle est hypertrophiée, n'induira pas en erreur l'observateur qui saura que cette dernière est située en arrière du siège ordinaire des adénites buccales et qu'elle s'enfonce au-dessous du masséter, entre le muscle et le buccinateur, sa consistance molle et pâteuse lèvera d'ailleurs tous les doutes. Nous laisserons de côté les angiomes dont l'aspect seul suffit pour établir le diagnostic, ainsi que les kystes congénitaux qui, ici, empruntent ordinairement la forme séreuse et polykystique, véritables lymphangiomes, comme nous avons pu en observer nous-même plusieurs cas. Les calculs salivaires du canal de Sténon, malgré leur rareté (³), peuvent cependant induire le chirurgien en erreur. La douleur et la gêne pendant la mastication, la sécheresse de la bouche du côté malade et, enfin, le cathétérisme de l'ostium de Sténon seront utiles pour établir le diagnostic différentiel de cette affection.

Les abcès superficiels, les gommes tuberculeuses ou syphilitiques ramollies du tissu cellulaire sous-cutané seront plus difficiles à différencier, d'autant plus que les adénites arrivées au terme de leur évolution, lorsqu'elles suppurent, empruntent la même forme. Seule la notion topographique pourra donner des renseignements utiles.

L'actinomycose faciale devra aussi être distinguée. Dans un cas qui nous est personnel, il s'agissait d'une petite collection actinomycosique occupant très nettement le siège d'une adénite sus-maxillaire du groupe postérieur. L'examen histologique nous permit seul de porter le vrai diagnostic.

Lorsqu'on se trouvera en présence de trajets fistuleux, l'exploration à l'aide du stylet pourra permettre de différencier les

---

(¹) Hervieux, *Journal de médecine de l'Ouest*, Nantes, 1854, p. 3[illegible].

(²) Chevassut, *Bulletin de la Société d'Anatomie et de Physiologie de Bordeaux*, 1897, p. [illegible].

(³) Chaudaux, *Thèse Paris*, 187[illegible].

adénites ouvertes des lésions osseuses ou dentaires qui, par leur voisinage, peuvent avoir produit des abcès dont l'ouverture s'est faite à la surface cutanée plus ou moins loin du foyer de la maladie originelle.

Évolution et Traitement.

Comme toutes les adénites, celles de la joue peuvent évoluer de deux façons différentes. Elles sont aiguës ou chroniques d'emblée.

1.º Les adénites aiguës suppurent ou ne suppurent pas et ces dernières se résorbent ou passent à la chronicité.

2.º Les adénites chroniques se ramollissent ou restent indéfiniment indurées. Elles peuvent aussi s'échauffer et se comporter comme des adénites aiguës suppurées. La multiplication des adénites et la tendance fréquente qu'elles ont à former, à la tête et au cou surtout, des groupes volumineux et nombreux, constitue pour les enfants un véritable danger, en créant chez eux un état de phtisie ganglionnaire. Presque toutes les adénites aiguës ou chroniques ont une phase médicale et une phase chirurgicale dans leur évolution. La phase médicale comporte un traitement sur lequel nous ne nous appesantirons pas. Mais cependant, il nous sera permis de dire que, si l'on ne saurait trop prolonger le traitement médical dans certaines adénites chroniques dont il faut toujours espérer la résorption, il ne faudrait pas non plus trop différer l'intervention, soit dans les adénites aiguës suppurées, soit dans les adénites chroniques suppurées.

Dans le premier cas comme dans le second, il faut inciser et évacuer le pus avant la propagation de l'inflammation aux ganglions voisins et avant l'amincissement de la peau qui ne pourrait plus se réparer sans une cicatrice disgracieuse.

Mais comment faut-il intervenir? Faut-il inciser en dedans, du côté de la muqueuse buccale, ou en dehors du côté de la peau?

On n'aura que très rarement l'occasion d'intervenir par la voie endobuccale. Car si elle ne laisse pas de cicatrice apparente, en revanche l'opération se fait par un orifice étroit, au fond d'une cavité mal éclairée. De plus, le voisinage des gros vaisseaux de la face et de l'embouchure du canal de Sténon rend plus faciles les complications opératoires, possibles et même fatales en des mains peu expérimentées. Le chirurgien n'incisera par la bouche que si l'adénite est suppurée et soulève la muqueuse buccale attirant ainsi la pointe du bistouri.

Quant aux incisions extra-buccales et aux extirpations ganglionnaires par cette même voie, il faut les faire suivant certaines règles, car, si nous n'avons pas ici les difficultés opératoires d'une cavité et les menaces d'infection secondaire venant de cette source, nous nous trouvons, par contre, en présence d'organes importants réciproquement perpendiculaires les uns aux autres. Nous voulons parler des rameaux du nerf facial qui viennent, en cette région, croiser à angle plus ou moins droit les vaisseaux de la face, artère et veine faciales, et de l'extrémité terminale du canal parotidien qui, au milieu de la joue, aborde la grosse veine faciale de la même façon.

Si l'adénite suppurée a déjà provoqué l'amincissement et l'inflammation de la peau, on incisera au point culminant par une incision horizontale proportionnée au volume de l'adénite et on drainera. Ici tout danger est à peu près écarté, car la périadénite qui, par sa production, facilite l'adhérence des couches profondes de la peau, chasse pour ainsi dire les filets nerveux de chaque côté, débarrassant ainsi le champ opératoire d'organes dangereux.

Mais, s'il s'agit d'une adénite chronique simple dont il faut pratiquer l'ablation pour motif d'esthétique, ou bien d'un tuberculome ganglionnaire, ramolli ou non, dont la capsule n'a pas été forcée et dont l'extirpation peut être pratiquée sans l'ouverture du foyer tuberculeux, il ne faut pas oublier que des filets importants du facial peuvent se trouver et se trouvent à peu près constamment pour certains ganglions hypertrophiés entre leur paroi et les muscles peauciers, quand il y en a à ce niveau, ou le pannicule adipeux sous-cutané. La topographie de chaque adénite suffira pour indiquer les organes qu'il faut craindre et respecter.

La dissection d'une adénite *médio-buccale* sera dirigée de façon à respecter l'extrémité terminale du canal de Sténon autour duquel rampent les filets moyens du nerf facial et la veine faciale. Le conduit salivaire se place ordinairement au-dessus de la masse ganglionnaire, tandis que la veine faciale s'applique en arrière. Si bien que cette adénite se trouve placée dans le fond d'un angle dièdre limité en haut par le canal parotidien et en arrière par la veine faciale. Les adénites du groupe buccal inférieur s'éloignent du canal de Sténon, mais conservent leurs rapports avec la partie antérieure de la veine faciale.

Les adénites *sus-maxillaires* du groupe postérieur restent en contact avec la paroi antérieure du conduit veineux facial échelonnées le long de ce conduit sur la face externe du maxillaire

inférieur et croisées transversalement à leur surface par quelques
filets inférieurs du nerf facial. Les adénites sus-maxillaires du groupe antérieur se placent tantôt en avant, tantôt en arrière de l'artère faciale non loin du trou mentonnier et ordinairement au-dessous de la portion la plus externe du muscle triangulaire des lèvres.

Les adénites *infra-maxillaires* doivent nous arrêter un instant, car elles comportent certains rapports importants qu'il faut
connaître lorsqu'on veut pratiquer une intervention à leur niveau.
Nous avons remarqué, dans les dissections et dans les opérations
que nous avons pratiquées, que leur face superficielle était ordinairement recouverte par la partie supérieure du muscle peaucier
du cou, et de plus, qu'il y avait à peu près constamment entre ce
muscle peaucier et la paroi ganglionnaire, ou tout au moins dans
le voisinage immédiat, un filet nerveux, le plus inférieur du facial.
Ce filet nerveux, qui se dirige obliquement en haut et en avant,
va croiser le bord inférieur du maxillaire et glisser sous le muscle triangulaire des lèvres auquel il est destiné ainsi qu'au carré du menton. On s'en aperçoit lorsqu'on le tiraille entre les mors
d'une pince, car on provoque alors un abaissement spasmodique
de la commissure des lèvres correspondante. La face profonde de
ces adénites est par contre en rapport avec le bord inférieur ar-
rondi du maxillaire sur lequel elle roule et peut se creuser, comme nous l'avons vu plusieurs fois, une gouttière qui emboîte ce
bord. Les vaisseaux, artère et veine faciales, qui en ce point sont
juxtaposés, quelquefois même superposés, sont parfois reçus, eux
aussi, dans une gouttière verticale que présente ce ganglion.

L'adénite *commissurale* sera ouverte, sans danger, par la face
cutanée, à cause de sa situation superficielle d'abord et, ensuite,
parce qu'à ce niveau vaisseaux et nerfs se sont enfouis dans la
profondeur.

Nous pourrions en dire autant de l'adénite *naso-génienne*, sauf
cependant qu'ici l'artère faciale voisine avec son bord postérieur.

Il n'y a guère ici qu'à tenir compte de l'effet esthétique, aussi
incisera-t-on dans la direction du sillon naso-génien, c'est ce que
nous avons fait dans le cas qui nous est personnel.

On remarquera que dans ce chapitre de traitement nous
n'avons pas parlé des ponctions suivies ou non d'injections modificatrices. C'est qu'en réalité les adénites en présence desquelles
nous nous trouvons sont de petit volume, et que la ponction ris-

querait fort de rester en deçà ou d'aller au delà de la cavité ganglionnaire, aggravant ainsi l'affection que l'on veut combattre. Il va sans dire que le curettage avec badigeonnage au chlorure de zinc est la ressource ultime des adénites, trop ramollies ou fistulisées depuis longtemps.

CONCLUSIONS

Personne n'ignore la fréquence des adénites chez les enfants.

Les adénites ont surtout chez eux une prédominance marquée en raison du voisinage des orifices naturels qui sont accumulés au niveau de la tête.

Depuis deux ans et demi, je me suis particulièrement attaché à noter la fréquence et la variété des adénites de la joue chez les enfants que j'ai pu observer dans ma consultation et mon service de l'hôpital des Enfants de Bordeaux.

Sur 4.746 consultants qui ont été examinés par moi depuis le 15 octobre 1903, je me suis trouvé 302 fois en présence d'adénites de régions diverses et 71 fois d'adénites de la joue.

Si je prends pour type de classification celle que j'ai établie dans mon mémoire sur *les ganglions de la joue* [1] je dirai que j'ai observé dans les cas sus-mentionnés et dont le tableau est annexé à ce travail:

1° Adénites buccales: groupe supérieur, 3 cas; — groupe inférieur, 1 cas

2° Adénites sus-maxillaires: groupe postérieur, 37 cas; — groupe antérieur, 2 cas.

3° Adénites infra-maxillaires: 28 cas.

4° Adénites: commissurales, 1 cas; — sus-géniennes, 1 cas.

Les causes de ces adénites ont été, dans l'immense majorité des cas, l'eczéma impétigineux des lèvres et de leurs commissures, des narines et de la sous-cloison du nez, de la joue, la tuberculose primitive ou secondaire, le lupus du nez, les ulcérations syphilitiques du pourtour de la bouche, l'éruption des dents, la carie des deux petites molaires du bas, l'otite moyenne, les végétations adénoïdes, et enfin la rougeole. Dans un certain nombre de cas, nous n'avons pu déceler aucune cause apparente.

Si le diagnostic s'impose quelquefois, il est des cas assez nombreux où il faut rechercher les adénites de la joue au milieu ou à côté d'autres manifestations ganglionnaires. L'examen méthodique de la paroi buccale et le rappel des notions précises de to-

---

[1] Loc. cit.

pographie ganglionnaire que j'ai établies pour la joue permettront, en grande partie, d'éviter des erreurs de diagnostic.

Le volume des adénites de la joue a varié depuis celui d'un grain de chènevis à celui d'une petite noix. Lorsqu'elles atteignent ce dernier volume, je les ai presque toujours vues se ramollir et suppurer.

Lorsqu'elles se ramollissent, elles doivent être traitées comme celles des autres régions, c'est-à-dire par incision simple et petit drainage, lorsqu'il s'agit d'adénites suppurées aiguës, non tuberculeuses, et par incision et curettage, lorsqu'il s'agit d'adénites chroniques fistulisées ou d'adénites tuberculeuses ramollies.

Quant aux adénites qui ne se ramollissent pas, en raison de leur petit volume, du peu de gêne qu'elles occasionnent, de leur état indolore et de la crainte d'une cicatrice disgracieuse (chéloïde), il faut les traiter médicalement et ne tenter leur ablation que si elles provoquent une gêne fonctionnelle marquée, ou bien si, par leur volume insolite, elles troublent trop profondément l'esthétique de la face. C'est quelquefois le cas de l'adénite *infra* ou *sus maxillaire*.

La voie d'accès pour extirper ou curetter les adénites faciales sera presque toujours extra-buccale, à cause de la tendance naturelle qu'elles ont à se porter vers la peau. Leur extirpation aseptique ne laissera d'ailleurs dans la plupart des cas qu'une cicatrice linéaire; quant au curettage si souvent nécessaire, il n'est pratiqué ordinairement que lorsque la peau amincie ou fistuleuse rend illusoire toute intervention par la voie endobuccale.

La voie endobuccale étroite et difficile ne sera donc que très exceptionnellement indiquée et plutôt pour l'incision simple et le curettage que pour l'ablation, lorsque l'adénite, ayant forcé la barrière du muscle buccinateur et de son aponévrose, viendra faire saillie sous la muqueuse du vestibule de la bouche.

De l'anesthésie générale par le chlorure d'éthyle en chirurgie infantile

Résultats de deux ans et demi de pratique
à l'Hôpital des Enfants : 213 anesthésies par le chlorure d'éthyle

Par M. PRINCETEAU, Bordeaux.

I

Tous les tissus vivants, chez l'enfant, sont doués d'une délicatesse de structure et d'une sensibilité aux réactifs qui ne se rencontrent plus à l'état adulte que sous l'influence d'une tare pathologique. Et je n'apprendrai rien à personne en disant que la peau est plus tendre, les muscles plus faciles à déchirer, les os moins résistants, les viscères plus friables et le système nerveux plus délicat, par conséquent, plus vulnérable que chez l'adulte. C'est de cette notion élémentaire que le médecin et le chirurgien pédiatres doivent être pénétrés lorsqu'il abordent la pratique de leur art. Ce dernier doit savoir que les enfants supportent mal les grands traumatismes et les longues et grosses interventions chirurgicales, surtout lorsqu'elles sont accompagnées de séances d'anesthésie générale prolongée et d'abondantes pertes de sang.

Et, cependant, il ne vient à personne l'idée de supprimer l'anesthésie! N'est-ce pas là l'unique moyen de faire disparaître, momentanément, la douleur? Mais faut-il préférer l'anesthésie locale à l'anesthésie générale? Nous ne le pensons pas, car nous savons que l'enfant s'effraye de tout. Il ne sait pas maîtriser son système nerveux et l'anesthésie locale n'assure pas, chez lui, cette tranquillité que procure l'usage judicieux d'un bon anesthésique général. J'ajoute même que l'insensibilisation locale par certaines substances médicamenteuses, comme la cocaïne, peut faire courir de graves dangers à nos petits malades, sans nous donner la tranquillité et la sécurité voulues. Seuls, les anesthésiques généraux procurent le calme complet, si nécessaire dans les opérations chirurgicales. Il reste bien entendu que tous les anesthésiques généraux offrent des inconvénients, voire même des dangers chez l'enfant; mais ils ont aussi certains avantages. Et c'est à la recherche d'un anesthésique qui réalisât le maximum d'avantages et le minimum de dangers que nous avons consacré notre étude.

Voyons d'abord les dangers qui accompagnent toute anesthésie générale. Ils tiennent à trois facteurs. 1° à l'anesthésié; 2° à l'anesthésiste; 3° à l'anesthésique.

De ces trois facteurs, le premier ne peut point être modifié par nous et nous sommes obligé de le prendre tel qu'il est, avec sa faiblesse native et ses tares pathologiques, il nous appartient de le bien examiner et de connaître à fond son bilan pathologique avant de procéder chez lui à une narcose. Quant au deuxième facteur, l'anesthésiste, c'est à nous à le guider et à le contrôler; il doit manœuvrer sans cesse sous notre regard et notre entière responsabilité.

Reste le dernier facteur, l'anesthésique. Ils sont nombreux les anesthésiques généraux auxquels on a eu recours en chirurgie infantile. C'est le chloroforme, c'est l'éther, c'est le bromure d'éthyle, c'est enfin le chlorure d'éthyle.

Le chloroforme, malgré les perfectionnements récents des modes d'administration (appareils de Roth-Draeger-Guglielminetti, de Ricard, etc.), reste un anesthésique lent à pénétrer et lent à sortir du malade.

On peut en dire autant de l'éther, bien que certains chirurgiens prétendent que ce soit l'anesthésique de choix pour les enfants. Il suffirait de donner l'éther à compresse ouverte, comme le chloroforme, pour obtenir sans danger une certaine obnubilation favorable aux actes opératoires de courte durée.

Le bromure d'éthyle, que beaucoup de chirurgiens d'enfants ont employé et emploient encore dans certains cas déterminés (tonsillotomie, adénotomie), a provoqué quelques accidents à la suite desquels sa faveur a diminué.

Le chlorure d'éthyle, au contraire, lancé dans la chirurgie des adultes depuis quelques années par von Hacker, Lothensein, Malherbe, Sévereanu, Chaput, Lelorier et d'autres encore, a donné les résultats les plus probants tant au point de vue de l'innocuité que de la rapidité de l'anesthésie. Nous l'avons employé nous aussi systématiquement dans la pratique chirurgicale des enfants et c'est le résultat de 213 observations d'anesthésie générale par le chlorure d'éthyle chimiquement pur que nous venons apporter dans ce travail.

Il ne sera point question ici ni des propriétés physiques et chimiques de cette substance, pour lesquelles nous renvoyons aux traités spéciaux de chimie, ni de son action cytolytique sur les centres nerveux et les éléments sanguins.

Nous nous sommes bornés à ne faire qu'une étude clinique de l'anesthésie générale par le chlorure d'éthyle chez l'enfant, à l'instar de ce qui a été déjà fait chez l'adulte par nombre d'autres chirurgiens que nous venons de citer.

II

Technique et mécanisme de l'anesthésie générale
par le chlorure d'éthyle

Cette anesthésie ne se pratique pas comme les autres narcoses. Le chlorure d'éthyle étant éminemment volatil (ébullition à + 10°), il est nécessaire de procéder d'une façon tout à fait particulière. Il nous paraît utile de la faire connaître aux praticiens à qui elle rendra les plus grands services.

Le champ opératoire doit être lavé, aseptisé, préparé en un mot, et l'opérateur doit s'assurer avant de commencer qu'il a tous les instruments qui lui seront nécessaires sous la main. Au besoin il les reconnaîtra à l'avance. L'insensibilisation étant très courte, tout doit être réglé, il n'y a pas une seconde à perdre pendant l'acte opératoire; car la rapidité de l'anesthésie dans toutes ses phases semble être en raison directe du degré de volatilité du liquide usité.

Il faut aussi s'assurer l'assistance d'une personne vigoureuse, indépendamment des aides ordinaires, pour maintenir l'enfant dans ses révoltes des premières secondes.

Le chlorure d'éthyle doit être administré d'un coup, à dose massive, mais réglée. Cette dose, la seule qui soit utile, sera de 3 à 5 centimètres cubes pour les enfants de un an à cinq ans et de 5 à 10 centimètres cubes pour les enfants de cinq à quinze ans.

Le chlorure d'éthyle est conservé soit dans des ampoules de verre scellées à la lampe et contenant l'une des doses utiles indiquées plus haut, soit dans des tubes d'une capacité moyenne de 50 centimètres cubes et munis d'une soupape à bascule permettant d'utiliser, grâce à la graduation dont ils sont pourvus, la quantité nécessaire de l'anesthésique.

Les ampoules de verre doivent être brisées à l'aide de pinces à écrasement un peu fortes ou bien avec des *ampulloclasies* dont il existe plusieurs modèles, de façon à canaliser et diriger le jet dans l'appareil qui est destiné à l'administration du produit.

On a imaginé de nombreux appareils chloréthyleurs, tous très ingénieux, mais aussi très compliqués. Ils sont tous construits d'après le même principe. Théoriquement, il s'agit d'un entonnoir plus ou moins rigide et imperméable sur l'extrémité duquel est branché un tube métallique muni d'un réservoir et d'un percuteur. Le tube métallique muni de son percuteur est destiné à recevoir l'ampoule de chlorure d'éthyle qui sera brisée par le choc du percuteur; quant au réservoir en forme de poche, ballon de caoutchouc ou vessie de porc, il est attaché à l'une des extrémités du tube métallique de façon à fournir une chambre toute prête dans laquelle viendront s'épandre et se dilater les vapeurs gazeuses du chloréthyle après la rupture de l'ampoule.

Le plus simple des appareils, celui que l'on a le plus facilement sous la main, est encore un des meilleurs, je veux parler du vulgaire mouchoir entre les deux plis duquel on interpose

une feuille de papier un peu rigide et imperméable et que l'on
plie en chapeau de gendarme ou que l'on roule en forme de
cornet. Il faut, en effet, afin que le produit ne se volatilise pas
trop vite pendant son évacuation hors des vases qui le contiennent et pendant l'anesthésie, que le liquide soit déversé dans
une poche imperméable. Nous nous servons à cet effet d'une
grande poche en caoutchouc mince, du genre de celles utilisées
pour les gros ballons au pied des enfants. La poche est coupée
au niveau de la ligne de jonction de ses deux tiers supérieurs
avec son tiers inférieur et puis nous en faisons border l'ouverture
ainsi obtenue avec un tube en caoutchouc rouge non perforé du
n° 24 de la filière Charrière. Cette bordure formant bourrelet
circulaire est collée avec de la dissolution de caoutchouc. Elle
servira à appliquer le ballon de la façon la plus souple sur les
orifices nasal et buccal qui doivent être hermétiquement encerclés
par lui.

Il est inutile de laisser pénétrer de l'air et la quantité de ce
gaz contenue dans la poche en caoutchouc, au moment où le
liquide anesthésique y est déversé, est suffisante pour l'hématose jusqu'au moment de l'insensibilisation qui est recherchée.

Le chlorure d'éthyle est projeté par l'opérateur dans le fond
de la poche en caoutchouc. Si c'est une ampoule qui a été brisée,
la chose est facile avec un ampulloclaste qui dirige le jet et re-
tient les débris du verre. Mais la chose est plus facile encore avec
deux à trois tubes, comme le font Chaput et Malherbe, ou même,
comme nous le faisons, avec un des tubes à gros jet et gradué
que l'on trouve couramment dans le commerce. Cette dernière
manière de faire permet de n'utiliser que la quantité strictement
nécessaire. Tandis que l'anesthésiste dirige d'une main le jet du
liquide dans la poche, de l'autre il fait collerette au niveau de
l'orifice de la dite poche, autour du récipient de l'anesthésique, de
façon à éviter son évaporation au dehors.

Une partie du liquide se volatise immédiatement dans la cavité tandis que l'autre vient se condenser sur les parois du caoutchouc et s'écoulerait infailliblement sur le visage du patient si
l'on n'avait eu soin de fixer, au préalable, un tampon de ouate
hydrophile au fond de la poche avec une épingle de sûreté.

Toutes ces conditions étant remplies, la poche de caoutchouc
est appliquée sur le nez et la bouche, à la façon d'un masque, et
l'aide qui doit pratiquer l'anesthésie cherche à provoquer des
mouvements profonds d'inspiration de la part du petit malade.

La plupart des enfants sont rebelles aux injonctions qui leur sont faites à ce sujet et, jusqu'à l'âge de six ou sept ans, ils retiennent autant qu'ils le peuvent leurs premières inspirations.

Il ne faut pas s'arrêter pour cela, et pendant qu'un deuxième aide maintient solidement les quatre membres du petit malade pour l'empêcher de se débattre et de sauter en bas de la table d'opérations, il faut maintenir la poche exactement appliquée sur les orifices inspiratoires. L'enfant se fatigue; il fait bientôt sa première inspiration suivie de plusieurs autres très rapprochées et l'immobilité survient promptement en vingt-cinq ou cinquante secondes. La face se congestionne, les paupières, primitivement fermées avec force, s'entr'ouvrent, puis s'écarquillent; l'œil est fixe, la pupille dilatée, la respiration devient bruyante, la bouche écume légèrement. L'urine est souvent évacuée avec force et, quelquefois, les matières fécales sont expulsées. Les vomissements sont rares à cette période. Les membres sont encore raides.

On attend quelques secondes de plus, la respiration se ralentit et se régularise, les battements du cœur, qui étaient tumultueux, s'apaisent, le pouls est large et régulier, les membres sont flasques, la résolution est complète, l'anesthésie véritable est obtenue; il a fallu pour cela de une demie à une minute.

Il y a deux périodes dans lesquelles le chirurgien peut opérer: La première, alors que la résolution n'est pas encore complète, le petit malade s'agite et se contracte; il sent même et accuse vaguement par des cris la douleur provoquée par la première tentative opératoire, mais cela n'a pas d'importance et la douleur ne doit pas être perçue, car il n'en est gardé aucun souvenir au réveil. De plus, cette douleur provoque des réflexes respiratoires qui précipitent et rendent plus complète la narcose. La seconde, lorsque la résolution est complète. Ici il faut se hâter d'opérer, car le sommeil chloréthylique ne dure pas longtemps. Le petit malade se réveille subitement et reprend aussitôt toute sa connaissance.

L'insensibilité ne persistant pas au delà de trois à cinq minutes, il est nécessaire, si l'opération n'est pas terminée, de procéder avec une nouvelle dose et de la même manière que la première fois à une nouvelle anesthésie. Les doses de 2, 3, 5 à 10 centimètres cubes peuvent être renouvelées, comme nous l'avons fait nous-mêmes, jusqu'à deux ou trois fois lorsqu'on veut achever une opération dont la durée dépasse les limites prévues. Mais il ne faut pas oublier que le temps perdu entre l'adminis-

tration de deux doses est un temps suffisant pour permettre au
sujet de se réveiller. L'anesthésie doit être faite sur de nouveaux
frais, comme si rien n'avait été fait antérieurement. Et, si l'on
veut prolonger la durée de la narcose, ce n'est pas une anesthésie, *mais bien une série d'anesthésies successives*, ou tout au plus
subintrantes, qu'il faut pratiquer. Dans certains cas on pourra,
sans inconvénients, comme nous l'avons fait nous-mêmes à l'exemple d'autres chirurgiens [1], reprendre l'anesthésie chloréthylique
par l'anesthésie chloroformique.

Le petit malade peut être endormi à l'aide du chlorure
d'éthyle, indifféremment à jeun ou après le repas, assis ou couché. Lorsque c'est après le repas, les vomissements ont lieu plus
souvent, mais il n'en résulte aucun inconvénient sérieux.

Le réveil est brusque et l'enfant passe aussitôt de l'état de
sommeil à l'état de veille, avec récupération entière de ses facultés intellectuelles.

La fatigue qui suit n'est un peu sérieuse que lorsque l'anesthésie a été prolongée et qu'il a été nécessaire d'administrer plusieurs doses successives.

Dans cette anesthésie, comme dans celle obtenue par le chloroforme, c'est le cerveau cortical qui est le premier atteint, puis
la moelle épinière et enfin le bulbe, avec les centres vaso-dilata-
teurs et mydriatiques de la tête. C'est même cette vaso-dilatation
des vaisseaux de la tête qui permet d'endormir les petits malades
dans la position assise, comme avec le bromure d'éthyle, sans
qu'il se produise de syncope.

Il y a entre le bromure et le chlorure d'éthyle une différence très marquée au point de vue de la durée des phases de la
narcose.

Les trois phases sont plus courtes avec le chlorure d'éthyle,
mais c'est surtout la dernière, celle qui est intermédiaire entre la
phase de résolution complète et le réveil qui est sans contredit
la plus courte. Le malade se réveille d'un coup et prend immédiatement connaissance des personnes et des choses qui l'envi-
ronnent, sans manifester aucun de ces petits mouvements des
yeux, de la tête et du corps, sans pousser aucun de ces gémissements précurseurs du réveil avec les autres modes d'anesthésie.
Il semble que les vapeurs de chloréthyle après s'être fixées rapi-

---

[1] Abbé Guinard, Bull. Soc. de chir. de Paris, mars 1902.
Broca, Bull. Soc. de chir. de Paris, mars 1902.

dement sur les globules sanguins s'en soient séparés plus rapidement encore et de la façon la plus complète, en vertu de leur excessive volatilité, laissant aux éléments anatomiques, et en particulier aux éléments nerveux, la totalité de leurs fonctions récupérées.

L'enfant crie bien et très fort, dans certains cas, mais c'est après le réveil, c'est parce qu'il perçoit très nettement la douleur et qu'il en a l'entière conscience. Il souffre d'autant plus de cette douleur post-opératoire qu'il n'a rien senti pendant l'acte opératoire lui-même. Et cette perception très vive et très nette de la douleur est la meilleure preuve de son réveil complet.

III

Statistique et résultats de 213 observations

Depuis le 15 octobre 1903, date de notre prise de possession du service de chirurgie de l'Hôpital des Enfants de Bordeaux, nous avons pratiqué 433 interventions chirurgicales avec anesthésie générale. Sur ce nombre nous avons utilisé 213 fois le chlorure d'éthyle pour des raisons diverses. Dans certains cas (le plus grand nombre), c'était parce que l'opération devait être de courte durée, sanglante ou non ; dans quelques-uns, c'était pour régulariser et brosser des plaies septiques ou atones ; et enfin dans d'autres, nous avons utilisé ce mode d'anesthésie pour des opérations graves : amputation de cuisse, Esmarch, néphrotomie, afin de réduire au minimum l'action déprimante qu'exerce l'anesthésie générale sur les malades déjà affaiblis.

Nous avons établi ci-contre un relevé de presque toutes les anesthésies qui ont été pratiquées dans le service. Il en est quelques-unes seulement qui n'ont pas été portées, parce que les renseignements n'étaient pas complets, il s'agissait d'examen de l'arrière-cavité des fosses nasales, du rectum, de réductions de prolapsus rectal, de ponctions de kystes divers et de ponctions lombaires.

Tableau des anesthésies générales au chlorure d'éthyle pratiquées de 1903 à 1906

Décembre 1903

Janvier 1904

Février

Avril

Mai

Juillet

Août

Septembre

Octobre

Novembre

N°	Âge	Siège	Type	Antérieure	Intervention	Hôpital	Durée	Anesth.	Examens	Vomiss.

Novembre 1904 (suite)

| 49 | 17 | 2 | F | Luxation [illegible] de la hanche | Réduction, appareil | 18 | 6 m. | | | |
| 50 | 26 | 4 | G | Phimosis | Circoncision | 19 | 6 m. | | | |

Décembre

51	5	13	[illegible]	Irréductibilité de l'os iliaque	[illegible] et pointes de [illegible]	15	6 m.			
52	8	14 mois	F	[illegible]	[illegible], curettage	10	4 m.			
53	15	4	G	Phimosis	Circoncision	22	21 m.	[illegible]		
54	11	8	G	[illegible]	Redressement pour d'appareil	[illegible]	12 m.			
55	52	11 1/2	G	Carie	Exploration de [illegible]	15	5 m.		X	

Janvier 1905

56	20	15	[illegible]	Varis intra-articulaire	Tuberculose, drainage	24	8 m.			
57	3	4	F	[illegible]	Abcès	11	5 m.			
58	23			[illegible]	[illegible]				Non supporté	
59	41	4	F	Luxation congénitale de la hanche	Appareil, réduction	10	6 m.			
60	30	11	G	Coup de pied de cheval [illegible]	[illegible]	9	5 m.			
61	[illegible]	[illegible]	[illegible]	[illegible]	Curettage	8	4 m.			
62	[illegible]	11 1/2	[illegible]	[illegible]	Curettage d'une fistule	26	5 m.	Jours		

Février

63	9	6	G	Phimosis	[illegible]	14	6 m.			
64	2	5 1/2	G	[illegible]	[illegible]	17	17 m.			
65	8	11 1/2	[illegible]	[illegible]	[illegible]	[illegible]	6 m.		X	
66	[illegible]	[illegible]	[illegible]	[illegible]	[illegible]	16	5 m.	Jours		
67	10	4	[illegible]	[illegible]	Curettage	16	2 m.			
68	13	11	[illegible]	[illegible] de fémur droit	[illegible] et curettage [illegible]	[illegible]				

Mars

69	[illegible]	[illegible]	[illegible]	[illegible]	[illegible]	[illegible]	[illegible]			
70	[illegible]	[illegible]	[illegible]	[illegible]	[illegible]	[illegible]	[illegible]			
71	[illegible]	[illegible]	[illegible]	[illegible]	Ouverture [illegible], curettage	[illegible]	[illegible]			
78	17	14	G	[illegible] chronique	[illegible] drainage	29	10 m.		V	
79	24	8	G	Phimosis	Circoncision	10	5 m.			
80	26	14 1/2	G	[illegible] de l'ischion	[illegible]	19	9 m.			
81	22	10	G	[illegible]	Ouverture, [illegible]	2	12 m.			
84	25	4	G	[illegible] fémur de genou gauche	Ouverture, [illegible]	10	9 m.			
85	34	11	G	[illegible] chronique	Curettage d'un [illegible]	17	9 m.			

Avril

86	4	14 1/2	G	[illegible]	[illegible]	[illegible]	[illegible]			
85	5	19	F	Abcès de la hanche	[illegible] ouverture	[illegible]	7 m.	Jours		
86	19	8	[illegible]	[illegible]	Curettage	5	7 m.			
87	21	10	F	Abcès para-osseux	Curettage	10	6 m.	Juin		
88	8	14	F	[illegible] du genou	Curettage	2	10 m.	Juin		
89	24	4	G	Phimosis	Circoncision	17	10 m.	Juin		
90	34	[illegible]	F	Luxation [illegible] de la hanche	Réduction et appareil	12	4 m.			
91	24	6	F	Luxation congénitale de la hanche	Réduction, appareil	13	5 m.			
92	24	11	G	Irréductibilité congénitale [illegible]	Ouverture d'un foyer, curettage	4	4 m.			
93	23	10	G	Phimosis [illegible]	[illegible], drainage	4	5 m.			
94	21	4	F	Abcès [illegible]	Curettage	8	5 m.			
95	27	14	F	[illegible]	Curettage	16	10 m.			
96	25	10 1/2	F	Carie de [illegible]	Curettage	1	7 m.	Juin		
97	25	15	F	Abcès sous-cutané	[illegible], curettage	7	6 m.	Juin	X	
98	26	15 [illegible]	F	Empyème [illegible]	[illegible], drainage	5	6 m.			

Mai

99	1	4	G	[illegible] du maxillaire inférieur	Curettage	10	6 m.	Juin		
100	6	14 1/2	F	Luxation congénitale de la hanche	Réduction et appareil	19	8 m.	Juin		
101	12	8	G	Épine ventosa du [illegible]	Curettage	8	5 m.		X	

N° d'ordre	Âge	[illegible]	Sexe	Affection	Opération	[illegible]	Durée	[illegible]	[illegible]	[illegible]

Mai 1905 (suite)

100	14	5	F	Tumeur bl. du genou, abcents ct [illegible]	Raclement et [illegible]	[illegible]	[illegible]			
101	18	18	F	[illegible]	Curettage	[illegible]	[illegible]			
102	15	[illegible]	F	[illegible] légance	Curettage	[illegible]	[illegible]			
103	20	[illegible]	G	[illegible]	[illegible]	[illegible]	[illegible]			
104	20	[illegible]	F	[illegible]	Curettage	[illegible]	[illegible]			
105	20	44	F	[illegible] du poignet	[illegible]	[illegible]	[illegible]			
106	31	[illegible]	G	[illegible] d'un doigt	Curettage	[illegible]	[illegible]			
107	31	4	F	Luxation [illegible] de la hanche	[illegible] et appareil	[illegible]	[illegible]			

Juin

112	19	49	G	[illegible] chronique	[illegible] d'un séquestre [illegible]	[illegible]	[illegible]			
113	16	4	G	[illegible] d'un métacarpien	Curettage	[illegible]	[illegible]			
114	10	11 1/2	G	[illegible] chronique	Curettage	[illegible]	[illegible]			
115	17	8	G	Luxation du coude	[illegible]	[illegible]	[illegible]			
116	21	8	G	[illegible] d'un orteil	Curettage	[illegible]	[illegible]			
117	20	11	F	[illegible] de la cuisse	[illegible]	[illegible]	[illegible]	[illegible]	[illegible]	
118	20	10	F	[illegible] chronique	Curettage	[illegible]	[illegible]	[illegible]	[illegible]	
119	25	17	F	[illegible] chronique	Curettage	[illegible]	[illegible]			
120	25	4	G	[illegible] thoracique	Curettage, raclage	[illegible]	[illegible]			
121	25	4	G	Tuberculose de la paroi abdominale	Curettage, raclage	[illegible]	[illegible]			

Juillet

130	[illegible]	7	G	[illegible] de la gaine olécranienne	Raclement, curettage, drainage	[illegible]	[illegible]			
131	8	12	F	Vessie lactée	Curettage	[illegible]	[illegible]			
132	9	5	G	[illegible] lombaires	Réduction et prise d'appareil	[illegible]	[illegible]			
133	9	12	G	[illegible] de la main	[illegible] et [illegible]	[illegible]	[illegible]			
[illegible]	[illegible]	[illegible]	G	[illegible]	Curettage	[illegible]	[illegible]			
[illegible]	[illegible]	[illegible]	G	[illegible] chronique	[illegible]	[illegible]	[illegible]			
[illegible]	[illegible]	8	G	[illegible] du poignet	Réduction	[illegible]	[illegible]			
[illegible]	[illegible]	10 dents	G	[illegible]	[illegible]	[illegible]	[illegible]			
[illegible]	9	2	F	Luxation congénitale du [illegible]	Réduction et appareil	[illegible]	[illegible]			
[illegible]	[illegible]	14	F	[illegible]	Curettage	[illegible]	[illegible]	[illegible]		
[illegible]	10	11	G	Tumeur blanche du coude	Curettage	[illegible]	[illegible]			
[illegible]	10	6	G	[illegible] persistante	[illegible]	[illegible]	[illegible]	[illegible]		
135	18	12	G	[illegible] chronique	Curettage et [illegible]	[illegible]	[illegible]			
136	18	8	G	[illegible] du genou	Curettage	[illegible]	[illegible]			
137	10	14	G	Tumeur blanche du coude	Curettage	[illegible]	[illegible]			
138	22	9	G	Corps étranger du pied gauche de bois	[illegible] après 4 mois [illegible]	[illegible]	[illegible]			
139	22	4	G	[illegible] d'un doigt	Curettage	[illegible]	[illegible]			
140	25	47	F	[illegible] [illegible]	Incision, curettage	[illegible]	[illegible]	[illegible]		
141	22	4 1/2	F	[illegible] d'un métacarpien	Curettage	[illegible]	[illegible]			

Septembre

142	3	14 1/2	G	Corps étranger du pied (verre)	Incision, extraction	[illegible]	[illegible]			
143	9	14	G	Arthrite infectieuse	Régularisation et [illegible]	[illegible]	[illegible]			
144	21	6 1/2	G	[illegible] de l'avant-bras	Curettage, drainage	[illegible]	[illegible]	[illegible]		
145	21	4 1/2	G	[illegible] du doigt	Curettage	[illegible]	[illegible]			
146	22	8	G	[illegible]	Réduction et [illegible] dorsale	[illegible]	[illegible]			
147	30	3	G	[illegible] sous-cutané	Suture	[illegible]	[illegible]			

Octobre

148	3	8	F	[illegible] de cuir	Incision	[illegible]	[illegible]	[illegible]		
149	7	16	F	[illegible] du maxillaire inférieur	Incision, curettage	[illegible]	[illegible]			
150	7	6	F	[illegible] maxillaire inférieur	Incision et [illegible] curettage	[illegible]	[illegible]			
151	15	6 1/2	G	Abcès de la fosse iliaque gauche	Incision, drainage	[illegible]	[illegible]			
152	15	6	F	Abcès froid de la cuisse	Incision, curettage	[illegible]	[illegible]	[illegible]		
153	28	2 1/2	G	[illegible]	Circoncision	[illegible]	[illegible]			
154	21	2 1/2	F	Enfant né dans le placenta [illegible], dans lequel [illegible], enveloppe, sans aucune communication avec l'air	[illegible] de la cavité [illegible] au travers d'une plaie [illegible]	[illegible]	[illegible]			
155	37	4	F	Luxation congénitale de la hanche	Réduction et appareil	[illegible]	[illegible]			

Novembre 1908

Décembre

Janvier 1909

Mars

Avril

En jetant un regard sur le tableau qui précède, on pourra voir combien est variée la nature des affections pour lesquelles l'anesthésie au chlorure d'éthyle a été pratiquée par nous. Le relevé de chaque cas a été fait rigoureusement et nous n'avons voulu tenir compte que des observations auxquelles il ne manquait aucun élément. Mais ce que le tableau statistique ne dit pas, nous allons l'ajouter. Tous nos malades, sans exception, n'ont ressenti aucun trouble prolongé à la suite de cette anesthésie; ils se sont, au contraire, relevés très promptement. Quant à ceux qui ont été opérés *in extremis*, nous pouvons affirmer que l'action traumatisante en a été réduite considérablement, à tel point que les malades n'ont rien éprouvé du fait de l'anesthésie elle-même et que nous croyons que c'est elle seule qui a permis à deux de nos malades de supporter une opération grave et de guérir.

IV

Conclusions

L'anesthésie générale étant dangereuse chez l'enfant, surtout lorsqu'elle est prolongée, il nous a paru utile de rechercher un anesthésique dont l'action fût à la fois rapide et inoffensive.

Les interventions chirurgicales courtes étant des plus nombreuses et l'anesthésie locale étant rendue illusoire, à cause de la pusillanimité naturelle de l'enfant, c'est au chlorure d'éthyle chimiquement pur que nous avons eu recours, depuis deux ans et demi, comme anesthésique général dans notre service de l'hôpital des Enfants de Bordeaux.

Nous l'avons employée jusqu'ici à peu près exclusivement pour une certaine catégorie d'opérations dont la durée n'a pas dépassé vingt minutes, narcose et opération comprises.

Sur 433 interventions avec anesthésie générale que nous avons pratiquées dans notre service depuis le 15 octobre 1903, nous avons employé 213 fois le chlorure d'éthyle.

Nous avons réitéré sans complications et sans dangers l'anesthésie au chlorure d'éthyle jusqu'à sept fois sur le même sujet.

Le temps nécessaire pour obtenir l'anesthésie a varié entre quelques secondes et deux minutes.

La durée du sommeil s'est prolongée de trois à vingt minutes.

Les quantités d'anesthésique employées ont varié de 2 à 36 centimètres cubes, chiffres extrêmes, de 2 à 5 centimètres cubes pour une seule dose.

La narcose a été pratiquée indifféremment chez des enfants à jeun (34 fois) ou venant de manger (179 fois).

Nous n'avons pas eu l'occasion d'endormir par ce procédé d'enfant au-dessous de treize mois.

Les accidents que nous avons observés et qui sont directement imputables à l'agent anesthésique ont été les suivants:

1° Syncopes légères: deux fois chez des enfants de trois et quatre ans;

2° Congestion de la face: fréquente, un tiers des cas;

3° Absence de la narcose: quatre fois;

4° Vomissements: un cinquième chez les enfants à jeun; un quart chez ceux qui avaient mangé.

Les vomissements suivaient immédiatement le réveil. Quatre fois seulement ils se sont renouvelés dans la journée.

Les interventions pour lesquelles la chloréthylisation a été utilisée sont des plus variées.

Les unes, non sanglantes, ont consisté en examens cliniques divers: examen de l'arrière-cavité des fosses nasales chez les rebelles, examen du rectum, examen gynécologique chez les petites filles, réduction de prolapsus rectal, cathétérisme de l'urèthre chez les petits garçons pour rétention d'urine, réduction de luxations du coude, de fractures, de décollements épiphysaires, de luxations congénitales de la hanche.

Les autres, sanglantes, comprennent toutes les interventions dans lesquelles un coup de trocart, un coup de bistouri suivi d'un coup de sonde cannelée ou de quelques coups de curettes peuvent suffire. Exemple: ponction d'abcès froids, de kystes abdominaux, kystes du cordon, ponction lombaire, incision d'abcès profonds, de phlegmons, de périostites phlegmoneuses, curettages de foyers ganglionnaires ou osseux de nature bacillaire, de vieux foyers d'ostéomyélite, arthrotomies, ténotomies, circoncisions, onyxis, orteil en marteau, etc.

Nous avons pu même exécuter, avec succès, dans trois cas où il fallait agir promptement et avec le minimum d'action traumatisante, des opérations plus complexes et plus graves: un empyème avec résection costale, une néphrotomie avec greffe rénale et même une amputation de cuisse. La durée de chacune de ces opérations n'a pas excédé vingt minutes.

Le mécanisme de l'anesthésie au chlorure d'éthyle ne ressemble en rien à celui des autres anesthésiques.

L'insensibilisation et le réveil se produisent également très vite. Ce sont de véritables charges et décharges brusques du système nerveux auxquelles on assiste. Il faut donc être prêt et prompt à opérer pour ne pas être surpris par le réveil du petit malade.

Dans le cas où la durée d'une première anesthésie ne suffit pas pour achever l'opération que l'on s'est proposée, il faut administrer une seconde dose de chlorure d'éthyle dont l'effet succède mais ne se superpose point à celui de la précédente. On fera donc une série d'anesthésies courtes ajoutées les unes aux autres, mais il sera bon toutefois de ne pas dépasser la durée de vingt minutes.

Rapidité d'action, diminution du choc opératoire et innocuité, telles sont, d'après notre expérience personnelle, les qualités précieuses qui recommandent le chlorure d'éthyle chimiquement pur comme anesthésique général en chirurgie infantile.

DISCUSSION

M. SALAZAR DE SOUZA : J'ai eu, moi aussi, l'occasion d'employer le chlorure d'éthyle chez des enfants. Je le crois d'une parfaite innocuité, mais en tous cas j'ai un exemple d'anesthésie par le chlorure d'éthyle pour ouverture d'un phlegmon anglo-maxillaire avec asphyxie bleue. A l'aide de la respiration artificielle et de l'oxygène il se remit vite. Mais deux jours après il apparut à la constatation avec œdème généralisé et des urines sanguinolentes. L'analyse révéla des symptômes de néphrite aiguë.

J'emploie couramment l'éther, qui m'inspire plus de confiance que le chloroforme, sans produire la même dépression et cela même chez des enfants âgés d'un mois. Jadis j'employais le chloroforme, mais aujourd'hui j'ai beaucoup plus de confiance dans l'innocuité de l'éther.

M. CODIVILLA : Moi aussi, je crois devoir mettre en évidence la valeur de l'éther dans l'anesthésie chez les enfants, spécialement dans les opérations orthopédiques. Mon expérience démontre la place privilégiée que tient l'éther sur les autres anesthésiques. En effet, l'éther n'offre pas de dangers immédiats pour les fonctions des centres nerveux et du cœur, ce qui a une grande importance dans les opérations orthopédiques spécialement non sanglantes qui, à cause du choc traumatique qu'elles provoquent, exigent de toute nécessité que les organes vitaux soient maintenus dans les meilleures conditions de résistance.

En outre, je peux affirmer par l'expérience de plus de 2000 cas, que cet anesthésique est mieux toléré par les enfants que par les sujets plus âgés. Chez les enfants, je n'ai trouvé aucune contre-indication, pas même les affections des organes respiratoires.

L'éther permet aussi sans crainte une longue durée de l'anesthésie, ce qui est avantageux dans les opérations orthopédiques qui, presque toujours, exigent l'application de l'appareil plâtré sur le malade endormi. C'est aussi sa relative innocuité qui permet les anesthésies rapprochées, ce qui rend possible la correction, par degrés, des difformités.

Tout cela me permet d'affirmer que l'éther est l'anesthésique par excellence en orthopédie.

M. CARLOS LIMA. Je trouve que le choix de l'anesthésique chez l'enfant dépend surtout de l'état et de l'âge. C'est encore une affaire d'habitude, particulière à chaque clinicien.

D'accord avec M. Codivilla, je trouve que l'éther est un bon anesthésique chez l'enfant, non seulement comme anesthésique général, mais comme topique; quant au chlorure d'éthyle, je suis d'accord avec M. Princeteau sur la façon de l'administrer.

Coxalgia In Children of the City of Mexico

Par M. ROQUE MACOUZET, Mexico.

Hip joint disease is a very frequent ailment among the Indian children in the City of Mexico, still more frequent in boys than girls.

I am going to record some data relating to this ailment.

We know that Coxalgia is the tuberculous osteoarthritis of the hip joint. Sometimes it tends to spontaneous healing, but leaving serious deformities; at other times it produces prolonged suppurations which exhaust the patient, and at others causes general tuberculosis: Pain in the affected locality in walking or in the thigh, knee or foot (obturator nerve and its anastomosis), sudden nocturnal pain, pain on making movements of rotation of the head of the femur in the acetabulum, pain in making pressure on the bottom of the foot, the patient lying down on his back; lameness in a slight flexion of the thigh when one bears on the toes; the gluteal fold below in the diseased side, an apparent lengthening in the beginning, then an apparent shortening and finally a real one; flexion and adduction at first, abduction and, finally, adduction; exaggeration of the sacral lumbar curve of the diseased side—the child lying on its back on the hard level surface of a table—a curve which disappears only on the diseased side on making a forced flexion of the thigh over the abdomen —making this movement as of one united piece which the femur and the iliac bone now form; Roser's line (which we know goes from the anterior and superior iliac spine to the greater trochanter and ischium) straight in the beginning and broken, at a widely open obtuse angle below, in its last period; the atrophy of the diseased member due not alone to the lack of its action, but also to genuine trophic disturbances, this fact being proved by observations of children, confined with absolute rest of both members, with considerable thinning of the diseased side.

All these indications being gone through with together with a minutious exploration, under the anæsthesia of chloroform—

not forgetting the rectal touch for the study of the bottom of the acetabulum and to be able to determine the presence or absence of pelvic suppurations—leads us as by the hand to the diagnosis, so as not to confound this disease with congenital luxation, hysteria, rheumatism, infantile paralysis, dorsal or iliac abscesses, inflammation of the serous sac situated between the psoas and the articular capsule, perityphlitis, periarticular inflammations, femoral osteomyelitis, sacro-iliac arthritis, etc.

The treatment of coxalgia is founded upon the immobilization of the diseased articulation in a good position and in the building up and hygienic regimen of the patient. The channel of Bonnet, used for many years, and the continuous extension by means of the pulley and weights applied by adhesive cloth, and with the bed on an inclined plane still used in the present epoch, does not solve the desideratum of the immobilization in a good position—the first manifestly, and the second, while it immobibilizes the thigh over the pelvis, does not impede the movement of the pelvis over the thigh when the patient rises up; its application is troublesome and its continuance painful to the extent that at times it renders itself insupportable and children at night pick up the weights which they place in their beds; they require diligent and constant care, almost each child needs a watcher and the resultat is not good.

It has been the opinion that with extension continued to the tiring of the contractile muscles the head of the femur is separated from the acetabulum and on this account the pains disappeared. This is an error as the experiences of Phelps have demonstrated; the best method of quieting the pains is to avoid all rotary movement of the articulation.

Calot has decided this point by means of the apparatus which bears his name. It is as follows: the child having been placed in a horizontal position on a pelvic support and in a good position, the healthy limb is moved away from the axis of the body and from the end of the foot as far as the bi-axillary line there is placed a layer of absorbent cotton three inches thick which is kept in place by a containing bandage. We may re-inforce it with strips of card-board in the inguinal region which is that where the plaster of Paris mostly breaks. These strips are applied on the anterior and external surfaces of the muscle and I apply a compress, which I afterwards take off, on the level of the epigastrium, in order to permit the motions of fullness and emptiness.

Afterwards comes the application three inches Johnson & Johnson plaster of Paris bandages, covering all of the cotton except on the upper margin in which there is left a portion which may hinder the direct pressure of the plaster of Paris on the skin. With a knife it is regulated before it dries principally at the level of the genitals and axillaries; if, as I shall tell later, there is any region to be carefully watched, there is cut out with the same knife a window which may be taken out and put back and which is kept in place by an ordinary bandage. If the bivalvular apparatus be wished as in cases of re-section of the coxofemoral articulation, the anterior portion is cut in a horizontal plane and is fixed by means of clasps fasteners hooks and eyes and cords.

So then, in the various coxalgic patients that we can treat this apparatus fills all the indications; those coxalgics in the beginning simply with pains, Calot's apparatus; and I see children, who dread even the vibration which a person walking produces, who wake at midnight with the peculiar suffering, feel a security which can be substituted by nothing and these pains instantly disappear —a proof that they were due to articular motion. Coxalgics with vicious position are corrected under chloroformic anaesthesia and the apparatus is applied. Coxalgics with abscesses, until very lately it was the rule among orthopedists to resect the articulation on the slightest indication of abcess—the operative result generally brilliant; the orthopedic result disastrous among children—later men,—shortenings as much as 15 centimeters, atrophy of the members, a lack of firmness and solidity for walking, members hanging like a bell-clapper, many of them begging for the amputation of those useless and cumbersome members.

With a distinguished german specialist, one of the most enthusiastic defenders of resection, and afterwards one of the most discouraged, began the reaction, and I shall never forget the memorable lecture on Coxalgia of that superior spirit, of that genius of orthopedic surgery, the renowned Phelps, the inventor of the drill for coxofemoral surgery, which so greatly facilitates that operation, who exhibited two groupes of healed coxalgics, one of resected ones with horrible orthopedic results and the other of those treated by methods of patience which, although less brilliant as surgical successes, yet were brilliant ones for the poor diseased ones to whom were preserved their limbs with functions approximate to their normal condition and with insignificant shortening, which prothesis helps to completely disappearing. I practice coxofemoral resection in all those cases in which anterior methods have failed, in which the patient is wasting away, has profuse suppurations and, above all, has continuous fever. In this case I follow the manner of proceeding of the said Phelps — an incision on a line which runs from the antero-superior spine to the greater trochanter; incision between the middle gluteal muscle and the extensor of the fascia lata, incision of the capsule, exploration of the head, application of the drill or if it is not at hand the chisel and hammer; exploration and resection in case of necessity of the depth of the acetabulum; scrupulous haemostasis and canalization by way of the posterior angle of the greater trochanter; placing *in situ* the bivalvular apparatus of Calot, already described, fitted beforehand to the child.

Coxalgics with abscesses unopened outwardly: resort has been the aspiration of the pus and injection of iodoformed glycerine done with all aseptic precautions, followed by moderate compression and the placing *in situ* of Calot's apparatus with a window crossways thereof; every eight or ten days there is repeated the puncture injection and compression with results truly flattering in many cases, which I have observed in the General Hospital and in my private practice. If the abscess is about to open spontaneously, it is preferable to make an ample release and canalization without prejudice to the placing in position of the apparatus with the window through which the treatment is carried on.

When at least six months have passed after the disappearance of the principal symptoms of Coxalgia, walking may be permitted with the application of the special apparatus of Calot for this end or perhaps that of Phelps, which always keeps the articulation in immobility, making the points of support in the ischium, the axilla and the trunk; but on an average two or three years pass before the disappearance of the disease.

Such is briefly my current practice in this disease, so frequent with us; I have followed it for some time with the best success.

Luxation congénitale de la hanche

Par MM. E. KIRMISSON, Paris (v. page 216);
ADOLPHE LORENZ, Vienne (v. page 138);
et CARLOS LIMA, Oporto (v. page 296).

Modifications anatomiques observées pendant et après la réduction non sanglante de la luxation congénitale de la hanche

Par M. J. GOURDON, Bordeaux.

La réduction non sanglante de la luxation congénitale de la hanche donne, tout au moins chez les enfants, des résultats appréciables de tous, puisqu'elle entraîne la disparition de la claudication et l'endurance dans la marche. Des résultats fonctionnels si nets sont, évidemment, l'indice qu'à la suite de la reposition de l'extrémité fémorale supérieure en sa place normale sur le bassin, il se produit, sous l'influence du contact établi, une transformation importante de l'articulation coxofémorale.

J'ai pu préciser la série des modifications entraînées dans le squelette de la hanche par la réduction de la luxation congénitale et je désire exposer ces modifications successives qui ramènent progressivement cette articulation à l'état normal.

Contrairement à ce qu'on avait supposé, la tête fémorale n'entre pas en contact avec la cavité cotyloïde dès la réduction. La position d'abduction extrême de la cuisse, dans laquelle s'obtient la réduction, replace bien la tête du fémur en regard de l'acétabulum, mais ne lui facilite pas le contact, car elle se trouve légèrement déplacée et dirigée vers l'avant.

J'ai eu la preuve de cette absence de contact des parties osseuses en cette position de réduction, qui est aussi celle de la première période de fixation dans l'appareil «Primärstellung» de Lorenz, en comparant les radiographies de sujets faites immédiatement après la réduction, puis quelques mois après, à la fin de la première période de fixation; dans aucun cas, la cavité cotyloïde n'avait été modifiée. Le seul résultat obtenu par cette position est la rétraction des pelvi-trochantériens et de la partie postérieure de la capsule.

Le contact ne commence à s'établir entre la tête fémorale et l'acétabulum que dans l'abduction moyenne de la cuisse, position de la seconde période de fixation. En cette attitude, l'appui du fémur sur la cavité cotyloïde est d'autant plus énergique que le bassin est incliné du côté opéré, cette cavité se creuse rapidement.

On le voit, il n'est donc pas indifférent de fixer la cuisse en telle ou telle position, après la réduction de la luxation congénitale de la hanche, car les résultats entraînés sont variables : dans l'abduction forcée, on agit sur les parties molles postérieures de la hanche, qui se rétractent ; dans l'abduction moyenne, on agit directement sur la cavité cotyloïde.

Dans la grande majorité des cas cette double action est nécessaire pour obtenir une contention parfaite de l'article remis en place.

Pour arriver à l'état normal, la cavité cotyloïde déformée subit trois séries de transformations : 1) elle se creuse d'abord obliquement vers sa partie supérieure ; 2) sa partie centrale s'agrandit ; 3) enfin, l'ensemble de cette cavité se modèle d'après la forme de la tête fémorale.

Dès que le premier contact est établi entre le fémur et l'acétabulum par l'abduction moyenne de la cuisse, l'appui se fait dans une direction oblique de bas en haut, de par l'attitude même du membre inférieur, et c'est le pôle supérieur de la tête qui repose sur le bassin. Cet appui est constant en un même point, tant que la hanche demeure fixée par l'appareil. Il s'en suit que la partie supérieure de la cavité est seule creusée, et elle se creuse vers la base du rebord cotyloïdien supérieur d'où accroissement de longueur de ce rebord.

L'appareil de contention enlevé, le membre inférieur tend à reprendre sa direction verticale et le bassin se relève. Le contact est moins énergique et n'a plus lieu entre la partie supérieure de la cavité cotyloïde et le pôle supérieur de la tête fémorale, mais bien entre la partie sphérique de celle-ci et le centre même de l'acétabulum.

Durant les premières semaines qui suivent l'ablation de l'appareil, les mouvements de la hanche sont très limités et l'on peut dire que la tête du fémur s'appuie à peu près constamment sur le point central de l'acétabulum qu'il agrandit en profondeur, mais assez lentement, l'appui du bassin étant peu accentué par suite de son relèvement.

Les muscles de la hanche et de la cuisse ayant repris leur énergie, les mouvements de l'articulation coxofémorale sont plus étendus, la zone d'appui de la tête fémorale est plus grande, et c'est à partir de ce moment que le modelage de la hanche commence, pour aboutir progressivement à une réfection tellement parfaite qu'il devient impossible, à la longue, de distinguer la nouvelle articulation créée d'une hanche normale.

En se reportant aux radiographies du bassin d'une enfant luxée des deux côtés dont les hanches furent traitées l'une après l'autre à un an de distance, on aura, par la comparaison des deux hanches, une idée exacte des transformations progressives de la cavité cotyloïde.

La restitution ad integrum de l'articulation de la hanche se fait assez rapidement, surtout si le sujet est jeune; pour un enfant de 2 à 4 ans, vingt mois suffisent, de 4 à 6 ans, il faut compter 24 mois; de 6 à 9 ans, 26 à 30 mois. Ces limites s'étendent du jour de l'intervention au moment où la perfection de l'articulation est constatée; or il faut déduire de ce temps la durée de fixation en première position, car j'ai indiqué que, dans cette position, la cavité cotyloïde n'était nullement modifiée. Or, cette première fixation durant de 4 à 5 mois, on peut conclure que *la réfection parfaite des parties osseuses d'une hanche luxée congénitalement demande exactement de 15 à 25 mois, suivant l'âge des sujets entre 2 et 9 ans.*

Dans le contact des surfaces osseuses, qui suit la réduction de la luxation congénitale de la hanche, la cavité cotyloïde est seule modifiée, l'extrémité fémorale supérieure n'étant pas changée, tout au moins chez les jeunes sujets. Chez les enfants âgés de plus de 9 ans, on peut parfois observer un affaissement de la tête et du col du fémur sous l'influence de la surcharge exercée par le poids du tronc. À partir de 9 ans le modelage parfait de la hanche ne s'obtient pas aussi fréquemment.

La cavité cotyloïde n'est pas seule transformée par la réduction de la luxation congénitale de la hanche; le bassin, dans son ensemble, change de forme. En s'appuyant sur la fosse iliaque externe, du fait de la luxation, l'extrémité fémorale décharge le fond de l'acétabulum de la pression qu'il doit recevoir, elle rapproche la crête iliaque du centre du bassin et en éloigne l'ischion, par suite les courbes pelviennes internes n'existent plus.

Dès que l'appui fémoral est reporté sur l'acétabulum, celui-ci se projette vers l'intérieur, la direction de l'os iliaque et de l'ischion revient normale, il n'y a plus d'asymétrie du bassin, les courbes pelviennes se dessinent nettement.

Après avoir signalé encore l'augmentation de volume et de densité du fémur et du bassin, j'aurai énuméré toutes les modifications observées dans le squelette à la suite de la réduction de la luxation congénitale de la hanche. Elles sont, on le voit, des plus importantes, toutes les parties du bassin étant influencées dans leur développement et dans leur forme.

Il n'y a pas lieu d'insister sur les modifications anatomiques en dehors du squelette: développement musculaire, disparition des troubles de statique du bassin et de la colonne vertébrale, ces faits ont été signalés, ils s'imposent étant faciles à constater.

Je soulignerai toutefois, en terminant, deux points dignes d'intérêt: j'ai toujours été frappé du relèvement de l'état général des jeunes malades à la suite de la disparition de la claudication, et j'ai toujours remarqué une modification appréciable de l'esthétique générale des sujets à la suite de la guérison de la malformation congénitale de leur hanche.

Statistiques et résultats éloignés du traitement de la luxation congénitale de la hanche par la méthode non sanglante

Par M. P. REDARD, Paris.

L'examen de nos statistiques portant sur un très grand nombre de cas (220) et des résultats éloignés nous permettent de donner quelques conclusions importantes.

La technique mieux exécutée, perfectionnée dans ces dernières années, permet d'obtenir un plus grand nombre de cas de réductions anatomiques véritables. Les transpositions en avant ou en arrière peuvent être souvent évitées.

L'étude de nos observations démontre cette vérité sur laquelle nous avons depuis longtemps insisté: la question d'âge domine la thérapeutique de la luxation congénitale de la hanche par la méthode non sanglante. La réduction est d'autant plus facile, les résultats éloignés sont d'autant meilleurs que le sujet sera plus jeune.

Chez les jeunes enfants de 2 à 6 ans, l'opération est simple, facile, exemple de dangers, les résultats fonctionnels immédiats et tardifs sont excellents. Notre statistique pour des réductions chez des jeunes sujets donne 75 % de réductions véritables avec état fonctionnel parfait.

Chez les sujets plus âgés, à mesure que l'on s'éloigne de l'âge de 10 ans, les difficultés augmentent, particulièrement pour la luxation double, les transpositions sont fréquentes, les résultats fonctionnels imparfaits.

Chez les sujets âgés de 15 à 20 ans, il faut se contenter d'un traitement palliatif, consistant souvent dans la recherche d'une meilleure position de la tête fémorale, dans l'assouplissement des muscles rétractés, principalement des muscles adducteurs fémoraux.

Nous n'avons que très exceptionnellement dû avoir recours à des ostéotomies supra-condyliennes dans des cas d'antéversion exagérée du col fémoral, ou à des réductions sanglantes.

Les résultats fonctionnels éloignés sont d'autant meilleurs que les muscles pelvi-trochantériens et fémoraux sont mieux conservés, et auront été moins lésés pendant les manœuvres de réduction. En moyenne, dans 60 % de nos cas, les résultats fonctionnels ont été excellents.

Les accidents opératoires peuvent être évités si l'on agit avec lenteur, graduellement, sans brusquerie, sans développer une force exagérée.

La technique opératoire a une importance considérable et doit être l'objet de tous nos soins. Il faut mobiliser avec soin la tête fémorale, distendre, éloigner patiemment, graduellement les parties rétractées, principalement les adducteurs fémoraux, réduire, sans employer une force exagérée, en combinant avec souplesse les pressions exercées sur le genou et sur l'extrémité supérieure du fémur. On dirige et on conduit la tête fémorale dans la bonne position.

La position dans laquelle le membre doit être immobilisé, après la réduction, la durée de l'immobilisation sous le plâtre, ont suscité d'assez vives controverses.

À notre avis, il n'est pas possible d'indiquer une règle générale pouvant s'appliquer à tous les cas. En général, il faut immobiliser dans la position dans laquelle se place le membre après la réduction, le plus souvent une légère flexion, abduction et rotation externe, quelquefois en rotation interne et même, très exceptionnellement, dans des attitudes spéciales.

La durée de l'immobilisation dépend de l'âge du sujet, de la variété de luxation, de son degré de stabilité.

En règle générale, il faut immobiliser le moins possible, afin d'éviter la raideur articulaire et l'atrophie musculaire.

Dans quelques cas de réductions très stables, nous n'avons immobilisé que pendant une période de 2 à 3 mois, sous un seul appareil.

Dans les luxations bilatérales, chez les sujets âgés, on évite la raideur et l'ankylose en n'immobilisant que pendant quelques mois.

Il ne faut pas cependant tomber dans l'exagération de quelques auteurs qui recommandent de réduire dans tous les cas la durée de l'immobilisation. Il est rationnel d'immobiliser dans la majorité des cas pendant un certain temps, en général, 3 à 6 mois, afin que le cotyle ait le temps de subir le modelage nécessaire pour le maintien définitif de la réduction.

Le traitement consécutif, les exercices de mobilisation et de gymnastique musculaire, ont une importance capitale.

En résumé, la méthode de réduction non sanglante dans le traitement de la luxation congénitale de la hanche a fait ses preuves; elle a une très haute valeur et permet d'obtenir, assez facilement et sans danger, des guérisons absolues dans les deux tiers des cas chez les jeunes enfants.

Expériences personnelles dans la réduction non sanglante de la luxation congénitale de la hanche

Par M. A. CODIVILLA, Bologne.

Mon expérience dans la réduction non sanglante de la luxation congénitale de la hanche se base sur 353 cas que j'ai opérés depuis 1899.

La méthode de Lorenz doit être considérée comme la méthode normale de traitement de cette difformité; méthode applicable à tous les cas sans exception quand ils se trouvent dans la limite d'âge voulue. J'établis cette limite de 2 à 6 ans pour les luxations unilatérales, de 2 à 5 ans pour les bilatérales. Dans une statistique de ces trois dernières années, 85 % des cas opérés à temps présentent un bon résultat anatomique et fonctionnel.

Voici la technique que j'ai suivie: réduction par les manœuvres de Paci; traitement consécutif selon Lorenz avec quelques modifications.

Pour la détermination de la position primaire, comme Lange, j'ai tenu compte du degré minimum d'abduction compatible avec la rétention et du degré d'antiversion du col du fémur. Ainsi, dans le plus grand nombre des cas, le membre a été fixé dans l'appareil plâtré sous un angle qui varie de 50 à 65 degrés et en une légère rotation interne.

La stabilité articulaire s'est augmentée par l'inclusion, dans l'appareil, d'une bande à anse qui pousse l'extrémité du fémur médialement et en avant. Le membre a été immobilisé dans un appareil plâtré et parfaitement contentif dont j'ai de plus en plus perfectionné la technique. L'appareil est fait sur le membre soumis à la traction et il descend jusqu'aux malléoles en fixant la jambe en extension. Dans les cas peu nombreux dans lesquels, à cause du manque absolu de stabilité, le membre a dû être immobilisé à un degré maximum d'abduction, une espèce de pilon a servi pour la marche. Ce pilon, fixé dans le plâtre qui couvrait la racine de la cuisse, fonctionnait comme un membre artificiel. Même en ces cas peu favorables au traitement, et, je crois, grâce à cet artifice, qui a permis aux opérés de rester sur pied et de marcher, même quand la luxation était bilatérale, j'ai eu d'excellents résultats.

Le membre a été tenu en moyenne quatre mois dans la position primaire, puis, il a été abaissé, quelquefois à diverses reprises, en recourant à des tractions sur le membre, ce qui a permis la distension des parties molles du côté externe de la hanche. Cela a ainsi empêché la relaxation ou des lésions de l'extrémité supérieure du fémur. La durée totale de l'immobilisation a été de 7 à 10 mois.

Pour les sujets d'un âge plus avancé l'indication de ce traitement est relative et non absolue.

Cette indication va en diminuant à mesure que l'âge augmente et cesse complètement, selon moi, vers 15 ans. Il est nécessaire de diviser les cas en deux groupes. Dans le premier, je place tous les cas pour lesquels l'indication est déterminée par la luxation en elle-même, et non par une complication survenue. En ces cas-là, l'intervention a pour but un résultat parfait sous l'aspect anatomique et fonctionnel. Cela est possible lorsqu'il n'existe point de notables déformations du squelette, ni un très grave déplacement de l'extrémité du fémur, ni de graves obstacles à la réduction opposés aussi par les parties molles, etc. Il est aussi nécessaire de tenir compte de la réaction qui suivra le traumatisme, puisque les signes d'arthritisme, d'uricémie ou de nervosisme, l'hypertonie musculaire, l'augmentation du réflexe rotulien,

etc., sont des contre-indications par le fait que ces états favorisent la rigidité, la contracture et la déformation de l'articulation
réduite. Naturellement ces conditions acquièrent une plus grande
valeur selon que les sujets à opérer sont plus avancés en âge.

Ce que j'ai dit pour la technique opératoire à propos des
sujets du jeune âge vaut également pour les cas qui font partie
de ce premier groupe.

Les résultats complets n'ont été ici que de 50 %. Les autres
résultats ont consisté en transpositions ou en réductions, mais
avec limitation du mouvement articulaire, courbure du col du
fémur, contracture, etc.

Dans le second groupe, je classe les cas dans lesquels existaient des contre-indications à l'opération normale, mais l'intervention a été quand même nécessaire à cause des complications
qui accompagnaient la luxation.

Ces complications étaient constituées parfois par la gravité
même du déplacement qui gênait extrêmement la marche, par
le trouble occasionné par l'état de souffrance de l'articulation
luxée, par la déformation extrême du squelette, etc.

En ces cas, le traitement a visé à des résultats différents
selon les conditions du cas. Parfois le but a été la seule transposition antérieure, parfois la véritable réduction. En d'autres
cas, on a associé le traitement sanglant au traitement non sanglant, puisqu'on a exécuté des ostéotomies sous-trochantériennes,
des extirpations de la tête déformée du fémur, des résections
pour obtenir l'ankylose du fémur avec le bassin, etc.

Les résultats, étant donné le but palliatif que l'opération
s'était proposé, ont été complètement satisfaisants.

Die Umgestaltung des Hüftgelenkes bei Kindern mit angeborener Hüftverrenkung

Par M. G. JOACHIMSTHAL, Berlin.

Professor Joachimsthal hat zum Gegenstand seiner durch zahlreiche Demonstrationen veranschaulichten Auseinandersetzungen
in der Sektion für Kinderheilkunde die *Umgestaltung des Hüftgelenkes bei Kindern mit angeborener Hüftverrenkung*, die nach
der *unblutigen Einrenkung* eintreten, gewählt.

Bleibt ein solches Gelenk unbehandelt, so verschwindet allmählich die ursprünglich schon sehr flache Pfanne vollkommen,
der Oberschenkelknochen zeigt eine zunehmende Verkleinerung
nicht nur seines Kopfes, sondern auch eine solche des Halses und

überhaupt seines ganzen oberen Endes. Wird dagegen in den ersten Lebensjahren die unblutige Einrenkung vollführt, wofür nach Joachimsthal das 2.—6. Lebensjahr die geeignetste Zeit darstellen, weil in dieser Altersperiode der Eingriff ein in jeder Beziehung harmloser ist, so konnte Joachimsthal nicht nur im klinischen Bilde eine volkommene Wiederherstellung der normalen Körperform und den Eintritt eines normalen Gangvermögens constatieren, sondern auch in anatomischer Beziehung an Röntgenbildern, deren Anfertigung in regelmässigen Zwischenräumen nach dem Eingriff jahrelang methodisch fortgesetzt wurde, die lediglich durch die nunmehr normale Function des Gelenkes veranlasste normale Gestaltung der einzelnen Gelenkteile vor Augen führen.

Die Pfanne erreicht nicht nur bei einseitigen, sondern auch bei doppelseitigen Fällen die normale Tiefe, und ebenso gestaltet sich das obere Oberschenkelende vielfach noch zu einem annähernd normalen.

Besonders interessant in Bezug auf die Abhängigkeit der normalen Form der Gelenke von ihrer normalen Funktion erscheinen einige Beobachtungen von Joachimsthal, bei denen er in Fällen von doppelseitiger Verrenkung des Hüftgelenkes nicht beide Seiten gleichzeitig, sondern, um ein bequemeres Herumgehen der Kinder in der Behandlungsperiode zu ermöglichen, das eine Hüftgelenk ein halbes Jahr nach dem andern einrenkte. In diesen Fällen erwies sich noch Jahre lang nach Abschluss der Behandlung die Umbildung der Gelenkverhältnisse an der zuletzt behandelten Seite verzögert.

À propos de la luxation congénitale de la hanche

Par M. BARBARIN, Paris

Si tous les auteurs sont d'accord sur les résultats excellents donnés par la réduction non sanglante dans la luxation congénitale de la hanche, nous nous trouvons, au sujet de cette réduction même, en présence de deux opinions biens différentes:

Les uns, en effet, préconisent l'attitude d'immobilisation en abduction forcée, pour revenir progressivement à une position moins exagérée de la cuisse; les autres veulent mettre immédiatement le membre en abduction moyenne et en flexion.

Il est certain que dans cette dernière attitude le contact de la tête fémorale et de la cavité cotyloïde est beaucoup plus intime et que, par conséquent, le creusement de la cavité se fera bien plus rapidement.

Mais dire que dans tous les cas on devra chercher et obtenir cette position est plus théorique que pratique. La vérité semble être de chercher, après réduction en abduction, de réduire le plus possible cette abduction, en permettant en même temps à la cuisse une légère flexion. Pour chaque cas ce degré d'abduction et de flexion peut varier suivant la forme et la direction de la cavité cotyloïde. Jamais il ne faudra accepter une attitude du membre en abduction et en hyperextension portant la cuisse au-dessous du plan du corps; dans ce cas, ou bien la tête ne s'appuie que sur la partie antérieure de la capsule, ou bien elle a dépassé la cavité et se trouve en transposition antérieure.

A propos de la transposition qui semble dans les mauvais cas une terminaison dont il faut savoir se contenter, il importe de remarquer que la radiographie antero-postérieure fait considérer souvent comme des cas de guérison anatomique de simples transpositions. La tête fémorale semble en regard de la cavité cotyloïde alors qu'elle est sur un plan nettement antérieur. Il serait donc nécessaire de radiographier les luxations réduites non pas directement d'avant en arrière ou d'arrière en avant, mais obliquement d'arrière en avant et de dehors en dedans.

DISCUSSION

M. KIRMISSON : Au cours de la discussion à laquelle nous venons d'assister, il ne s'est pas produit entre les différents orateurs de divergences fondamentales. Il est bien évident, comme l'a dit M. Gourdon, que dans la position d'abduction forcée jointe à la flexion il ne saurait y avoir un contact intime entre la tête et la cavité cotyloïde. Néanmoins cette position me paraît utile pour amener la rétraction de la partie postérieure de la capsule et s'opposer à la reproduction de la luxation. Je la préfère donc pour ma part, jusqu'à nouvel ordre, au procédé qui se propose de produire en un seul temps la réduction en plaçant immédiatement le membre dans la rotation en dedans. Je suis d'accord avec M. Lorenz pour réduire en une seule séance les deux côtés dans les luxations bilatérales, mais j'insiste sur la différence souvent si grande entre les résultats obtenus sur l'un et l'autre côté. Très souvent, en effet, nous obtenons d'un côté un résultat très satisfaisant, ou même parfait, alors que du côté opposé nous avons une simple transposition, ou même un échec absolu.

Un point sur lequel je suis en désaccord complet avec M. Lorenz, c'est quand il dit que l'ostéotomie sous-trochantérienne, introduite par moi dans le traitement de la luxation congénitale, doit être rejetée comme donnant du raccourcissement. Elle fournit au contraire un allongement manifeste; aussi dans le cas où je l'ai pratiquée sur un côté, ai-je dû souvent la faire aussi du côté opposé, vu l'allongement qui résultait de la première opération.

Enfin, M. Gourdon a dit une chose très juste, quand il a insisté sur l'amélioration considérable de la santé générale que nous observons souvent à la suite des opérations entreprises contre la luxation congénitale.

M. GOURDON. Je suis absolument d'avis que la réduction des luxations bilatérales doit se faire en une seule séance.

M. le prof. Kirmisson et M. le prof. Lorenz nous ont déjà fourni des raisons
pour admettre ce mode de traitement. J'ajoute qu'on s'expose, en opérant les
deux hanches en deux temps, à voir la relaxation se produire dans la première hanche guérie quand la seconde sera fixée dans l'appareil.

Quant aux repositions antérieures, auxquelles on doit recourir lorsque la réduction anatomique n'est pas possible, elles donnent, en général, de bons résultats
au point de vue fonctionnel et esthétique.

M. PRINCKTEAU: Je confirme ce que vient de dire M. le dr Barbarin à propos des radiogrammes des luxations congénitales de la hanche.

J'ai observé et étudié attentivement un très grand nombre de radiographies
de luxations congénitales de la hanche simples et doubles, et j'en conclus qu'il est
très difficile de conclure à la variété et au degré du déplacement d'après une seule radiographie.

On a l'habitude de faire exécuter les photographies-roentgenennes du bassin
dans le décubitus dorsal ou ventral, or il faut bien le dire, ces deux positions ne
donnent aucun renseignement sur le degré du déplacement de la tête fémorale en
avant ou en arrière du cotyle. Il serait nécessaire d'obtenir des photographies dans
un plan perpendiculaire au précédent, c'est à dire transversal ou bien oblique.
Nous avons essayé d'obtenir des photographies semblables dans le service de
l'hôpital des Enfants de Bordeaux, mais malheureusement, il faut bien le dire,
nous n'avons obtenu que des clichés obscurs et dont la reproduction ne nous a
donné que des images sans valeur et par conséquent inutilisables pour l'interprétation recherchée.

Nous devons donc nous résigner aux seuls renseignements que nous fournissent les décubitus dorsal et ventral, d'abord parce qu'il est difficile d'obtenir l'immobilité des enfants dans une position aussi insoluble que le décubitus latéral, ensuite parce que les couches opaques traversées étant trop épaisses, les os se
superposent et qu'on ne peut rien voir.

(Après-midi)

(Sous sections de Chirurgie et de Médecine réunies)

Présidence: MM. DIAS D'ALMEIDA ET A. BROCA
(Pour le compte rendu de cette séance, voir page 336)

SÉANCE DU 21 AVRIL (¹)

M. OSKAR HOVORKA (Vienne): J'ai l'honneur de faire à MM.
les confrères de notre section une proposition:
Nous avons visité hier le grand établissement de Outão près

(¹) Le matin du 21 avril, la sous-section visita l'hôpital Estephania, où elle assista à une opération d'appendicite, exécutée par M. Salazar de Souza.
La journée du 21 avril a été employée pour une excursion des deux sous-sections à Setubal et
au sanatorium de Outão.

de Setubal pour les enfants scrofuleux. Nous avons vu comment on travaille en Portugal dans le champ de la Pédiatrie.

Tout cela est l'œuvre de Sa Majesté la Reine de Portugal Amélie.

Je propose donc une adresse de reconnaissance au nom de l'humanité et au nom de notre section à Sa Majesté la Reine Amélie.

Du redressement forcé dans le traitement des scolioses

Par M. Paul Redard, Paris.

Dans certains cas de scoliose, l'auteur recommande, après une période d'assouplissement du rachis, de redresser les courbures vertébrales, de modifier par la force la forme de la gibbosité, en général sous anesthésie et en une seule séance. Il immobilise ensuite sous un appareil plâtré, dans une bonne position, en ayant soin d'incliner et de fléchir le tronc du côté opposé à l'attitude vicieuse dans le but de modifier favorablement les conditions statiques du scoliotique. Le redressement forcé agit surtout sur l'élément attitude et très peu sur la rotation; il convient aux scolioses rachitiques, aux scolioses grosses de l'adolescence, aux scolioses à évolution rapide, aux scolioses rigides difficilement réductibles.

(Le travail complet sera publié à la fin du volume, si l'auteur nous le remet à temps, ainsi que nous le lui avons demandé.)

L'anesthésie générale chez les enfants pour les opérations de courte durée et facilement supportables à l'état de veille doit-elle-être la règle ou l'exception?

Par M. Suarez de Mendoza, Paris.

La question de l'anesthésie et des anesthésiques, comme le prouvent les comptes-rendus des sociétés savantes de tous les pays, reste constamment à l'ordre du jour.

La chose s'explique aisément.

Malgré, en effet, les grands progrès accomplis dans l'art d'anesthésier, le nombre d'accidents mortels causés par les anesthésiques est resté sensiblement le même que pendant les années qui suivirent immédiatement la grande découverte des propriétés insensibilisatrices de l'éther et du chloroforme.

Certes, les grandes précautions dont on s'entoure aujourd'hui sont une garantie de sécurité relative pour le malade; mais on connaît le rôle que la fatalité peut jouer dans certaines circonstances tragiques où la volonté, la prévoyance, l'intelligence et le savoir restent désarmés et impuissants et où le destin cruel se déclare plus fort que la science humaine.

Aujourd'hui, comme au moment même de la découverte de l'anesthésie, il est donc permis de dire que la question de vie ou de mort est toujours posée lorsqu'on a recours aux anesthésiques généraux.

Mais, quoique les dangers que présentent les anesthésiques soient réels, incontestables et incontestés, nous croyons que l'idée ne pourrait venir aujourd'hui sérieusement à personne de contester les immenses avantages, les bienfaits inappréciables de l'anesthésie générale, lorsque celle-ci comporte une indication impérieuse, lorsqu'il s'agit de soustraire un malade à la dépression dangereuse, à l'asthénie redoutable résultant de la douleur intense et épuisante qui a été de tout temps la compagne inséparable de toute intervention chirurgicale laborieuse et prolongée.

Si une mort foudroyante arrive dans ces circonstances — pourvu que la cause n'en reste pas dans l'oubli de précautions les plus élémentaires — quel sera l'homme au cœur loyal et à la conscience droite qui voudrait en faire un grief au chirurgien?

Il en sera autrement si — dans une opération peu douloureuse et promptement faisable sans l'aide d'aucun anesthésique, ou dans une intervention où l'on peut arriver facilement à l'aide d'un anesthésique local à insensibiliser complètement la partie sur laquelle doit porter l'instrument sans influencer le reste de l'économie — le chirurgien commettait l'imprudence de recourir à l'anesthésie générale et de faire courir ainsi au malade une chance de mort, si faible fût-elle, pour lui dérober la vue des instruments ou pour obéir aux injonctions d'un entourage pusillanime et mal renseigné.

Quelles excuses pourra en effet invoquer le chirurgien en cas d'accident mortel? Par quel raisonnement spécieux pourra-t-il apaiser sa conscience?

Les effets du chloroforme, de l'éther et des autres anesthésiques généraux étant suffisamment connus, nous allons insister seulement sur l'emploi du bromure d'éthyle, seul anesthésique qui paraît réunir actuellement presque tous les suffrages parmi les partisans de l'anesthésie générale dans les petites interventions chirurgicales.

Le danger de l'anesthésie par le bromure d'éthyle, quoiqu'en

disent ses partisans, est aussi réel que celui des autres anesthésiques généraux: tout comme eux il a sa nécrologie.

Tout en n'ayant pas fait de recherches spéciales, nous avons
pu réunir cependant, très facilement, 10 cas de mort dus à l'a-
nesthésie par le bromure d'éthyle. Ces cas ont été observés par
Roberts (1880) [1], Mittenzweig, 2 cas (1890) [2], Gleich (1892) [3],
Hartmann et Bourbon (1893) [4], Kocler (1889) [5], Doubravine
(1895) [6], Pomerantzeff (1892) [7], enfin deux autres cas sont relatés dans le *Bulletin médical* de 1890 [8] et dans le *Philadelphia
Medical Journal* de 1899 [9].

Nous avons été nous-mêmes témoin oculaire d'une mort foudroyante survenue en quelques secondes, après les premières
bouffées de bromure d'éthyle, chez une jeune femme de 28 ans,
à laquelle on allait faire un curettage.

D'après Manquat, un auteur allemand a pu réunir 16 cas
de mort par le bromure d'éthyle pour la seule année 1893.

D'après la statistique que Gurtl a donnée au Congrès de
chirurgie allemande de 1893, le bromure d'éthyle ne donnerait
que 1 mort sur 4118 narcoses.

Il résulterait de cette statistique que le nombre de victimes
du bromure d'éthyle n'est pas très élevé.

Mais nous savons quelle foi il faut accorder à toutes les
statistiques officielles, presque toujours fallacieuses. En réalité
les choses se passent autrement. La plupart des cas malheureux
qui surviennent tant en ville qu'à l'hôpital sont très rarement publiés et il est, par suite, absolument impossible d'établir un chiffre même approximatif.

Ainsi, pendant l'année où nous avons été témoins du cas de
mort dont nous avons parlé plus haut et qui a fait l'objet d'un
rapport à l'Académie de médecine par M. le professeur Duplay,
il s'est produit dans notre entourage médical 4 cas de mort: 2
par le chloroforme, 1 par le bromure d'éthyle, 1 par la cocaïne, et
tous entre les mains de chirurgiens très honorés.

[1] Roberts (J. B.) — Phil. Med. Times, 1880, X, 32 et 423.
[2] Mittenzweig — Zeitsch. f. Med. Beamte, Berlin, 1890, XII.
[3] Gleich (A) — Wien, Klin. Woch., 1892, V, 167.
[4] Hartmann et Bourbon — Rev. de Chir., Paris, 1893, XIII, 701 710.
[5] Kocler (A) — Centralbl. f. Chir., Leipzig, 1889, XXI, 4.
[6] Doubravine (W) — Vratch, St-Pétersbourg, 1895, N° 9, p. 264.
[7] Pomerantzeff — Khirurga, Moscou, 1897, I, 744.
[8] Bull. méd., Paris, 1890, IV, 338.
[9] Philadelphia Med. Journ., 1899, IV, 367.

Aucun ne fut publié.

Depuis 1900, plusieurs cas de mort par le bromure d'éthyle, dont quelques-uns survenus à Paris, sont de nouveau parvenus à notre connaissance.

Aucun ne fut publié et cependant de certains il fut beaucoup parlé.

Nous tenons, en outre, d'un membre de la Société d'otologie de Paris, l'un des plus éminents spécialistes du nord de la France, qui nous honore de son amitié et dont nous avons opéré l'enfant sans anesthésie, de végétations adénoïdes, que, dans l'espace d'une seule année, il a eu connaissance de 3 cas de mort par bromure d'éthyle, survenus pendant l'adénotomie.

Aucun ne fut publié.

Le docteur Rutten, médecin en chef de l'Institut ophthalmologique de Liège, vient de nous communiquer un cas de mort par bromure d'éthyle qu'a eu à déplorer un confrère de Namur et qui est survenu chez une jeune personne de 17 ans.

Le cas ne fut pas publié.

Le dr. Saint-Denis de Montréal, nous communique également un cas de mort par bromure d'éthyle, lequel, écrit notre confrère, aurait pu parfaitement être évité, étant donné qu'il s'agissait d'une petite intervention chirurgicale.

Le cas ne fut pas publié.

Le dr. Winslow, professeur de laryngologie à l'Université de Baltimore, nous écrit qu'il a eu connaissance de trois cas de mort dus à l'emploi inconsidéré des anesthésiques dans de petites interventions qui auraient pu être faites à l'état de veille.

Aucun de ces cas ne fut publié.

Les 16 cas dont parle Maugat ne doivent pas non plus avoir été publiés, l'auteur ne relatant pas les circonstances dans lesquelles ils sont arrivés.

Nous pourrions multiplier nos citations, mais celles que nous venons de donner suffisent, croyons-nous, amplement, pour montrer à quel point les statistiques de la mortalité par anesthésiques sont sujettes à caution.

Si même on fait abstraction de l'issue fatale, toujours cependant possible, comme on vient de le voir, les inconvénients que cet agent anesthésique présente sont aussi grands, sinon plus, que ceux de l'éther et du chloroforme.

On a signalé notamment son action pernicieuse sur le cœur et le système vasculaire, sa grande toxicité.

Provoquant une sorte de congestion de la face et du cou, les opérations pratiquées sur ces régions, l'ablation des végétations en particulier, entraînent souvent des pertes de sang post-opératoires assez abondantes.

On a encore signalé la grande irritation des muqueuses, les vomissements, les phénomènes d'asphyxie, l'excitation glandulaire très vive, la sudation, le ptyalisme, le larmoiement, la résolution musculaire incomplète ou tardive, le trismus, etc., etc.

On voit que les inconvénients et les dangers inhérents aux autres agents anesthésiques le sont également au bromure d'éthyle.

Les partisans de l'anesthésie générale dans les petites interventions chirurgicales, pour justifier leur manière de voir, mettent en avant les souffrances et l'indocilité des malades.

A ceux qui allèguent les souffrances des malades nous répondrons avec Moure «que les chirurgiens qui opèrent sous narcose ont surtout pour but d'avoir devant eux un sujet docile et immobile que de chercher à épargner des douleurs à l'opéré.»

Du reste, cet argument, qui peut être de quelque valeur lorsqu'on opère sans anesthésie locale, tombe de lui-même en cas d'application de cette dernière.

A ceux qui tirent leur principal argument en faveur de l'anesthésie générale de l'indocilité du malade, nous répondrons qu'on peut toujours, si l'on veut bien s'en donner la peine, parvenir à surmonter la frayeur et la pusillanimité de certains enfants et adultes nerveux, en leur parlant avec beaucoup de douceur (de laquelle, cependant, la fermeté qui fait pressentir au malade l'inutilité de la révolte ne doit pas être exclue) et en s'efforçant de leur démontrer que l'opération ne deviendra réellement douloureuse que s'ils s'agitent et empêchent le chirurgien d'opérer avec la tranquillité et la promptitude nécessaires.

Dans notre pratique, déjà bien longue, nous sommes presque toujours arrivés à gagner de cette façon la confiance de nos petits et même de nos grands malades et, soit que nous ayons opéré sans anesthésie, soit que nous ayons opéré à l'aide de l'anesthésie locale, à aider leur volonté par une certaine influence morale plus difficile à décrire qu'à mettre en pratique.

Il suffit, du reste, pour s'en convaincre, de voir opérer les enfants non endormis, des végétations adénoïdes, de l'hypertrophie des amygdales, du strabisme, etc., lorsqu'on s'est donné la peine de quelques bonnes paroles et par quelques pansements antérieurs de gagner leur confiance.

En général, l'enfant se prête à l'opération de bonne grâce. Au moment psychologique, il fait entendre un ou deux cris, mais le plus souvent il ne pousse même pas de cris. Une seule personne suffit pour l'immobiliser, mais nous avons l'habitude de lui faire tenir les mains par un membre de la famille et, le plus souvent, par la mère.

Nous tenons beaucoup à la présence de la mère pendant l'acte opératoire, car cette présence supprime presque toujours le sentiment de détresse qui s'empare de l'enfant, lorsque, amené dans la salle d'opération, il se voit entouré du chirurgien et de ses aides, dont la tenue habituelle est peu rassurante, comme on sait, non seulement pour les enfants, mais même pour les adultes.

La tranquillité de l'enfant est toujours suffisante pour exécuter convenablement l'acte opératoire, pourvu, bien entendu, que le chirurgien ait acquis la virtuosité nécessaire pour opérer vite et prompde.

En général, les parents qu'on a convaincus d'avance de l'inutilité de l'anesthésie sont enchantés. Les autres, ceux qui ont accepté l'opération sans anesthésie, à leur corps défendant, ne trouvent pas assez de mots pour remercier le chirurgien quand ils se sont rendu compte par eux-mêmes de l'absence de douleur, de la simplicité de l'intervention et du risque que, si l'on avait voulu les écouter, leur enfant aurait couru, et ils comprennent alors qu'il y a moins de cruauté à refuser l'anesthésie générale pour une opération de courte durée qu'il n'y a de répréhensible insouciance de la vie humaine à la conseiller à la légère.

Il peut cependant se présenter des circonstances où le chirurgien se voit obligé, pour des causes tout à fait exceptionnelles, d'avoir recours à l'anesthésie générale pour une petite intervention chirurgicale. Nous-mêmes, nous avons eu recours à l'anesthésie dans plusieurs cas où nous l'avons jugé nécessaire.

Le chirurgien, en effet, ne doit relever que de sa conscience seule et il est toujours le maître de sa conduite.

Toutefois, dans de pareils cas, quand l'indication de l'anesthésie générale est absolument formelle, si nous pensons que la connaissance du danger anesthésique par la famille peut amener son opposition à l'intervention et avoir des conséquences funestes, immédiates et inévitables, le chirurgien peut faire accepter l'anesthésie — sans forfaire à son devoir — comme un temps nécessaire de l'opération, et sans chercher à éveiller, dans l'entourage du malade, l'idée du danger.

Mais, dans les cas ordinaires, où 99 fois sur 100 l'emploi de l'anesthésie générale dans le petites interventions chirurgicales est un luxe, c'est au moins une grande imprudence de ne pas faire sentir à la famille que l'anesthésie générale implique un risque inévitable qui coûte la vie à un enfant sur 2.000 opérés, pour nous en tenir à la vérité écrite, laquelle, dans l'espèce, est certainement bien au-dessous de la vérité.

Nous sommes convaincus que, dans ces conditions, l'anesthésie générale dans les petites opérations chirurgicales deviendra l'exception et non la règle.

Du reste, si, partant du principe que chacun peut disposer de son existence comme il entend, on peut admettre que, lorsque dûment prévenu du danger à courir, le malade exige néanmoins l'anesthésie pour une intervention banale et facilement faisable à l'état de veille, le chirurgien peut, sans forfaire à son devoir, la lui accorder, il faut aussi admettre que, lorsqu'il s'agit d'un enfant sans défense, incapable de juger, dont la volonté ne peut entrer en ligne de compte, le devoir le plus élémentaire nous oblige à n'accorder l'anesthésie générale que quand elle est absolument indispensable et à ne tenir aucun compte des exigences dictées par la pusillanimité des parents.

C'est hantés par ces considérations d'ordre absolument supérieur que nous avons voulu soumettre au Congrès l'étude de cette question aussi intéressante que délicate.

Car nous croyons en notre âme et conscience que ce serait faire œuvre de haute portée humanitaire et sociale que de mettre courageusement la question sur le tapis et, une fois pour toutes, en mettant à contribution l'expérience médico-chirurgicale mondiale, élaborer, d'une façon précise et détaillée, les indications absolues, les indications relatives et les contre-indications d'anesthésie générale chez l'enfant et chez l'adulte.

L'utilité, la nécessité même d'une semblable étude s'impose non seulement au point de vue de la défense de l'intégrité du capital humain, quelquefois compromise, à tort, avouons-le, par ceux qui ont le chloroforme trop facile, mais aussi au point de vue de la défense de la dignité, de l'honneur et même des intérêts matériels du médecin, surtout du médecin débutant qui, entrant dans la vie médicale dépourvu de principes bien précis sur cette délicate question, n'est pas toujours suffisamment armé pour concilier les exigences d'une sensibilité excessive avec le respect que tout médecin doit avoir pour la vie humaine.

Animé du désir de voir aboutir le plus tôt possible l'idée que nous poursuivons, qu'il nous soit permis de demander au Congrès, en manière de vœu, qu'une commission composée de médecins et de chirurgiens choisis dans toutes les sections soit nommée pour mener à bien, se servant de l'autorité dont le Congrès la revêtira, la solution des questions que nous avons soulevées, c'est-à-dire de déterminer d'une façon nette et précise les indications absolues, les indications relatives et les contre-indications de l'anesthésie générale chez l'enfant et chez l'adulte.

Voulant contribuer dans la mesure de nos moyens à la mise au point de cette importante question, nous avons ouvert un referendum, en envoyant à un grand nombre de médecins et de chirurgiens le questionnaire suivant dont je prends la liberté de vous faire passer un exemplaire.

Lorsque le nombre de réponses sera suffisamment grand pour pouvoir en faire état, nous essayerons de faire un travail plus complet que celui que nous avons l'honneur de vous soumettre.

En attendant que le vœu que nous venons d'exprimer ait reçu la sanction que nous souhaitons ardemment, et en nous basant sur plusieurs milliers d'interventions chirurgicales faites par nous sans anesthésie générale, sur les risques inhérents à tous les anesthésiques généraux et en particulier au bromure d'éthyle, nous croyons pouvoir formuler les conclusions suivantes:

1° L'anesthésie générale dans les petites et courtes interventions chirurgicales, facilement faisables à l'état de veille, doit être considérée comme une pratique injustifiée et dangereuse, car nul n'a le droit de faire courir un risque de mort à son semblable quand ce risque peut être humainement évité. Les chirurgiens, dans ce cas, ne devront, il nous semble, accéder au désir du malade qu'à leur corps défendant et après l'avoir nettement averti des dangers inhérents à l'anesthésie.

2° Si, partant du principe que chacun peut disposer de son existence comme il l'entend, on peut admettre que lorsque, dûment prévenu du danger à courir, le malade exige l'anesthésie pour une intervention banale et facilement faisable à l'état de veille, le chirurgien peut, sans forfaire au devoir, la lui accorder; il faut admettre que, lorsqu'il s'agit d'un enfant sans défense, incapable de juger et dont la volonté ne peut entrer en ligne de compte, le devoir le plus élémentaire nous oblige à ne donner l'anesthésie que quand elle est absolument indispensable et à ne tenir aucun compte des exigences dictées par la pusillanimité des parents qui, en somme, n'ont pas le droit de disposer de la vie de leur enfant.

3° On ne doit avoir recours à la narcose dans ces interventions que dans les cas tout à fait rares et impossibles de définir d'avance, lorsque le chirurgien est convaincu, en son âme et conscience, que des circonstances exceptionnelles, inhérentes à l'opéré ou à l'opération, peuvent justifier le danger que la narcose fait toujours courir.

4° Ceux qui pensent autrement, en s'appuyant de très bonne foi sur des raisons diverses plus ou moins soutenables, devraient toujours se rappeler que «l'anesthésie n'est autre chose qu'un empoisonnement limité, premier stade de l'empoisonnement général; *que la dose mortelle peut être éloignée de la dose utile, mais que, très souvent, elle peut être proche, que, parfois, le précipice côtoie le chemin*» (Dastre) et que, comme l'a dit Verneuil, *chaque fois que le chirurgien s'approche d'un malade, la compresse anesthésique à la main, il fait naître pour lui des chances de mort.*

5° Si c'est une lourde faute d'exposer un enfant aux risques de l'anesthésie pour une opération banale et facilement faisable à l'état de veille, il est téméraire, pour ne pas dire autrement, d'aggraver cette faute (qui peut amener de mortels regrets) en assurant à l'entourage que l'anesthésie n'offre aucun danger, car notre assurance injustifiée, dans l'espèce, pour ne pas dire mensongère, peut faire de la famille le complice inconscient du désastre toujours possible.

DISCUSSION

M. PRINCETEAU: Je suis très heureux que M. Suarez de Mendoza ait apporté à nouveau cette question de l'anesthésie générale chez les enfants devant la Section de la Pédiatrie. J'aurais voulu, en effet, que ce débat, que j'avais désiré amorcer dans la première séance, eût pris l'envergure que méritait la question.

Si j'ai bien compris la communication qui vient d'être faite, M. Suarez demande que les chirurgiens s'abstiennent des anesthésiques généraux dans les opérations de courte durée. Je suis de son avis pour certaines opérations qui, avec de l'habitude et une certaine fermeté, se pratiquant toujours de la même façon, peuvent être exécutées soit avec de la persuasion et un peu de surprise, soit avec de la force représentée par un aide solide; telles les adénotomies et les amygdalotomies. C'est la manière que j'utilise constamment dans mon service de l'hôpital de Bordeaux pour ces opérations. Mais pour nombre d'autres opérations courtes, pour lesquelles il est nécessaire d'obtenir une immobilité presque absolue, ou bien auxquelles on ne peut procéder que sous le couvert d'une asepsie absolue, je reste convaincu que l'anesthésie générale est *indispensable* pour un très grand nombre d'opérations courtes. C'est d'ailleurs ce que j'ai voulu démontrer dans ma communication du 20 courant où je vous ai apporté le chiffre de 212 cas de narcose par le chlorure d'éthyle, avec deux syncopes légères seulement.

M. BARBARIN: Si j'accepte entièrement les conclusions de M. Suarez de Mendoza pour tout ce qui regarde les interventions sur la gorge et le nez, je dois cependant réserver tout ce qui regarde les petites interventions orthopédiques. Dans nombre de cas, nous devons, pour venir à bout de la contracture musculaire, employer l'anesthésie générale pendant un temps très court. Peut-être serait-il bon de discuter, ainsi qu'on l'a fait pour le chloroforme, la technique de l'anesthésie générale par le bromure ou le chlorure d'éthyle. On éviterait ainsi nombre d'accidents dus à l'inexpérience de l'aide chargé de l'anesthésie.

M. ROQUE MACOUZET: Je ne suis pas d'accord avec M. Suarez de Mendoza, car, au contraire, je crois qu'on doit éviter aux enfants toute espèce de souffrance dans les opérations et dans les explorations qui peuvent leur produire quelque douleur, au moyen des anesthésiques, chloroforme, éther, etc., et même leur éviter le choc nerveux de la peur à la vue des instruments, avec le même moyen.

M. SUAREZ DE MENDOZA: Permettez-moi, Messieurs, de remercier d'abord mes confrères des phrases aimables qu'ils ont bien voulu m'adresser à propos de ma communication et ensuite de répondre en quelques mots, d'abord à M. Princeteau, de Bordeaux, et à M. Barbarin, de Paris.

Comme vous le verrez en lisant ma communication, je partage avec mes deux honorables confrères cet avis que l'anesthésie doit être l'exception et non la règle dans les opérations de courte durée et j'ai ajouté, facilement faisables dans l'état de veille.

Il va de soi que dans les autres circonstances où il faut une immobilité absolue et une résolution musculaire complète il est nécessaire d'avoir recours à l'anesthésie.

Ayant fait de la chirurgie pendant 15 ans, vous comprendrez, messieurs, que je suis enthousiaste de l'anesthésie générale quand elle est nécessaire; ce que je combats c'est l'abus qu'on en fait pour les petites opérations où, de l'avis du plus grand nombre de chirurgiens, on pourrait s'en passer.

Dans ces cas d'abus de l'anesthésie, si un accident arrive, c'est plus qu'un malheur, c'est un désastre tant au point de vue individuel qu'au point de vue social.

Enfin, j'objecterai à mon confrère mexicain, le dr Roque Macouzet, que le sentiment qu'il invoque pour justifier l'emploi de l'anesthésie, même dans les interventions chirurgicales de courte durée et facilement faisables à l'état de veille, sentiment de pitié envers les enfants, témoigne de sa part d'une très vive sensibilité, mais d'une méconnaissance assez grande des nécessités de l'éducation virile.

Je vous demande bien pardon, messieurs, de parler ici non plus en chirurgien mais en éducateur. J'espère trouver une excuse dans ma brièveté. Et d'abord s'il fallait épouser dans son absolu le principe de mon honorable confrère on ne devrait jamais corriger les enfants, or les parents les plus indulgents, les plus doux, n'ont-ils jamais au moins une fois souffleté, fessé, leurs indociles enfants? Mais en dehors même de la correction, qui frappe à chaque instant nous laissons nos enfants se livrer à des exercices assez violents où ils ne sauraient éviter la douleur, qui plus est, nous les encourageons, nous les encourageons à se livrer au foot-ball où les coups tombent dru et fort, aux divers genres de lutte d'où ils reviennent parfois assez endommagés. Est-ce seulement dans le but de les rendre souples, harmonieusement proportionnés, que nous les maintenons dans cette voie? Eh non! messieurs, nous ne savons que trop bien quelle énergie de caractère, quelle puissance d'esprit, et surtout, surtout, quelle endurance à la douleur, ils rapportent en bénéfice de ces jeux que reprouvera sans doute mon doux confrère.

Vous voyez bien, messieurs, que l'objection est insuffisante et que, s'il fallait élever nos enfants, non seulement loin du contact blessant, mais encore loin de la vue même des instruments qui peuvent exciter fâcheusement leur nervosité, il faudrait alors plus tard que chaque nation dressât ses soldats loin des fusils, des sabres et des bouches à feu. Dans cet ordre d'idées, au risque de vous paraître cruel, j'irai jusqu'à penser qu'il ne serait pas inutile pour habituer les enfants à supporter la douleur physique de se dispenser même de l'anesthésie locale, non dangereuse, dans les cas de petites opérations facilement faisables à l'état de veille.

Maintenant donc les conclusions de ma communication je pense, messieurs, que dans toutes les opérations chirurgicales de faible durée et facilement faisables sans anesthésie nous avons le devoir de renoncer à celle-ci avec, pour nous y maintenir, le devoir corollaire de songer que, si nous y contrevenions, nous pourrions avoir à nous reprocher sans circonstances atténuantes l'accident fâcheux qui arrive, contentons-nous des statistiques, au cours d'au moins une anesthésie sur mille.

Photomensuration des difformités orthopédiques et particulièrement des déviations vertébrales (procédés du réseau et de la potence graduée)

Par MM. FRAISIN et GUENTIER DE CARDENAL, Argelès-de-Bigorre.

On sait combien il est important en orthopédie et notamment dans le traitement des déviations vertébrales d'avoir de bons procédés de mensuration; ces mensurations doivent être très exactes, rapides, et compréhensibles même pour un public extra-médical. Elles ne sont pas, en effet, destinées uniquement au spécialiste ou au médecin habituel de la famille. Il faut que l'entourage du malade puisse en prendre connaissance et les comprendre.

La thérapeutique de ces affections est forcément très lente, les résultats peu appréciables à des intervalles rapprochés pour un œil non exercé. Les parents des malades se découragent souvent et seraient tentés de nier l'amélioration obtenue si les mensurations n'étaient pas là pour les rassurer.

Si les procédés de mensuration sont nombreux, il faut bien avouer que peu d'entre eux sont capables de répondre à ces desiderata.

Les uns sont vraiment rudimentaires (mètre flexible et fil à plomb, par exemple); d'autres (comme l'appareil de Mikulicz, le radiographe de Demeny, le procédé du verre de Freberg) ne donnent que le graphique des inflexions latérales, et non des déviations antéro-postérieures et sont, par conséquent, incomplets; d'autres, comme l'appareil de Schulthess (excellent d'ailleurs), sont très coûteux et ne peuvent, de ce fait, être utilisés que dans les installations spéciales.

L'enregistreur de Zander, dont nous nous sommes servis très longtemps, est un instrument des plus précis, et qui porte la marque de l'esprit profondément mathématique de son inventeur. Il a deux inconvénients: il coûte fort cher, et il est très complexe, d'un emploi difficile, même lorsqu'il est mis en œuvre par un spécialiste très habitué au maniement de l'appareil; il exige, pour un graphique complet, de 10 à 15 minutes; l'enfant s'impatiente, se fatigue, il ne peut garder l'immobilité suffisante, il se contracte, il se tasse sur lui même, et les modifications survenant dans la position des omoplates et l'aspect de la déviation rachidienne rendent souvent impossible un graphique exact.

Pour toutes ces raisons, nous donnons définitivement la préférence, dans notre institut physiothérapique d'Argelès, aux procédés de photomensuration: à l'aide du réseau pour les déviations latérales (scolioses); à l'aide de la potence graduée pour les déviations antéro-postérieures (mal de Pott, lordose, cyphose).

Certes le procédé du réseau n'est pas nouveau (Redard — Traité pratique des déviations vertébrales; Oehler — Photographische Messung der Skoliose, Zeit. f. orth. Chir., Bd. II. p. 169), mais il ne nous paraît pas inutile d'y revenir, car son usage est encore, à notre avis, trop peu répandu; nous en avons du reste étendu très largement l'emploi, comme on le verra plus loin. Rappelons d'abord rapidement ses principes.

Supposons la mensuration d'une scoliose; nous déterminons par la palpation attentive la position exacte des saillies squelettiques; ligne des apophyses épineuses vertébrales; omoplates (bord externe, bord interne, épine).

Ces lignes du squelette sont dessinées sur le tégument avec l'encre de Chine ou le crayon dermographique.

Notre réseau mensurateur se compose d'un grand cadre rectangulaire; les montants latéraux sont gradués en centimètres, la tige horizontale qui les réunit en portique est également divisée en centimètres.

Un système de fils s'entrecroisant à angle droit divise ce cadre en une série de carrés égaux ayant chacun 5 cm. de côté (ce quadrillage pourrait être plus fin, de 2 cm. par exemple pour chaque carré; notre pratique nous a démontré que les divisions de 5 cm. étaient suffisantes); la ligne médiane est représentée par un fil plus gros qui sert de repère.

Le malade est placé derrière le réseau grillagé et s'y adosse très légèrement, un point fixe pris en dehors de la difformité, par exemple la crête du sacrum, coïncide avec la ligne verticale médiane. Il n'y a plus qu'à prendre la photographie.

Il nous paraît inutile d'insister sur les avantages de ce procédé: il est très peu coûteux, extrêmement rapide, ne demande aucune éducation spéciale, est rigoureusement exact, puisqu'il a pour base la photographie.

Il ne nécessite pas le report des graphiques sur un diagramme de réduction.

Ajoutons que nous le combinons habituellement avec la *photographie stéréoscopique*, ce qui rend les mensurations singulièrement plus intéressantes et plus significatives.

Le réseau peut également servir à prendre la photographie de profil pour les déviations antéro-postérieures. Il est bon dans ce cas d'adjoindre à la toise verticale une tige graduée verticale à glissière qui peut se disposer aux différentes hauteurs, par exemple, pour une lordose, sur la région sacrée; les abscisses et les ordonnées du réseau définissent, pour ainsi dire géométriquement, le profil de la colonne vertébrale. Cependant cette photomensuration manque souvent de netteté et nous préférons nous servir de la potence graduée (voir plus loin).

La plupart des orthopédistes se contentent, dans leurs mensurations des inflexions vertébrales, des graphiques pris dans le sens latéral et dans le sens antéro-postérieur; c'est, croyons-nous, insuffisant.

On sait de quelles déformations secondaires du squelette s'accompagnent généralement les scolioses non traitées, gibbosité des côtes, applatissement de la hanche d'un *côté*, saillie de la hanche du *côté* opposé, déviation du sternum, des rebords costaux, etc.

Si les photographies de dos et de profil nous renseignent sur l'inflexion primitive de la tige rachidienne et les courbures de compensation de cette même tige, sur la différence de niveau des épaules et des omoplates et des plis fessiers, sur l'attitude penchée de la tête, sur l'inégalité des triangles brachio-thoraciques, elles ne nous donnent aucun document sur les autres lésions, elles nous renseignent mal sur l'inégalité des hanches mieux visibles en avant.

A cet effet, d'autres photographies sont nécessaires: photographie de face en attitude penchée et en attitude droite.

La photomensuration de face en attitude penchée ou fléchie donne la mesure de la voussure costale qui prend ainsi son maximum de visibilité.

Avant de prendre la photographie de face en position droite, il est indispensable de dessiner à l'encre de Chine sur le tégument la saillie des clavicules, la fourchette sternale, la ligne médio-sternale, le rebord inférieur des côtes, les crêtes iliaques; une petite croix indiquera la place exacte de la pointe du cœur, déterminée par le palper et l'auscultation.

La photographie sera prise comme ci-dessus, le simple examen d'une photomensuration faite dans ces conditions en montre l'importance. On y voit du premier coup d'œil la différence de niveau des épaules et des clavicules, des rebords costaux, la déviation de la ligne médio-sternale, de la ligne bi-mamelonnaire, de la ligne de l'ombilic et de la symphyse pubienne, les modifications de la forme des hanches; s'il existe un déplacement de la pointe du cœur, il est inscrit du même coup.

La stéréoscopie montre très bien la saillie en avant formée par le rebord costal, et la rotation du bassin autour de l'axe vertical qui cause la différence de plan des hanches, dont l'une est placée plus en avant que l'autre.

Nous avons dit que pour les déviations antéro-postérieures nous nous servions volontiers de la potence graduée; ce procédé également très simple est dû à notre ami le dr. Judet, de Paris. Voici brièvement en quoi il consiste.

Une planchette rectangulaire posée horizontalement sur le sol supporte une barre verticale de 1m80 de hauteur, qui elle-même se termine par une barre horizontale placée à angle droit en forme de bras de potence.

La barre verticale est graduée, à partir de la planchette horizontale, en centimètres. Il en est de même des bras de la potence dont la graduation part de son point de jonction avec la toise verticale. Celle-ci est, à des intervalles de 2 centimètres, percée de trous qui donnent passage à des tiges métalliques graduées, se mouvant en glissant à frottement dans le sens horizontal. Le malade se place sur la planchette, les pieds dans une attitude définie par des lignes de repère, les tiges métalliques sont poussées doucement jusqu'au contact de la colonne vertébrale du sujet.

La photographie prise dans cette position, grâce aux graduations de la potence et des tiges, donne le profil géométrique de la ligne rachidienne. Il faut naturellement une mise au point exacte, afin que les graduations paraissent sur la photographie; on peut, si on le désire, reporter ces graduations lues directement sur l'appareil, sur un diagramme spécial et obtenir aussi un graphique réduit.

Nous n'avons jusqu'ici envisagé le rôle du réseau que dans la mensuration des déviations rachidiennes, mais il est facile de comprendre, sans qu'il soit besoin d'y insister, que le même procédé peut servir à conserver la photographie mensuratrice de toutes les autres difformités: par exemple, une luxation de la hanche, une ankylose vicieuse dans une coxalgie, etc.; on n'aura qu'à placer le sujet derrière le réseau et à le photographier dans cette position, en ayant soin naturellement de prendre toujours un point de repère facile à reconnaître.

CONCLUSIONS

La photomensuration par le procédé du réseau a sur les autres procédés les avantages suivants: elle est peu coûteuse, rapide, à la portée de tous et très exacte, car sa rapidité empêche toute fatigue du sujet. Elle peut être utilisée pour la plupart des déformations orthopédiques, mais tout particulièrement pour les déviations de la colonne vertébrale. On prendra les photographies: de dos, de face (attitude fléchie et position droite).

La photographie de face est des plus importantes, surtout dans la scoliose.

Pour les déviations antéro-postérieures (photographie de profil), on se servira, de préférence au réseau, de la potence graduée.

Ces différentes photographies donneront aussi les mensurations non seulement de la déviation rachidienne, mais aussi celles de toutes les déformations secondaires de la charpente organique.

On utilisera autant que possible la photographie stéréoscopique.

DISCUSSION

M. DE HOVORKA: Au III Congrès d'orthopédistes allemands à Berlin, j'ai proposé une méthode semblable que j'ai appelée «Messgitterphotographie» et l'appareil «Dezimetrisches Messgitter».

L'appareil et la méthode répondent à toutes les conditions que nous demandons à une méthode la plus pratique. Mon appareil et ma méthode sont à bon marché, très simples, et travaillent en un temps très court. Avec cette méthode nous pouvons mensurer l'image même après bien des années, parce que chaque carré de Messgitter correspond à 1 décimètre. Pour la ligne basale, j'ai proposé le creux ani et la vertebra prominens. Il faudrait faire une unification des méthodes de la mensaration de la scoliose chez tous les orthopédistes, avec laquelle la mensuration unique serait très compliquée. J'ai fait cette proposition aussi à Berlin et je la rappelle à l'occasion de cette communication.

M. Joachimsthal recommande la simple photographie et principalement la photographie stéréoscopique, comme étant le meilleur procédé de mensuration dans le traitement de la scoliose.

Le redressement progressif, non-sanglant, des pieds-bots congénitaux invétérés

Par M. J. Gourdon, Bordeaux

Le traitement des pieds-bots congénitaux a, depuis longtemps, suscité les opinions les plus diverses et l'entente définitive sur cette question n'a pu, encore, être complète. Que de traitements n'a-t-on pas proposés, depuis l'ablation la plus étendue des os du tarse jusqu'aux interventions les plus conservatrices, pour obtenir la correction du pied? Que d'appareils plus ou moins compliqués n'a-t-on pas vantés dans le même but, depuis le simple soulier à contreforts latéraux jusqu'aux bottes avec cuissards, munies d'attelles et de courroies de tractions puissantes? La diversité des moyens utilisés par les opérateurs tient aux cas cliniques différents qu'ils ont eu à traiter, mais aussi aux tendances particulières de chacun d'entr'eux.

De l'ensemble des travaux publiés dans ces dernières années, il est cependant permis de constater que l'entente est, actuellement, unanime sur les points suivants: 1° Il faut intervenir le plus tôt possible pour corriger un pied-bot congénital afin d'éviter les déformations accentuées des os du tarse. Le massage modelant doit être commencé dès les premiers jours qui suivent la naissance de l'enfant; 2° Les manœuvres orthopédiques doivent être exclusivement utilisées chez le jeune enfant et chez l'adolescent, dans les cas où les déformations sont peu graves et non fixées.

Il y a, encore, divergence d'opinions en ce qui concerne le traitement du pied-bot congénital grave de l'adolescent, de ce pied-bot osseux dans lequel, outre les déplacements importants de l'astragale, du calcaneum, du scaphoïde, on observe des déformations de tous les os du tarse, même d'une partie du métatarse et, parfois, de la partie inférieure du tibia.

En ces cas les plus sérieux, certains opérateurs se rattachent au redressement rapide par l'opération chirurgicale, les autres maintiennent leurs préférences pour les redressements orthopédiques par l'ostéoclasie instrumentale suivie du port des appareils. Malgré ces opinions différentes sur la nature de l'intervention, l'accord est fait sur un point important : *le redressement du pied-bot grave de l'enfant ou de l'adolescent doit être le plus conservateur possible*. Aussi, les chirurgiens infantiles les plus autorisés conseillent-ils les tarsectomies très limitées, résection des têtes astragalienne et calcanéenne, et pensent qu'on ne doit pousser plus loin l'intervention qu'après s'être bien assuré que cela est indispensable pour obtenir la correction complète du pied.

Cette tendance marquée vers *le traitement de plus en plus conservateur* dans la cure du pied-bot grave est une preuve que l'expérience a démontré les inconvénients des délabrements osseux sur les pieds des jeunes sujets, c'est, par suite, une indication d'éviter le plus possible toute action sanglante sur le tarse.

Si l'on pratique des tarsectomies limitées, c'est dans le but de faciliter le déroulement du pied par la seule force manuelle et dans la crainte d'avoir des accidents en utilisant le redressement forcé par la tarsoclasie instrumentale qui implique, en effet, des manœuvres énergiques.

Il est possible, cependant, d'arriver à un résultat parfait par la tarsoclasie seule, sans causer de dommages au pied et sans faire courir le moindre danger au malade, en limitant la force appliquée sur le pied et en redressant la malformation en deux séances.

J'ai eu occasion d'agir ainsi sur des sujets âgés de 16 à 20 ans ayant des pieds-bots invétérés, et les résultats ont été si encourageants qu'il m'a paru intéressant de vous les signaler.

L'intervention sur le pied a toujours été précédé de la ténotomie du tendon d'Achille et de la section sous-cutanée de la bride interne formée par l'aponévrose plantaire rétractée.

Je me suis toujours préoccupé d'éviter les déchirures de la peau au niveau de la surface plantaire, observées parfois dans le redressement des pieds-bots invétérés ; pour cela je faisais, avant de commencer le redressement, des massages prolongés de cette région pour l'assouplir le plus possible. Je faisais appliquer encore des pansements humides durant 48 heures avant l'intervention.

Dans la première séance de redressement, je n'ai eu qu'un but : déterminer l'appui de la surface plantaire sur le sol. À cet effet, je commençais par pratiquer l'extension du pied, ce qui m'a paru faciliter les manœuvres ultérieures ; un aide fixant solidement l'articulation tibio-tarsienne et le tarse postérieur, j'exerçais des tractions énergiques sur la partie antérieure. Je déroulais ensuite le pied avec la main d'abord, puis avec un tarsoclaste.

L'utilisation de cet appareil était faite avec prudence et on supprimait la force exercée ainsi sur le pied, dès les premiers craquements perçus. On reprenait alors le redressement manuel et l'on arrivait à obtenir un déroulement du pied suffisant pour que la plus grande partie de la face plantaire reposât sur le sol.

Le pied était fixé, en cette position redressée, dans un appareil plâtré remontant jusqu'au genou. En appliquant cet appareil plâtré, on déterminait une inégalité au niveau de la semelle, le côté externe étant beaucoup plus surélevé que le côté interne. Le sujet marchait avec cette botte durant 3 mois.

On faisait alors une nouvelle séance de redressement, précédée des mêmes exercices d'extension et de mobilisation manuelles, dans laquelle on cherchait à obtenir le maximum de flexion du pied. Tout en relevant la face plantaire on déterminait une pression sur la partie saillante de l'astragale que l'on essayait de refouler le plus possible. Nouvelle application d'appareil en accentuant la surélévation du bord externe.

Si l'on ne pouvait obtenir une flexion suffisante du pied par ce second redressement, on l'exagérait par les mêmes manœuvres, un mois après. Le dernier appareil de fixation était porté durant cinq mois.

Je complète l'exposé de la technique suivie par les réflexions suivantes: les douleurs ressenties par les malades à la suite de chaque redressement étaient pour ainsi dire nulles et ils pouvaient se tenir debout six jours environ après l'intervention.

Durant la période du port des appareils, il était recommandé de marcher le plus possible et, aussi, d'appuyer le plus souvent dans la journée tout le poids du corps sur le seul pied redressé. Les opérés éprouvaient, au cours de la première période d'immobilisation, une sensation de tiraillement localisée dans la région plantaire; pendant la seconde période, ils accusaient un affaissement du dos du pied, principalement au niveau de l'astragale. Après l'ablation du premier appareil, on constatait toujours que la surface plantaire s'étalait sur le sol bien plus qu'au moment où l'on avait appliqué l'appareil; après l'ablation du second, on observait, surtout, une diminution de la saillie astragalienne. Il se produisait donc, dans la première position de fixation, une action sur les parties molles rétractées, ces parties s'allongeant progressivement; l'influence de la seconde position était plus marquée sur le squelette, les parties du tarse déplacées par le second redressement paraissaient se tasser de plus en plus et prendre un contact plus intime avec leurs nouvelles surfaces articulaires.

La durée de fixation dans les appareils a été de dix mois, au maximum. Après l'ablation définitive du dernier appareil, on constatait que le pied se trouvait en bonne position et qu'il s'était développé. La nouvelle forme du pied était définitivement acquise; celui-ci n'avait aucune tendance à reprendre son attitude enroulée. Il persistait un léger degré d'abduction, une saillie peu importante de la partie antérieure de l'astragale; on notait surtout de la raideur des articulations tibio-tarsienne et médio-tarsienne.

Le traitement post-opératoire, institué immédiatement après l'ablation de l'appareil, consista en massages; exercices de mobilisation passive et active ayant pour but de rendre la souplesse aux articulations enraidies, de déterminer une attitude du pied en abduction, de faciliter la flexion; exercices de marche pour habituer le sujet à placer le pied opéré dans une position normale. Pour être efficace, ce traitement dut être prolongé durant 3 mois. Les chaussures portées immédiatement après l'ablation de l'appareil étaient surélevées d'un centimètre sur toute la longueur du bord externe.

Les résultats définitifs obtenus à la fin du traitement peuvent se résumer ainsi: la forme du pied est normale. La voûte plantaire est bien creusée, le talon est normal; il persiste une saillie légère de la tête astragalienne. Le pied paraît s'être développé depuis le jour de l'intervention, mais, dans son ensemble, il reste sensiblement moins long qu'un pied normal. La mobilité de l'articulation tibio-tarsienne est suffisante, elle est plus limitée au niveau de la médio-tarsienne. Il n'existe aucun point douloureux. La marche est facile, elle peut être prolongée à la volonté du sujet. La démarche est aisée et se fait sans boiterie.

Pour vous donner une idée exacte des résultats ainsi obtenus, je vous soumets l'observation d'un garçon de 16 ans.

Ce malade avait un pied-bot congénital gauche douloureux, absolument fixé et que l'on ne pouvait modifier par la mobilisation manuelle même énergique. Je dois dire que j'essayai de le traiter par la méthode de redressement progressif sans être bien sûr d'obtenir ainsi un résultat complet. J'éprouvai une certaine résistance pour obtenir l'appui de la surface plantaire sur le sol, mais j'y arrivai après mobilisation par le tarsoclaste en m'arrêtant, comme je l'ai indiqué, dès que j'eus déterminé des craquements.

La fixation dans le premier appareil fut maintenue durant quatre mois et je fus étonné de trouver, alors, un pied plus maniable, plus souple, et que je pus redresser complètement presque par la force manuelle, en utilisant peu le tarso-clasie.

Fixé durant cinq mois dans le second appareil, le malade subit ensuite un traitement post-opératoire pendant deux mois. C'est à la fin de ce traitement qu'il fut photographié pour la dernière fois. Il est facile de juger des résultats obtenus au point de vue de la forme. Quant à la fonction, elle est aussi bonne que possible, la mobilisation des articulations du pied est plus limitée qu'à l'état normal, mais le sujet n'en éprouve aucune gêne, et n'a plus de douleurs.

L'examen radiographique a permis d'observer les modifications importantes du squelette du pied sous l'influence de ce redressement. Sur l'épreuve prise avant l'intervention, le déplacement des os du tarse est visible: la partie supérieure de l'astragale s'est presque complètement écartée de la mortaise tibiale, sa partie antérieure s'est reportée vers la partie externe du dos du pied où elle fait saillie; le calcanéum s'est dévié en bas et en dehors; le scaphoïde a été déplacé en dedans; le cuboïde éloigné du calcanéum s'est déjeté en dedans; les métatarsiens se sont infléchis vers le bord interne du pied; tous ces os sont plus ou moins déformés.

La seconde radiographie, faite onze mois après le début du traitement, indique de façon saisissante que les divers os du tarse ont réintégré leurs places normales. Les os du tarse ont repris leur direction et leur forme; on voit cependant que la tête de l'astragale est augmentée de volume, d'où sa saillie appréciable sur le dos du pied, même après le redressement complet.

On peut donc obtenir, par le redressement progressif, la guérison complète du pied-bot invétéré. N'ayant appliqué cette technique, préconisée autrefois par Wolff pour le redressement de toutes les déformations du squelette, que sur des sujets relativement jeunes, je ne peux conclure que ce traitement soit applicable aux pieds bots congénitaux observés chez les adultes, mais j'estime qu'elle peut être utilisée dans d'excellentes conditions jusqu'à 20 ans.

Une objection peut être faite contre ce mode de thérapeutique, c'est sa durée. Il est facile de répondre que la durée d'un tel traitement ne peut constituer un sérieux obstacle: huit jours après l'opération, les opérés peuvent recommencer leurs occupations, puisqu'ils ne sont pas immobilisés, et ils ne cessent, à aucun moment, de mener leur vie habituelle. C'est donc là un avantage qu'il est bon de souligner.

Je conclurai donc que le redressement non-sanglant, progressif, du pied-bot congénital invétéré, exécuté d'après la technique que je viens d'indiquer, peut être utilisé jusqu'à l'âge de 20 ans. Outre les avantages qu'il procure en entraînant la guérison de la difformité tout en sauvegardant le squelette du pied, il n'offre, si on l'applique avec prudence, aucun danger, et n'occasionne aucun trouble au point de vue général et local.

Discussion

M. P. REDARD dit qu'il a étudié la valeur de la tarsoclasie dans le traitement du pied bot, du pied bot varus équin et du pied creux. Il pense qu'il faut surtout employer le redressement forcé manuel chez les sujets jeunes, avant 15 ans, et n'employer la tarsoclasie que dans quelques cas spéciaux, exceptionnels, dans des pieds bots osseux, invétérés. La tarsoclasie chez les sujets âgés au-dessus de 15 ans est contre-indiquée. Si elle est exécutée avec quelque violence, elle présente quelques dangers.

M. KIRMISSON: Il m'est impossible de laisser passer sans protestation la communication de M. Gourdon. D'après lui, en effet, il y a deux modes de traitement du pied bot congénital: le redressement lent, aidé, au besoin, de la ténotomie, et la tarsoclasie. Il oublie un troisième mode, la section à ciel ouvert des parties molles, conseillée déjà par Phelps au Congrès de Copenhague en 1884, modifiée par moi, et devenue surtout une large arthrotomie médio-tarsienne; cette méthode me fournit tous les jours, dans la cure du pied bot congénital invétéré, les meilleurs résultats. Plutôt donc que de s'exposer aux inconvénients des tarsoclasies instrumentales (larges escharres, mort par septicémie et embolies graisseuses), je préfère, dans tous les cas où le redressement manuel est impossible, avoir recours à l'arthrotomie médio-tarsienne.

M. JOACHIMSTHAL: Chez nous, on fait, d'après le procédé de Jules Wolff, le redressement des difformités du pied et principalement du pied bot congénital, en divers temps par étapes, pas à intervalles de plusieurs mois, comme M. Gourdon l'a recommandé, mais à intervalles de quelques jours. On renouvelle le redressement jusqu'à 5 ou 6 fois, jusqu'à ce que la position du pied soit satisfaisante. On laisse le malade marcher dans le dernier appareil plâtré pendant deux ou trois mois et on renouvelle le redressement quand le résultat n'est pas satisfaisant.

Je rappelle les travaux de M. Wolff, dont j'ai publié le dernier après la mort de mon maître. Il est possible de guérir par ce procédé sans aucune opération sanglante, excepté les ténotomies et les sections de l'aponévrose plantaire, de graves pieds bots d'adultes.

M. LORTHIOIR: Je m'étonne un peu de cette discussion, car j'estime que l'intervention dans le pied bot exige un éclectisme absolu. Je ne dédaigne aucune intervention et pour ma part je les pratique toutes, depuis la ténotomie sous-cutanée jusqu'à l'ablation des os du tarse en passant par l'opération de Phelps-Kirmisson par laquelle j'ai obtenu d'excellents résultats.

Parmi les centaines d'interventions pour pieds bots que je pratique dans mon service hospitalier, j'ai eu recours aux tarsoplasties manuelles ou instrumentales, mais je n'ai jamais eu d'accidents. Je crois que cette méthode pratiquée avec prudence peut être très utile et qu'elle n'est pas dangereuse comme on le croit parfois.

M. KIRMISSON: Je répondrai à M. Lorthioir, qui me reproche d'accuser la tarsoclasie instrumentale de produire des escharres, que c'est là une question de fait. Et l'accident est d'autant plus fâcheux que c'est pour le malade une source de douleurs, en même temps qu'il oblige à suspendre le traitement. Je demeure d'accord avec lui pour reconnaître qu'en matière de pied bot invétéré, il faut se montrer éclectique; mais ce que je tâche surtout de faire, c'est de conserver l'intégrité du squelette. Du reste, si l'on ne veut pas tomber dans la plus fâcheuse con-

fusion, il est deux choses qu'il faut absolument distinguer, c'est le pied bot congénital au moment de la naissance, et le pied bot invétéré. Dans le premier, le
squelette doit toujours être ménagé ; dans la seconde forme au contraire, les indications sont variables, mais les opérations osseuses ne doivent, à mon avis, constituer qu'une très rare exception.

M. PRINCETEAU. Je suis d'avis, moi aussi, qu'il faut être éclectique dans le
choix des moyens à opposer au pied bot varus équin invétéré. Tout dépend de la
gravité du pied bot et de l'âge de l'enfant. Il y a, en un mot, un certain nombre
de facteurs qui doivent diriger le choix du chirurgien pour les moyens opératoires
à employer. Chez tel enfant jeune, à pied malléable, il sera naturellement indiqué
de procéder par la méthode des manipulations successives, mais chez un adolescent, dont le pied est très dévié et dont les os déformés s'opposent à toute manœuvre de réduction, il sera indiqué de recourir à une opération sanglante.

Pour ma part, je me suis très bien trouvé dans deux cas graves, 13 et 15 ans,
d'une intervention chirurgicale en deux temps que je vous demande la permission
de vous décrire.

Dans le premier temps, j'ai pratiqué une ténotomie du tendon d'Achille et un
Phelps-Kirmisson que j'ai complété en interposant dans l'interstice astragalo-sca-
phoïdien un coin d'os décalcifié dans le premier cas et un coin d'os frais (tibia
de chat) dans le second cas. Cette première intervention avait pour but de redresser l'enroulement du bord interne du pied. La guérison de cette première opération était obtenue au bout d'un mois et demi environ. Alors seulement je procédai
au deuxième temps qui devait consister dans le redressement du bord externe du
pied de façon à permettre à ce dernier de s'appuyer facilement par toute la plante.
J'ai fait une incision externe parallèle à l'interligne astragalo-calcanéenne en respec-
tant les tendons des péroniers en arrière. Je mets à nu la surface accessible de
la face externe de l'astragale et une partie de la face interne du calcanéum, et je
taille aux dépens de ces deux os, à l'aide d'une section osseuse horizontale de l'astragale qui rase la pointe de la malléole externe, en passant au dessus de l'interligne astragalo-calcanéenne. Je dirige le ciseau de façon à entamer plus d'os en
dehors qu'en dedans et l'extrémité interne de la section de l'astragale doit aboutir
au niveau de l'interligne. J'entaille le calcanéum de la même façon en prenant
une étendue plus ou moins grande de la face externe du calcanéum suivant le
degré d'adduction du pied. Cette section horizontale du calcanéum doit être dirigée
de dehors en dedans vers l'interligne interne de l'articulation astragalo-calcanéenne
de façon à se rencontrer avec celle qui a été faite aux dépens de l'astragale.

À l'aide de ces deux incisions nous limitons un coin d'os horizontal taillé
aux dépens de l'astragale et du calcanéum et dirigé de sa base à sa pointe, de
dehors en dedans. Un simple pansement permet de rapprocher les deux faces
osseuses cruentées qui se soudent entre elles comme les surfaces d'une arthrodèse.
La guérison obtenue sans incident dans les deux cas a été parfaite au point de vue
fonctionnel.

Les résultats en ont été présentés à la Société d'anatomie et de physiologie
de Bordeaux.

M. DE HÖVORKA. Il faut accentuer que l'Achillo-ténotomie doit précéder dans
chaque thérapie chirurgicale du pied bot, quand on travaille à la cure du redressement forcé. Dans les cas de pied bot varus nous voyons la même chose que dans
la cure de pieds valgus. On est étonné de voir combien est facile le redressement
après une achillo-ténotomie.

M. Broca-MACOUZET : Le prof. Phelps quelquefois combinait l'ostéoclasie avec la section large au bord interne du pied d'après sa méthode spéciale.

M. GOURDON : Je suis heureux d'avoir provoqué cette discussion ; il en découle que certains points que j'ai voulu préciser ont reçu l'approbation de plusieurs de nos confrères. J'ai dit que *l'intervention sur le squelette du pied des jeunes sujets pourrait avoir des résultats fâcheux*. M. le prof. Kirmisson m'a fourni son appui autorisé en disant qu'il *ne toucherait jamais au squelette pour redresser un pied bot congénital infantile*. Il se contente de faire son opération, devenue classique, de la section de la face plantaire.

Je n'ai pas eu l'intention de dire que, pour tous les pieds bots invétérés, on pourrait employer le redressement par la tarsoclasie, mais que, dans certains cas, cette méthode donnait des résultats heureux même chez des sujets relativement âgés.

M. Joachimsthal nous a affirmé qu'en Allemagne on employait exclusivement le redressement forcé par la tarsoclasie, même chez les sujets âgés, et qu'on n'avait pas d'accident, mais des succès non discutables.

D'autres chirurgiens affirment que, dans tous les cas, il vaut mieux intervenir par la voie sanglante et qu'on en obtient les meilleurs résultats.

Entre ces deux opinions contraires et soutenues l'une et l'autre par des hommes compétents, on peut conclure que, dans le traitement du pied bot congénital grave, il faut être éclectique et savoir choisir la méthode qui convient le mieux au cas à traiter.

Traitement des luxations congénitales irréductibles de la hanche par la dilatation du canal capsulaire

PAR M. CALOT, Berck s/M.

L'opération d'Hoffa n'est pas sans gravité et ses résultats fonctionnels sont trop souvent peu satisfaisants.

L'opération de Senger, plus bénigne, ne donne que des réductions peu stables.

C'est pour cela que nous avons imaginé une opération nouvelle qui soit d'une bénignité assurée entre les mains de tous, et laisse des conditions anatomiques sensiblement aussi favorables que la méthode non sanglante au point de vue du creusement du cotyle et de la souplesse de l'articulation nouvelle.

Notre opération consiste à faire la dilatation du canal capsulaire rétréci, à l'aide d'un dilatateur solide, construit à cet usage, sans autre incision des tissus mous et de la capsule que la ponction nécessaire, que la petite boutonnière suffisante pour introduire l'instrument (comme dans la ténotomie ou l'ostéotomie sous-cutanées), mais l'on pourrait faire aussi à ciel ouvert l'incision de la capsule. Il n'est pas besoin d'y mettre le doigt ; donc, pas le moindre risque d'infection. L'instrument dilate la capsule progressivement et méthodiquement jusqu'à ce que la cavité du canal capsulaire réponde au volume de la tête et que celle-ci puisse passer. Le dilatateur retiré, il n'est même pas nécessaire, généralement, de faire un point à la peau, tant l'incision des tissus mous est petite. Il suffit de placer un tampon sur la petite boutonnière de la peau pendant qu'on fait les manœuvres de réduction.

On réduit comme dans la méthode non sanglante en flexion et abduction à 80°. On immobilise de même, et le traitement ultérieur est identique à celui de la méthode de Paci-Lorenz.

Bénignité. — Notre opération est au moins aussi bénigne que les réductions non sanglantes; elle cause même, dans bien des cas, un traumatisme moindre que beaucoup de ces dernières, trop souvent brusques et violentes chez les enfants un peu âgés.

En second lieu, notre opération laisse les tissus mous et la capsule sensiblement dans les mêmes conditions anatomiques que la réduction non sanglante, la partie externe du canal capsulaire qui répond à la petite boutonnière étant destinée à se plisser et devenant inutile après la réduction de la tête qui n'occupera plus que la partie interne du canal.

Par conséquent, il n'y aura plus de tissu scléreux ou tout au moins de cicatrice suffisante sur les tissus mous ou la capsule pour compromettre la souplesse de l'articulation nouvelle.

Mais ce n'est pas tout encore, car, du fait que l'on peut réduire en flexion et abduction de 75 à 80° et non plus seulement en extension et rotation interne, comme dans les opérations d'Hoffa et de Senger, la stabilité de la réduction et le creusement du cotyle seront tout à fait assurés ici comme dans la méthode non sanglante, ce qui est un avantage très considérable.

Nous avons déjà pratiqué cette opération trois fois avec un plein succès chez des enfants de 11 à 17 ans.

CONCLUSION

Il est possible, par une intervention d'une bénignité absolue, de réduire des cas de luxations demeurées irréductibles jusqu'à ce jour et de conserver à ces malades, pour arriver à la restitution fonctionnelle de la jointure, les mêmes bonnes conditions que si l'on avait fait un traitement non sanglant.

M. CARLOS-LIMA : Je trouve que le procédé de M. Calot par la dilatation du canal capsulaire, dans le traitement des luxations irréductibles de la hanche, n'est pas, non seulement facile et simple comme il nous dit, puisque on ouvre une articulation importante comme celle de la hanche et on opère à l'aveugle, mais c'est bien dispensable, puisque les simples mouvements de circumduction suffisent dans la majorité des cas à vaincre cette imperméabilité.

M. PRINCETEAU : J'ai assisté au dernier Congrès de Chirurgie de Paris où M. Calot a présenté son instrument destiné à dilater la capsule fémorale, mais j'avoue n'avoir pas été convaincu ni par la description du procédé, ni par la vue de l'instrument. Je crois qu'il s'agit là d'une opération délicate et quelque peu aveugle, dans une région dangereuse.

Comment d'ailleurs être fixé sur l'état de la capsule, les radiographies ne nous renseignant pas suffisamment à ce sujet?

M. BARBARIN : La méthode de M. Calot, qui consiste à dilater le canal capsulaire pour permettre la rentrée de la tête fémorale, est une méthode d'exception. Il serait bon d'insister sur ce fait qu'il s'agit d'une méthode d'intervention qui peut offrir des dangers et qui ne doit pas être recommandée comme une simple manœuvre au cours de la réduction.

Le traitement orthopédique du mal de Pott

Par M. CALOT, Berck s/M.

Je ne veux pas parler ici de l'abcès par congestion ni de la paralysie car tous les spécialistes, ou à peu près, sont d'accord sur ces deux points.

Le traitement de l'abcès par congestion sera l'abstention ou mieux le traitement par les ponctions et injections modificatrices.

Le traitement de la paralysie sera l'abstention ou mieux le traitement par l'extension du rachis avec immobilisation consécutive dans un grand appareil plâtré.

Dans les deux cas, l'opération sanglante doit être proscrite, mais ce n'est pas de cela, c'est du traitement de la gibbosité, question encore si controversée, que je veux parler ici, et il nous faut envisager :

1° Le traitement préventif de la gibbosité non encore constituée;

2° Le traitement de la gibbosité déjà constituée.

a) Le *traitement préventif* : c'est ici, comme dans le cas de coxalgie ou de tumeur blanche du genou, le repos. Mais en plus du repos, une immobilisation des deux leviers articulaires et une décompression des surfaces articulaires malades, plus ou moins ramollies déjà, décompression qui non seulement empêchera l'écrasement de celles-ci par leur pression réciproque, mais encore facilitera la guérison du processus tuberculeux.

Or, pour cela, il nous faut un grand appareil plâtré, fenêtre dans le dos au niveau de la partie malade, fenêtre permettant une exploration précise et directe des vertèbres menacées.

b) Le *traitement de la gibbosité* comporte les mêmes indications que le traitement préventif, mais en plus une compression directe de la gibbosité faite par la fenêtre dorsale de l'appareil pour arrêter le tassement, l'imbrication et aussi l'atrophie des parties dorsales des vertèbres malades, tandis que l'on favorise au contraire, par ce même moyen, le développement des parties antérieures non encore détruites de ces mêmes vertèbres; c'est ainsi qu'on agit pour corriger une déviation angulaire du genou. Quel sera le résultat ?

De même que dans la coxalgie, lorsque la tête fémorale est détruite par la carie, l'on ne peut guère espérer voir cette tête se refaire, ce qui ne nous empêche pas de pouvoir obtenir une jambe droite, bien qu'un peu plus courte de toute la hauteur de la tête fémorale détruite, de même dans le mal de Pott, lorsqu'il s'agit de la destruction de 1, 2 ou 3 corps vertébraux par la carie, nous aurons un enfant dont la taille sera amoindrie d'autant, mais nous pourrons cependant lui rendre un dos droit si nous faisons dans ce cas comme dans la coxalgie un bon traitement orthopédique.

En d'autres termes, lorsqu'on nous envoie un enfant qui a déjà perdu 2 cm. ou 4 cm. d'os, du fait de la carie vertébrale, nous n'empêcherons pas qu'il n'ait à la fin de la croissance 2 cm. ou 4 ou 6 cm. de taille en moins que celle qu'il aurait eue s'il n'avait pas été malade.

Mais nous ferons qu'il sera droit malgré cela; il aura 1m,68 de taille au lieu de 1m,74 ou de 1m,76, mais il sera droit.

Le moyen pratique d'y arriver c'est de faire un redressement.

A) par l'extension douce du rachis ou par la suspension partielle du sujet, l'avant-pied posant encore sur le sol, et de maintenir le résultat de cette extension par un grand appareil plâtré;

B) par la compression directe de la gibbosité à travers la fenêtre dorsale de l'appareil plâtré, de gêner le développement de la partie postérieure du segment rachidien malade, c'est-à-dire, des arcs postérieurs, tandis qu'on favorise, par le fait même, le développement de la partie antérieure correspondante du rachis.

1° Mais il nous faut faire ces corrections sans choc, sans

traumatisme, comme s'il s'agissait de la correction d'une coxalgie ou d'une tumeur blanche du genou, de manière à éviter tout risque de généralisation tuberculeuse.

2° On fera la compression dorsale avec des carrés d'ouate, ce qui permet de lui donner toute la force désirable sans aucun risque d'eschare.

3° De plus, il faut continuer cette extension et cette compression pendant des années; il nous faudra même souvent, ici comme dans la scoliose, soutenir l'enfant jusqu'à la fin de la croissance, non plus, il est vrai, par des appareils plâtrés, mais par de simples corsets orthopédiques avec fenêtre dorsale et volet pour la compression.

4° Ces corsets orthopédiques, tout en assurant cette action locale, ne doivent pas gêner le développement du thorax, ni le bon fonctionnement des organes thoraciques ou abdominaux, ce qui est une affaire de technique.

Conclusion

En résumé, le traitement orthopédique du mal de Pott, c'est de faire une extension douce du rachis qui sera maintenue par l'application de notre grand appareil plâtré et de faire en outre la compression directe de la gibbosité à travers une fenêtre dorsale pratiquée dans le même appareil et, détail important, de continuer ce traitement pendant longtemps et quelquefois même jusqu'à la fin de la croissance, c'est-à-dire, jusqu'à ce que la soudure soit faite à la partie antérieure de la colonne vertébrale (ce que l'on ne peut assurer que par un examen aux rayons X) et jusqu'à ce que l'accroissement de la partie postérieure du rachis répondant à l'ancienne gibbosité n'ait plus besoin d'être contrarié.

Ce traitement, tel que nous l'avons modifié, est aujourd'hui d'une bénignité assurée, il nous a donné et donnera à tous les médecins des résultats très supérieurs à ceux des autres traitements connus jusqu'à ce jour.

Discussion

M. Pinto de Miranda : Je regrette que M. Calot ne soit pas présent, car je voulais lui demander dans quelles proportions il a des eschares, dans le traitement du mal de Pott par des corsets c'est là la difficulté. Ou le corset n'est pas bien ajusté et alors ne maintient pas et j'ose dire ne sert pas à grande chose, ou il maintient connuor il faut et devient insupportable non seulement aux aisselles, mais surtout au sommet de la gibbosité. J'ai suivi pourtant les indications de M. Calot et je crois les avoir suivies point à point étant donné la forme claire et méthodique dont il fait ses communications et ses livres. Je dois avouer cependant que, s'il est vrai que les eschares sont plus longues à se produire, elles se produisent toujours dans le corset bien monté et obligent à suspendre le traitement pendant quelques semaines.

Je pense que pour avoir des cures du mal de Pott avec la gibbosité du premier examen, il faut tenir les malades couchés et immobiles. Le lit plâtré est excellent mais il est difficilement accepté par les parents et il n'est pas applicable sans hospitalisation aux pauvres. Il est pourtant d'une grande importance, selon nous du moins, pour tous ceux qui sont obligés d'user du corset plâtré, de pouvoir suivre ce traitement longtemps sans encombre. C'est pour cela que je voudrais savoir dans quelles proportions M. Calot a des eschares avec la modification de la fenêtre dorsale.

M. LAMBARIN. En réponse à la question de M. Pinto de Miranda je dois dire que la fenêtre employée par M. Calot évite les eschares et donne de bons résultats.

Myxo-sarcome retro mésentérique chez un enfant de 10 ans. Diagnostic différentiel avec la cirrhose annulaire atrophique avec ascite, acholie, apyrexie et anurie

Par M. Miguel BALVEY B..., Blanes.

Résumé clinique

Il s'agit d'un enfant de 10 ans. Sa maladie date de quatre mois avant le commencement de l'intervention. Il portait le diagnostic douteux d'échinococcus du foie probablement ou celui d'une pyléphlébite traumatique, formulé par exclusion et appuyé dans ce même syndrome, sans être alcoolique, que celui de la cirrhose annulaire atrophique, avec ascite, acholie, apyrexie et anurie. Il n'a eu jamais d'ictère, ni vestige d'hydropisie dans une autre séreuse, ni œdèmes. L'uroscopie accusait la présence de l'albumine et une grande richesse de sels par retard dans son procès de nutrition.

La grande dilatation du réseau vasculaire périphérique (caput medusae) appuyait l'idée d'un traumatisme abdominal, signalé par les parents dans l'anamnèse du malade, qui pourrait avoir déterminé l'oblitération des vases afférents à la porte affectée de pyléphlébite. La négation de l'albumine a fréquemment rejeté toute idée de péritonite séreuse chronique idiopathique, compatible avec la date dans laquelle nous avons commencé l'observation du malade.

Les moyens pharmacologiques et diététiques employés ayant été négatifs après un mois de notre observation, le malade passa à être soigné par le dr. Cardenal, de Barcelone, qui, après une infructueuse exploration et après avoir pratiqué une fois la laparotomie, nous dit ce qui suit : Le malade que vous m'avez recommandé est malheureusement resté si peu de temps sous notre observation que sa feuille clinique est presque nulle. Les antécédents donnés par sa famille étaient très bornés et obscurs. L'examen direct du ventre seulement permettait de percevoir qu'il était complètement occupé par une masse confusément fluctuante, quelque peu élastique et rien dépressible, mais si énorme qu'elle laissait à peine percevoir les intestins dans sa portion la plus inférieure, et en conséquence repoussait le foie en haut, comprimait les reins, etc., etc., en donnant lieu à tous les phénomènes d'ascite, acholie, apyrexie et anurie sur lesquels vous insistiez avec raison, mais en coïncidant tout avec certaine persistance de l'intégrité fonctionnelle digestive, vu que le petit malade demandait avec insistance à manger, malgré qu'il ne pouvait se mouvoir ni presque respirer, à cause de l'énorme distension de son abdomen. Afin de voir si, en vidant le ventre, on pourrait pratiquer un examen en harmonie avec nos désirs, nous lui fîmes diverses ponctions capillaires en plusieurs points de l'abdomen, et il sortit de toutes quelque peu de liquide sale, obscur et mucilagineux, mais en donnant déjà la sensation que l'aiguille ne se mouvait pas librement dans un espace creux, mais dans une masse solide quoique molle. En soupçonnant une néoplasie, on pratiqua la laparotomie exploratrice, et l'on trouva toute la cavité abdominale entièrement occupée par un énorme et gigantesque myxo-sarcome rétro-mésentérique qui, par son point d'origine, poussait toute la masse intestinale en avant et vers le pubis, qui était le seul point sur lequel on percevait des intestins. Ceux-ci étaient matériellement fusionnés avec la masse néoplasique, et en essayant de voir s'il était possible de la réduire de volume, j'en tirai de grandes portions du centre à la périphérie, sans grande hémorragie ; à la périphérie de la tumeur, on trouvait qu'il n'existait pas de capsule, pas même adventice, et qu'au contraire elle était contenue par les viscères abdominales mêmes, infiltrées par la masse néoplasique, transformée à son tour en *masses myxo-sarcomateuses* ! Convaincu qu'il était impossible de faire l'extirpation, quelque peu acceptable, de la tumeur, et qu'en l'essayant il surviendrait le collapsus sur la table opératoire elle-même, je me bornai à honcher le creux produit dans la néoplasie et à porter le malade sur son lit, où il mourut par dépression graduelle et collapsus, comme il était inévitable.

Ces tumeurs sont aujourd'hui parfaitement connues et, comme toute néoplasie qui se présente dans le jeune âge, elles grandissent d'une manière extraordinaire et presque perceptible à la vue, surtout dans quelques formes de glyome. Nous avons vu quelques cas analogues. Entre eux il y en a eu un qui vécut près de quatre ans, moyennant trois laparotomies successives ; guérison, à la suite des deux premières, mais à la troisième il existait des myxomes descendant depuis le diaphragme jusqu'au pubis, infiltrés dans l'épaisseur de la trame même des viscères, qui, dans les deux autres interventions, étaient encore saines.»

Ce sont des tumeurs congénitales (tératomes) et d'origine rénale.

Ce cas pratique est très intéressant pour les internes et de son étude nous déduisons les suivantes :

CONCLUSIONS

I. Si la pyléphlébite traumatique et les équinococcus du foie (hydatides) ont un syndrome semblable à celui du myxo-sarcome rétro-mésentérique, ou de la cirrhose annulaire atrophique du foie, il est exactement égal et commun aux deux : ascite, acholie, apyrexie et amitrie.

II. Le diagnostic différentiel s'établit par les caractères de l'exsudat obtenu par la poly-ponction capillaire exploratrice — liquide salé, obscur et mucilagineux dans la néoplasie; transparent et citrin dans la cirrhose — et par la sensation subjective pathognomonique que l'aiguille dans la néoplasie ne se mouvait pas librement dans un espace creux, mais dans une masse solide quoique molle.

III. Le traitement rationnel de la maladie, ayant établi le diagnostic par exclusion et confirmé par la laparatomie exploratrice, ne peut être aujourd'hui que l'avulsion précoce et totale de la néoplasie et la section des tissus contaminés.

IV. *Proposition*. Le myxo-sarcome rétro-mésentérique, entité nosologique définie, doit s'inclure, si la Section l'approuve, dans les traités de Pédiatrie moderne et parmi le groupe des néoplasies abdominales mésentérico-péritonéales d'origine rénale (congénitales), pour être soumis à l'approbation de l'Assemblée générale.

Discussion

M. PRINCETEAU. J'ai observé moi aussi un cas de myxo-sarcome très volumineux du mésentère chez un enfant de 10 ans. Cette tumeur avait évolué très rapidement en 5 mois, prenant un volume considérable au point de refouler le foie, l'estomac, et de gêner considérablement la respiration même. L'enfant était dans un état de cachexie avancé et mourut à la suite d'une laparatomie exploratrice. Un fragment prélevé sur la tumeur et soumis à l'examen histologique permit de vérifier le diagnostic anatomo-pathologique.

Cependant, je crois qu'il s'agit dans l'espèce de cas très rares, isolés, qu'il faut actuellement juxtaposer, en réunissant tous les faits du même ordre comme nous le faisons en général.

Je ne crois pas qu'il y ait d'autres conclusions à poser pour le moment.

Quelques considérations sur le traitement des tumeurs blanches chez l'enfant

Par M. PAUL BARBARIN, Paris

Nous sommes tous actuellement d'accord sur les grandes lignes du traitement des ostéoarthrites tuberculeuses qui, de plus en plus, s'affirme traitement conservateur.

Ce traitement consiste en l'immobilisation prolongée du membre ou de tout le corps dans un appareil aussi grand et aussi exactement mis que possible et en l'emploi de la compression avec ou sans révulsion.

Par cette méthode et grâce à une surveillance constante, l'affection se calme et, au bout d'un temps plus ou moins long, la période de convalescence arrive.

À ce sujet, je dois dire que la surveillance constante et éclairée me paraît si nécessaire pour la guérison sans déformation des tumeurs blanches que je la préfère de beaucoup aux avantages de la cure d'air ou d'air marin, lorsque les deux ne peuvent exister simultanément. Pendant toute la période aiguë des tumeurs blanches, le bénéfice de l'air marin sera peu de chose si l'on perd de vue qu'il doit venir simplement en aide du traitement rigoureux établi dès le début et qui ne doit pas varier pendant toute la durée de l'affection. L'unité de traitement ne sera établie que lorsque à chaque grand centre urbain de traitement des ostéoarthrites correspondra un autre centre de traitement maritime, directement en contact avec le centre urbain et *sous sa dépendance absolue*.

Ainsi ne verra-t-on plus, comme cela se passe trop souvent, la méthode de traitement radicalement modifiée à l'arrivée de l'enfant au sanatorium maritime et cela à son grand détriment.

Le lien nécessaire entre les deux centres doit être l'établissement d'une fiche sanitaire très complète qui suivra l'enfant dans ses différents lieux de séjour.

Si nous commençons en France à suivre cette voie, nous sommes heureux de constater que le Portugal a déjà résolu cette question de l'unité de traitement dans la tuberculose et les magnifiques résultats qu'il obtient par l'assistance privée puissamment aidée par les pouvoirs publics nous montrent le splendide essor d'une œuvre qui, sans hésitation et sans retard, fait chaque année de nouveaux progrès.

Ainsi par une bonne méthode de traitement l'enfant arrive à la convalescence.

Deux cas peuvent se présenter: ou bien il y a ankylose osseuse solide ou bien il y a des adhérences fibreuses ou même la persistance des mouvements de l'articulation.

Dans le premier cas, ankylose osseuse, on se contentera de ce résultat, bon si le membre est en bonne position.

Dans le second cas, que convient-il de faire? Faut-il de parti-pris chercher l'ankylose, immobiliser la jointure pendant des mois et des années alors qu'elle est guérie? Mais même par une immobilisation très longue, il sera souvent difficile d'ankyloser une articulation d'enfant.

Faut-il, en supprimant progressivement les appareils, permettre le fonctionnement de l'articulation? C'est s'exposer à voir survenir, par suite de l'atrophie de certains groupes musculaires, alors que les autres ne sont pas moins atrophiés des déviations secondaires qui seront définitives.

Posant en principe que, dans 50 % des cas au moins, à la suite d'un traitement prolongé, il n'existe que des adhérences fibreuses insuffisantes ou même des mouvements plus ou moins étendus, nous voulons chercher dans ces cas la restitution complète du fonctionnement articulaire.

Pour cela une extrême prudence est nécessaire et nous passons par les trois étapes suivantes variables comme durée suivant les cas:

1° Massage des groupes musculaires atrophiés et leur électrisation jusqu'à ce que l'atrophie ait disparu. Les appareils sont retirés uniquement pendant le temps du massage.

2° Mouvements passifs que détermine le chirurgien, progressivement et sans chercher à augmenter ces mouvements par des mouvements de force. Les appareils sont encore maintenus dans l'intervalle des manœuvres.

3° Mouvements actifs faits sous la surveillance du chirurgien. C'est seulement lorsque ces mouvements montrent un équilibre suffisant des groupes musculaires que la marche sans appareil sera permise et cela par échelons, pendant une heure, puis deux, puis pendant toute la journée. A la moindre alerte, l'immobilisation est reprise.

DISCUSSION

M. GOURDON: Je demande à M. Barbarin combien de temps dure l'immobilisation.

M. BARBARIN: L'immobilisation durera de 18 mois à 5 ans.

M. CARLOS LIMA: Je suis tout à fait d'accord avec MM. Barbarin et Gourdon au sujet de la durée d'immobilisation dans les cas de tumeur blanche.

En associant l'immobilisation avec le séjour au bord de la mer, presque toujours on a des résultats excellents.

Quant à la raideur ou l'ankylose je trouve que presque toujours on peut rendre à l'articulation ses mouvements petit à petit. L'enfant même s'en charge. A la moindre rechute il faut immobiliser à nouveau.

De la cystotomie sus-pubienne chez les jeunes enfants

Par M. ANTONIO PACHECO MENDES, Bahia.

Les observations de cystotomie sus-pubienne chez des enfants âgés d'un an sont encore peu nombreuses.

Nous pensons donc faire œuvre utile en vous communiquant, à titre de document nouveau, le résultat d'une cystotomie sus-pubienne pratiquée chez un enfant âgé de cinq mois avec un plein succès.

Nous avons parcouru la littérature, espérant rencontrer des cas semblables. L'insuccès de nos recherches nous porte à croire que notre observation sera la première à être registrée dans les annales de la chirurgie infantile. Voici le détail de notre observation et les réflexions qu'elle nous a suggérées.

Cette observation concerne un petit malade âgé de cinq mois auprès duquel nous avons été appelés en consultation. C'est un enfant bien portant et bien constitué, sans aucun antécédent pathologique et qui, il y a deux mois, présente des envies fréquentes d'uriner, accompagnées de douleurs, révélées par des mouvements des membres, pendant l'acte de la miction.

Ces symptômes se sont accentués, et, dans les quinze jours suivants, ils ont atteint une notable intensité. Douleurs vives, manifestées par des cris incessants pendant les mictions, mictions très fréquentes, urine trouble contenant beaucoup de cristaux phosphatiques, tel était à peu près l'ensemble des phénomènes qui ont décidé les parents à une consultation.

Dans ces conditions, et en face de l'absence de vice de conformation du prépuce et de l'urèthre, l'existence d'un calcul vésical n'était pas discutable. L'examen de la région hypogastrique ne révèle rien de particulier. L'abdomen est plat, souple, indolore. Le lendemain de notre première consultation nous endormons notre petit malade pour explorer la vessie. La présence d'un calcul dans le réservoir urinaire est facilement reconnue à l'aide du petit explorateur de Guyon.

L'examen ajoute donc foi à la présomption que nous ont suggérée les symptômes présentés par notre innocent malade.

Opération.—Quatre jours après l'exploration de la vessie nous pratiquons, sous l'anesthésie chloroformique, la cystotomie sus-pubienne.

La vessie est soigneusement lavée avec une solution d'acide borique à 4 %. Lorsque la vessie a fait une saillie nette à l'hypogastrique par effet d'une injection de solution boriquée dans son intérieur, on en empêche l'écoulement en serrant la verge avec un ruban de caoutchouc. Une incision de cinq centimètres est pratiquée sur la ligne médiane au-dessus du pubis; la paroi abdominale est traversée couche par couche avec grande attention.

La vessie mise à découvert, le cul-de-sac péritonéal situé à environ six centimètres au-dessus du pubis, est relevé et fixé par un crochet mousse. On passe avec une aiguille courbe de Reverdin deux anses de fil en long, de chaque côté de la ligne médiane, dans l'épaisseur de la paroi sans la traverser. Une boutonnière de quatre centimètres faite entre les deux fils qui fixent la vessie, permet la vérification du calcul. Une fois constatée la présence du calcul, nous pouvons introduire une pince de l'Eau, glissée sur le doigt, dans la cavité vésicale; elle saisit facilement le calcul, qui, logé au bas fond de la vessie, est retiré sans difficulté (1). La suite opéra-

(1) Calcul unique, phosphatique, long de 2,5 cm, large de 1 centimètre. Il est très régulièrement ovoïde.

toire est soigneusement épongée, puis on procède à la suture de la manière suivante: La muqueuse vésicale est réunie par une suture réunie à points bien unis avec fil de catgut n.º 0, puis la paroi vésicale est fermée par cinq points séparés avec du fil de soie n.º 2.

Suture de la paroi abdominale. Drain dans l'angle inférieur de la plaie. On place une sonde dans l'urèthre, à laquelle on attache un tube de caoutchouc dont l'extrémité libre plonge dans un bocal contenant liquide de Van Swieten. Pansement antiseptique, grosse couche de coton boriqué et enveloppe du corps par un large bandage de flanelle. Notre petit malade, mis dans un lit, auquel il est attaché par une bande de corps, reste avec les membres inférieurs en extension verticale, d'après le procès de Schede. Il va sans dire, nous élevons le haut du lit en glissant sous les pieds des blocs de bois, pour faciliter l'écoulement de l'urine. Les suites de cette opération sont excellentes. Le premier jour la température ne dépasse pas 37,5, pour relevenir au soir de ce jour et rester normale jusqu'à la guérison complète. Sonde à demeure pendant trois jours. La suture tient. Miction spontanée après le cinquième jour. Guérison le quinzième jour.

Je ne serai pas, je le crois, taxé d'exagération en disant que le cas, même après le diagnostic posé, offrait de sérieuses difficultés. Relativement au sujet, il fallait considérer: d'une part, quel le meilleur procédé dans le traitement des calculs vésicaux chez les enfants, en mettant en parallèle les avantages et les inconvénients de chacun; d'autre part, si l'âge du malade (cinq mois et onze jours) était compatible avec la chloroformisation que l'opération choisie exigeait.

Bien que la lithotritie rapide, suivie d'aspiration, faite en une seule séance, soit, théoriquement, la méthode de choix dans le traitement des calculs vésicaux, il n'en est pas de même en pratique. Sans doute la lithotritie est une opération bien réglée, elle n'est pas dangereuse, quand elle est faite méthodiquement et avec douceur, mais il faut bien convenir que la grandeur des instruments pour la mise en pratique est en disproportion avec le calibre de l'urèthre d'un enfant âgé de cinq mois.

Nous pensons que la lithotritie ne serait pas praticable chez un enfant si jeune, même en faisant construire de propos délibéré des instruments convenables. Eh bien, la possibilité de pouvoir faire passer un lithotriteur dans l'urèthre chez les jeunes enfants doit constituer une des conditions pour le choix entre la taille et la lithotritie.

Nous laissons de côté la lithotomie latérale parce qu'elle n'a pas encore fait des preuves chez des sujets aussi jeunes que notre petit malade. Et malgré l'extrême facilité de ce procédé, en raison même de la minceur de la cloison périnéale, on ne doit pas oublier ses inconvénients, c'est-à-dire, la section d'un des canaux déférents et l'incontinence d'urine qui s'ensuit quelquefois à l'opération. De plus la cystotomie sus-pubienne est facilitée chez l'enfant par de certaines dispositions anatomiques spéciales à cet âge.

C'est ainsi que la forme et surtout la position verticale de la vessie et la situation élevée du cul-de-sac péritonéal prévésical sont des conditions qui favorisent l'exécution de la taille sus-pubienne chez les jeunes enfants.

D'après ce qui précède et considérant la position abdominale de la vessie pendant les premières années de la vie, on reconnaîtra facilement les raisons qui doivent militer pour la préférence de la taille sus-pubienne sur la lithotomie latérale chez les jeunes enfants.

Dans ces conditions, on voit que la facilité d'atteindre la face antérieure de la vessie fait oublier la blessure du péritoine, accident qu'il faut bien le reconnaître, n'a plus aujourd'hui la même gravité qu'autrefois. Reste la question de l'infiltration de l'urine qui doit être résolue et de l'appui que peut lui donner la suture de la vessie.

Les dangers de la suture vésicale dans les cas où elle est bien indiquée nous paraissent absolument nuls. Jusqu'à l'heure actuelle nous avons pratiqué sans un cas de mort trente-deux fois la taille hypogastrique sur des malades âgés de 4 à 68 ans.

Les âges de nos opérés se classent de la manière suivante:

Au-dessus d'un an.	1 opéré.
De 4 à 7 ans.	6 opérés
De 8 à 12 „	5 „
De 12 à 20 »	4 »
De 21 à 30 »	6 »
De 31 à 40 »	5 »
De 41 à 50 »	2 »
De 51 à 68 »	3 »

Tous ces malades sont du sexe masculin.

Si nous cherchons à classer nos trente-deux observations d'après le traitement de la plaie hypogastrique, nous relevons que dans vingt-sept observations nous avons fait la suture vésicale. Sur ces vingt-sept observations nous comptons vingt et un succès complets où la vessie et la paroi abdominale se sont réunies par première intention.

Anatomiquement, la nature de la plaie semble commander absolument la suture de la vessie.

En effet, dans la cystotomie sus-pubienne, les conditions de la plaie vésico-abdominale sont favorables à la réunion par première intention.

Et à en juger d'après les beaux succès de l'opération de la fistule vésico-vaginale et d'après les résultats obtenus par la suture vésicale dans les cas de blessures accidentelles de ce réservoir dans le cours de certaines interventions abdominales, on ne saurait douter des conditions favorables à une bonne cicatrisation où se trouve la plaie vésicale produite par la taille hypogastrique. Ici encore, tout en faisant nos réserves au point de vue de la contusion des bords de la plaie par des manœuvres mal conduites, pour l'extraction des calculs, et faisant exclusion des cas de vessies infectionnées, nous dirons que, en ce qui concerne le choix du traitement de la plaie hypogastrique, c'est à l'occlusion de la vessie que nous accorderons préférence.

Jusqu'à plus amples informés, nous pensons donc que chez les enfants, à raison de la plus grande vitalité du tissu vésical, et de tous les tissus en général, la suture vésicale, après la cystotomie sus-pubienne, doit être la méthode de traitement préférée.

DISCUSSION

M. SALAZAR DE SOUZA : À propos de la communication du prof. Mendez, je dirai que j'ai opéré, par la voie supra-pubienne, quelques enfants de 3 à 6 ans. Chez un d'eux, le calcul était en bissac avec la plus grande portion dans la vessie et la petite dans la portion prostatique de l'urèthre.

Ce qui donne l'intérêt à ce cas c'est que pour pouvoir dégager le calcul il me fut nécessaire de faire dans la même séance la cystotomie supra-pubienne et ensuite l'urethrotomie externe dans la portion membraneuse de l'urèthre, et ensuite, avec le doigt, dilater un peu le sphincter de la vessie et refouler le calcul dans la vessie. Le petit malade n'avait pas de rétrécissement soit de l'urèthre, soit du méat, soit même de la phymosis qui rendît difficile l'émission de l'urine pour pouvoir expliquer la destruction de la portion membraneuse de l'urèthre de manière à permettre l'accumulation d'urine et le grossissement du calcul.

Diagnostic et traitement des végétations adénoïdes

Par M. SUAREZ DE MENDOZA, Paris.

CONCLUSIONS [1]

1° Quel que soit l'âge du malade atteint de végétations adénoïdes, qu'il s'agisse d'un enfant, d'un adolescent ou d'un adulte, l'affection abandonnée à elle-même devient fréquemment cause de

---

[1] Pour le travail complet, voir le volume de la section de Rhino-Laryngologie et Otologie.

troubles graves et variés: elle frappe l'enfant de déchéance et l'atteint aux sources mêmes de la vie; par les complications de voisinage, elle rend difficile à l'adulte la vie sociale; elle assombrit l'âge mûr par des infirmités précoces et irréparables.

2° La présence de végétations adénoïdes se traduit dans un grand nombre de cas, surtout chez l'enfant, par des signes caractéristiques qui impriment à la physionomie le cachet spécial connu sous le nom de «faciès adénoïdien» et qui permettent souvent, du premier coup d'œil jeté sur le malade, de faire préjuger du diagnostic.

3° Si grande cependant que soit la valeur du diagnostic du faciès adénoïdien, le praticien n'est pas autorisé à en tirer des conclusions absolues, car en basant son diagnostic exclusivement sur les caractères du faciès, il risque de commettre une erreur. En effet il y a des sujets où le faciès adénoïdien est sous la dépendance de l'obstruction nasale et chez lesquels les tumeurs adénoïdes n'existent pas, et par contre on voit souvent des sujets porteurs de quantité considérable de végétations adénoïdes où le faciès adénoïdien fait défaut.

4° Les signes fournis par la rhinoscopie antérieure ne rendent que peu de services au point de vue du diagnostic direct des végétations, mais les renseignements qu'elle procure sont, cependant, d'une grande utilité pour le pronostic et le traitement ultérieur.

5° La rhinoscopie postérieure constitue une méthode ingénieuse d'exploration du pharynx nasal et permet de se rendre compte de visu des productions pathologiques du cavum, mais ce procédé, déjà très difficile chez les adultes et les adolescents, devient presque impossible chez les jeunes enfants, non seulement à cause de leur indocilité, mais aussi à cause du développement insuffisant de leur pharynx, ne permettant pas l'introduction du miroir rhinoscopique.

6° Seul le toucher digital d'un pharynx nasal, l'exploration du cavum avec le doigt recourbé en crochet, est le mode d'investigation le plus sûr et le plus facile pour constater la présence des végétations adénoïdes. On peut dire de ce procédé qu'il représente la dernière instance, la cour suprême du diagnostic; ses jugements sont sans appel.

Cependant c'est faire acte d'humanité et de bonne chirurgie que de se passer de l'examen digital quand l'enfant est trop délicat ou trop pusillanime, et se contentant alors des autres signes de présomption, de finir le diagnostic avec la curette en disant au petit malade qu'on va seulement mesurer sa gorge.

7° Le diagnostic différentiel entre les diverses affections du pharynx nasal et les végétations adénoïdes ne présente, généralement, aucune difficulté, si l'on tient compte de *l'ensemble* des symptômes fonctionnels et physiques de cette dernière affection, et lorsqu'on est familiarisé avec la rhinoscopie antérieure et postérieure et l'exploration digitale.

8° Le traitement médical est sans aucune valeur et ne doit être employé que comme traitement d'attente, quand des circonstances de force majeure l'imposent.

Par le temps qu'il fait perdre sans profit pour le malade et par les troubles qu'il laisse installer, il peut devenir dangereux.

Par contre, associé au traitement chirurgical, il peut rendre de grands services et aider puissamment à la guérison et au rétablissement complet du malade.

La seule conduite vraiment rationnelle que le médecin doit tenir lorsqu'il se trouve en présence d'une cavité naso-pharyngienne remplie de végétations adénoïdes, c'est de procéder le plus tôt possible à leur ablation par une intervention chirurgicale.

9° L'ablation des végétations adénoïdes doit, autant que possible, être achevée en une seule séance. Les prises isolées fatiguent et démoralisent le malade qui, après une ou deux séances, par crainte de douleur, se refuse même à un simple examen.

10° L'ablation des végétations adénoïdes étant une intervention banale peu douloureuse, rapidement et facilement faisable à l'état de veille, l'anesthésie générale dans cette opération doit être considérée comme une pratique injustifiée et dangereuse. Ceux qui pensent autrement, en s'appuyant de très bonne foi sur des raisons plus ou moins soutenables, devraient toujours se rappeler que l'anesthésie n'est autre chose qu'un empoisonnement limité, premier stade de l'empoisonnement général; *que la dose mortelle peut être éloignée de la dose utile, mais que très souvent elle peut être proche; que parfois le précipice côtoie le chemin* (Dastre) *et que, comme l'a dit Verneuil, chaque fois que le chirurgien s'approche d'un malade, la compresse anesthésique à la main, il fait naître pour lui des chances de mort.*

11° En ce qui concerne le choix du procédé opératoire, nous pensons qu'il faut toujours avoir en vue, avant tout, l'intérêt du malade et, bien que pour la majorité des spécialistes l'instrument de choix pour le moment soit le couteau de Schmidt, bien que pour nous la méthode de choix doit être la méthode mixte (emploi simultané de pinces et de couteaux), que nous employons et conseillons depuis de longues années, on doit se familiariser avec les diverses méthodes, car presque toutes peuvent, le cas échéant, trouver exceptionnellement leurs indications.

12° La *récidive vraie* des végétations adénoïdes ne se produit jamais, ou du moins tout à fait exceptionnellement, lorsque, après une opération habilement effectuée, on s'est assuré par une exploration digitale minutieuse du cavum qu'il ne restait plus de trace do tissu adénoïde.

DISCUSSION

M. SALAZAR DE SOUZA : A propos de la communication de M. Suarez de Mendoza, sur les adénoïdes, je dirai qu'il me semble plus facile de faire l'exploration digitale, même chez les enfants pusillanimes, que l'exploration instrumentale. Ensuite, je crois bien qu'il y a beaucoup de malades qui guériront seulement par le climat maritime et les iodes ; ça va sans dire quand les troubles produits par les adénoïdes ne font pas indiquer l'urgence opératoire.

SÉANCE DU 25 AVRIL

L'éducation de la fonction respiratoire chez l'enfant et l'adolescent

Par M. MAURICE FAURE, La Malou (Voir pag. 354).

VŒUX

Les vœux suivants ont été émis, pour être soumis à l'approbation de l'assemblée générale :

1. Qu'une commission composée de médecins et de chirurgiens, choisis dans toutes les sections, soit nommée, pour mener à bien, en se servant de l'autorité que lui donnera le Congrès, la solution des questions soulevées dans la section, c'est-à-dire déterminer d'une façon nette et précise les indications relatives et absolues et les contre-indications de l'anesthésie générale chez l'enfant et chez l'adulte (proposition de M. Suarez de Mendoza).

2. Qu'on nomme une commission internationale pour l'enquête des conditions de la production du rachitisme (proposition de M. Salazar de Souza).

3. Que l'enseignement chirurgical et médical de la pédiatrie soit officiel dans toutes les facultés et écoles de médecine (proposition de M. Salazar de Souza).

CLÔTURE

M. Carlos Lima: Messieurs. C'est avec un grand regret que je vous annonce que les travaux de cette section sont terminés. Les séances ont été vraiment réussies, grâce à l'importance des rapports et communications présentés et signés par les noms les plus autorisés en chirurgie pédiatrique.

Pendant la discussion des principaux sujets, il s'est fait une entente si fraternelle entre tous les confrères que c'est avec un grand regret, dis-je, que je vous annonce la clôture de ces travaux.

En retournant dans vos pays, chers confrères, soyez sûrs que notre reconnaissance et notre amitié vous accompagneront toujours. Et ce que je souhaite c'est que, à jamais, dans la mémoire de votre cœur, reste bien gravée la façon cordiale et hospitalière dont vous avez été reçus chez nous. A tous, avec mes remerciements, je dis: A bientôt.

M. Gourdon: Je suis l'interprète des médecins étrangers ayant participé aux travaux de la Section chirurgicale de Pédiatrie, en renouvelant à tous nos confrères portugais nos remerciements, qui leur ont été adressés à plusieurs reprises depuis le commencement de ce Congrès, pour l'accueil sympathique qu'il nous ont réservé.

Je tiens à exprimer tout particulièrement notre gratitude aux membres du Bureau de cette Section qui ont dirigé avec une grande compétence nos discussions scientifiques et nous ont donné des preuves d'une cordialité inoubliable.

M. Calatraveno, au nom des participants espagnols, exprime sa vive reconnaissance pour l'accueil affectueux qui a été fait aux médecins espagnols, se félicitant d'avoir pu assister à ce Congrès, qui a montré, à l'évidence, le degré de progrès qu'a atteint, en Portugal, la spécialité des maladies de l'enfance, progrès qui a sa meilleure preuve dans les Sanatoriums maritimes, Gouttes de lait, etc.

Il promet d'employer dans la presse, dans l'Académie et partout, tous ses efforts pour resserrer davantage les liens qui unissent Portugais et Espagnols.

TABLE DES MATIÈRES

Première partie - Rapports officiels

Deuxième partie — Comptes rendus des séances

a) Sous section de Médecine

XV Congrès International de Médecine

Lisbonne — 19-26 Avril 1906

Section VI

PÉDIATRIE

2.me FASCICULE

LISBONNE
Imprimerie Adolpho de Mendonça
1906